JAN   2019

Manual práctico de plantas medicinales

Redbook
ediciones

Manual práctico de plantas medicinales

Jaume Rosselló

Janice Armitt

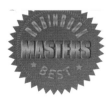

© 2016, Janice Armitt
© 2016, Jaume Rosselló
© 2016, Redbook Ediciones, SL., Barcelona

Diseño de cubierta: Regina Richling
Diseño interior y maquetación: Marta Ruescas
Imágenes: IStock, Shutterstock, archivo

ISBN: 978-84-9917-406-8
Depósito legal: B-20.767-2016

Impreso por Sagrafic, Plaza Urquinaona 14, 7º-3ª 08010 Barcelona
Impreso en España - *Printed in Spain*

Sumario

Capítulo 1

El **poder** de las plantas medicinales

La Naturaleza nos ofrece algunos de sus mejores dones a través de las plantas medicinales que, como veremos, son un auténtico tesoro para la salud. Energía solar, agua, sales minerales del suelo y anhídrido carbónico del aire son los pilares fundamentales que las plantas precisan para formar su estructura orgánica; un proceso que se da en las hojas de las plantas gracias a la **clorofila**. En este pigmento, una materia orgánica viva, encontramos una amplia gama de sustancias que va desde los más simples principios inmediatos (carbohidratos, grasas y proteínas) hasta importantes vitaminas y minerales, pasando por una variada serie de productos fitonutrientes (taninos, aceites aromáticos, alcaloides, etc.) que determinan las diferentes propiedades medicinales de las plantas.

Hoy, tras varios milenios de tradición, el conocimiento de las propiedades medicinales de numerosas plantas se ha ampliado de forma notoria gracias a los modernos métodos de

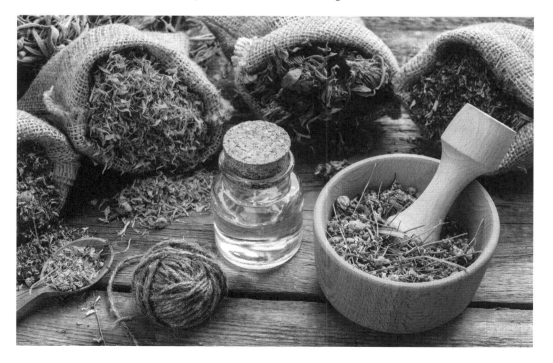

investigación (cromatografía, fotometría, empleo de isótopos, etc.) Sin embargo, a pesar de tan aparente desarrollo, todavía estamos en los inicios del conocimiento de las plantas medicinales. Y esto es así porque sólo se ha investigado, más o menos detenidamente, un 10% de los alrededor de 40.000 tipos diferentes de plantas que en este momento viven en nuestro planeta.

Incluso bastantes de los últimos avances en este terreno se refieren más al descubrimiento de nuevas propiedades medicinales en plantas conocidas como medicinales ya desde antiguo, que no propiamente al descubrimiento de propiedades medicinales en plantas hasta ahora no consideradas como curativas.

Recuerdo histórico

Desde hace varios miles de años, en la Medicina Tradicional China y en el Antiguo Egipto de los faraones se conocían algunas virtudes medicinales de un número relativamente elevado de plantas, unas 7.000 especies diferentes en los registros chinos, y unas 700 en el famoso papiro egipcio de Ebers. Herodoto, el historiador griego, llegó a escribir de los egipcios: «En Egipto cada médico se ocupa de una única enfermedad; por eso el número de médicos es muy elevado». Esta afirmación, que en nuestros días puede parecer un tanto irónica, teniendo en cuenta la progresiva especialización de la medicina occidental, es un buen indicador del alto nivel de desarrollo que llegó a alcanzar la medicina egipcia. Plantas medicinales como el hinojo, el lino, el ajo, el ricino o el arce, entre otras muchas, eran conocidas y empleadas ya en aquel tiempo.

Muchos de los conocimientos de los egipcios se interrelacionaron con los de Mesopotamia. Hoy sabemos que, por ejemplo, los asirios empleaban la poderosa belladona para combatir espasmos viscerales y el asma bronquial. Todavía hoy se utilizan sus derivados o extractos. O el cannabis, que se utilizaba para tratar el insomnio, estados reumáticos e incluso bronquitis.

Los griegos (y más tarde los romanos) recogieron también gran parte de la herencia dejada por la medicina egipcia. En Grecia se hicieron las primeras recopilaciones botánicas de plantas medicinales. Hipócrates de Cos, Teofrasto o Galeno fueron algunos de los personajes impregnados de aquella lejana historia y conocimientos sobre el empleo de plantas medicinales.

El griego Dioscórides (Dioscórides de Tarso, el anazarbeo) llevó a cabo la primera gran descripción de unas 600 plantas en cinco libros (*De materia medica*).

La Edad Media fue una época de estancamiento, en la que ciencia, magia y brujería se consideraban lo mismo muy a menudo. Sin embargo, gracias a la labor de algunos monjes conocedores del latín y el griego, en los monasterios se mantuvo parte de dicha cultura; incluso en algunos se cultivaban plantas medicinales para el tratamiento de los enfermos. Es el tiempo en que Juana de Arco es llevada a la hoguera acusada de que su poder se debía a haber escondido en el peto de su armadura una raíz de «diabólica» mandrágora.

Un papel muy destacado lo ejerció, durante esta época, la llamada «Escuela de Salerno», gracias a su contacto con escritos e importantes médicos del mundo árabe, como Avicena, o Avenzoar, por lo que tuvo acceso y difundió numerosas obras traducidas sobre medicina griega.

En el **Renacimiento**, una nueva concepción de la vida aflora en el mundo occidental. Es la época de los grandes viajes y exploraciones. La experiencia y la observación directa de los hechos adquiere un valor primordial. A su vez, Paracelso, el gran médico suizo, trata de estudiar y conocer «el alma» de las plantas de la que supone procede su fuerza curativa. El afán de conocimiento es muy intenso; se generan incluso especulativas relaciones entre la forma de las plantas y sus propiedades medicinales. Es la época de grandes botánicos como H. Bock, P. A. Mattioli y L. Fuchs y de importantes centros botánicos, como el de Montpellier. De lejanos países llegan nuevas plantas que poco a poco van alcanzando gran popularidad en la medicina europea. Entre ellas hay que considerar la corteza de la quina, las hojas de la coca y el curare, junto a bastantes otras.

Dioscórides en español. En pleno siglo XVI, el médico segoviano Andrés de Laguna aborda la ingente tarea de publicar una traducción de los escritos de Dioscórides. En medio de una vida densa y muy activa, el brillante botánico y profesor universitario dejó abundantes escritos de su conocimiento de las plantas, que todavía hoy en día resulta de actualidad y de lectura muy interesante. Casi un siglo después, Nicholas Culpeper publicaba en inglés *The Complete Herbal and English Physsician* («Herbario completo del médico inglés»), un tratado botánico más cercano a la alquimia cuyos ecos llegan también hasta nuestros días.

Es en el **siglo XVIII** el momento en que el botánico sueco Carl von Linneo establece en sus *Systema naturae* una exhaustiva clasificación de todas las plantas conocidas hasta entonces. Se descubren también nuevas plantas medicinales, aunque se desconozca el porqué de su acción medicinal.

Es a partir de los dos últimos siglos de nuestra historia cuando la botánica y el conocimiento de las plantas medicinales adquieren un mayor desarrollo. Gracias a los nuevos conocimientos en paleobotánica se establecen teorías sobre la evolución de las plantas, se estudian los fenómenos y su reproducción. En 1866 Gregorio Mendel, analizando el cruce de diferentes tipos de guisantes, establece los fundamentos de la genética clásica.

Con la ayuda de la química. Otras ramas de la ciencia, como la química, están también en pleno auge. Es posible conocer y aislar una gran cantidad de sustancias activas que conceden a determinadas plantas su valor medicinal, como por ejemplo la morfina de la adormidera, en 1804; la emetima de la ipecacuana, en 1817; la estrictina de la nuez de vómica, en 1918; la quinina de la quina, en 1820...

Fitoterapia. En pleno siglo XX el prestigioso médico francés H. Leclerc (1870-1955) introduce el concepto de *fitoterapia* como «la ciencia que se ocupa del empleo de las plantas medicinales (o de sus extractos) en el tratamiento de los enfermos».

Una vieja polémica

¿Existen ventajas en el empleo de plantas medicinales frente al uso de fármacos, es decir, de medicamentos sintéticos? Esta pregunta, que se hacen médicos y profanos al adentrarse por primera vez en el mundo de las plantas medicinales, no tiene una única respuesta. Hay casos en que los preparados sintéticos son indispensables, mientras que en otros son los preparados a base de plantas medicinales los medicamentos de elección. Hay que recordar aquí la clásica sentencia: *Primum nil nocere* («ante todo no causar daño») al paciente, o lo que es lo mismo: «que no sea peor el remedio que la enfermedad».

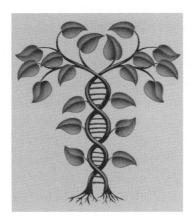

La tolerancia a la mayoría de plantas medicinales por parte del organismo animal en general y del ser humano en particular es, en muchos casos, mejor al tomar la planta entera o sus extractos que no si se toman sus principios activos aislados o manipulados químicamente. En el curso de los millones de años que lleva la vida desarrollándose en nuestro planeta se han ido generando toda una serie de sustancias y grupos de las mismas que han llegado a integrar un conjunto armónico con la vida y posibilitando su existencia. El organismo vivo, por regla general, acepta y asimila mejor aquellos productos naturales que forman su medio ambiente frente a aquellos que le son extraños (muchos productos químicos no existen como tales en la naturaleza). Recordemos que el suero de la sangre del ser humano y de una mayoría de animales presenta una gran similitud, en cuanto a la concentración de sus principales iones (calcio, sodio, potasio, cloro, magnesio, etc.), con el agua de mar y también con el zumo que resulta del prensado de una gran parte de plantas.

Experiencia clínica. A diferencia de las plantas medicinales, cuyo empleo a lo largo de los siglos ha hecho que conozcamos sus efectos medicinales y sus acciones indeseables –que en su mayor parte son inexistentes–, el empleo de los productos sintéticos (no naturales) data de muy poco tiempo, 150 años como máximo. No se tiene pues una suficiente experiencia clínica con ellos como para asegurar que aparte de sus acciones indeseables comparables a corto plazo no desarrollen otras a largo plazo. Aparte de esto existe un número suficiente de casos conocidos de sustancias extrañas (sintéticas) que permanecen en el organismo sin eliminar, parcialmente neutralizadas, pero no desprovistas de un futuro peligro. En pocas palabras, los preparados químicos habrá que emplearlos cuando no dispongamos de nada mejor. Se pueden recordar aquí unas palabras pronunciadas hace más de 3.000 años por uno de los grandes sabios de la antigüedad, Asclepios de Tessalia, sobre el orden de importancia de las distintas medicinas, que a pesar del paso del tiempo no han perdido actualidad:

«Primero la palabra. Después la planta. Y sólo en último término, el cuchillo». En los términos médicos actuales habría que incluir también en el último apartado, un buen grupo de los fármacos de la química de síntesis.

¿Planta completa o principios aislados? También aparece a menudo la cuestión de si es preferible emplear las partes medicinales de la planta como tal (flores, hojas, raíces, etc.) o sus principios activos aislados. Y tampoco se puede generalizar la respuesta en este caso; la mayor parte de sustancias activas principales desarrollan mejor su acción si se administran junto con las sustancias acompañantes de la planta de origen, ya sea porque así son mejor tolerados o porque se produce un fenómeno de potenciación (sinergismo), es decir, que la acción medicinal de la parte de la planta empleada es mayor que la resultante de la administración aislada de su o sus principios activos. Tal es el caso por ejemplo de la administración de la corteza de arraclán (*Rhamnus frangula*), cuyo moderado efecto laxante es preferible al empleo de su principio activo (glucofrangulina) en estado puro, o como el caso del espino albar (*Crategus monogyna*), el ajo y tantas otras plantas medicinales. No obstante, hay veces que sí es preferible emplear el principio activo aislado, ya sea porque es necesario poder dosificarlo con mucha exactitud o porque las otras sustancias acompañantes que posee la planta son tóxicas o el organismo humano no las tolera bien. Este último caso suele referirse a un número relativamente reducido de plantas medicinales cuyo empleo corre más a cargo de un médico que de un profano o un herbolario y en este libro se indica claramente.

Principios activos de las plantas medicinales

Pueden considerarse principios activos todos aquellos productos que el metabolismo de la planta produce, acumula o deposita y ejercen determinadas acciones medicinales. Junto a ellos existe una serie de productos indiferentes acompañantes que unas veces intervienen acelerando la absorción de los principios activos por el organismo y otras retardándola.

Normalmente una misma planta posee más de un principio activo, por lo que es esencial determinar cual es el responsable principal de su acción medicinal. A veces es preciso aislar el principio activo principal del resto de los acompañantes, en el caso de que estos influyan desfavorablemente sobre la acción del primero.

Carbohidratos

Forman una parte muy importante en la constitución de las plantas, llegando a alcanzar en algunos casos el 75% del contenido total (en seco) de las mismas. Su valor alimenticio en el ser humano y en los animales es de todos conocido.

Entre los carbohidratos hay que distinguir entre los de cadena corta (solubles y de sabor dulce) y los de cadena larga (insolubles y de sabor no dulce). Entre los primeros son de destacar la **glucosa** y la **fructosa** presentes sobre todo en las frutas maduras, así como la **sacarosa** presente de modo especial en la remolacha azucarera, los dátiles y en la caña de azúcar. Los tres carbohidratos mencionados forman asimismo una parte muy importante de la miel.

Entre los dos de cadena larga debemos resaltar por su importancia la **celulosa**, que constituye el armazón de numerosos organismos vegetales, formando sus paredes celulares y la mayor parte de la madera en las plantas superiores. Por ejemplo, el algodón, que por sus especiales características constituye la mayor parte de apósitos, vendajes y otros artículos de aplicación sanitaria, está formado casi exclusivamente de celulosa.

Si la celulosa se descompone (hidrólisis) es posible obtener glucosa (sustancia energética básica). Este proceso lo llevan a cabo determinados microorganismos (por ejemplo los presentes en el tubo digestivo de los rumiantes, lo cual explica que numerosos animales puedan alimentarse comiendo vegetales que para nosotros son indigeribles).

El **almidón** es el segundo grupo en importancia. Se forma en las partes verdes de las plantas y su principal interés está en su elevado contenido calórico, que lo convierte en uno de los elementos fundamentales de la alimentación humana. Especialmente ricos en almidón son, por ejemplo, las patatas, las legumbres y los cereales. Nuestro organismo descompone el almidón presente en los alimentos que consumimos transformándolo en numerosas moléculas de glucosa.

La **inulina** actúa como material de reserva de forma parecida a como lo hace el almidón, pero a diferencia de éste se compone de moléculas de fructosa, las cuales son liberadas al ser digerida por el organismo. Esto hace que resulte de especial utilidad para los pacientes diabéticos, puesto que toleran mucho mejor la fructosa que la glucosa. La inulina se halla presente en grandes cantidades en las raíces de determinadas plantas medicinales, como la achicoria, el helenio y otras crucíferas.

Otro grupo importante de carbohidratos insolubles lo forman las **pectinas**, las cuales suelen estar presentes en la membrana celular de diferentes frutos, entre ellos las manzanas. A partir de las pectinas, la industria alimentaria elabora gelatinas (jaleas).

Dentro de este grupo de carbohidratos insolubles hay que considerar también a los **mucílagos**. Éstos se hallan contenidos, por ejemplo, en las semillas de lino, las hojas de malva, en el malvavisco, el liquen de Islandia, el fenogreco, etc. Los mucílagos ejercen una acción beneficiosa en inflamaciones de las mucosas (tubo digestivo, vías respiratorias superiores, etc.) debido a su acción «cubridora» sobre las zonas inflamadas a las que protegen de estímulos mecánicos y sustancias irritantes externas. Como no son reabsorbidos su acción es puramente local. Ejercen una ligera acción laxante y atenúan los estímulos gustativos, especialmente frente al sabor ácido.

Taninos

Se trata de un grupo de sustancias de origen vegetal que están presentes en diferentes tipos de plantas (roble, encona, arándano, agrimonia, marrubio, sanguinaria, nogal, etc.), generalmente acumuladas en la raíz y en la corteza.

Químicamente son compuestos ácido-fenólicos de variada y compleja estructura, sólo bien conocida en un pequeño número de ellos. Los taninos son solubles en agua, formando con ella compuestos coloidales. Gracias a esta característica pueden extraerse de las plantas. Tienen gusto amargo y son astringentes. Se descomponen con rapidez en contacto con el aire, por lo que deben conservarse protegidos de él.

Se combinan fácilmente con sales de hierro formando precipitados de color verde hasta negro. Esto se tendrá muy en cuenta a la hora de recolectar las plantas que los contienen (especialmente cortezas), evitando el empleo de herramientas oxidadas. Se combinan con proteínas presentes en la piel y mucosas, formando precipitados insolubles y resistentes a la putrefacción. Su acción medicinal se basa precisamente en la formación de dichos precipitados, que privan a las bacterias contaminantes de su sustrato nutritivo.

Ya hemos destacado que los taninos están presentes en numerosas plantas. En algunos casos, sin embargo, deben considerarse como indeseables sustancias acompañantes de otras cuya acción medicinal se pretende obtener. Decimos indeseables porque pueden llegar a ocasionar irritación del estómago. En tales casos, si a pesar de todo no queremos renunciar a la planta medicinal en cuestión, será conveniente preparar la tisana bajo el procedimiento de maceración, es decir, dejando las partes medicinales de la planta durante unas horas en agua fría. Con ello se consigue extraer los principios activos principales y sólo una cantidad mínima de tanino.

Las plantas que contienen tanino se emplean, por ejemplo, en el tratamiento local de anginas (gargarismos), lavados de la boca en caso de inflamación de las encías, en apósitos en el tratamiento de las heridas, así como de diarreas. También se emplean con éxito, en forma de baños, en el tratamiento de hemorroides, sabañones y ciertas inflamaciones cutáneas.

Glucósidos

Los glucósidos (o glicósidos) están presentes en cantidades considerables en el jugo de ciertas plantas, y desempeñan en ellas importantes funciones de reserva y protección.

Constituyen un número muy amplio de sustancias con diferentes acciones fisiológicas, según las cuales, atendiendo también a su estructura química, podemos diferenciar los siguientes grupos:

- Glucósidos **cianógenos**: en su descomposición se produce el altamente tóxico ácido cianhídrico. Tales glucósidos son los que se encuentran por ejemplo en las almendras amargas.
- Glucósidos **antraquinónicos**: ejercen una probada acción laxante. Son los que se hallan presentes por ejemplo en la corteza del arraclán, en la raíz del ruibarbo o en las hojas del sen.
- Glucósidos **fenólicos**: entre otras plantas se hallan en las hojas de gayuba, en el brezo común, etc.
- Glucósidos **amargos** (acíbar): constituyen los principios activos esenciales de, por ejemplo, la raíz de la genciana, de la centaurea menor, del trébol de agua y de otras plantas medicinales, entre ellas el aloe vera.
- Glucósidos **sudoríficos**: como por ejemplo los presentes en las flores del tilo y en el saúco.
- Glucósidos **saponínicos**: las saponinas tienen la propiedad de formar (así como el jabón) abundante espuma cuando se agitan sus soluciones acuosas y de producir hemolisis (destrucción de los glóbulos rojos de la sangre), aún en pequeñas concentraciones, cuando entran en contacto con éstos. La mayor parte de las plantas que los contienen, como por ejemplo, las raíces de la saponaria, el regaliz, la hemaria, las flores del gordolobo, las hojas del abedul, la trinitaria, la violeta, etc., se emplean en el tratamiento de los estados catarrales de las vías respiratorias superiores, por la propiedad de los glucósidos saponínicos de favorecer la expectoración (expulsión de mucosidades).
- Glucósidos **cumarínicos**: el olor característico que se desprende durante el secado de plantas, como por ejemplo la aspérula olorosa o el meliloto, es debido precisamente a la descomposición que se produce de tales glucósidos, formándose cumarina, que es la responsable de dicho olor. Derivados como el dicumarol se emplean en medicina por sus propiedades anticoagulantes (antivitamina K). Otros derivados son, por ejemplo, la aesculina del castaño de indias, que se emplea en el tratamiento de hemorroides, varices y hemorragias subcutáneas; o la quelina de la biznaga, como vasodilatador coronario (vasos sanguíneos que irrigan el corazón).
- Glucósidos **flavónicos**: llamados también bioflavonoides o flavonoides, son, en estos últimos años, objeto de detenido estudio e investigación científica. Su acción sobre el organismo humano es realmente amplia y forma parte de las propiedades generales antioxidantes para hacer frente a los radicales libres, protagonistas de la enfermedad y el envejecimiento.

Por lo general, actúan reforzando la pared de los capilares –que son, como se sabe, vasos sanguíneos finísimos, a través de los cuales se producen los intercambios nutritivos y respiratorios en los tejidos del organismo–, desarrollan una cierta acción inhibidora frente a enfermedades infecciosas y favorecen la diuresis (eliminación de orina). Numerosas plantas que contienen flavonas o flavonoides, como por ejemplo el espino albar, dilatan los vasos coronarios, refuerzan la actividad cardíaca y regulan, en cierta manera, la presión arterial. Otros, como los existentes en la cáscara de los cacahuetes, aumentan la coagubilidad de la sangre.

En resumen, los flavonoides son un grupo de sustancias que, además de aportar color a la planta, se utilizan en medicina para regular los procesos enzimáticos de las células, tratar enfermedades crónicas y prevenir todo tipo de dolencias. Los flavonoides se eliminan muy rápidamente del organismo, lo que obliga a seguir tratamientos largos para notar algún resultado.

Sus efectos son muy variados; por ejemplo, el trigo sarraceno y la ruda son antiinflamatorios, coagulantes e impermeabilizantes de los capilares, la manzanilla y el regaliz son digestivos y antiespasmódicos, el cardo mariano protege el hígado, las hojas de abedul son diuréticas y las flores de tilo y saúco son sudoríficas.

Aceites aromáticos o esenciales

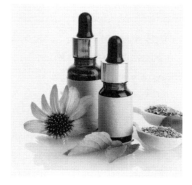

Se trata de una serie de sustancias volátiles que poseen determinadas plantas y que en la mayor parte de los casos despiden un agradable aroma. Se localizan en células especiales, glándulas o canalículos, donde son depositados como productos finales de procesos metabólicos de dichas plantas. El contenido de aceites esenciales de cada planta varía según el clima, la estación del año, la edad de la misma y el lugar de su recolección.

Debido a su carácter volátil, para su secado es preciso colocar las plantas que los contienen a bajas temperaturas después de su recolección (¡jamás al sol!) y conservarlas en recipientes herméticamente cerrados. Hay que tener en cuenta también que con el tiempo pierden ostensiblemente su actividad.

Los aceites esenciales se presentan en un número muy elevado de plantas. Sin embargo, en fitoterapia sólo se consideran como plantas aromáticas aquellas cuyo contenido en tales productos es relativamente elevado (entre 0,1 y un 100%) y que se reconocen por su penetrante aroma. Entre ellas tenemos el hinojo, la manzanilla, el tomillo, la menta, la melisa, el espliego, etc., la mayor parte de las cuales pertenecen a las familias botánicas de las labiadas y las umbelíferas.

Los efectos medicinales de dichas plantas son fundamentalmente:
- Acción antiinflamatoria frente a una más o menos intensa irritación cutánea.
- Acción expectorante (alivian la tos).
- Acción diurética.
- Acción antiespasmódica y tonificante a la vez del estómago, intestino, vesícula biliar o hígado.
- Acción antibacteriana y posiblemente antivírica.

Ácidos orgánicos

Desempeñan un importante papel en la fisiología de las plantas, ya que regulan la permeabilidad de sus membranas celulares. La acción de los ácidos orgánicos sobre el organismo es múltiple y variada. Entre los más conocidos tenemos a los ácidos cítrico, oxálico, málico y tartárico. Donde con mayor frecuencia se presentan es en los frutos de las plantas.

Fitoncidas

Se trata de una serie de sustancias de diferente composición química que ejercen una probada acción inhibidora del crecimiento de microorganismos patógenos. Parece ser que su función, en las plantas que los contienen, es protegerlas (defensas naturales) frente a microorganismos productores de enfermedades. Su acción es parecida a las sustancias antibióticas producidas por plantas inferiores, como determinados hongos, bacterias, etc.

Plantas que contienen fitoncidas son, entre otras, el ajo, la cebolla, el limón, el rábano picante y el tomate.

Alcaloides

Son en su mayoría complicadas sustancias de naturaleza básica (alcalina) y que contienen átomos de nitrógeno. La mayor parte de ellos son productos de eliminación del metabolismo de las plantas que los contienen. En general son sustancias muy activas cuyo empleo, si no se conocen bien, debería reservarse para el facultativo, ya que incluso pequeñas sobredosis pueden resultar muy tóxicas. Es lógico, pues, que todas aquellas plantas medicinales **cuyo principio activo más importante** sean uno o varios alcaloides no resulten apropiadas para preparar infusiones y, si no se dice lo contrario, estén reservadas más bien a los médicos y empresas farmacéuticas.

Entre las plantas que contienen alcaloides de este tipo, tenemos por ejemplo la belladona (atropina), la adormidera (morfina), el cólquico (colchicina), la celidonia, el beleño negro, el estramonio, etc. También la cafeína y la teobromina del café, el té y el cacao son alcaloides.

En los últimas décadas se ha avanzado en el estudio analítico de las plantas medicinales, que en este caso permite conocer muchos más alcaloides, normalmente en muy pequeñas cantidades. Suelen actuar como sustancias acompañantes que refuerzan la acción de los principios activos principales.

Amara (sustancias amargas)

Si bien el número de plantas medicinales con sabor amargo es relativamente grande, aquí nos referimos tan sólo a aquellas cuyo principio activo principal es una sustancia amarga. En fitoterapia tales plantas reciben el nombre de amara.

Entre ellas hay que distinguir:

* Los amara tónica o amargos puros.
* Los amara aromática, que junto a la sustancia amarga principal poseen aceites esenciales, por lo que su sabor es amargo-aromático.
* Los amara acria, que poseen a la vez un sabor amargo y agrio.

Jugos digestivos. Las sustancias amargas estimulan de forma intensa la secreción de jugo gástrico (estómago), desarrollando, a la vez, una notable acción tónica general. Su empleo más generalizado es como favorecedores de la digestión de los alimentos, como estimulantes («despertadores») del apetito, y en estados de agotamiento nervioso y convalecencia.

Como en la mayor parte de tratamientos con plantas medicinales, se requiere una constante administración de las mismas para que afloren sus efectos curativos, aunque el tiempo de prescripción no debe superar los 2 ó 3 meses.

Dentro del primer grupo, es decir, la **amara tónica**, cabe destacar el ajenjo y la centaurea menor.

Respecto a las **amara aromática** (angélica, artemisa, acoro, etc.) la típica acción de los amargos sobre el estómago se ve reforzada gracias al aroma de los aceites esenciales presentes que, por vía refleja, aumentan la secreción de jugo gástrico. Su acción no sólo se limita al estómago, sino que se extiende además al intestino, vesícula biliar y función hepática. Gracias también a los aceites esenciales, los amara aromática ejercen una probada acción antibacteriana y antiparasitaria, lo que desde el punto de vista de combatir procesos de fermentación intestinal es importante tener en cuenta.

Los **amara acria** (pimienta, jengibre, etc.) presentan la propiedad característica de mejorar la función circulatoria, lo que además se refuerza con la acción de los amargos, ya que la digestión de los alimentos repercute sobre la actividad del aparato circulatorio de forma realmente importante.

Silicatos

Existe una serie de plantas que toman una cantidad considerable de ácido silícico del suelo y lo depositan en el protoplasma o bien en las membranas de sus células. Los silicatos no son otra cosa que sales del ácido silícico, algunas de las cuales son solubles y pueden extraerse de las plantas que los contienen (infusión).

El ácido silícico tiene un papel muy importante en el organismo, ya que forma parte de estructuras como la piel, el tejido conjuntivo, el cabello y las uñas. Si a través de la alimentación hay un aporte deficiente, dichas partes del organismo presentarán carencias.

Para evitarlo o remediarlo podemos utilizar plantas medicinales que los contengan. Una de las más importantes es la **cola de caballo** (*Equisetum arvense*) que se puede aplicar, tanto por vía externa (baños, lavados, gargarismos) como por vía interna (decocción, tintura, etc).

Vitaminas, minerales y oligoelementos

Sin su presencia en los alimentos no es posible la vida. Tales elementos son imprescindibles, entre otras cosas, para la formación tanto de nuestra propia estructura celular como de enzimas y hormonas.

Aunque su aporte principal al organismo debe ser a través de una alimentación adecuada, su presencia en cualquier tipo de infusión a partir de las plantas que utilicemos refuerza su acción medicinal. En otros casos, las sales minerales, oligoelementos o vitaminas suministradas constituyen el factor principal de una planta medicinal, como es el caso del **rosal silvestre** (*Rosa canina*) como suministrador de vitamina C en cantidades considerables en países fríos donde la temporada de frutas y verduras es escasa.

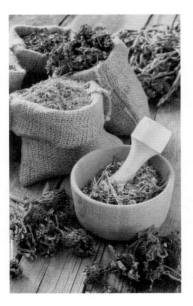

Más principios activos

Como vemos, las plantas poseen un gran número de principios activos que se complementan y potencian entre sí. En realidad, el efecto que cada planta provoca sobre nuestro organismo se debe a la combinación de todas esas sustancias. No todas las partes de la planta tienen la misma concentración de principios activos. Su nivel suele ser más alto en la raíz y en la corteza, pero también puede darse en el tallo, las flores, las semillas o los frutos. Además, también influye el tipo de suelo donde crece, las condiciones atmosféricas, la estación o la altura del sol.

Cada planta tiene más de un principio activo, pero uno de ellos suele ser el que predomina y determina el tipo de aplicación de la misma. Sin embargo, también debemos tener en cuenta los principios secundarios, que suelen desempeñar un papel destacado en el buen funcionamiento del aparato digestivo, como la fibra y similares.

Pesos y medidas

Junto a las innumerables combinaciones de plantas que existen, las indicaciones sobre la cantidad a utilizar de cada planta no siempre coinciden. Hemos procurado incluir indicaciones fáciles y precisas en todas las recetas. Estas equivalencias de pesos y medidas de utilidad general pueden ser también una buena ayuda.

- Una cucharadita de café (5 ml) equivale a:
  - 1 g de flor seca
  - 2 g de hojas secas
  - 2-3 g de planta
  - 3-4 g de raíces.

- Una cucharada de postre (10 ml) equivale a:
  - 2 g de flores secas
  - 3 g de hojas secas
  - 4-5 g de planta troceada
  - 5-6 g de raíces

- Una cucharada sopera (15 ml) equivale a:
  - 4 g de flores secas
  - 4 g de hojas secas
  - 8 g de planta
  - 10 g de raíces

- Un pellizco equivale a:
  - 2 g de flor y de semilla
  - 3-4 g de hojas secas o planta
  - 10 g de raíces.

- Un puñado equivale a:
  - 35-40 g de hojas secas
  - 45-50 g de planta seca
  - 50 g de semillas
  - 100-120 g de raíces

Fitoterapia

Los humanos hemos buscado en la naturaleza el remedio a muchos de nuestros males. La Fitoterapia (del griego «fitos» planta, «terapia» cura), o curación a través de las plantas, es uno de estos remedios a los que las personas acudimos para recuperar la salud. La leyenda nos dice que el centauro Quirón, hijo de Cronos y Filira, fue «el primer herbolario y farmacéutico, famoso por su conocimiento de los simples (ver más adelante) y la composición de los remedios».

De las recetas de la abuela... a los fitoquímicos

Al acercarnos a las plantas medicinales, todavía hoy existe cierto grado de intuición y de consideraciones de tipo psicológico, esotérico y cosmológico, al margen del análisis científico. Este libro contiene todos los datos comprobados en laboratorio sobre plantas medicinales y en cada planta, además, hemos procurado respetar algunas informaciones confirmadas por la práctica.

La superstición y la observación del comportamiento animal fueron los primeros guías para conocer las propiedades del reino vegetal. Se creía que había una relación entre la forma de la planta, su color, gusto, olor, la disposición de sus órganos, etc. y sus propiedades curativas. Así, por ejemplo, la nuez, por su semejanza con el cerebro, se recomendaba contra las afecciones de la cabeza, o los aguijones del rosal, con forma de diente de perro, se aplicaban hervidos con agua contra las mordeduras de perro rabioso. En la actualidad se han verificado algunas de estas propiedades, como el hecho de que las nueces sean ricas en fósforo, mineral importante para la actividad cerebral; pero en cambio, otras propiedades deducidas así eran falsas.

Todos hemos observado alguna vez cómo los perros y los gatos comen hierbas cuando se sienten enfermos, produciéndoles, según la dosis, una ligera expectoración o un serio vómito. Los humanos no podemos aplicarnos textualmente sus remedios, pero sí aprender mucho de ellos.

La situación de los astros en su curso anual o diurno también ha sido un punto a tener en cuenta en la atribución de virtudes curativas a las plantas o en su potencialización. Por ello se concedió tanto aprecio a las que se recogían en la víspera de San Juan, que coincide con el solsticio de verano. Cuando el sol alcanza su máxima altura, también las plantas exaltarían sus virtudes. Hoy la unión de botánica y astrología está desechada por los científicos, aunque de vez en cuando aparecen personalidades que la defiendan.

Ventajas e inconvenientes. El saber clásico, representado principalmente por la *Materia medica de Dioscórides*, cayó en el olvido durante la Edad Media, se recuperaría en el Renacimiento y paulatinamente fue de nuevo relegado hasta hoy, en que se da de nuevo un gran auge de las plantas medicinales, propiciado por la comodidad de su uso. En efecto, el inconveniente mayor de la fitoterapia, y de la medicina natural en general, es que resulta un poco más laboriosa de llevar a cabo y un poco más lenta en el logro de resultados. Es cierto que los resultados son realmente superiores –curación auténtica, frente al enmascaramiento de síntomas y efectos secundarios indeseables de los fármacos–, pero hasta la llegada de los actuales suplementos dietéticos el uso de plantas medicinales con fines curativos era un recurso terapéutico poco utilizado.

El auge actual de las plantas medicinales puede explicarse por el hecho de que se conoce mucho mejor todo lo que contienen, pero también por la búsqueda de una medicina más personalizada y respetuosa con las leyes de la Naturaleza, a la vez que más favorable para la salud, ya que, como decimos, las plantas medicinales carecen de efectos secundarios indeseables. Además, el acceso a un inmenso caudal de datos e información sobre sus virtudes y posibilidades terapéuticas permite precisar mucho más los efectos que lograremos con su utilización. En otras palabras, lo que podemos esperar de ellas, sobre todo si su uso va unido a un estilo de vida saludable.

¿Simples o principios activos?

- **Simple** es la sustancia vegetal empleada bajo su forma integral: infusión, extracto, tintura, alcoholaturo, etc.
- **Principios activos**, como hemos visto, son los componentes químicos de las plantas a los cuales se debe su acción primordial, como los alcaloides o los glucósidos.

La farmacopea actual utiliza sólo los principios activos, sean ácidos, resinas, grasas o mucílagos que evidentemente permiten aplicaciones de un determinismo y una dosificación más precisa y, además no están sujetos a alteraciones bioquímicas que modifiquen su constitución.

Pero tienen el inconveniente de no ofrecer más que una acción parcial e incompleta, diferente de la que se obtendría con la planta íntegra. Se dice que «el aislamiento de principios activos es, en principio, un error terapéutico. Por ejemplo, los distintos alcaloides que se encuentran en el opio no pueden reproducir los efectos del mismo. Algún motivo ha de haber para esta notable diferencia, y bien pudiera ser que los demás principios de la planta, que nos parecen inactivos, tuvieran sobre el activo una influencia catalítica que intensificara su eficacia». El otro punto de vista defiende el uso específico de un determinado principio activo, generalmente en dosis elevadas.

Nunca es lo mismo. También hay que tener en cuenta al utilizar los simples que las proporciones de las sustancias activas que los componen varían, a veces considerablemente, según la edad de la planta, el terreno en que se cría o los abonos que se facilitan, el clima del lugar, la época del año o la hora del día en que se recolectan…

Vocabulario y conceptos
sobre las propiedades de las plantas medicinales

Los usos y costumbres están relegando al ostracismo una parte de este lenguaje especializado elemental, que de todas formas ofrecemos aquí.

Propiedades

- *Afrodisiaco:* estimula el apetito sexual.
- *Analgésico:* anula la sensibilidad.
- *Antibiótico:* entorpece o anula el desarrollo de determinados microbios, o los destruye.
- *Antiséptico:* impide el desarrollo de las bacterias.
- *Antiespasmódico:* calma las contracciones musculares y desórdenes nerviosos.
- *Aperitivo:* abre el apetito.
- *Astringente:* aprieta, estrecha o contrae los tejidos orgánicos.
- *Bactericida:* elimina las bacterias.
- *Béquico:* remedio contra la tos.
- *Calmante:* reduce o hace desaparecer el dolor u otro síntoma molesto.
- *Cardiotónico:* pone a tono el corazón, bien sea estimulándolo o bien apaciguándolo o regularizándolo si no anda acompasado.
- *Carminativo:* facilita la expulsión de gases intestinales.
- *Colagogo:* estimula la secreción biliar.
- *Colirio:* remedia las enfermedades de los ojos.
- *Depurativo:* ayuda a la eliminación de toxinas del organismo, y en especial en la sangre.
- *Digestivo:* favorece la digestión.

Si se trata de unas malvas, por ejemplo, en las que se busca la acción emoliente y con ello lo mismo se ablanda un forúnculo con emplastos como la tos seca con infusión, no es perjudicial tomar más o menos cantidad de plantas. Sin embargo, otras especies vegetales elaboran y guardan en su seno productos mucho más activos, por lo que se hace necesaria una dosificación precisa o muy precisa. Parkinson, estudioso inglés del siglo XVII, aconsejaba administrar diariamente, durante quince meses, a los epilépticos, una decocción de dos puñados de digital, cantidad considerada exorbitante en otros lugares como en las montañas de Auvernia, el Jura o los Vosgos, de lo cual se deduce que la planta utilizada por Parkinson era muy poco activa.

- *Diurético:* aumenta la cantidad de orina; hace orinar más de lo habitual.
- *Emenagogo:* regulariza o provoca la menstruación.
- *Emoliente:* sirve para ablandar forúnculos, durezas o inflamaciones.
- *Estimulante:* activa una función del organismo.
- *Expectorante:* permite arrojar las flemas y secreciones que se depositan en la faringe, laringe y bronquios.
- *Febrífugo:* elimina la fiebre, en especial la intermitente.
- *Hepático:* remedia las enfermedades del hígado.
- *Hipoglucemiante:* hace disminuir la capacidad de glucosa en sangre.
- *Hipotensor:* reduce la tensión de la sangre.
- *Laxante:* favorece la evacuación intestinal. Purga o laxa suavemente.
- *Parasiticida:* elimina parásitos.
- *Purgante:* provoca la evacuación intestinal.
- *Refrescante:* disminuye la fiebre o calma la sed del que la posee.
- *Remineralizante:* restaura ciertos elementos minerales que el organismo ha perdido y le son necesarios.
- *Rubefaciente:* aplicado sobre la piel la pone como inflamada.
- *Sedante:* tiene la virtud de calmar los dolores y la excitación nerviosa.
- *Tónico:* pone a tono un órgano o todo el organismo cuando padece atonía.
- *Vasoconstrictor:* produce la constricción de los vasos sanguíneos.
- *Vasodilatador:* dilata los vasos, especialmente los sanguíneos.
- *Vermicida:* mata las lombrices intestinales.
- *Vermífuga:* ahuyenta las lombrices intestinales.
- *Vulnerario:* que sana las llagas y heridas.

Qué son...

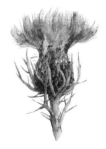

Hoy se conoce bien la composición de las plantas medicinales de forma científica; por eso al analizar su contenido aparece una infinidad de conceptos especializados nada fáciles de explicar de forma resumida y asequible. Hasta ahora se han identificado más de 12.000 principios activos.

Junto a las explicaciones ya comentadas en las páginas precedentes, hemos optado por ofrecer estas otras sencillas aproximaciones.

Vocabulario y conceptos
sobre las aplicaciones de las plantas medicinales

Diversas aplicaciones útiles
- *Ensaladas:* se toma la planta fresca.
- *Tisanas:* más que unas normas generales de preparación de partes concretas de las plantas, que esto es específico de cada una de ellas, dependiendo de sus componentes químicos, más volátiles o no, más reductores u oxidantes... lo que pretendemos aquí es dar a conocer los vocablos más utilizados en fitoterapia.
  - *Infusión:* se echa agua hirviendo sobre las plantas y se dejan reposar diez minutos aproximadamente. Útil en general para flores y hojas.
  - *Cocimiento o decocción:* se dejan hervir de cinco a quince minutos y luego reposar otro tanto. Se utiliza generalmente para las partes duras de las plantas: raíces, cortezas, semillas.
  - *Maceración:* remojo en agua fría de dos a doce horas. Tiene la ventaja sobre las anteriores de que ningún principio activo puede ser destruido por el calor.
  - *Jugos:* extracción del zumo de la planta fresca.
  - *Polvo:* triturando la planta seca y desleyéndola en agua, o bien aplicándola directamente sobre la lengua o mezclándola con los alimentos.
  - *Tintura:* preparado obtenido dejando en remojo la planta fresca o seca, triturada, dentro de alcohol varios días y luego filtrándola. Se toma diluida.
  - *Extracto:* maceración acuosa o alcohólica que se concentra más o menos por evaporación; de esta manera se obtienen extractos fluidos espesos o sólidos. Se suele utilizar una cucharada del extracto por taza de agua hirviendo.

La dosificación es específica para cada planta y para cada persona a quien va

Antioxidantes para hacer frente a los radicales libres

Oxígeno, ¿bueno o malo? Para que nuestro cuerpo funcione, las células necesitan oxígeno. Todo el metabolismo (lo que nuestro organismo hace para utilizar los alimentos) se basa en las propiedades del oxígeno. Los científicos explican que las partículas (electrones) de los átomos poseen una propiedad llamada rotación o espín, y cada electrón forma pareja con otro de rotación contraria. Los electrones en rotación son como imanes diminutos y dos electrones que giran en el mismo sentido constituyen un imán más intenso.

No es el caso del oxígeno, porque tiene dos electrones sin su pareja, lo cual lo convierte en un elemento muy reactivo: un átomo de oxígeno siempre está a la búsqueda de otro átomo con destinada, dependiendo de su edad, constitución, sexo y circunstancias en general.

- *Gargarismos* sobre boca, amígdalas, garganta... Producen efectos: emolientes, astringentes, desinfectantes.
- *Enjuagues* sobre la boca contra irritaciones de la mucosa bucal, inflamaciones de la misma, enfermedades de las encías, dolor de muelas y para limpiar sus impurezas.
- *Lavativas.* Se utilizan contra el estreñimiento, pero no se debe abusar. La temperatura de la tisana empleada variará según los casos.
- *Cataplasmas.* Se obtienen machacando la planta fresca y aplicándola fría o caliente sobre un paño que conjuntamente se aplicará en el lugar adecuado. También se prepara con plantas hervidas y escurridas que se aplican en caliente sobre trozos de tela. Se utilizan para calmar dolores, bajar inflamaciones, madurar abscesos, resolver supuraciones...
- *Baño de vapor.* Se realizará con agua, a la que hemos añadido la planta medicinal adecuada para el trastorno que se deba tratar. Es útil en catarros de las vías respiratorias, afecciones de los oídos, ojos, cuello, pecho, pulmones, asma, bronquitis, inflamación de las amígdalas, enfermedades de la piel, paperas, facilitación del parto, enfermedades infecciosas como la gripe y otras, para depurar el organismo en su totalidad.
- *Hidroterapia.* También se utilizan las plantas medicinales en otras aplicaciones, como las que emplean el agua como agente curativo (hidroterapia). Por ejemplo en baños de asiento, compresas, vahos, etc.
- *Geoterapia.* La arcilla se puede mezclar con las plantas, ya sea en infusión o con la planta triturada para colaborar en su efecto terapéutico.

el que intercambiar electrones. Por eso dichos átomos de oxígeno son esenciales para la vida, ya que una buena parte de nuestras reacciones corporales requieren transferencia de electrones.

Pero por eso mismo, el oxígeno es a la vez altamente peligroso, porque en sus procesos de reaccionar con otros átomos y moléculas se transforma en toda una amplia gama de sustancias oxidantes, entre las que están los radicales libres.

Los radicales libres realizan numerosas funciones útiles en el organismo, pero también tienen el potencial de dañar nuestras células y el material genético allí contenido. Por eso se consideran como una de las causas más importantes del envejecimiento celular.

El vaho con plantas medicinales en 8 pasos

1) Ponemos a calentar una olla grande de agua hasta que hierva (veremos el vapor), y le añadimos unas cuantas hojas de eucalipto (*Eucalyptus globulus*) o bien un par de gotas de aceite esencial de eucalipto o de pino (*Pinus silvestris*). A veces, en este tipo de vahos hay quien añade un poco de romero (*Rosmarinus officinalis*).

2) Mientras tanto prepararemos una esponja limpia, una jofaina con agua fría y una toalla seca.

3) Colocaremos la olla con la preparación, todavía tapada, sobre un taburete o una mesa a la altura de la persona. El paciente se sentará delante del recipiente, como vemos en las fotografías, de modo que pueda inhalar los vapores.

La persona que recibe el vaho estará con el tronco descubierto (porque la piel absorbe sustancias interesantes) o bien, con una camiseta en caso de que le falte práctica. El entorno de la habitación será cálido y libre de corrientes de aire.

4) Cubriremos la cabeza, hombros, espalda y cacerola con una toalla bien grande, y con una manta por encima (en las fotografías la persona no aparece bien tapada, para que podamos ver cómo queda). Insistimos: esta cobertura ha de ser lo suficientemente completa como para que penetre el mínimo aire exterior.

5) Es el momento de destapar la olla. El paciente, con la ayuda de un trapo (la tapa de la olla suele quemar) levanta la tapa con cuidado de no quemarse ni salpicar o verter el agua. Si es un niño lo destaparemos nosotros, con todo el cuidado posible. Los más prudentes pueden seguir esta operación más lentamente. Para ello el paciente levanta la tapa para respirar los vapores calientes que salen de la olla y la cierra al efectuar la espiración. La abertura de la tapa permite dosificar la inhalación.

Nuestro organismo está expuesto a otros tipos de radicales libres, como los que proceden de la contaminación ambiental, los rayos solares ultravioleta, los gases del tubo de escape de los automóviles, el alcohol y el humo del tabaco. Incluso el propio organismo los genera, para protegernos, por ejemplo de los virus; las células blancas del sistema inmunitario que se conocen como «macrófagos» utilizan gran cantidad de oxígeno con el que producen radicales libres que se unirán a las bacterias o virus invasores, matándolos.

Pero los radicales libres se unen también a otras sustancias químicas del cuerpo –incluso al mismo ADN–, y los perjudican. El organismo puede desactivar estos radicales libres y reparar los daños a través de toda una serie de procesos biológicos, si bien con el paso de los años se acumulan daños no reparados y dicha capacidad disminuye, con lo que la acumulación de daños se acelera.

6) Y de esta forma, más bien encorvado sobre la abertura, respira hondo por la nariz y la boca. Al hacerlo va corriendo la tapa cada vez más, hasta que pueda inhalar a fondo de la olla abierta.

Se hacen unas buenas inhalaciones, respirando a fondo, durante unos 5-10 minutos (adultos: 12-15 minutos), o bien hasta que se despeje la congestión de la nariz. Este tiempo puede alargarse unos minutos más (mientras no se note claramente que el agua del vaho se enfría).

7) Transcurrido el tiempo oportuno, quitaremos la manta y la toalla y friccionaremos con agua fría la cara y zonas donde se ha hecho el vaho o baño de vapor, para cerrar poros y para provocar una reacción favorable.

8) A continuación secar y abrigar bien, evitando corrientes de aire y sensación de frío. Lo ideal es que la persona se acueste y disfrute de un buen sueño reparador, gozando del calor de su propio cuerpo.

El efecto de este tipo de vahos es tan relajante y descongestionante, que a continuación invade al paciente una gran sensación de bienestar. El calor y la reacción que el vaho ha generado en el organismo está calmando los síntomas del resfriado y prepara al organismo para recuperar la salud.

Observaciones:
- Si se utilizan aceites esenciales es mejor mantener los ojos cerrados.
- Si es un niño quien recibe el vaho, y puesto que estamos utilizando un recipiente grande de agua caliente, permaneceremos siempre cerca mientras el paciente aspira el vaho.
- No daremos vahos a niños menores de cuatro años.

Estrés oxidativo. Cuando los daños producidos superan la capacidad de reacción del organismo éste se vuelve más vulnerable y aparece el llamado «estrés oxidativo», que contribuye al desarrollo de más de sesenta enfermedades degenerativas tales como: artritis, cataratas, cáncer, trastornos cardiocirculatorios, del sistema nervioso y del sistema inmunológico.

¿Qué es un radical libre?

Es un átomo de O^2 (oxígeno) con 7 electrones (el átomo estable de oxígeno tiene 8 electrones y se vuelve inestable cuando pierde 1 electrón); al faltarle ese electrón, lo toma prestado de la membrana celular y produce así otro radical libre más, dando lugar a una reacción en cadena.

Esta reacción en cadena se combate con la acción de los antioxidantes, los cuales neutralizan los átomos de oxigeno.

Los antioxidantes

Como hemos dicho, nuestro cuerpo produce sustancias destinadas a unirse a los radicales libres y neutralizarlos. En los alimentos que ingerimos también hay sustancias –los antioxidantes– que ayudan en esta tarea. Los antioxidantes donan electrones y así evitan que los radicales libres los roben de nuestras células.

Esta acción de los radicales libres como agentes de envejecimiento comenzó a estudiarse a mediados de los años 50 del siglo pasado. Se sabe desde hace décadas que algunas vitaminas (C, E), minerales (selenio, zinc, manganeso, cobre) y el betacaroteno de las zanahorias poseen propiedades antioxidantes. Lo que se ha descubierto en los últimos años es que un buen número de plantas medicinales y, sobre todo, de alimentos vegetales, poseen propiedades antioxidantes que a menudo son mucho más poderosas que las de las vitaminas conocidas.

¿Por qué los vegetales? Porque gracias a la fotosíntesis conocen bien el oxígeno (producen su propia energía liberándolo) y han desarrollado diversas sustancias antioxidantes para protegerse de él.

Otro dato importante sobre los antioxidantes: ninguno tiene la capacidad de controlar los diversos tipos de radicales libres y productos de oxidación que se producen en el organismo. Algunos antioxidantes se encargan de un tipo de radical libre mientras que otros se encargan de otros.

Pero cuando un antioxidante lleva a cabo su labor protectora se convierte también en un radical libre, así que no se trata de ingerir grandes cantidades de un antioxidante, sino que es mejor seguir una dieta variada y equilibrada, que nos aporte cantidad y variedad de antioxidantes.

¿Qué son las antocianidinas?

Las antocianidinas y proantocianidinas son antioxidantes que se hallan en las cortezas, los tallos, las hojas y las pieles de algunas plantas. En 1947, el doctor Jack Masquelier, un investigador científico francés, aisló las antocianidinas por primera vez de la piel interior roja del cacahuete. Actualmente, las antocianidinas se pueden obtener por separado de las semillas de uva y del extracto de corteza de pino, entre otras sustancias naturales.

Pigmentos y sistema circulatorio. Estos pigmentos hidrosolubles se encuentran de forma natural en las frutas y las verduras, pero suelen perderse con la manipulación y cocción de los alimentos. Es una lástima, porque pueden ser muy buenas para la salud: las antocianidinas son protectores vasculares que soportan el sistema circulatorio del cuerpo: la gran red de capilares, arterias y venas que se encarga de que el flujo de sangre llegue a las células siempre que sea necesario.

Las antocianidinas ayudan a mantener una buena circulación de la sangre, evitando la formación de depósitos de colesterol nocivo (LDL) en las paredes arteriales. También se utilizan para tratar problemas de insuficiencia venosa o de mala circulación.

Colágeno. Las antocianidinas también tienen un efecto protector sobre la goma celular –el colágeno– que sostiene la piel y la mantiene estructuralmente unida. El colágeno, la proteína principal en el tejido conjuntivo, es especialmente vulnerable al ataque de los radicales libres. Además inhiben la actividad de enzimas perjudiciales que, si pudieran atacar el colágeno, lo debilitarían y los destruirían.

De hecho, los cambios del cuerpo que asociamos con el envejecimiento normal son en realidad causados por el daño de los radicales libres. Por ejemplo, si se daña el colágeno de la pared arterial, las arterias pueden volverse rígidas y ello favorecería la formación de placas, lo cual podría derivar en la formación de un coágulo. Si se forma un coágulo en la arteria que entrega la sangre al corazón, ello puede provocar un ataque cardíaco; si se forma en la arteria que entrega la sangre al cerebro, puede provocar una apoplejía. El colágeno también es fundamental para conservar los huesos sanos, el cartílago, las encías y los ojos.

En su función como protector del colágeno, las antocianidinas no sólo son fundamentales para una buena salud, sino que también ayudan a tener un mejor aspecto. Por ejemplo, pueden evitar que la piel envejezca protegiendo el colágeno del ataque de los radicales libres, de lo contrario la piel cedería más fácilmente, favoreciendo la formación de arrugas.

Las antocianidinas también son grandes agentes gelatinosos queladores; es decir, protegen el cuerpo de metales inestables que pueden favorecer la oxidación nociva y contribuir al daño que producen los radicales libres.

¿Qué son las endorfinas?

La palabra endorfina (literalmente morfina endógena) es un neologismo creado recientemente para definir unas sustancias producidas en el interior del organismo («endo») similares químicamente a la morfina («rfina») elaborada a partir del opio extraído de la planta adormidera (*Papaver somniferum*), y dotadas también de sus efectos analgésicos.

En realidad, las endorfinas son, tal como se las conoce en la actualidad, una de las tres familias de sustancias opioides de origen endógeno (endorfinas, encefalinas y dinorfinas). Más recientemente se ha descrito otra familia de opioides edógenos bajo el nombre de endomorfinas. En 1973, dos equipos investigadores, en Suecia y EE.UU., descubrieron que el cerebro poseía receptores específicos en los que se acoplaban con avidez sustancias derivadas del opio, como la morfina. ¿Por qué motivo el cerebro humano posee receptores específicos para una sustancia obtenida de una planta, como la adormidera?

El inesperado descubrimiento de estos receptores en las neuronas cerebrales fue interpretado así: la presencia de estos «receptores huérfanos» (comparables a la mitad «hembra» de un enchufe) debía responder a la existencia en el organismo humano de sustancias similares

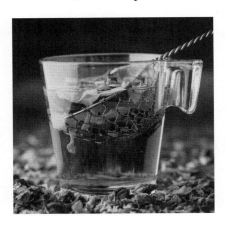

a las derivadas del opio. Enseguida se puso en marcha la búsqueda en el propio organismo de la otra mitad «macho» del metafórico enchufe, la sustancia que se acoplaría a la mitad «hembra» o receptor, que debía ser de características similares a la morfina y sus derivados.

Beta-endorfinas. En la búsqueda de estas sospechadas sustancias opioides endógenas se encontraron las encefalinas (1975) y las endorfinas. La beta-endorfina, compuesta por 30 aminoácidos, es una de las más estudiadas. Las beta-endorfinas modulan la percepción del dolor, influyen sobre la sensación de hambre, regulan la reproducción y cumplen otras funciones que aún no se conocen bien. Hoy se sabe que existen tanto los receptores centrales (a nivel cerebral) como medulares (en la médula espinal) y periféricos (en las terminaciones periféricas de los nervios), y que a través de ellos se ejercen los efectos analgésicos de los opioides endógenos.

Uno de los más potentes activadores de liberación de endorfinas por el organismo es el dolor, aunque también son liberadas en el cerebro por el estrés físico violento de los atletas, el trabajo corporal intenso y el parto. Se ha sugerido que los efectos beneficiosos de la acupuntura y de los placebos serían debidos a la liberación de endorfinas por el organismo.

Cuando se produce un foco inflamatorio que provoca dolor, los leucocitos, como representantes del sistema defensivo inmunitario, emigran a dicho foco, donde liberan las beta-endorfinas. Estas beta-endorfinas se ligan con los receptores para los opioides de que están dotadas las fibras terminales de los nervios y bloquean y atenúan la respuesta dolorosa.

Las plantas y sustancias afrodisíacas ¿son creíbles?

En los últimos años se están investigando bastantes nuevas plantas –tradicionales o no–, que ofrecen claras posibilidades afrodisíacas. No deja de ser significativo que, en plena vigencia de ayudas farmacológicas del tipo viagra se recurra de nuevo a fuentes más naturales y que no presentan efectos secundarios indeseables.

No todos estos regalos de la Naturaleza tienen la misma potencia ni los mismos efectos; como decimos, es algo que se está estudiando. Sin embargo, una acertada combinación de algunos de ellos, unida a una buena alimentación y ejercicio físico permiten obtener excelentes resultados.

Los científicos B. Tharakan y B.V. Manyam (*Phytoter Research*) iniciaron sus estudios recopilando trece especies relacionadas con la actividad antifatiga: eleuterococo (*Eleutherococcus senticosus*), angélica (*Angelica sinensis*), manzanilla (*Matricaria chamomilla*), espino albar (*Crataegus oxyacantha*), olmo gumo (*Eucommia ulmoides*), genciana (*Gentiana lutea*), arroz (*Oryza sativa*), ginseng (*Panax ginseng*), peonía (variedad *Paeonia japonica*), pino (*Pinus pinaster*), rodiola (*Rhodiola rosea*), arogyapacha (*Trichopus zeylanicus*) y ashwagandha (*Withania somnifera*).

Algunas aparecen en este libro. Ambos especialistas se han interesado también en otras especies vegetales con efectos potenciales sobre el tratamiento de la disfunción sexual. Son: grano del Paraíso (*Aframomum melegueta*), eurycoma (*Eurycoma longifolia*), *Cnidium monnieri*, *Ferula hermonis*, maca (la variedad *Lepidium meyenii*), *Mucuna pruriens*, ginseng (*Panax ginseng*), ginseng americano (*Panax quinquefolius*), pasiflora (*Passiflora incarnata*), piper o pimienta de Benin (*Piper guineense*), *Policias fruticosum*, salvia (la variedad *Salvia haematodes*), almendro de Indias (*Terminalia catappa*), damiana (*Turnera diffusa*), suma (*Pfaffia paniculata*) y arogyapacha (*Trichopus zeylanicus*).

Esther Risco, en *Revista de Fitoterapia* escribe: «La mucosa bucal y la mucosa genital están íntimamente relacionadas. Todo lo que estimula a una, excita a la otra, razón por la que los condimentos son especialmente recomendados en la dieta tántrica, por sus poderes afrodisíacos. En especial: jengibre, ajo, cebolla, sésamo, tahin (pasta de sésamo), clavo, canela, orégano, comino, tomillo, coriandro, curry, nuez moscada, cardamomo, albahaca, cebolla de verdeo y perejil.

En las farmacias homeopáticas puedes adquirir cápsulas de sustancias con propiedades afrodisíacas como marapuama, catuaba, guaraná, ginseng y suma (*Pfaffia paniculata*), entre otras».

¿Con plantas aromáticas se puede perder peso?

Muchas plantas medicinales, y algunas de las hierbas aromáticas y especias de este libro pueden ayudar al control del peso.

¿Puede ayudar la fitoterapia? Si utilizamos las plantas como complemento de una dieta sana, desde luego. Existen plantas que atacan esos problemas que conlleva pesar unos kilos de más. Los gases y flatulencias la hinchazón en el vientre cuando se come muy rápido y con estrés, el mismo impulso de comer a todas horas, la retención de líquidos. Dicho de modo resumidísmo se pueden clasificar las plantas que en este caso nos interesan en tres grupos:

- **Diuréticas**. Se toman en infusión, quince minutos antes de cada comida. Ayudan a liberar el líquidos retenidos innecesariamente. Hacen que la persona se sienta mejor y ayudan al estómago a hacer la digestión. Plantas como el abedul, la cola de caballo, el diente de león y la pilosela (*Hieracium pilosela*), un gran diurético, ayudan a ello. Pueden tomarse con un poco de azucar o melaza.
- **Carminativas.** Plantas que ayudan a combatir gases (ayudan a expulsarlos) y flatulencias. La mayoría de plantas aromáticas y especias de este libro lo son, así que sólo falta elegir las que prefieras. Hinojo (que además es antiséptico), comino, orégano… El comino y el orégano son una buena ayuda en esta lucha contra los gases, pero además sirven como diurético.
- **Digestivas.** Plantas que favorecen la digestión y convierten la función del estómago y del sistema digestivo en una tarea más rápida y sencilla gracias a su notable acción tonificante, entre otras muchas propiedades beneficiosas para la salud. También la mayoría de plantas y especias de este libro poseen estas virtudes digestivas. Y disponemos de muchas, y de excelente sabor, a nuestro alcance: menta, anís, salvia, regaliz… Se pueden tomar en infusión antes, durante o después de comer, según costumbre. Nuestro consejo es tomarlas antes y no beber demasiado durante la ingestión de los alimentos: en muchos casos facilita enormemente la digestión. Muchas de estas plantas son bien conocidas y fáciles de combinar entre sí.

¿Por qué las plantas y sustancias adaptógenas son tan importantes?

Como en el resto de plantas adaptógenas, el efecto antibacteriano de plantas como la equinácea (*Echinacea purpurea*) está reforzado por unos principios activos que aumentan las defensas, contribuyendo así a eliminar las infecciones. Ambas cosas contribuyen a que los preparados de la planta sean muy valiosos en medicina, algo que tiene mucha lógica: es más importante incrementar las fuerzas defensivas naturales que luchar contra los gérmenes patógenos con sulfamidas y antibióticos.

Por eso, disponer de una sustancia que puede actuar como un «antibiótico natural» sin efectos secundarios nocivos es el sueño dorado de cualquier terapeuta y de todos los laboratorios farmacéuticos.

¿Por qué no se estudian más las plantas medicinales? ¿Por qué no dedicar más esfuerzos a investigar mejor los mecanismos de acción de los componentes de tantas plantas medicinales desconocidas? Hasta hace poco se creía que era por desinterés económico de las grandes empresas farmacéuticas (motivos como las dificultades para patentar plantas, por ejemplo), pero el auge actual, que también responde a las necesidades del mercado, está propiciando que cada vez conozcamos mejor sus efectos.

Ventajas de las plantas medicinales

- **Efecto preventivo.** Las plantas tienden a estimular una acción protectora y reguladora de las funciones defensivas del organismo, preparándolo contra la actividad de posibles agentes externos.
- **Reparación global del organismo.** Las plantas ejercen sobre el organismo una acción global más efectiva que los medicamentos a causa, básicamente, de la interacción entre sus diferentes principios activos.
- **Menores efectos secundarios.** Probados durante milenios, muchas veces el efecto de las plantas medicinales puede ser más suave o progresivo que el obtenido con determinados medicamentos, con el aliciente de las nulas o escasas posibilidades de efectos secundarios o secuelas.
- **Acción polivalente.** A diferencia de los medicamentos, que son prescritos para una dolencia muy específica, las plantas medicinales, gracias a sus múltiples propiedades, pueden actuar sobre diferentes dolencias al mismo tiempo.
- **Efecto duradero.** Debido a su mejor tolerancia, los tratamientos con plantas medicinales pueden seguirse durante largos periodos.
- **Complemento eficaz y seguro.** Las plantas pueden servir también de complemento a tratamientos con medicamentos convencionales.

Capítulo 2

Conocer las plantas **medicinales**

1 **Toronjil** *(Melissa officinalis)*

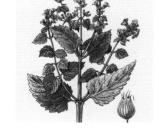

Inglés: *balm*. Francés: *citronelle*. Alemán: *Zitronenmelisse*.
Castellano: *melisa, cidronela, hoja de limón, abejera*.
Catalán: *tarongina, cidrac*. Euskera: *erle-mats, garraiska*.
Gallego: *abelleira, cidreira, trungil*.

La planta

«Melissa» significa abeja en griego, tal es la afición observada desde antiguo que este insecto tiene por el néctar de su blanca florecilla. Y recordemos que officinalis proviene del empleo que antes se hacia de ella en la «oficina de la farmacia». Los nombres populares se deben a sus esencias, que recuerdan al limón, y en forma de gotas son exudadas por todas sus superficies verdes. Esto también sucede con plantas como el romero, tomillo, orégano, lavanda, menta, ajedrea, albahaca..., todas de la mediterránea familia de las labiadas, así llamadas por los dos labios que forma la flor. La encontraremos en zonas algo sombrías y húmedas, bajo la forma de esta hierba frondosa, parecida a una ortiga y a una menta por sus hojas, que cuando las tocamos dejan en el aire un aroma embriagador.

La mata alcanza entre 30 y 80 cm de altura. Es vivaz, es decir que vive de un año para otro, y se ha cultivado bastante para emplearla como condimento y por sus propiedades medicinales. En este caso conviene renovarla cada año para que se mantengan sus virtudes.

Floración y recolección. Florece en primavera y verano, desde finales de mayo en adelante. Se recogen las flores y hojas cuando están a punto de abrirse. Se secan a la sombra lo más rápido posible en un lugar aireado y seco y se guardan a continuación por separado hojas y flores en frascos de cristal.

Composición. De la planta podemos extraer flavonoides (derivados de luteína y quercetol), ácidos fenólicos y derivados triterpénicos: un aceite esencial que contiene linalol, geraniol, citral y citronelal (estos dos últimos en menos proporción). Las hojas poseen una resina, mucílago y una sustancia amarga, pequeñas cantidades de un glucósido y una saponina acida.

Propiedades y usos medicinales

El aceite esencial posee propiedades bacteriostáticas; los ácidos fenólicos actúan como anti-virales.

- **Sistema nervioso.** Una de las acciones más importantes es la antiespasmódica y sedante, basada en una estimulación inicial del organismo que luego pasa a ser relajante.

  Es útil en estados de excitación nerviosa, ansiedad, histerismo, palpitaciones, vértigos, dolores de cabeza de origen digestivo.

- **Sistema digestivo.** También es estomacal (antiinflamatoria de las mucosas digestivas), carminativa (facilita la expulsión de gases intestinales), calma las náuseas y en general es útil en calambres de estómago, intestino y matriz cuando tienen origen nervioso.

- **Infusión.** Se emplean unos 5 g de la planta (preferiblemente fresca) por litro. Tomar 2 ó 3 tazas al día.

Uso externo

- **Emplastos sobre las heridas.** Se lavan las hojas y flores frescas, se escurren y machacan disponiéndolas en un pedazo de tela de gasa y se extiende el emplasto sobre la herida, con lo que disminuye el dolor.

- **Decocción para los ojos.** Para el tratamiento del lagrimeo es útil un cocimiento para el lavado de ojos. Las hojas frescas aplicadas sobre los párpados calman el dolor de las inflamaciones de los ojos.

- **Baño aromático.** Posee un efecto sedante. Se dejan macerar flores y hojas machacadas durante 1 ó 2 horas en un litro de agua fría y se añaden después al agua del baño.

- **Agua de Melisa.** Como curiosidad, la popular del «agua del Carmen», famosa durante siglos y elaborada por los carmelitas descalzos franceses desde 1611. La obtenían macerando la planta en alcohol junto a otros componentes. Fue uno de los antiespasmódicos más populares.

- **Ensaladas.** Sus hojas frescas pueden añdirse a las ensaladas y a todo tipo de verduras, con lo que, además facilitarán la digestión. También se pueden añadir a gelatinas, mermeladas, zumos de frutos, natillas, ensaladas de frutas y otros postres, con lo que adquieren un sabor a limón característico.

- **En casa.** De sus hojas y flores se extrae el aceite esencial de uso en perfumería. Y algunas ramas de la planta en el armario alejarán la polilla y perfumarán la ropa. Las abejas elaboran de sus flores una miel excelente.

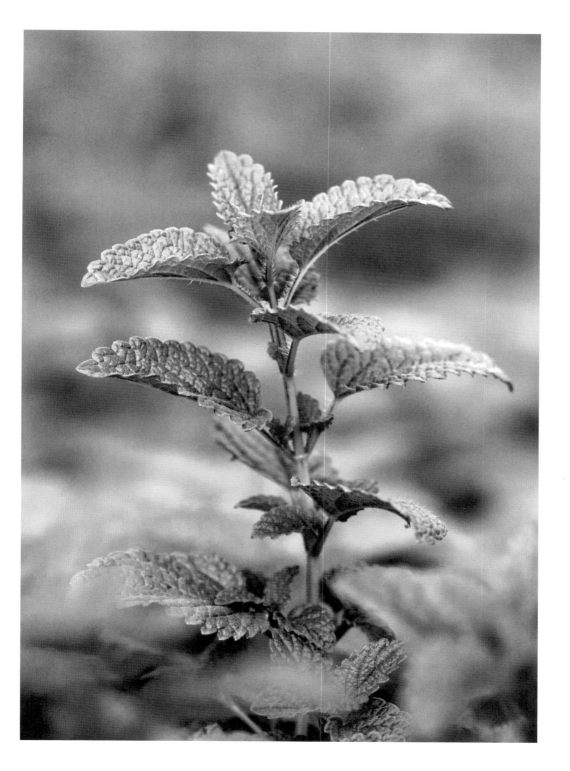

2 **Salvia** *(Salvia officinalis)*

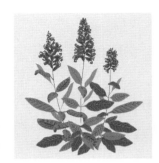

Inglés: *sage*. Francés: *sauge*. Alemán: *Salbei*. Castellano: *salvia*.
Catalán: *sabia*. Euskara: *sobe*. Gallego: *sarxa*.

Procede de Asia occidental y se ha aclimatado a las regiones mediterráneas. Se da también en la mitad sur de la península, en llanu-
ras áridas, colinas secas y soleadas, laderas de montañas calcáreas,
lugares pedregosos o terrenos de cultivo abandonados.

Su nombre proviene del latín *salvare*, es decir, salvar, curar. Es así por las numerosas propiedades que se le atribuyen.

La planta

Tiene tallos leñosos en la base, con las hojas oblongas, grisáceas y enfrentadas que resisten
el invierno, por lo que las encontramos siempre frescas. Al comienzo del verano se abren
sus flores bilabiadas con una corola de 2 a 3 cm de color azul-violeta y se disponen en
racimos poco repletos. Toda la planta es bastante aromática y de un sabor cálido, un poco
amargo.

Floración y recolección. La salvia florece de mediados de primavera hasta el verano. Al comienzo de verano, mejor el día del solsticio, se recogen las sumidades a punto de florecer y
las hojas, cuando el sol esté bien alto y en día despejado. Se seca muy bien en ramos colgados
bien a cubierto y a la sombra. Se conserva largo tiempo si se guarda en una bolsa de tela y
luego en una caja bien tapada. Se utilizan las hojas y sumidades floridas.

Composición. Destacan los taninos (2,8%) y la esencia, uno de cuyos componentes es el
salviol. Contiene además sustancias amargas (terpenos y otros), resina (5%), ácidos fosfórico,
oxálico y nítrico, asparagina y una saponina acida. Entre los flavonoides destacan los glucósidos (luteolina, apigenina). Contiene esteroles vegetales (beta-sitosterina).

El aceite esencial de salvia (0,5-2,5%) está compuesto de thuyona (50%) y cineol (15%)
entre otros componentes.

Propiedades y usos medicinales

La salvia es estimulante, tónica digestiva, antiespasmódica, febrífuga, y antisudoral. Por estas
propiedades será útil para los casos siguientes:
* **Ayuda a la regulación del sistema nervioso**, mejorando distonías neurovegetativas, vértigos, estados depresivos, temblores. Y es un buen antisudorífico.

- **Estimula las funciones digestivas**, facilitando la digestión y evitando vómitos espasmódicos y diarreas (sobre todo del lactante).
- **Contra el sudor.** Combate de forma excelente el sudor nocturno de los enfermos febriles. Sus efectos se notan dos horas después de tomar la infusión y pueden durar varios días. En estos casos se utilizará preferiblemente la tintura. Hay que tener en cuenta que reduce las secreciones (salival y láctea), por lo que no se utilizará durante la lactancia.
- **Regulariza la menstruación.** Calma los dolores menstruales y combate los trastornos de la menopausia, ya que posee una sustancia parecida a la foliculina (hormona ovárica), sobre todo el aceite esencial. Tomarla durante la semana anterior a la regla.
- **Hipoglucemiante.** Su capacidad de reducir la glucosa en sangre es un efecto relacionado a su actividad estrogénica.
- **Antiespasmódica.** Es útil en ciertas afecciones del aparato respiratorio como asma, catarros con tos, etc.
  También se le atribuyen propiedades antirreumáticas y diuréticas.
- **Tisana.** Se tomará la planta en infusión de 15-20 g por litro de agua hirviendo o una cucharada por taza. Beber tres tazas al día.
- **Tisana relajante de salvia.** Se prepara en decocción de 4 hojas de salvia con ¼ de l de leche. Calienta la leche y cuando hierva añádele las hojas de salvia. Deja hervir durante unos segundos, apaga el fuego, y tápalo dejándolo en reposo durante diez minutos. Filtra la decocción y endúlzala con un poco de miel. Puedes tomar una taza caliente, pero no hirviendo, de esta tisana, por la noche antes ir a dormir.
- **Tintura.** Para combatir los sudores nocturnos, tomar 50 gotas de tintura unas dos horas antes de la supuesta presentación de los mismos. Se prepara con siete partes de alcohol de 90º, tres partes de agua destilada y una parte de hojas de salvia. Se macera una semana, removiéndola todos los días y se filtra.
- **Dentífrico de salvia.** Se prepara con hojas de salvia fresca o con una mezcla de polvo de hojas secas de salvia y de tomillo con arcilla. Frotar los dientes y encías con este preparado. En uso externo la planta es igualmente ideal como colutorio y para hacer enjuagues.
  Para picaduras de abejas y mosquitos frotar la piel con hojas frescas.

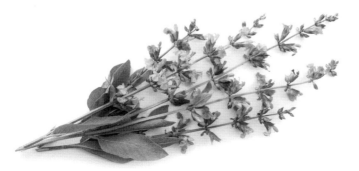

Uso externo. Es antiséptica y cicatrizante, por eso es útil para tratar las heridas, llagas en la boca, inflamación de la encías, amigdalitis, etc. Se puede utilizar la tisana en gargarismos y enjuagues bucales.

3 Milenrama
(Achillea millefolium L.)

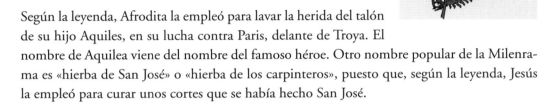

Inglés: *yarrow*. Francés: *milefeuille*. Alemán: *Schafgarbe*.
Castellano: *milenrama, milhojas, aquilea*. Catalán: *milfuiles*.
Euskera: *millorri*. Gallego: *herba da rula*.

Según la leyenda, Afrodita la empleó para lavar la herida del talón
de su hijo Aquiles, en su lucha contra Paris, delante de Troya. El
nombre de Aquilea viene del nombre del famoso héroe. Otro nombre popular de la Milenrama es «hierba de San José» o «hierba de los carpinteros», puesto que, según la leyenda, Jesús la empleó para curar unos cortes que se había hecho San José.

La planta

Planta vivaz de unos 40 a 60 cm de altura. Sus hojas están divididas en numerosos segmentos lineales con aspecto de plumero o de peine (el nombre *millefolium* significa «mil hojas»).Las flores blanquísimas (o rosadas) se agrupan en la parte superior de los tallos a modo de sombrilla (aunque la planta no pertenezca a la familia de las umbelíferas). Y los tallos son leñosos y angulares. Toda la planta desprende un olor característico a alcanfor. La milenrama gusta de los terrenos más bien secos, soleados, prados y borde de los caminos.

Floración y recolección. Florece todo el verano y se cocecha de junio a setiembre, durante la floración.

Composición. Su aceite esencial contiene cineol, borneol, pineno, camazuleno (hasta un 40% del aceite esencial), ácidos salicílico, fórmico e isovaleriánico y tanino. Contiene flavonoides (derivados del apigenol), glucósidos (apigenina), ácidos grasos, ácido ascórbico, resinas y tanino. Su principio amargo es la aquileína.

Propiedades y usos medicinales

- **Tónico digestivo.** Sus principios amargos hacen de la milenrama un tónico digestivo a recordar en caso de gastritis e inapetencia. Se toma una taza de infusión antes de cada comida.
- **Aperitivo.** Se prepara un vino aperitivo dejando macerar una semana 10 g de sumidades floridas en un litro de vino dulce, se filtra y se toma una copita antes de las comidas.
- **Colagogo.** La milenrama aumenta la secreción biliar. Su infusión es eficaz en los trastornos hepáticos, al ser carminativa disminuye las fermentaciones si se toma la infusión después de las comidas.

- **Tisana.** La infusión se obtiene a razón de 10 a 15 g de sumidades floridas y hojas por litro de agua. Se aconseja preparar la infusión cada vez que se necesite, puesto que la maceración no se conserva mucho tiempo y adquiere rápidamente un color negro poco apetitoso y un sabor de los más amargos.

Uso externerno

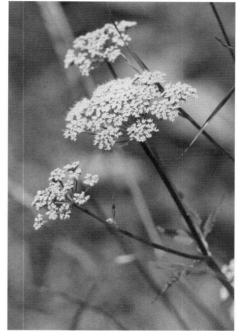

- **Vulneraria.** La milenrama se considera una potente planta vulneraria, de ahí viene su nombre popular de «hierba de las heridas», «hierba del soldado». Astringente y cicatrizante. Tiene propiedades astringentes y hemostáticas que le permiten detener las hemorragias. Es el cineol quien le confiere propiedades cicatrizantes. Se lavan las partes dañadas con una infusión de milenrama a razón de 10 a 20 g por ½ litro de agua (heridas, cortes, fístulas).

- **Cataplasma.** También se puede aplicar en decocción sobre las heridas. En este caso se utiliza la planta fresca, bien machacada y calentada unos breves minutos en la sartén a fuego muy suave. Se deja entibiar y se mantiene con una venda.

- **Hemorroides.** Por su poder astringente cicatrizante, la milenrama se utiliza en el tratamiento de las hemorroides. Se lavan con infusión tibia, dos veces al día.

  Son más eficaces las aplicaciones de jugo fresco de la planta. Se machaca bien toda la planta en un mortero con unas gotas de agua, se exprime la pasta obtenida con la ayuda de un lienzo y el jugo extraído se aplica en compresas sobre las partes dañadas.

- **Baño antisudorífico.** En baños de pies la milenrama combate, gracias a la aquileína, la transpiración excesiva. Se cuenta un puñado de la planta (hojas y flores) por litro de agua.

- **Depurativa.** En caso, de acné, la infusión a razón de 10 g por ½ litro de agua aplicada en compresas suaves sobre el cutis, obra de maravilla. Por supuesto, se refuerzan las virtudes del tratamiento si, al mismo tiempo, se sigue una cura depurativa de infusión de milenrama, a beber antes o después de las comidas.

- **Pies sudorosos.** La milenrama en baños de pies combate (gracias a la aquileína) la transpiración excesiva de éstos. Se cuenta un puñado de la planta (hojas y flores) por litro de agua.

4 **Genciana**
(Gentiana lutea L.)

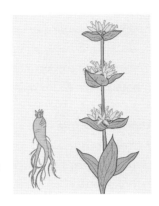

Inglés: *yellow gentian*. Francés: *gentiane jaune*. Alemán: *gelber Enzian, Bitterwurz*. Castellano: *genciana*. Catalán: *gençana*. Euskera: *errotxa*. Gallego: *xensá*.

Según la leyenda su nombre le viene de Gentius, rey de Iliria, que fue el primero en descubrir sus virtudes medicinales.

La planta

Es una planta vivaz de montaña, que gusta de los terrenos calcáreos y puede vivir 50 años. Mide a veces más de 1 metro de altura. El tallo, rollizo, es hueco. Las hojas, grandes, ovaladas, son opuestas, con cinco o siete nervios longitudinales. Las dos últimas, en forma de copa, abrazan las flores. La planta florece al cabo de 10 ó 15 años y no se aconseja recolectar la raíz antes de la primera floración. Las flores, amarillas, pedunculadas, con cinco o seis pétalos soldados en su base, tienen forma de estrella. El ovario, al madurar, se transforma en cápsula ovoide conteniendo miles de pequeñas semillas. La raíz es gruesa, carnosa, ramificada, hundiéndose verticalmente en el suelo.

Floración y recolección. Florece en julio-agosto. La raíz, de varios centímetros de diámetro, puede alcanzar 1 metro de largo y más de 6 kilos de peso, y se recoge en otoño. Es difícil de desenterrar sin la ayuda de pico y pala. Se lava y se seca, ha de quedar blanca.

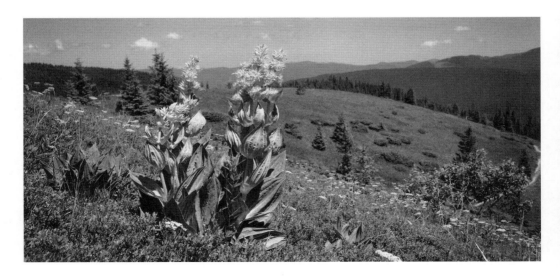

Composición. La raíz contiene tres glucósidos: la genciopicrina, muy eficaz en los ataques de paludismo, la genciamarina y la amarogencina (esta última es la sustancia más amarga conocida actualmente). Contiene además xantonas (a las que debe su color amarillo), una sustancia colorante, la gentisina, ácido genciotánico, pectina y tanino.

Importante. La genciana es una planta en trance de extinción. Cada año desaparecen miles de ejemplares debido a las recolecciones abusivas y descontroladas de sus raíces con fines comerciales. No es posible recolectar la raíz antes de que la planta haya florecido y tarda 10 largos años en florecer. Por otra parte, no hay que confundir la verdadera genciana con el eléboro blanco (*Veratrum álbum*), que se distingue de la genciana por sus hojas alternas, velludas en su cara inferior y con flores de olor desagradable. En cambio, en la genciana, las hojas son siempre opuestas.

Propiedades y usos medicinales

- **Tisana.** Se bebe como digestivo después de las comidas. Se obtiene dejando macerar en agua, en frío y por espacio de 5 horas, un trozo de raíz, del tamaño de una nuez, recortado a trocitos en un litro de agua. Se toman tres tazas al día. Se aconseja la misma infusión en caso de trastornos hepáticos, puesto que es colagoga (estimula la secreción biliar).
- **Tónico.** Por su amargura, la genciana estimula la salivación y es aperitiva. En forma de vino aperitivo, puede prepararse este tónico estomacal: se dejan macerar durante una noche, 10 a 15 g de raíz de genciana en 1 litro de vino blanco dulce o de oporto. Una copita antes de la comida.
- **Depurativo y febrífugo.** La genciana debe su fama sobre todo a sus virtudes febrífugas y depurativas. Se emplea con éxito sustituyendo a la quinina en los ataques de paludismo y fiebres periódicas, puesto que la genciopicrina mata rápidamente los hematozoarios del paludismo (protozoarios parásitos de los glóbulos rojos de la sangre). Se toma una taza de tisana cada tres horas para sudar y hacer bajar la fiebre.
- **Maceración.** Se dejan macerar 10 g de raíz en polvo por litro de agua.
- **Fortalecer el sistema inmunitario.** La genciana acrecienta la producción de leucocitos (glóbulos blancos), por eso favorece las defensas del organismo. Se aconseja tomar la infusión tres veces al día, en caso de cansancio, debilidad, anemia o convalecencia. Después de largas enfermedades ayuda a recobrar las fuerzas, el apetito y la energía.
- **Inflamación del hígado.** Se prepara a partes iguales con genciana, boldo, menta, angélica, cardo mariano y alcachofera. Una cucharada sopera por cada taza de agua.

Precaución. En dosis exageradas la genciana puede provocar vómitos y dolores de cabeza. En cambio, la raíz de genciana es un maravilloso tónico amargo, a recordar en caso de atonía del aparato digestivo.

5 **Ajenjo** *(Artemisia absinthium L.)*

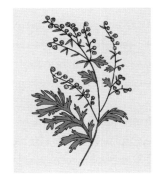

Inglés: *wormwood, absinth*. Francés: *absinthe, armoise amère*.
Alemán: *Wermut, bitterer Beifus*s. Castellano: *ajenjo*.
Catalán: *donzell*. Euskera: *azentzu, xixa-ri-belar*. Gallego: *axenxo*.

Esta planta llegó de las zonas templadas de Siberia y se extendió
por toda Europa. Los griegos dedicaron la planta a Artemisa, la
diosa virgen, protectora de las jóvenes; se supone que era debido
a su eficacia en regular los trastornos del ciclo menstrual durante la pubertad.

La planta

Planta vivaz de la familia de las compuestas. Puede medir de 50 cm a 1 metro de altura. Debido al vello que cubre sus tallos y hojas, toda la planta tiene un color verde plateado.

30 a 40 flores se agrupan en cabezuelas amarillas, semiesféricas.

Las hojas, de forma muy especial, son segmentadas, muy angostas y de corte redondeado.
El ajenjo es planta de montaña que gusta de los terrenos secos y áridos, las cunetas, o los
barbechos.

Floración y recolección. Florece de julio a setiembre y se cosecha en julio-agosto, cuando las
cabezuelas están a punto de abrirse.

Composición. Contiene una esencia de color azul verdoso compuesta de tuyonas, alcohol
tuyílico combinado con ácido acético e isovaleriánico y también un principio extremadamente amargo, la absintina, de fácil disolución en alcohol. Contiene igualmente pequeñas
cantidades de vitamina C y flavonoles (artabsnia, que da un pigmento azul), carotenoides y
fitosterol.

Propiedades y usos medicinales

- **Estomacal.** Sus propiedades amargas le confieren propiedades aperitivas y estomacales,
  su infusión tomada al principio de la comida es aperitiva, tomada después de las comidas
  estimula la digestión.
- **Colagogo.** Es estimulante de la secreción biliar, a recordar en caso de atonía de la vesícula,
  trastornos hepáticos y en la convalecencia después de una hepatitis.
- **Emenagogo.** Actua sobre la atonía del útero y regula el ciclo menstrual. Tomar 2 tazas
  al día de tisana en la segunda parte del ciclo o una semana antes de la fecha del período
  menstrual.

- **Tisana.** La infusión se prepara con 10 g de planta por litro de agua hirviendo.
- **Tintura revitalizante.** Es útil contra la anemia y debilidad general. Se utilizarán hasta 5 gotas de tintura de ajenjo disueltas en agua. Tomar una cucharadita antes de cada comida.
- **Insecticida.** Si un animal doméstico tiene pulgas, se hervirá un puñado de ajenjo en unos 5 litros de agua. Una vez enfriado, se restriega con el manojo de hierba el pelo del animal, fuertemente, hasta la raíz, como si fuera una esponja y después se enjuaga el pelo del animal con el caldo de cocción del ajenjo.

  La infusión de ajenjo se utiliza, fría, en pulverizaciones sobre las plantas cubiertas de parásitos, pulgones y orugas, o antes, para prevenir las plagas.

  Se pueden confeccionar saquitos de tela, que se llenarán de ajenjo seco, para colocar en los cajones y colgar de las perchas del armario: ahuyenta las polillas.

  Para evitar las picaduras de mosquitos obran de maravilla las fricciones con una infusión de ajenjo en las partes con piel descubierta.

Nota histórica. La absenta (una maceración de ajenjo en alcohol) causó auténticos estragos en Francia, principalmente en el siglo XIX. Se trata de un licor muy nocivo, célebre porque mató al poeta Verlaine y que provoca lesiones irreversibles. La tuyona, muy soluble en alcohol, debilita el sistema nervioso, provocando trastornos de la actividad psicomotriz y sensorial y ataques parecidos a los de la epilepsia.

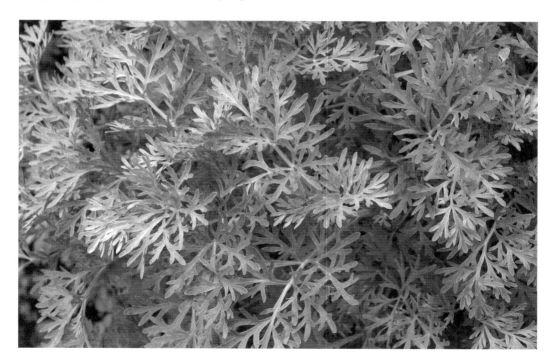

6 Laurel *(Laurus nobilis L.)*

Inglés: *laurel, bay, sweet bay*. Francés: *laurier noble*.
Alemán: *Lorbeerbaum*. Castellano: *laurel*. Catalán: *llorer*.
Euskera: *erramu, ereipuntza*. Gallego: *loureiro, louro*.

El laurel es oriundo de Asia Menor y Grecia, fue introducido
en Italia antes de la era cristiana y de allí se extendió por todo el
Mediterráneo. En griego su nombre es Dafne, nombre de la ninfa
que, para escapar de Apolo, pidió ayuda a los dioses. Dafne, en plena huida, fue transformada en laurel. Los antiguos consagraron el laurel a Apolo, y como bien se sabe, coronó a los emperadores, a los poetas y a los atletas victoriosos.

La planta

Es un arbusto ornamental, que puede alcanzar 4 a 5 metros de altura, de corteza lisa, negruzca y hojas persistentes. Crece en climas templados. Las hojas son muy aromáticas, verde oscuro, brillantes en su cara superior, rígidas y lanceoladas. Las flores, amarillentas, nacen en los extremos de las ramas, en los encuentros de las hojas. Las bayas tienen el aspecto de olivitas negro-azulado.

Floración y recolección. Florece en abril-mayo y se recogen las hojas todo el año. Los frutos, maduros, en verano y otoño.

Composición. Se encuentra un 4% de esencia en las hojas y las flores. Las hojas contienen taninos, flavonoides, un principio amargo y hasta un 3% de aceite esencial rico en compuestos terpénicos, entre los que destaca el cineol (40%). El fruto contiene un 3% de aceite esencial volátil. El fruto contiene un 25% de materias grasas (84% de ácidos grasos esterificados insolubles en agua).

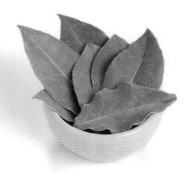

Propiedades y usos medicinales

Es una planta poco usada en medicina, pero bastará con recordar los acertados usos culinarios del laurel: además de aromatizar de forma excelente sopas, salsas o guisos, facilita su digestión por ser carminativa y tónico del aparato digestivo.

• **Aperitivo y digestivo.** Pueden aprovecharse las virtudes aperitivas del laurel en caso de inapetencia y atonía del sistema digestivo. Se puede beber una tacita media hora antes de las comidas. Para facilitar la digestión, se tomará después de las comidas.

- **Diurético.** Es interesante en caso de retención de orina.
- **Carminativo.** A recordar en caso de flatulencias. Se toman 2 a 3 tazas al día.
- **Decocción.** Se obtiene a razón de 15-20 g de hojas por litro de agua.
- **Antirreumático.** El laurel tiene un alto poder antirreumático (en especial el aceite), por lo que se aconsejan baños de laurel, reforzando sus virtudes mezclándolo a partes iguales con romero y tomillo.
- **Baños.** Se cuenta un puñado de hojas y bayas por 2 litros de agua hirviendo.
- **Aceite de laurel para fricciones.** En caso de torceduras e inflamación de articulaciones, las fricciones con aceite de laurel obran de maravilla:
  Se deja macerar un puñado de hojas de laurel en 1 litro de buen aceite de oliva durante unos 10 días al sol o en lugar tibio. Se utiliza en fricciones sobre las partes afectadas. Este aceite tiene también sirve para ahuyentar parásitos y ácaros.
- **Bálsamo.** Con las bayas se obtiene un bálsamo antirreumático muy eficaz:
  Se machacan en un mortero las bayas de laurel, se mezcla la pasta obtenida con bastante agua, y se calienta, se exprime en caliente y se recoge la capa grasa que flota en la superficie del caldo. Se utiliza como bálsamo en fricciones sobre las zonas afectadas de lumbago, tortícolis o inflamaciones reumáticas.
- **Cataplasma contra las picaduras.** En caso de picaduras de insectos, se machacan las hojas frescas de laurel en un mortero. A continuación se calientan en una sartén a fuego muy lento mezclándolas con harina para confeccionar una cataplasma, que se colocará, tibio, sobre la parte inflamada y se mantendrá con un vendaje.

7 **Poleo** *(Mentha pulegium L)*

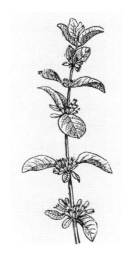

Inglés: *pennyroyal, pudding grass.* Francés: *menthe poullot.* Alemán: *Polei.* Castellano: *poleo, poleo-menta.* Catalán: *poliol.* Euskera: *txortalo.* Gallego: *poenxo.*

Su nombre «pulegium», le viene del latín «pulex» (pulga) porque antaño se solían quemar hojas de poleo para ahuyentar, mediante el humo, pulgas y otros parásitos. Además, los romanos conocían su eficacia en disipar la embriaguez y suavizar las resacas. No es de extrañar, puesto que el poleo es tónico estomacal y digestivo, que combate las fermentaciones intestinales, facilita la digestión y alivia los dolores de cabeza de origen digestivo.

La planta

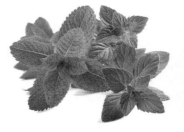

Planta vivaz muy aromática (su olor recuerda al de la corteza de limón y a la mente debido a la mezcla de pulegon y piperitona). Alcanza unos 30 a 40 centímetros de altura. Sus hojas son apenas dentadas, ovaladas, opuestas. Las flores, color lila, se agrupan a modo de borlitas en las axilas de las hojas superiores. Gusta de los terrenos húmedos, arroyos, praderas.

Floración y recolección. Florece desde el principio del verano hasta el otoño. Se recoge justo antes de la floración.

Composición. Su esencia contiene 80 a 90% de pulegona, 3% de acetato de metilo y contiene además mentona, limoneno, dipenteno.

Propiedades y usos medicinales

Son parecidos a los de la *Mentha piperita*. El poleo es un **tónico general.**
Se toma una taza de infusión después de las comidas.

- **Tisana.** La infusión que se obtiene a razón de entre 10-30 g de hojas por litro de agua hirviendo.
- **Béquico.** Actúa contra la tos, calmándola, y facilita la expectoración. Se tomará una taza de infusión cada dos horas en caso de tos persistente. Se espacia al iniciarse una mejoría, pero se sigue el tratamiento hasta la completa desaparición de la tos. Se refuerzan las virtudes béquicas de la infusión si se le añade una pizca de flores de violeta.
- **Emenagogo.** Sus propiedades emenagogas y antiespasmódicas son muy apreciadas para aliviar los dolores menstruales y facilitar las primeras horas de las menstruación. Una taza de infusión cada 2 horas.
- **Vermífugo.** Es un potente antilombrices si se toma en tisana más concentrada por la mañana y en ayunas (10 a 15 g de poleo por litro de agua hirviendo) y de 5 días una semana.
- **Insecticida.** Es muy eficaz bañar y frotar el pelo de los animales domésticos con una infusión concentrada de poleo para matar los parásitos. Esta infusión concentrada se obtiene con 20 a 25 g de poleo por litro de agua hirviendo.
  Recordemos que el poleo, seco, en saquitos de tela y colgados en el armario o colocados en los cajones de la ropa, aleja las polillas.
- **Boca y dientes.** El poleo es desinfectante de la mucosa bucal, las gárgaras de infusión concentrada actúan favorablemente en caso de anginas, inflamación de encías y mal aliento (20 a 25 g por litro de agua hirviendo).
  Las hojas de poleo, secas y reducidas a polvo, se emplean como dentífrico, fortificando las encías y purificando el aliento.

8 Achicoria
(Cichorium intybus L.)

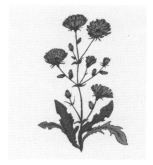

Inglés: *wild succory,*. Francés: *chicorée, barbe de capucin.*
Alemán: Wegwarte. Castellano: *amargón, achicoria silvestre.*
Catalán: *xicoia, xicoria, cama-roja.* Euskera: *txicori orikatxa.*
Gallego: *chicóira.*

Los egipcios, los griegos y los romanos conocían ya las virtudes
gastronómicas y medicinales de la achicoria en ensalada, mezclada con hojas tiernas y flores
de malva.

La planta

Planta vivaz que puede alcanzar 1 metro de altura. Es de tallos duros, erectos y muy ramificados. Las ramas huecas, alternas, al ser cortadas segregan un líquido lechoso, el látex. Las hojas
inferiores son largas y con rabillo, las superiores sin rabillo. Todas son vellosas y dentadas.

Las flores tienen la propiedad de cerrarse por la tarde y cuando hace mal tiempo. Son
capítulos florales ligulados, de un bonito azul celeste. La raíz es larga y morena. Gusta de los
terrenos secos, pedregosos y cretáceos; la encontraremos en los prados, cunetas y barbechos.

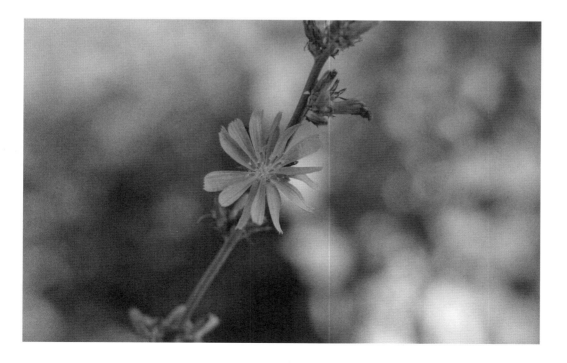

Floración y recolección. Florece de junio a septiembre. Las hojas y flores se recolectan al principio de la floración. La raíz se recoge en otoño, se raja longitudinalmente y se seca al sol. Se utilizan las hojas y la raíz.

Composición. Sus hojas contienen cicorina, potasas, inulina y levulosa. En las flores se encuentra la cicoriína, muy amarga. Su raíz contiene un 58% de inulina, también levulosa y un principio amargo, la intibina. Contiene una gran cantidad de glucósidos amargos, ácido clorogénico e inulina (hasta el 50%), fructosa (10%), pentosanos (7%), y minerales (7-8%).

Propiedades y usos medicinales

La achicoria es un alimento-medicina, tónico amargo/aperitivo, depurativo, diurético, colagogo y suavemente laxante.

- **Ensalada.** En primavera, cuando sus hojas son tiernas, no nos deberíamos privar de la mejor ensalada aperitiva, tónica y depurativa mezclando agradablemente diente de león (amargón), lechuga, achicoria, ajo picado y aceite de oliva.
- **Tisana.** Los que prefieren la infusión a la ensalada utilizarán 30 g de hojas y flores por litro de agua hirviendo.
- **Hígado y riñón.** Se aconseja la ensalada o 3 tazas de infusión al día en caso de afecciones hepáticas (cólicos hepáticos, forúnculos y eccemas debidos a disfunciones del hígado), afecciones del riñón y de las vías urinarias (cistitis, retención de orina, edemas).
- **Depurativo antireumático.** En caso de estreñimiento y pereza intestinal son útiles dos tazas en ayunas y una cura de ensalada, que además tiene un poder depurativo muy adecuado en caso de gota y trastornos reumáticos.
- **Jugo fresco.** Estimula la secreción biliar: se machaca un buen puñado de hojas frescas de las plantas y se exprime con un lienzo, es sumamente amargo pero eficaz antes o después de las comidas.
- **Aperitivo y digestivo.** En caso de inapetencia se bebe la infusión un poco antes de las comidas. En caso de digestiones pesadas se bebe una taza de infusión después de las comidas.
- **Compresa.** Para curar afecciones de la piel, en especial el acné. Aplicar de dos a cuatro compresas al día, durante quince minutos. Dejar secar sin enjuagar. Las compresas se empapan en una decocción fuerte hecha con medio puñado de planta por litro de agua.
- **Diabetes.** La riqueza en inulina hace que la achicoria sea un recurso excelente para prevenir la diabetes.
- **Sucedáneo del café.** Todo el mundo conoce la utilidad de la achicoria como sucedáneo del café. En este caso se emplea la raíz de achicoria tostada a 130-140 ºC y molida (la raíz en decocción, sin tostar, tiene propiedades medicinales notables al igual que las hojas).

9 **Muérdago** *(Viscum álbum L.)*

Inglés: *mistletoe, visga.* Francés: *gui, guillon, herbe de la croix.*
Alemán: *Laubholtz-Mistel.* Castellano: *almuérdago, visco.*
Catalán: *vesc, viscarsi.* Euskera: *bigura, utzuri.* Gallego: *visgo.*

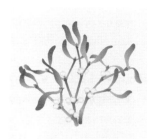

A lo largo del tiempo, el muérdago era considerado como planta
sagrada. Los druidas celtas atribuían virtudes mágicas al muér-
dago de roble recogido con hoz de oro, si bien otras tradiciones afirman que para tales usos
el más idóneo es el de castaño; Se cuenta que Eneas abrió las puertas del infierno gracias a
la «Rama dorada». Los romanos habían consagrado la planta a Saturno, que con su lento e
inexorable desplazamiento en la bóveda celeste inspira en los hombres la idea del Destino.

La planta

Es una planta parásita: el arbusto, redondo y de tronco corto, hunde sus raíces en los troncos
de manzanos, pinos, tilos, etc. y se alimenta de su savia. Las ramas son leñosas, los tallos
redondos, articulados. Las hojas son siempre verdes, de un verde amarillento, son coriáceas,
ovaladas, con forma de propulsores.

Las bayas, de color blanco opaco, parecen perlas. Contienen una sustancia gelatinosa que
permitirá a la semilla pegarse a los troncos, germinar y echar raíces. Las flores son poco apa-
rentes, amarillentas, de 4 pétalos. Nacen en las horcaduras de las ramas, en grupo de 3 ó 4.
Las flores hembras (que dan las bayas) y machos se encuentran en plantas distintas.

Floración y recolección. Es una planta que posee un ritmo vital misterioso y propio: se
mantiene verde incluso en la oscuridad y en cambio no precisa de ésta para germinar, sino de
luz… Al principio del verano están ya formadas las flores que se abrirán al año siguiente, en
febrero o marzo. Las bayas crecen muy lentamente y maduran en otoño.

Se cosecha a final de otoño, antes de que aparezcan las bayas.

Composición. Si antes se pensaba que poseía alcaloides y glucósidos, ahora se asegura que no
es así, siendo sus principales componentes: colina o acetilcolina, arsona, alcoholes resínicos
y viscotoxina. La disparidad de datos sobre el contenido se debe a la diversidad de muestras
analizadas, teniendo en cuenta que el muérdago es una planta que puede parasitar en más de
200 especies vegetales diferentes. Por eso su composición variará según la planta parasitada.
Se sabe que contiene aminas (colina, acetilcolina, tiramina…), aminoácidos (ácido gamma-aminobutírico), glucoproteinas (lectinas), polipéptidos, viscina y ácido víscico, saponósidos triterpenoides y grasas derivadas de los ácidos oleico, palmítico y linoleico (en las ramas)

y mirístico, aráquico, oleico, esteárico y palmítico (en las bayas), saponósidos, beta sitosterol, y pequeñas cantidades de vitaminas C y E.

Propiedades y usos medicinales

- **Vértigo.** El muérdago tiene desde antaño la fama de ser el remedio ideal contra la epilepsia, los vértigos y las convulsiones, por sus propiedades calmantes y antiespasmódicas. Se utiliza en baños y compresas sobre la columna vertebral a razón de un pequeño puñado de hojas por litro de agua.

- **Cáncer.** En Suiza y Alemania, el extracto de muérdago se utiliza desde hace décadas entre los seguidores de la medicina antroposófica como eficaz tratamiento contra el cáncer. En este caso se diferencia la efectividad de los muérdagos que crecen sobre distintos tipos de árboles. Esta base fitoterapéutica se ha confirmado en los últimos años al encontrar entre sus componentes las lectinas, con actividad antitumoral. El fármaco se llama «Iscador», de los laboratorios Wala-Dr. Hauschka.

- **Sistema cardiovascular.** El muérdago es un regulador arterial por su actuación como vasodilatador e hípotensor. Se aconseja en compresas sobre el pecho en caso de palpitaciones, angustias, falta de aliento y dolores de cabeza debidos a la hipertensión. Se obtiene la infusión a razón de un puñado de hojas secas por litro de agua hirviendo.

- **Diurético.** Tiene propiedades diuréticas, por lo que se aconsejan compresas de infusión sobre el vientre y la zona de los riñones si hay retención de orina, cálculos renales, cólicos nefríticos, reuma y gota.

- **Baño.** El muérdago es uno de los pocos remedios ideales que se conocen contra la epilepsia, los vértigos y las convulsiones. Se utiliza en baños y compresas sobre la columna vertebral a razón de un pequeño puñado de hojas por litro de agua.

- **Compresas.** El muérdago es un regulador arterial por ser vasodilatador e hipotensor. Se aconseja en compresas sobre el pecho en caso de palpitaciones, angustias, falta de aliento y dolores de cabeza debidos a la hipertensión. Se obtiene la infusión a razón de un puñado de hojas secas por litro de agua hirviendo.

  Tiene propiedades diuréticas, por lo que se aconsejan compresas de infusión sobre el vientre y la zona de los riñones si hay retención de orina, cálculos renales, cólicos nefríticos, gota y reumatismo.

- **Compresa de infusión concentrada.** En ataques agudos de lumbago, ciática o reuma, aliviarán los dolores las compresas (mantenidas con un vendaje) de una infusión concentrada de muérdago (un puñado por litro de agua) sobre la zona lumbar o las otras zonas dolorosas.

- **Homeostático.** Recordemos las propiedades homeostáticas del muérdago contra las hemorragias (en compresas sobre las zonas afectadas). En caso de hemorragias de flujo vaginal son excelentes las duchas vaginales a razón de medio puñado de planta seca por litro de agua.

Importante. Es peligrosa la manipulación del muérdago para preparados caseros de uso interno. Sus excelentes virtudes al aplicarlo exteriormente pueden invertirse de un modo nada deseable.

En dosis elevadas, el muérdago puede resultar tóxico y ocasionar pérdidas de sensibilidad y parálisis respiratoria. Sólo se emplearán las hojas y en uso externo. Dejaremos los siempre delicados usos internos para los preparados de las medicinas homeopática y antroposófica.

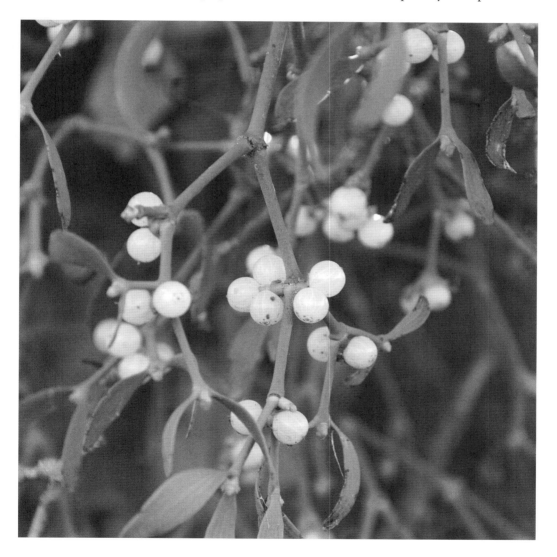

10 **Grama** *(Cynodon dactylon)*

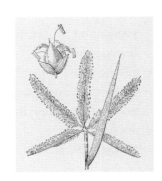

Inglés: *bermuda-grass*. Francés: *gros chiendent, pied de poule*.
Alemán: *Hundszahngrass*. Castellano: *grama común, diente de perro*. Catalán: *gram, agram*. Euskera: *aski, askitxa*.
Gallego: *tierba grama*.

Dactylo» en griego significa «dedo», y *cynodon*, «diente de perro».

La planta

Es una gramínea, una hierba rastrera con tallos subterráneos (rizomas) nudosos y ramificados, horizontales, de los que brotan ramas verticales de 10 a 40 cm de altura.

Las hojas son cortas, laminadas, planas y vellosas. Presenta de cuatro a siete espigas finitas, de color lila, que salen de un mismo punto en las extremidades de las ramas y parecen dedos, de ahí su nombre griego.

Es una planta que invade todo tipo de terrenos, cultivados o no. Llega a ser una verdadera plaga para los agricultores, puesto que es muy vivaz y difícil de extirpar. Al ser una planta vigorosa se planta a veces como césped.

Floración y recolección. Florece en verano y se recolectan las partes subterráneas principalmente en primavera o en otoño.

Composición. Los rizomas contienen algodón y son ricos en cinodina, sustancia parecida a la asparagina. También poseen buena proporción de proteínas y azúcares. Son ricos en mucílagos y contienen una esencia antibiótica, el agropireno.

Propiedades y usos medicinales

- **Depurativo.** Se le atribuyen a la grama virtudes depurativas (observemos a los perros y a los gatos, cuyo instinto es infalible, cuando se purgan comiendo grama). Esta planta es realmente la «escoba» del intestino; pero esto no quiere decir que debamos ingerirla directamente, pues basta con beber tres veces al día una infusión de rizomas de raíces de grama en caso de trastornos del hígado, del bazo, cálculos biliares, ictericia y problemas de acné por intoxicación de la sangre.
- **Cura depurativa primaveral.** Consiste en beber 4 tazas de infusión al día, durante 4 días seguidos.
- **Tisana.** La infusión se obtiene hirviendo 300 g de rizomas en un litro de agua por espacio de 2 minutos. Se tira el agua, se chafan los rizomas reblandecidos con el mazo del mortero

y se vuelven a hervir unos 8 minutos con 8 g de raíz de regaliz en trocitos y la piel de un limón.

- **Sudoración.** Para provocar la sudoración y hacer bajar la fiebre, en caso de gripe o cualquier otra enfermedad infecciosa, se toma una taza de infusión cada tres horas, preparada con un puñado de rizomas triturados por litro de agua hirviendo. Se deja hervir de 5 a 6 minutos.

- **Vías urinarias.** Para favorecer la eliminación de orina en caso de cálculos renales, cistitis, uretritis, cólicos nefríticos, celulitis y retención de orina, se toma 3 ó 4 veces al día infusión de grama a razón de 30 g de rizomas hervidos por espacio de un cuarto de hora en un litro de agua.

- **Ácido úrico.** La grama en infusión, combinada con la ulmaria o reina de los prados (*Filipendula ulmaria*), activa la eliminación de ácido úrico, por lo que se aconseja a los enfermos de gota y a todos los que padecen reuma.

- **Compresa emoliente.** La grama es un gran emoliente que suaviza las inflamaciones de la piel y alivia las hemorroides. Se obtiene una infusión concentrada cociendo 60 g de rizomas, previamente recortados y bien machacados, en un litro de agua. Se remoja una gasa o algodón en la infusión tibia y se utiliza en compresas sobre las partes afectadas.

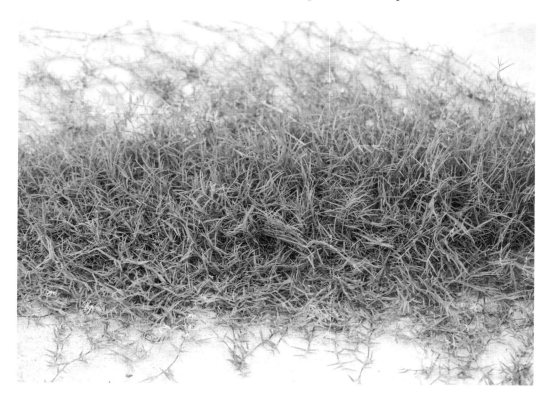

11 **Romero**
(Rosmarinus officinalis)

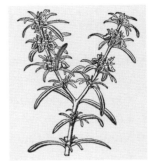

Inglés: *rosemary*. Francés: *rosmarin*. Alemán: *Rosmarin, Kranzenkraut*. Castellano: *romero*. Catalán: *romaní, romer*. Euskera: *erromero, erramero*. Gallego: *rosmarinho*.

Carlomagno incluyó el romero entre las 73 plantas que aparecen en las «Capitulares» como de obligado cultivo en todo el imperio. El aceite esencial de romero fue destilado por primera vez por Arnau de Vilanova en el siglo XIV.

La planta

El romero es un arbusto vivaz o perenne, cuya altura varia entre algún palmo hasta dos metros de altura. Sus tallos jóvenes son cuadrados, pero al envejecer van perdiendo sus esquinas. Las hojas, enfrentadas, son de forma lineal, con el haz de un verde intenso y el envés blanco. En las hojas y en la corola se pueden apreciar unas manchas de color azul pálido que son glándulas repletas de esencia. A veces dichas manchas pueden parecer puntos transparentes. La flor, que sale en el encuentro de la hoja y el tallo, es de forma bilabiada, de color azul claro con manchas violetas. El olor y el sabor de sus hojas y flores es intensamente aromático.

Floración. Durante todo el año. Se cría sobre todo en terrenos calcáreos, es amante de mucho sol y, por general, acompañado de encinas. Se extiende por casi toda la península.

Composición. El aceite esencial (1-2%), contiene pineno, cineol, eucaliptol (15-30%), borneol (10-15%), alcanfor (5-25%), según la variación de estos porcentajes se puede rastrear el origen del romero (según el lugar, varía). Contiene igualmente glucósidos flavónicos, principios amargos, derivados triterpénicos (2-4%) y alcaloides, resina y los astringentes taninos (8,4%).

La esencia de romero se obtiene de las hojas y flores, en cantidades y cualidades como decimos variables.

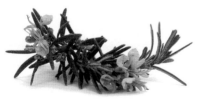

Propiedades y usos medicinales

El romero es estimulante, estomacal, antiespasmódico, carminativo, ligeramente diurético, colagogo y emenagogo.

• **Tisana.** Como tónico y aperitivo, y en estados de decaimiento orgánico, se toma una infusión antes de cada comida en la proporción de 30 g de sus hojas y flores por cada litro de agua.

Esta preparación sirve también para facilitar la curación de la ictericia, contra la tos convulsiva o bien para lavados intestinales en forma de enema.

- **Vulnerario.** Es una planta indicada para combatir reumatismos articulares, cansancio, distorsiones, contusiones, heridas, úlceras y eczemas.

  Y es también útil en gargarismos contra las aftas.

- **Infusión.** Para llagas y heridas, una infusión de flores de romero en la proporción de 30 g en un litro de agua. La parte afectada debe lavarse un par de veces al día con la infusión recién preparada.

- **Alcohol de romero.** Para las partes doloridas (golpes, ciática, tortícolis, reumatismo) y para el cansancio, son adecuadas las fricciones con alcohol de romero, que se prepara con 10 g de esencia de romero y 1 litro de alcohol.

12 **Malva** *(Malva silvestris)*

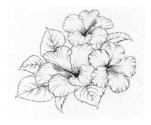

Inglés: *mallow, blue mallow.* Francés: *mauve.*
Alemán: *Waldmalve.* Castellano: *malva.* Catalán: *malva.*
Euskera: *mamutxiko, zigi.* Gallego: *malva.*

La planta

Es de aspecto herbáceo o ligeramente leñoso en la base. Sus flores, de color rosa púrpura, veteado de violeta, tienen formada su corola por cinco pétalos en forma de corazón invertido, soldados en su parte inferior. Las hojas son palmilobuladas, con cinco gajos profundos y festoneados. La superficie puede ser lisa o afelpada.

Floración y recolección. Crece espontáneamente en todo tipo de terrenos, junto a los caminos y lugares habitados y florece en primavera y verano. Las hojas se recolectan en primavera y verano, cuando la planta está totalmente hecha. Las flores se recogen con el rabillo durante la floración. Tanto hojas como flores deben secarse rápidamente en un lugar caliente y seco. La flor de malva una vez seca adquirirá un color azul.

Hay que conservarlas al abrigo de la luz y de la humedad, en botes de cristal opacos o en saquitos que se guardarán en cajas de hojalata.

Composición. El componente más importante y que se encuentra en gran cantidad en todas las partes de la planta, sobre todo en hojas y flores, es el mucílago (8% en flores frescas y hasta el 16% de la droga seca), que le proporciona su característica viscosidad en todas las aplicaciones. Contiene también glucósidos, taninos y vitaminas A, B y C, sobre todo en las hojas.

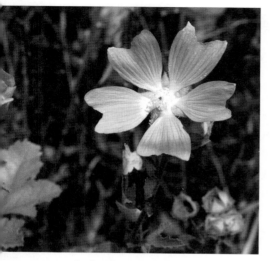

Propiedades y usos medicinales

El mucílago (glúcido) tapiza las paredes de los órganos y recubre las mucosas con una capa viscosa que atenúa las irritaciones tanto del aparato digestivo, regularizando las funciones intestinales, y también del aparato respiratorio, aplacando la tos. La malva es una auténtica bendición contra la tos, en forma de tisana, pero también puede aplicarse para aliviar la fiebre (2-3 tazas al día).

La malva es un reforzante del sistema inmunitario y un buen depurador del organismo. Es eficaz para tratar afecciones del aparato respiratorio, de los riñones y de las vías urinarias.

- **Infusión.** Con 15 g de hojas y flores por litro de agua.
- **Maceración.** Se prepara con 15 g de hojas y flores dejadas en reposo durante doce horas.
- **Infusión de la planta entera.** Para reforzar el sistema inmunitario, depurar el organismo, para desinflamar y descongestionar los tejidos. Contra afecciones del aparato respiratorio, de los riñones y de las vías urinarias. Para una piel sana y bella. Tomar hasta un máximo de 4 tazas al día de infusión hecha con 4 cucharadas por litro.
- **Compresa.** Para tonificar y embellecer la piel. Aplicar una gasa o un paño de algodón empapado en una decocción hecha con un puñado de planta por litro de agua.
- **Baño.** Para reforzar el sistema inmunitario, depurar el organismo, para desinflamar y descongestionar los tejidos. Para una piel sana y bella. Uno a la semana.
- **Ducha vaginal.** Para aliviar los picores y la irritación de los genitales femeninos. Utilizar una decocción hecha con 8 cucharadas por litro.

En uso externo. Al ser emoliente se utiliza para reblandecer forúnculos, abscesos y otros tumores. Por ser pectoral, para ablandar la tos en los resfriados, ya que es capaz de mantener largo tiempo el calor.

Se utilizan hojas y flores principalmente.

- **Gargarismos y lavativas.** Una decocción de 50 g de la planta por litro de agua.
- **Cataplasmas.** Utilizando hojas y flores escaldadas, en cantidad suficiente para cubrir la zona afectada, ya sea un forúnculo, el pecho u otras.
- **Vahos y baños de vapor.** producen dilatación, apertura de los poros de la piel, descongestión de las vías respiratorias, ensanchamiento de la vagina en los momentos previos a un parto difícil, etc.

13 **Tilo**
(Tilia platyphyllos Scopoli)

Inglés: *lime tree, linden, basswood.* Francés: *tilleul.*
Alemán: *Linde.* Castellano: *tila.* Catalán: *til.la.*
Euskera: *ezhu, aistigarr.* Gallego: *tília, tilha.*

Cuenta la mitología griega que Filira (*Philyra*) fue convertida en este árbol nobilísimo, el tilo, tras su petición a los dioses de morir ante la contemplación del monstruo que había engrendrado: el centauro Quirón, hijo suyo y de Saturno convertido en caballo (*Cronos*). De ahí que la tila se llame *phillira* en griego.

La planta

El tilo es un árbol que puede alcanzar los 20 metros de altura. Tiene el tronco grueso y recto de color grisáceo. Sus hojas acorazonadas son dentadas, sin vello en el haz y más pálidas y vellosas en el envés, donde resaltan sus nervios palmeados. Crece en bosques de otros árboles como las hayas, arces y otras especies amantes de la sombra. Posee flores con cinco pétalos que se disponen en forma de estrella. Varias de ellas proceden de un mismo rabo, que en su nacimiento está unido en parte a una hojilla larga y estrecha.

Su fruto es velloso y de forma ovoidal que nunca se abre.

Floración. En junio y julio.

Composición. Las flores contienen un 0,02% de aceite esencial con alcoholes (farsenol), flavonoides (5-9% según especies), mucílagos, taninos, cumarinas y vainillina.

Propiedades y usos medicinales

La tila es sedante, sudorífica, antiespasmódica y estimulante del sistema inmunitario. La mayor eficacia se obtiene con la utilización de sus flores, desprovistas incluso de la hojilla que se adosa a ellas. Pero también pueden emplearse las hojas y ramas en mayor cantidad, por ser menos ricas en principios activos. La corteza sirve para preparar cataplasmas.

- **Infusión.** Con flores al 1%, en infusión de 10 minutos.
- **Decocción.** De la corteza al 3-8%, se hierve 15 minutos a fuego lento.
- **Tintura madre:** se tomarán 30-40 gotas, tres veces al día.
- **Tisana sudorífica.** 30 g de flores de saúco, 30 g de tilo y 30 de manzanilla. Se pone 10 minutos en infusión y se bebe caliente, a sorbitos.

- **Tisana.** Infusión de 15 g de flores de tilo por cada litro de agua.
- **Cataplasmas.** Se preparan a base de corteza machacada para cerrar las heridas. Por otra parte sus hojas, también machacadas y colocadas en forma de emplasto, bajan la hinchazón y evitan la caída del cabello.

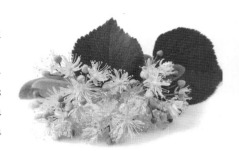

- **Baños.** Se prepara una infusión en pocos litros de agua con varios puñados de tila, infusión que se añade luego al resto de agua del baño.

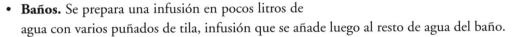

14 **Espliego o Lavanda** *(Lavandula spica, lavándula angustifolia)*

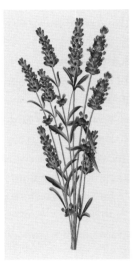

Inglés: *spike lavender*. Francés: *lavande aspic*.
Alemán: *Lavendel, echter Lavendel*. Castellano: *espliego*.
Catalán: *espígol*. Euskera: *belharr-txut*. Gallego: *alfazema*.

La planta

El espliego es un arbusto de base leñosa, del que cada año brotan unos tallos erectos y cuadrados de unos 40 cm de altura con hojas opuestas, lanceoladas y recubiertas de un vello blanquecino. Sus flores, de pequeña corola, son de color azul-violeta.

Es una planta que crece espontáneamente en lugares áridos, pedregosos y secos. Pero también es muy habitual su cultivo, ya que se utiliza mucho para la obtención de perfumes, o simplemente para adornar.

Cultivo. Se planta en lugares soleados y bien ventilados, preferentemente mediante esquejes, para cerciorarnos de que su aroma será agradable, ya que existen otras variedades de lavándula cuyo olor no es tan suave y delicado.

Las macetas o el lugar elegido para plantar los esquejes de espliego han de estar situados a la sombra y se han de regar abundantemente.

Floración y recolección. Durante todo el verano, según sea la altura del terreno en que crezca. Sólo se recogen las flores, cuando están abiertas, en días de mucho sol y cuando está alto. Se secan luego al aire libre y a la sombra y se guardan en recipientes bien cerrados.

Composición. El principal componente del espliego es una compleja esencia, que le confiere ese aroma tan especial. El aceite esencial (0,5-0,6%) contiene alcoholes libres (20-30% del aceite) como geraniol, cineol (20%) y alcanfor (20%). El espliego es tres veces más rico en aceite esencial que la lavanda inglesa.

Propiedades y usos medicinales

De la lavanda se utilizan las tisanas, la esencia y los alcoholatos.

- **Tisana.** Se prepara una infusión con unos 30 g de flores de espliego desecadas por cada litro de agua, y se toman varias tazas al día.
- **Aceite esencial:** de 1 a 3 gotas por dosis.
- **Pomada de espliego o de lavanda.** Se prepara con 3 g de esencia de espliego o lavanda, 12 g de lanolina y 30 g de vaselina.
- **Linimento anti reumatismo.** 8 g de esencia de espliego o lavanda, 20 g de tintura de árnica, 950 cc de alcohol de 60º.
- **Como antiespasmódico.** Resulta muy útil en la gripe, la tosferina y otras toses irritativas.
- **Sistema nervioso.** Es sedante si se ingiere a dosis terapéuticas y excitante cuando se toma en cantidades excesivas y tóxicas. Por ello se puede utilizar en casos de insomnio, neuralgias, etc.
- **Sistema digestivo.** También se utiliza como carminativo, estomacal, diurético, en caso de fermentaciones pútridas, contra el asma, la faringitis, etc.
- **Bebida.** Para afecciones del aparato respiratorio; para tratar problemas del hígado; para aliviar los trastornos nerviosos y del bazo. Tomar 3 tazas al día de infusión hecha con 3 cucharadas por litro.

Uso externo. La infusión se utiliza también en uso externo para desinfectar heridas y para preparar compresas que las cubran, ayudando a su curación. El espliego es un estimulante, tónico y antiespasmódico muy indicado en las contusiones, heridas, dolores articulares, reumatismo y mala circulación.

Se utilizan mucho la esencia y los alcoholatos, tanto directamente en fricciones, como diluidos en baños para combatir el reuma, contra los golpes y contusiones, para desinfectar heridas, o bien para activar la circulación cuando es deficiente.

- **Vahos.** Para descongestionar y tonificar las vías respiratorias y los pulmones, y aliviar los síntomas del resfriado o la gripe, la bronquitis, etc. También para limpiar la piel de la cara.
- **Baño.** Como tratamiento de los trastornos nerviosos; para relajarse, combatiendo el estrés y los problemas musculares; para aliviar las afecciones del bazo; para ayudar al tratamiento de las enfermedades de transmisión sexual; para prevenir y paliar los síntomas del reumatismo y la gota.

- **Gargarismos.** Para curar los problemas de garganta o anginas. Hacer gárgaras con una infusión hecha con 5 cucharadas por litro de planta fresca o seca.
- **Genital.** Ducha vaginal y lavado de los genitales masculinos. Para ayudar a aliviar algunos síntomas de las enfermedades de transmisión sexual, por su poder antiséptico, desinfectante y descongestionante.
- **Compresa.** Para curar afecciones de la piel, golpes, cardenales, inflamaciones. Empapar un paño de algodón en una decocción concentrada hecha con un puñado de planta por litro de agua.
- **Fricción.** Para tratar trastornos nerviosos, problemas del sistema respiratorio, afecciones de la piel, golpes, cardenales, inflamaciones, problemas musculares, para prevenir y paliar los síntomas del reumatismo y la gota. Usar una mezcla hecha con un puñado de la planta entera, preferiblemente fresca, y medio litro de aceite de almendras dulces. Poner al baño María durante media hora, cuidando de que no hierva. Poner en un frasco, sin colar, y usar tibia.
- **Masaje.** Para lo mismo. Dar un suave masaje en las partes afectadas.
- **Apósitos.** Para tratar contusiones, golpes, desgarros, calambres y fatiga musculares, torceduras, esguinces, tendinitis, etc. Empapar vendas en una decocción hecha con un puñado de planta por litro de agua. Usar caliente, y envolver las partes afectadas.
- **Agua de lavanda.** El espliego se utiliza en la confección de perfumes y en cosmética. También sirve para ahuyentar la polilla, debido al alcanfor que contiene. El agua de lavanda que se usa para el baño, para fricciones o como perfume es fácil de obtener. Se ponen a macerar 60 g de flores secas en 1 litro de alcohol de 32º durante un mes. Se filtra y ya está lista para utilizar.

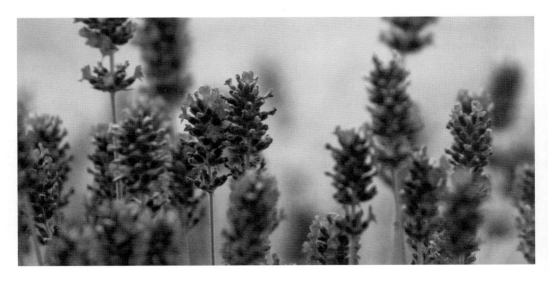

15 **Hinojo** *(Foeniculum vulgare)*

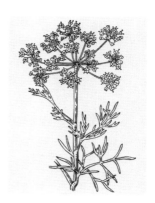

Inglés: *fennel, sweet fennel*. Francés: *fenouil, aneth doux.*
Alemán: *gemeiner Fenchel*. Castellano: *hinojo*. Catalán: *fenol,
fonoll*. Euskera: *mirillu-belarr*. Gallego: *funcho.*

La planta

El hinojo tiene un tallo robusto, que puede medir hasta 1,5 ó 2
metros. Sus hojas están muy divididas con el rabillo en forma de
vaina que se pega al tallo. Las flores son amarillas y los frutos son
como cápsulas que contienen las semillas.

   Es una planta de aroma intenso y agradable que crece bien en zonas no cultivadas, ribazos
secos, barbechos o entre los sembrados.

Floración y recolección. Entre junio y agosto. Se cosechan las semillas a finales del verano.

Composición. Los componentes principales del hinojo son un aceite esencial (2 al 6%) y un
aceite fijo localizado principalmente en la semilla (12%).

   Entre un 50 y un 60% del aceite es un compuesto llamado anetol (70%) que le da un
sabor azucarado y un 20% es fenchona, de sabor amargo y acre. Contiene también limoneno
y fitosteroles. Las hojas contienen flavonoides. La raíz contiene cumarinas.

Propiedades y usos medicinales

* **Diurético y digestivo.** El hinojo es diurético, carminativo (ayuda a expulsar gases intestinales), y galactógeno (favorece la producción de leche). Está indicado para combatir la
atonía digestiva, los cólicos nerviosos de los niños y las diarreas. El hinojo, en resumen, es
un excelente equilibrador del aparato digestivo: alivia todo tipo de trastornos digestivos
(flatulencia, hinchazón, indigestión, mala digestión, cólicos)
Como diurético, calma los dolores vesicales, hace disminuir los cálculos remales y favorece
la curación de la nefritis.
Es además un suave laxante, útil para combatir la atonía digestiva, los cólicos nerviosos de
los niños y las diarreas fétidas.
* **Jarabe.** Para aumentar su poder diurético se une su raíz a otras sustancias también muy
eficaces, constituyendo el llamado «jarabe de las cinco raíces», formado a partes iguales
por: hinojo, apio, perejil, esparraguera y rizoma de rusco. De esta mezcla se echan 30 g en
un recipiente que contenga un cuarto de litro de agua hirviendo. Se deja en maceración
durante 24 horas y se pueden tomar 5 ó 6 cucharadas al día.

Jaume Rosselló / Janice Armitt

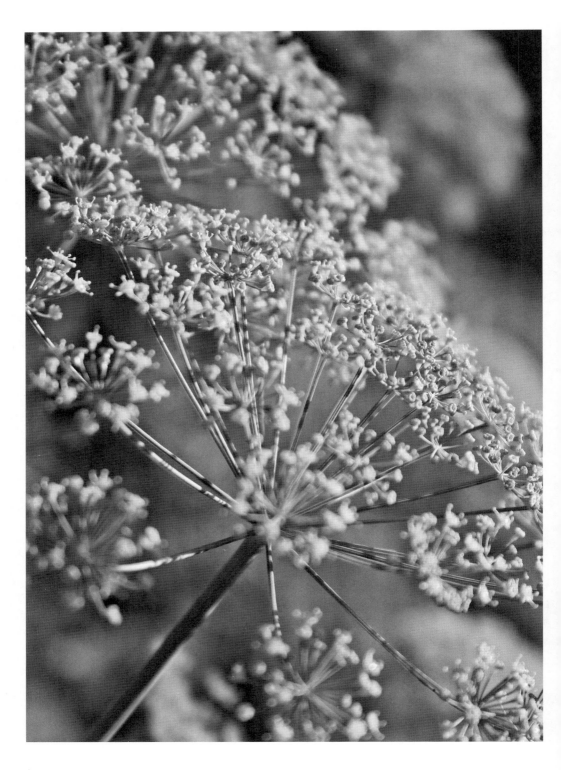

- **Aperitivo.** Su corteza se puede tomar en infusión como aperitivo.
- **Tisana digestiva.** Los frutos se administran como digestivos y carminativos en infusión, en cantidad de una cucharadita de frutos triturados por cada taza de agua.
- **Tisana diurética.** La raíz, que se utiliza para aumentar la diuresis, se prepara también en infusión de 60 g por cada litro de agua. Se toma una taza después de las comidas.
- **Tisana galactógena.** Para favorecer la secreción láctea se prepara una infusión con 130 g de semillas por 1 litro de agua, cantidad que se puede tomar en un solo día.
- **Infusión para los ojos cansados.** Se prepara con sal e hinojo. Empaparemos un algodón y aplicaremos dando unos toques suaves sobre los párpados cerrados.
- **Bebida de semillas.** Para ayudar a la digestión y resolver todo tipo de trastornos digestivos; para aliviar cólicos estomacales y menstruales; para regularizar la menstruación. Tomar 3 tazas al día de infusión hecha con 4 cucharadas soperas por litro.
- **Bebida 2.** Para eliminar los parásitos intestinales; para mantener o recobrar el buen funcionamiento del aparato digestivo. Tomar dos cucharadas soperas en ayunas de maceración hecha con un puñado de la planta fresca con medio litro de aceite de oliva. Dejar reposar de una semana a 10 días.
- **Emplasto.** Para aliviar cólicos estomacales y menstruales; para eliminar gases y combatir la hinchazón. Machacar o pulverizar un buen puñado de semillas y mezclar con aceite de oliva. Aplicar tibio, directamente sobre la piel del vientre y del abdomen, cubriendo con una tela de algodón y una mantita de lana.
- **Decocción.** Para evitar o curar afecciones de las vías urinarias; para depurar el organismo; para adelgazar y mantenerse delgado/a; para ayudar en trastornos del aparato respiratorio; para estimular la secreción de la leche materna. Tomar 4 tazas al día de decocción hecha con 6 cucharadas por litro.
- **Compresa.** Para promover la fluidez de la leche, evitando problemas de obstrucción, dolor o dureza de los pechos de la madre; para resolver dichos problemas. Aplicar un paño empapado en decocción hecha con un puñado de la planta fresca o seca por litro de agua. La aplicación durará media hora y se pueden hacer varias al día. Debe ser tibia casi caliente.
- **Baño.** Para regularizar la menstruación; para mantener o recobrar el buen funcionamiento del aparato digestivo; para depurar el organismo; para adelgazar y mantenerse delgado/a. Para estimular la secreción de la leche materna y promover la fluidez de la leche. Dos a la semana. Igualmente, para favorecer la secreción láctea se prepara una infusión con 130 g de semillas por 1 litro de agua, cantidad que se puede tomar en un solo día.
- **En la cocina.** El hinojo es un condimento de agradable sabor. Además, los cogollitos tiernos de hinojo son un ingrediente más a tener en cuenta para las ensaladas crudas.

16 **Menta** *(Menta piperita)*

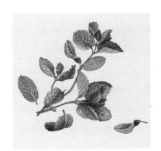

Inglés: *peppermint, brandy mint*. Francés: *menthe poivrée*.
Alemán: *Pfeffer-Minze*. Castellano: *menta*. Catalán: *menta
piperita*. Euskera: *sobe*. Gallego: *hortela-pimenta*.

Su nombre procede del griego y quiere decir «volver estéril», ya
que en tiempos de Hipócrates se le atribuían propiedades ana-
frodisíacas. Sin embargo, se ha comprobado después y también en la actualidad, que muy al
contrario, la menta está dotada de virtudes afrodisíacas si se toma en dosis elevadas.

Esta planta procede de una hibridación de dos especies de menta aparecidas a fines del
siglo XVII en Inglaterra: la *menta aquática* y la *menta viridis*. Posee características de ambas
especies.

La planta

Es una planta vivaz, de color verde oscuro y sin vellosidades; su tallo es recto, de unos 60 cm
de altura y al final se encuentran las flores, de color lila y agrupadas en espigas terminales.
Las hojas son ovaladas y aserradas, sostenidas al tallo por un cabillo. Toda la planta exhala un
aroma fuerte y agradable gracias al mentol que contiene.

Normalmente la menta se cultiva, aunque también puede darse el caso de que crezca
espontáneamente, cerca de los lugares por donde corre el agua, al borde de los caminos, en
terrenos baldíos, etc.

El cultivo se realiza por esquejes, plantándolos a fines de invierno o a principios de la primavera (en lugares de clima suave, también en otoño).

Floración y recolección. Florece en verano y se cosecha cuando está a punto de florecer. Se
puede recolectar por segunda vez al comienzo del otoño.

Las plantas se secan a la sombra y en lugares bien ventilados y preservados de la humedad.

Composición. El componente principal de la menta es su esencia. El aceite esnecial de menta
contiene mentol (entre el 50 y el 85%), mentona, cineol y limoneno. Y flavonoides, mentó-
sido, alcanfor, ácidos fenólicos y taninos.

Propiedades y usos medicinales

La menta es en general tónica y estimulante, y un ingrediente presente en numerosísimas
fórmulas herbales, por su buena combinación con una gran mayoría de plantas medicinales.

- **Digestiva.** Resulta eficaz en caso de debilidad del aparato digestivo (excita la producción de jugos gástricos, es carminativa, activa la producción y secreción de bilis, y facilita las digestiones pesadas).
- **Antiespasmódica.** Se utiliza para combatir la tos, los vómitos, calambres, etc.
- **Calmante anti estrés.** Modera la excitabilidad del sistema nervioso. Es útil tomar menta antes de acostarse para aquellas personas que padecen insomnio. También para los estados nerviosismo.
- **Analgésica.** Se utiliza contra el dolor producido por la jaqueca, las neuralgias y en época de dentición o en otros problemas de los dientes.
- **Antiséptica.** Útil contra la intoxicación gastrointestinal.
- **Refrescante.** Bebida en infusión y fresca en las épocas de calor, alivia la sed.
- **Vahos.** En los resfriados, se ayuda a su evolución realizando vahos con esta planta.
- **Tisana.** Se prepara en forma de infusión de unos 30 g de la planta seca por cada litro de agua.
- **Sopa de menta.** Un plato de agradable sabor: se escaldan unas rebanadas de pan cortadas muy finas, añadiéndoles unos brotes de menta y tapando el recipiente durante un rato.

Uso externo. Se utiliza la esencia para unciones y masajes. Así por ejemplo, en dolores de dientes se unta la parte afectada con esencia de menta.

En general la menta es útil contra el dolor, en caso de contusiones, golpes y pequeñas heridas y para su lavado y más rápida curación. También se puede utilizar como loción para después del afeitado.

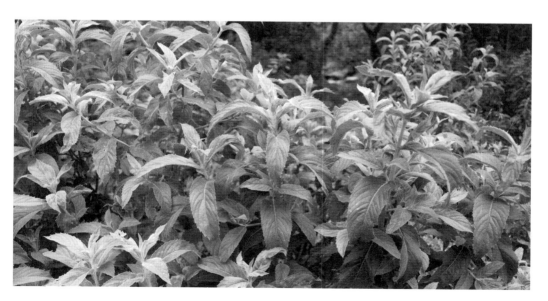

17 **Eucalipto**
(Eucaliptus globulus)

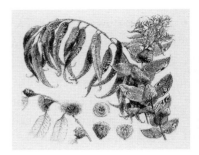

Inglés: *fever tree.* Francés: *gommier blanc.* Alemán:
Eukalyptusbaum, Fieberbaum. Castellano: *eucalipto.*
Catalán: *eucaliptus.* Euskera: *eukalitu.* Gallego: *eucalito.*

La planta

El eucalipto es un árbol notablemente alto, de gran presencia y aroma característico. Es poco frondoso y puede alcanzar 50 metros de altura en nuestro país, aunque en sus lugares de origen (Australia y Tasmania) puede llegar hasta los 100.

Se desarrolla con mucha rapidez y tiene la capacidad de absorber grandes cantidades de agua del suelo, por lo que se puede plantar en terrenos húmedos y pantanosos con el fin de disminuir la humedad y eliminar, secundariamente, la enorme cantidad de mosquitos que proliferan en estos lugares. De esta forma se ha conseguido erradicar el anopheles, mosquito portador del paludismo, en extensos territorios de todo el mundo.

Se suele plantar también como árbol de crecimiento rápido muy rico en celulosa.

Hojas y flores. Posee dos tipos de hojas, unas de forma ovalada que nacen de los vastagos del eucalipto joven o cortado. Se sitúan enfrentándose y carecen de rabillo para unirse a la rama. Las hojas en el árbol adulto son más duras, de forma lanceolada, colgantes y se sitúan de manera alternada en las ramas a las que se unen por medio de un cabillo. Todas ellas son olorosas y de un color verde más oscuro en el haz que en el envés. Ambas poseen numerosos puntos que se diferencian del resto de la hoja y que son depósitos de la esencia de esta planta; se pueden observar si miramos la hoja a contraluz. Las flores son de color amarillo.

Floración. En otoño e invierno.

Composición. Su elemento más importante es la esencia, compuesta principalmente por eucaliptol. El aceite esencial (del 1 al 3%) contiene cineol, eucaliptol, limoneno y felandreno. También contiene flavonoides, azuleno, taninos, resina y ácidos grasos.

Propiedades y usos medicinales

- **Aparato respiratorio.** El eucalipto destaca por su utilidad para ciertas afecciones de las vías respiratorias: resfriados, catarros, gripe, tos, asma, bronquitis agudas y crónicas, tuberculosis pulmonar, etc.
  También se utiliza para combatir la fiebre y contra catarros gastrointestinales.

- **Esencia.** Hay quien deja junto a la almohada de los niños un algodón empapado en esencia de eucalipto con el fin de ahuyentar los insectos y protegerlos de los resfriados. Esto no debe hacerse de forma habitual, ya que las inhalaciones demasiado frecuentes pueden llegar a ser excesivas.
- **Infusión.** Se utilizan únicamente las hojas lanceoladas de las ramas adultas, en cantidad de una o dos hojas por cada taza de agua hirviendo.
- **Inhalaciones.** En las mismas afecciones en que se toma la infusión de eucalipto se pueden realizar baños de vapor de pecho y cabeza, una aplicación que es de gran utilidad.
  Con este baño se consigue, además del efecto antiséptico del eucalipto, una descongestión de todo el aparato respiratorio.
- **Baño de vapor.** Se realiza de la siguiente forma: En una olla con agua hirviendo se ponen un puñado de hojas de eucalipto. Se coloca dicha olla tapada en un taburete y el enfermo se sienta, con el tórax desnudo, en otro taburete muy próximo al primero. Se cubren ambos con una sábana y una manta, ajustando bien los bordes al cuerpo del individuo, de manera que no se pueda escapar el vapor de agua que contiene la esencia del eucalipto (recordemos que el aceite esencial es altamente antiséptico). Se va abriendo poco a poco la tapadera y se respira profundamente el vapor para que, así, los efectos lleguen hasta los bronquios más pequeños.

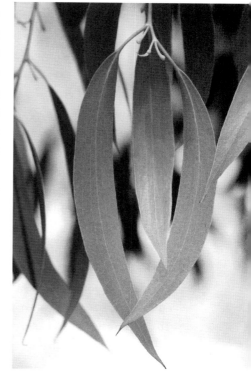

Este baño puede durar de 10 minutos a media hora y aún más si se desea, pero teniendo en cuenta que el vapor ha de salir de forma continua, lo cual se puede lograr por medio de un hornillo eléctrico situado debajo del puchero (nunca se debe utilizar leña, carbón, butano, etc. para mantener la temperatura del agua), o bien utilizando un recipiente de buen tamaño que cuando va perdiendo calor se pueda sustituir por otro. Al finalizar el baño debe limpiarse el sudor con un trapo mojado en agua fría.

- **Baño de asiento.** Alivia y desinflama el recto y las hemorroides. Tomar uno por la mañana y otro por la noche hasta notar mejoría.
- **Vahos.** Para aliviar las afecciones del aparato respiratorio. Hacerlos cada noche hasta notar mejoría. En casos agudos, hacer de 2 a 3 al día.
- **Gargarismos y enjuague bucal.** Para aliviar las afecciones de boca y garganta. Realizar 2 o 3 al día con una decocción hecha con 6 cucharadas soperas por ½ litro de planta seca desmenuzada.

18 **Gordolobo**
(Verbascum thapsus)

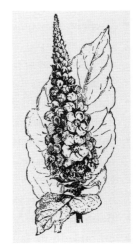

Inglés: *mullein, goldenrot*. Francés: *buillon blanc, molène*.
Alemán: *grossblumige Königskerze*. Castellano: *gordolobo, verbasco*. Catalán: *candelera*. Euskera: *apobelarr*. Gallego: *verbasco branco*.

La planta

Crece en su totalidad durante dos años (es bienal). Durante el primero se forma un gran rosetón de hojas del cual, durante el segundo, brotará el tallo, llegando a alcanzar hasta dos metros de altura. El tallo es bien recto y a lo largo de todo su recorrido crecen de forma alterna largas y grandes hojas, de forma entre aovada y lanceolada, cubiertas, así como el tallo, de una pelusa áspera de color blanco amarillento que les da apariencia de franela. Se cría en terrenos secos no cultivados. Las flores son amarillas y se sitúan formando una espiga en la parte superior del tallo.

Floración y recolección. Va floreciendo de abajo arriba desde el mes de mayo hasta fines de verano. Se recogen las corolas bien abiertas que se desprenden fácilmente, cuidando de no arrugarlas, en un día de sol. Se extienden formando una capa fina sobre una tela, en un lugar aireado y soleado. El secado es rápido y después se guardan en una caja bien cerrada, lejos de la luz y la humedad, para que mantengan su color amarillo bien conservado, ya que de otro modo la planta perdería gran parte de sus virtudes. Las hojas y la raíz se utilizan frescas, por lo que es muy interesante localizar dónde crece próximo a nosotros el gordolobo, ya que es muy probable encontrarlo durante años por la misma zona.

Composición. Contiene mucílagos (3%) y saponósidos triterpénicos. Las flores contienen saponina y verbasterol, mientras que en las hojas abundan más las mucinas y otras sustancias amargas. Contiene también flavonoides (glucósidos de hesperidina, verbascina y rutina), carotenoides y glucósidos iridoides.

Propiedades y usos medicinales

- **Pectoral.** El gordolobo es emoliente, sedante y pectoral, por lo que se usa preferentemente en casos de irritación tanto del aparato respiratorio como del digestivo y las vías urinarias.
- **Tos, bronquitis.** Su mayor empleo es en las afecciones tráqueo-bronquiales, facilitando la expectoración y aliviando la sensación de ahogo del enfermo; combate la tos y alivia el asma de los ancianos.

- **Antidiarreico.** Esta planta está indicada también contra las diarreas dolorosas y la inflamación de los intestinos, ya que las calma y disminuye los espasmos. Asimismo mejora los casos de cistitis aguda.
- **Hemorroides.** En aplicación externa se han obtenido buenos resultados contra hemorroides, sabañones, quemaduras, inflamaciones de la piel, forúnculos, lavados intestinales y grietas de las manos.
- **Tisana.** Del gordolobo se utilizan principalmente las flores, en infusión de 10 a 30 g por cada litro de agua hirviendo. Se toman tres o cuatro tazas al día.
  Una vez hecha la infusión se ha de filtrar cuidadosamente con un trapo, ya que los estambres de las flores sueltan en el líquido multitud de pelitos que pueden irritar la garganta al pasar, efecto totalmente contrario al calmante de la planta.
- **Decocción.** Para lavados intestinales, en cólicos intestinales, se utiliza la decocción de flores, bien filtrada.
- **Cataplasmas.** Para calmar hemorroides, sabañones e inflamaciones cutáneas se pueden aplicar cataplasmas de las hojas, cocidas en leche.
- **Baño para las hemorroides.** Se utilizará una cucharadita de postres de estas plantas: gordolobo, hojas de nogal, cola de caballo, semillas de lino, oreja de oso y liquen de Islandia, en la proporción de una cucharada colmada de la mezcla por 2 litros de agua. Se deja hervir 5 minutos, colar y añadir una cucharada de sal y otra de vinagre. Con esta infusión, a temperatura templada, se hará un baño de asiento durante 10 minutos, dos veces al día.

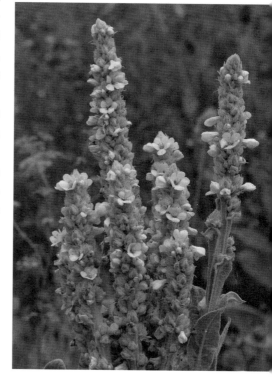

- **Pomada.** También se puede aplicar, en los casos de afecciones externas que antes mencionamos, una pomada que se prepara de la forma siguiente:
  Mezclar 50 g de aceite de oliva y 25 g de flores. Se cuece a fuego lento hasta que se evapora la parte acuosa y una vez frío y filtrado con tela se puede untar sobre la zona afectada.

En el jardín. Por sus grandes flores amarillas, el gordolobo es un bonito motivo ornamental para nuestros jardines. Las semillas, recogidas a finales del verano de los frutos más grandes y maduros, se siembran en primavera y se trasplantan a finales de agosto a una tierra fértil y esponjosa, separadas 50 cm unas de otras.

19 **Diente de león**
(Taraxacum officinale)

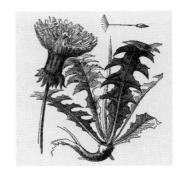

Inglés: *dandelion*. Francés: *pissenlit, dent de lion*. Alemán: *Löwenzahn, Pfaffenröhrlein*. Castellano: *amargón, taraxaco*. Catalán: *pixallits, dent del lleó*. Euskera: *galkidea, aitañilili*. Gallego: *dente-de-leao*.

La planta

El diente de león es una planta vivaz de unos 50 cm de alto, que crece por todas partes: praderas, terrenos incultos, bordes de carreteras y caminos...

Posee una gruesa raíz fusiforme. El tallo que brota de ella es muy corto y las hojas se sitúan a ras de suelo. Son alargadas y dentadas (de ahí el nombre de diente de león) y se disponen en forma de roseta.

Las flores, al terminar la floración, se transforman en esas características esferas blancas que adornan los prados y que todos hemos hecho volar de un soplo en más de una ocasión. Son un conjunto de pelos que permiten, al facilitar el vuelo, una mejor dispersión de los frutos a los que se encuentran adosados.

Al cortar la raíz, de las hojas o los tallos floríferos huecos, brota un líquido lechoso un «látex» rico en caucho.

Floración y recolección. Casi todo el año, a partir del otoño. Los paseos por el campo, en cualquier época del año, son buenas ocasiones para recoger amargones que servirán para tomarlos frescos en la ensalada. Conviene tener presente que no son adecuados aquellos que crecen cerca de zonas polucionadas, al borde de las carreteras o en prados de pastos. Es preciso siempre lavarlos bien antes de utilizarlos.

Composición. Es característico su sabor amargo (como otras plantas de esta familia, ésta es rica en principios amargos). También contiene inulina y fructosa (18%), ácidos fenólicos, fitosteroles, mucílagos, y (en la raíz) sales minerales. Las hojas contienen flavonoides, cumarinas, aminoácidos (asparagina, glutamina), numerosos enzimas, minerales y vitaminas B y C. También contiene látex y otros compuestos en proporción variable según la época del año.

Propiedades y usos medicinales

- **Tónico amargo, diurético y desintoxicante.** Entre sus propiedades importantes son las de tónico amargo (estimula la secreción de los órganos de la digestión), diurético, y colagogo. Es eficaz como aperitivo y purificador de la sangre.

- **Ensalada.** Tomado en ensalada, el amargón es excelente para las personas que han perdido el apetito. Asimismo, y sobre todo en primavera, es aconsejable tomarlo en abundancia en las curas que se realizan en esta época del año, con el fin de depurar el organismo.

  Como colagogo, muchos autores aseguran su eficacia al estimular las contracciones de la vesícula biliar y por tanto favorecer la salida de la bilis.

  La principal manera de utilizar esta planta es en ensalada, fresca y cruda. Se toman las hojas y las cabezuelas antes de abrirse las flores.

- **Tisana.** Se suele preparar también un cocimiento depurativo con 60 g de hojas y raíces en 1 litro de agua. Tomar un vaso un rato antes de las comidas.

- **En jugo.** Es aún mejor, como depurativo, tomar el jugo que se obtiene al exprimir la planta fresca: hojas y raíces bien lavadas sirven, conservándose así todas las propiedades del diente de león. Se tomarán 3 ó 4 cucharadas soperas al día.

- **Decocción.** Se pone la planta o raíz (1-3%) en agua caliente y se lleva a ebullición 2 minutos. Dejar reposar 15 minutos.

- **Extractos.** Del extracto fluido se utilizarán 30 gotas, tres o cuatro veces al día. En extracto seco, 0,4-1,2 g por dosis. En tintura madre, 50 gotas, tres veces al día.

- **Sustituto del café.** Con su raíz se obtiene una bebida que puede sustituir al café sin sus inconvenientes. Para ello se tuestan sus raíces, preparando una infusión de la forma habitual. Es útil para tratar el hígado y los riñones.

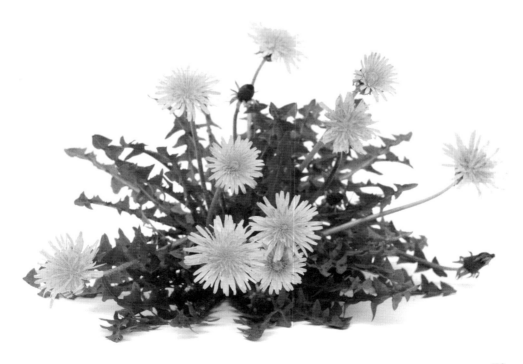

20 **Saúco** *(Sambucus nigra)*

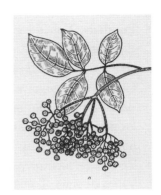

Inglés: *black elder, european elder.* Francés: *sureau, sambuquier.*
Alemán: *Holunder, Flieder.* Castellano: *saúco, sabuco.*
Catalán: *saüc.* Euskera: *sauko, intxusa.* Gallego: *sabugueiró, bieito.*

La planta

El saúco es un arbusto que podemos observar con frecuencia junto a las casas de campo, plantado y arreglado, adoptando una forma de arbolito de copa ancha y espesa que puede alcanzar más de 4 m de altura. Sus ramas tienen la corteza de dos colores: verde las nuevas y gris las más antiguas. De las ramas nuevas brotan las hojas, compuestas, con cinco o siete hojuelas lanceoladas, bordes dentados, de tono verde oscuro y olor desagradable.

Una multitud de pequeñas flores blancas parten del tallo para situarse a la misma altura. Una vez secas, se vuelven amarillas y poseen un aroma más agradable que en estado fresco. Los frutos son bayas negras del tamaño de un guisante.

El saúco crece espontáneamente en bosques claros, a la orilla de los arroyos, en los barrancos, ribazos, etc.

Floración y recolección. Florece en primavera. De estas plantas se pueden utilizar sus flores, hojas, frutos y la segunda corteza. Las dos primeras se recogen antes de que termine la floración, secándose a la sombra y en lugar ventilado. Los frutos y la segunda corteza (la que queda después de raspar la parte externa de las ramas) se recolectan en otoño.

Composición. Es una planta con componentes muy numerosos. Destacaremos, en las flores: el aceite esencial, flavonoides, glucósidos, taninos, mucílagos, vitamina C y polifenoles. En la corteza fresca destaca una gran cantidad del alcaloide sambucina, triterpernos y colina. Los frutos contienen, entre otros, compuestos flavónicos, ácidos orgánicos, antocianósidos, pectina, taninos y vitaminas A y C.

Propiedades y usos medicinales

El saúco es sudorífico, diurético, laxante, antirreumático y antineurálgico.

- **Flores.** Son un activo sudorífico y calmante de la tos. Están muy indicadas en las afecciones del aparato respiratorio: catarros, faringitis, anginas, gripe o pulmonías. También mejoran los estados febriles.

  Las flores de saúco están indicadas contra las inflamaciones de cualquier parte del cuerpo. Así se realizan enjuagues en la inflamación de las encías y compresas y cataplasmas para bajar las hinchazones en general. También son muy útiles las compresas para combatir la erisipela. Utilizándolas en baños, se comportan como un excelente antirreumático.

En infusión también actúan como diuréticas, siendo por tanto depurativas. También se utiliza dicha infusión para lavar los ojos.

- **Infusión de flores** (1 1-5%). Entre 10 y 50 g por litro. Se deja reposar 10 minutos. Se toman 2-3 tazas diarias. Para uso externo, las dosis serán de 100 g por litro.
- **Frutos.** Son aperitivos y depurativos, y se pueden comer cocidos y confitados. Cocidos hacen brotar ciertas enfermedades eruptivas como el sarampión, rubéola, escarlatina, viruela, etc. cuando tardan en manifestarse, lo cual, aunque paradójico, es altamente beneficioso.
- **La segunda corteza.** Es purgante y diurética. El cocimiento de corteza se prepara con una cucharadita por cada taza de agua.
- **Infusión de flores para el aparato respiratorio.** Una cucharada sopera de flores desecadas por cada taza de agua hirviendo. Se utilizará también en enjuagues, lavados de ojos y como tisana diurética.

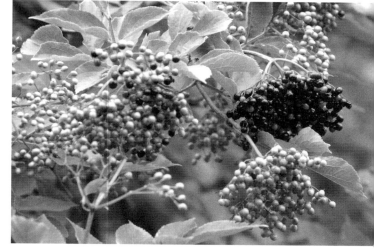

- **Compresas y cataplasmas.** Puede concentrarse más la infusión aumentando la cantidad de flores secas.
- **Tisana antigripal.** Se mezclan, a partes iguales, flores de saúco, sauce blanco, ulmaria, gordolobo y tila. Se prepara en infusión de dos cucharaditas por taza.
- **Cocimiento de frutos.** Una cucharada sopera de frutos por cada taza de agua.
- **Jarabe de saúco.** Ponemos 1 kg de bayas maduras de saúco bien machacadas y se añade suficiente agua como para cubrirlas. Se dejan macerar 15 minutos, se exprimen y se filtra el líquido resultante. Añadimos 200 cc de azúcar integral de caña y se calienta hasta que se haya evaporado suficiente cantidad de líquido como para obtener una consistencia similar a la de la miel líquida. Embotellar y guardar. Este jarabe es un excelente aperitivo, sudorífico, y diurético; se toman una o dos cucharadas soperas, disueltas en agua o tisana varias veces al día.

En la actualidad la empresa del Dr. Alfred Vogel ofrece un excelente jarabe de saúco y equinácea, que puede tomarse de la misma manera, o bien añadido a una tisana pectoral, o incluso añadiéndole unas gotas de limón.

21 **Manzanilla**
(Matricaria chamomilla)

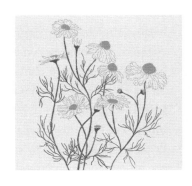

Inglés: *wold chamomile*. Francés: *matricaire, camomille*. Alemán: *Kamillen, Echte Kamille*. Castellano: *manzanilla común*. Catalán: *camamilla*. Euskera: *larranbillo*. Gallego: *camomila*.

La planta

Son muchas las plantas que se conocen bajo el nombre de manzanilla, debido a su gran parecido. Bastantes de ellas, además, tienen propiedades comunes.

Todos hemos visto manzanilla alguna vez y es fácil de reconocer: su tallo es fino y ramificado, lampiño, de unos 20 a 40 cm de alto, con ramas floridas al final que se agrupan en cabezuelas de unos 2 cm de diámetro, parecidas a las margaritas (un botón amarillo rodeado de numerosas lígulas blancas). Posee muchas hojas recortadas en tiras delgadas y filiformes.

Las flores tienen sabor amargo y expelen un agradable e inconfundible aroma.

Floración y recolección. Florecen en primavera y verano. Sólo se deben recoger las cabezuelas de la manzanilla en días soleados. Se secan a la sombra en un lugar bien ventilado, teniendo que conservar la planta sus vivos colores amarillo y blanco.

Composición. El aceite esencial (0,25-1%) contiene, entre otros compuestos: camazuleno, sesquiterpenos (25-50% del aceite), cumarinas, glucósidos, flavonoides (quercetol, apigenol), ácido salicílico, ácidos fenólicos, colina y vitamina C.

Propiedades y usos medicinales

- **Emenagoga.** Se emplea en casos de menstruaciones difíciles y dolorosas, así como para regularizar su cantidad y periodicidad. El propio nombre de matricaria deriva de matriz, queriendo indicar los efectos beneficiosos que tiene sobre este órgano.
- **Antiespasmódica.** Útil contra espasmos de origen nervioso, digestivo (cólicos del estómago e intestinos), cólicos del uréter y la vejiga.
- **Digestiva.** Está indicada para facilitar digestiones pesadas y en casos de indigestión o empacho. Si se toma en infusión muy concentrada puede resultar vomitiva.
- **Analgésica.** Calma algunos dolores nerviosos como las cefaleas o las neuralgias faciales.
- **Carminativa.** Ayuda a expulsar los gases intestinales al favorecer los movimientos peristálticos del intestino.
- **Alergias.** Se ha visto que mejora ciertos estados alérgicos como el asma.

- **Tisana.** Se prepara en infusión de una cucharadita de té bien colmada por taza de agua. Puede doblarse la dosis con fines medicinales. También puede calcularse la infusión con varias cabezuelas de manzanilla (cinco o seis) por cada taza de agua hirviendo.
- **Baños y cataplasmas.** Se puede utilizar el agua de la infusión anterior para lavados. También se preparan cataplasmas para forúnculos, hemorroides, etc.
- **Higiene ocular.** La manzanilla se utiliza para llevar a cabo lavados de los ojos cuando están inflamados. Es ideal en caso de conjuntivitis.
- **Aceite.** Para calmar el dolor reumático se pueden realizar fricciones con aceite de manzanilla. Para su preparación se calientan al baño María durante varias horas una parte de flores secas de manzanilla con ocho partes de aceite de oliva. Después se exprime, se filtra y se guarda en una botella.

Otros usos. Para aclarar el cabello o resaltar el color rubio se prepara una infusión bien concentrada de manzanilla (3 al 5 %) con la que se lavará todo el cabello.

- **Insecticida.** Para ahuyentar la polilla y otros insectos, pondremos, en una bolsita de tela de gasa, una mezcla de manzanilla, ajenjo y espliego. Se coloca en el armario, entre la ropa. Ayudará a su buena conservación y le transmitirá un agradable aroma.

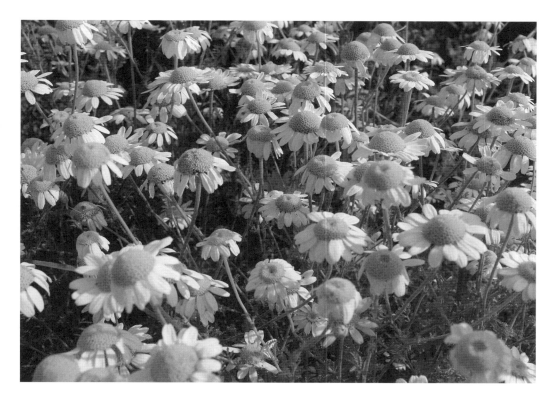

22 Hipérico
(Hypericum perforatum)

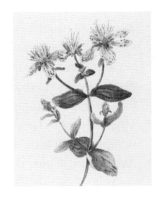

Inglés: *St. John's wort, tutsan*. Francés: *millepertuis, trucheran jaune*. Alemán: *Johanniskraut, Hartheu*. Castellano: *corazoncillo, hierba de San Juan*. Catalán: *pericó, herba foradada, herba de Sant Joan*. Euskera: *ostoargal, milazilo, espai-bedarr*. Gallego: *Hipericao, erva-de-sao-joao, milfurada*.

La planta

El hipérico o corazoncillo es una planta vivaz o perenne, recta y de tallo firme y deshojado en su base. Puede alcanzar una altura máxima de 60 a 80 cm.

Las hojas son enteras, aovadas, con bordes adornados con puntitos negros y están llenas de granos de esencia que, si miramos la hoja a contraluz, nos parecen multitud de agujeritos (se le ha dado a esta planta el nombre de «perforata»). Se oponen dos a dos a lo largo del tallo, al que se unen directamente sin rabillo. Las flores son pequeñas (20 mm), de un color amarillo dorado y se sitúan en la parte superior de las ramitas, aproximadamente a la misma altura.

Floración y recolección. Florece desde mediados de la primavera hasta mediados o finales del verano. El tiempo ideal de recolección es a finales del mes de junio y está extendida la tradición de recoger el hipérico el día 24 de junio (día de San Juan) al mediodía. En todo caso lo aconsejable es que sea en un día muy soleado. Se recolectan los ramilletes de flores con parte del tallo y se ponen a secar extendidos a la sombra o atados en ramos que se cuelgan de! techo en una habitación bien ventilada.

Composición. Los principales componentes del corazoncillo son: pigmentos (hipericina), flavonoides (0,5-0,7%) como el hiperósido, aceite fijo (fitosterina, glicéridos) y aceite esencial (alfa pineno, cineol), taninos y pectina.

Propiedades y usos medicinales

- **Sistema nervioso.** Hoy en día el hipérico ha cobrado fama de ser un antidepresivo natural («el prozac vegetal»), si bien desde hace muchos años se le conoce su utilidad en el tratamiento de la astenia psíquica causada por un excesivo esfuerzo intelectual. En este caso, quienes se decidan en utilizarlo han de esperar unos veinte días para comprobar sus efectos.

- **Quemaduras.** Se ha estudiado durante muchos años la acción benéfica del aceite de hipérico sobre las quemaduras y ha podido comprobar su gran eficacia por las diversas acciones que produce al mismo tiempo: ejerce acción balsámica, antiséptica, calma el dolor, modera el proceso inflamatorio y favorece la reparación del tejido afectado.

- **Sistema digestivo.** El aceite de hipérico es excelente en el tratamiento de gastritis y úlceras gástricas y duodenales. Una cucharadita en ayunas por la mañana y una con el estómago vacío por la tarde.
- **Cáncer** (prevención). Los hiperósidos que contiene se han relacionado con el tratamiento de determinados tumores cerebrales.
- **Enuresis nocturna.** Se utiliza también como remedio contra la incontinencia nocturna de orina (enuresis) de los niños.
- **Aceite de hipérico.** Se introducen en una botella de boca ancha 100 g de hojas y sumidades (puntas de las ramas) de hipérico recién recolectadas, pero ya secas; se echa encima un litro de aceite de oliva virgen extra; taparemos bien la botella; póngase boca abajo para asegurarse de su cierre perfecto, y guardar así durante cuarenta días resguardado del sol. Luego se expone al sol hasta que la luz solar convierta los tonos del aceite de un color rojo rubí que desprende unos bellos reflejos anaranjados al mirarlo al trasluz.
- **Tisana de "té rojo" (hipérico).** Se prepara como todas las infusiones. Hervir agua y añadir dos cucharadas de hipérico. Tapar la tetera para evitar la pérdida de aceites esenciales y esperar diez minutos. Colar y beber. Se tomarán entre 2 y 4 tazas al día, a lo largo de varias semanas.

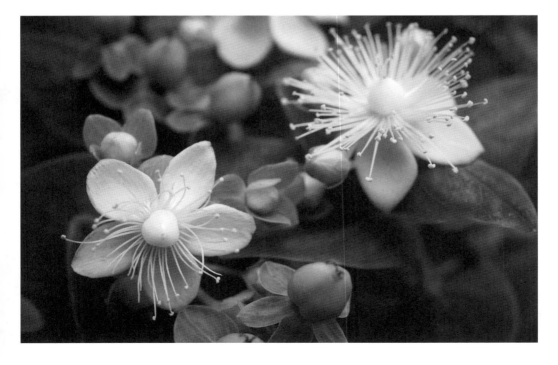

23 **María Luisa**
(Lippia citriodora,
Lippia triphylla)

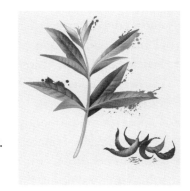

Inglés: *verbain, lemon verbain*. Francés: *verveine odorante,
verveine citronelle*. Alemán: *echtes Verbenenkraut*.
Castellano: *hierba luisa, verbena de olor*. Catalán: *marialluïsa*.
Euskera: *luisa-belarrari*. Gallego: verbena *cidrada*.

La planta

Es originaria de países cálidos (principalmente Chile y Perú), y por eso no la encontraremos
esporádicamente en nuestro país, sino plantada en los jardines. Es leñosa y puede llegar a
alcanzar una altura considerable (hay plantas en Inglaterra de casi cuatro metros). Sus hojas
son lanceoladas y poseen un agradable olor a limón que conservan hasta cuatro años. Nacen
más de dos en cada nudo. Las flores son bilabiadas, de color violeta pálido o lila y se reúnen
en ramilletes que crecen en la axila de las hojas superiores.

Cultivo. En esqueje, aunque no es fácil que salgan todas las que plantemos. La mejor época
para hacerlo es entre diciembre y la primavera.

Floración y recolección. Florece en verano y se recogen las hojas y ramilletes florales altos
cuando la planta ha florecido, en verano.

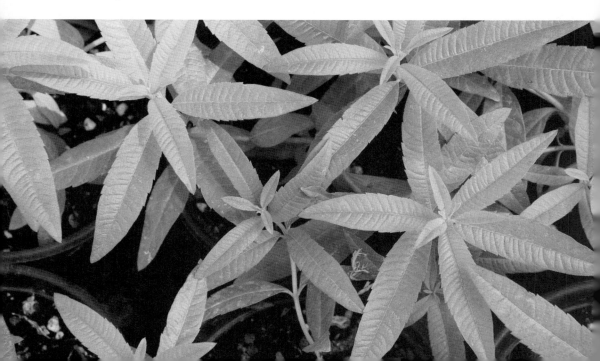

Composición. Lo más característico de la hierba luisa es la esencia que le confiere su inconfundible olor. El aceite esencial (0,1-0,2%) contiene más de 120 principios diferentes entre los que destacan: citral (35%), limoneno, linalol, terpineol y cineol.

Propiedades y usos medicinales

La hierba luisa tiene propiedades similares a otras tres plantas: menta, melisa y flor de azahar.

- **Estomacal.** Ayuda a mejorar las digestiones pesadas, la dispepsia, el dolor de estómago y las indigestiones.
- **Aperitivo.** Estimula el apetito y combate los vómitos.
- **Espasmolítica.** Aliviará o calmará los dolores menstruales, las palpitaciones, los estados de nerviosidad y el histerismo.
- **Carminativa.** Ayuda a eliminar las flatulencias.
- **Tisana.** Se prepara una infusión de entre 6-15 g de hojas y flores por cada litro de agua hirviendo. Se pueden tomar tres o cuatro vasos al día.

  En caso de sustos se administra una taza de infusión de luisa y flores de azahar. Simultáneamente se aplican paños de agua fría en la frente y se recuesta al paciente en una habitación oscura y silenciosa.

  La infusión de esta planta se puede tomar a modo de té después de las comidas para ayudar a hacer la digestión.

  Otro uso no propiamente medicinal es la virtud de aromatizar las leches en la confección de diversos platos o postres.

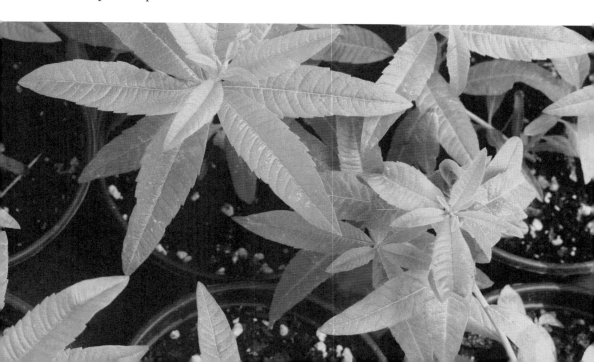

24 **Llantén** *(Plantago lanceolata)*

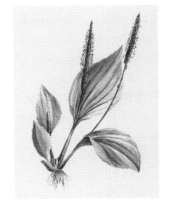

Inglés: *sage*. Francés: *sauge*. Alemán: *Salbei*. Castellano: *llantén menor, llantén lanceolado*. Catalán: *plantatge de fulla estreta*. Euskera: *borzain-belarr*. Gallego: *correola*.

La planta

Con el nombre de llantén se designan tres especies del mismo género: *Plantago major, Plantago media* y *Plantago lanceolata*. Las tres gozan de propiedades similares. *Plantago lanceolata* es una planta vivaz o perenne. Sus hojas crecen verticalmente, nacen todas al mismo nivel y forman un rosetón junto a la cepa. Las flores se agrupan formando una espiga y los tallos sobresalen notablemente por encima de las hojas.

Floración. Durante la primavera y el verano.

Composición. Entre los componentes más destacados encontraremos aucubina, invertina y emulsina en hojas, espigas y raíces, flavonoides, glucósidosiridoides, alcaloides , ácidos fenoles, cumarinas, pectinas, mucílagos, minerales y taninos.

Propiedades y usos medicinales

Procuraremos, en lo posible, utilizar la planta fresca, que podemos encontrar en nuestros campos la mayor parte del año.

- **Astringente y emoliente.** Es la propiedad que más caracteriza a esta planta. De aquí se deriva su utilidad en la diarrea y la disentería, regularizando las deposiciones y calmando la irritación del tubo digestivo.
- **Expectorante y emoliente.** Beneficia en enfermedades del aparato respiratorio como bronquitis crónica o aguda, asma bronquial, laringitis, faringitis, tos ferina, etc.: calma la tos y favorece la expectoración, actuando como un reconstituyente general. Además también que es ligeramente depurativo en cierto grado, por lo que contribuye al restablecimiento global de la persona.
- **Tisana expectorante.** Para reducir la mucosidad y despejar las vías respiratorias. Se prepara con llantén, marrubio, pulmonaria, brotes de abeto y líquen de Islandia (una cucharada sopera por taza de agua). Hervir 2 minutos, dejar otros 10 minutos en infusión, colar y endulzar. Tomar, repartidas, hasta 4 tazas al día.
- **Antihemorrágico.** Se utiliza en casos de hemorragia nasal, sangre que sale por la boca procedente del aparato respiratorio (hemoptisis) y sangre que sale junto con la orina (hematuria).

- **Febrífugo.** También está indicado para combatir algunas fiebres intermitentes.
- **Tisana en decocción.** Se prepara una cocción de 30 g de la planta fresca o seca por cada litro de agua durante 3 minutos, dejándolo reposar 15 minutos. Se toman de 3 a 5 tazas cada día. En casos de hemorragias, preparar una cocción como la anterior de 100 g de la planta por cada litro de agua y administrar una cucharada sopera cada 10 minutos.
- **Cicatrizante.** Con la aplicación de compresas a base de hojas escaldadas da buenos resultados en el tratamiento de úlceras y heridas en general: sean recientes o viejas, si están inflamadas, úlceras varicosas, algunas dermatosis rebeldes, quemaduras, etc. También se pueden aplicar

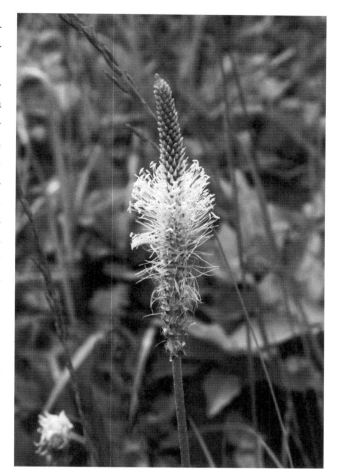

compresas a base de hojas machacadas en crudo.
- **Inflamaciones bucales.** Ideal para la boca y la garganta, bajando mucho la hinchazón de las amígdalas. Para ello se prepara una decocción de 30 a 60 g de la planta por litro de agua y se realizan gargarismos. Para una mayor efectividad, se puede añadir al agua 15 g de malva, con lo cual aumentará la acción emoliente del llantén.
- **Picaduras de insecto.** La rápida aplicación de llantén machacado (se puede hacer masticándolo un poco si no tenemos nada mejor a mano), tras la extracción del aguijón en caso de que lo hubiere, calma el dolor y el picor.
- **Colirio.** Para las inflamaciones de los ojos; su acción mejora si se le añade agua de rosas. Para esto se prepara una infusión con 30 a 60 g de llantén por litro de agua. Puede aplicarse también en forma de compresa.
- **Ensaladas.** Las hojas tiernas del llantén pueden ser un componente más de las depurativas ensaladas silvestres de primavera, y también un ingrediente de sopas y potajes.

25 **Ortiga** *(Urtica dioica)*

Inglés: *nettle*. Francés: *ortie, grièche*. Alemán: *grosse Brennessel*. Castellano: *ortiga*. Catalán: *ortiga*. Euskera: *asun*. Gallego: *herba do cego*.

La planta

Se suele despreciar la ortiga por el olor, su aspecto de mala hierba y sus molestas picaduras. Con ello ignoramos sus excelentes virtudes, cuyo valor vale la pena conocer y utilizar.

La ortiga mayor es una planta vivaz que alcanza hasta un metro de altura. Su tallo es cuadrado, de color entre rojo y verde y hueco, excepto en los nudos que son macizos. Como las hojas, está cubierto de un gran número de pelos y termina en una punta muy aguda. Cuando se clavan en la piel, estos pelos de tallos y hojas segregan la sustancia que produce la irritación.

Las hojas brotan acopladas a lo largo del tallo. Son ovaladas en la base v lanceoladas en la parte más alta, dentadas y de color verde oscuro. Las flores son diferentes según se trate de la ortiga macho o hembra.

Crecimiento y floración. La ortiga se encuentra siempre cerca de los seres humanos: en estercoleros, alrededor de las casas de campo, por los terrenos incultos. Florece de junio a septiembre, época propicia para su recolección.

Composición. Los pelos urticantes contienen histamina (0,2 a 1%) y acetilcolina (más de 1%) que son las sustancias que causan la irritación en la piel.

Otros componentes de la ortiga son las vitaminas A, C y K, sales minerales de silicio, potasio, fósforo y hierro, tanino, mucílago, amoniaco, ácido carbónico, ácido fórmico y agua. Son el ácido fórmico, los fosfatos y el hierro los que confieren a la ortiga sus principales acciones medicinales.

Propiedades y usos medicinales

• **Hemostática y antianémica.** Es sobre todo útil en hemorragias del aparato respiratorio que provocan expectoración sanguinolenta, de la nariz, urinarias, uterinas, etc. Tal acción se debe a que es vasoconstrictora. Para lograrla se tomará el jugo fresco de la planta (entre 100-125 g al día), diluido en un poco de agua. Es aconsejable por tanto que las mujeres que tengan una menstruación abundante tomen ortigas, aunque en realidad conviene a todas, ya que ayuda a restablecer antes las habituales pérdidas de sangre por su contenido en hierro y clorofila (este último componente de las hojas difiere de nuestra molécula de hemoglobina sólo en un átomo: posee magnesio en lugar de hierro).

- **Depurativa y diurética.** Sobre todo si se comen crudos, en la ensalada, los tiernos brotes primaverales. También en infusión de una cucharada por taza (tres al día).
- **Hipoglucemiante** (disminuye la cantidad de glucosa de la sangre). Por ello colaborará en el tratamiento de los diabéticos. Se toma el jugo fresco de la planta (100 a 125 g por día) o tres tazas al día del agua de una decocción de 5 minutos de un puñado de hojas picadas en ¼ de litro de agua.
- **Para la piel.** Es útil tanto en las afecciones crónicas de la piel como en las urticarias provocadas por ingerir alimentos en mal estado. Para ello se comerá cocida como cualquier otra verdura, o se beberá el agua de una decocción de 40 a 60 g de planta por litro durante el tiempo necesario para que se reduzca un tercio del agua (dos o tres vasitos al día durante una temporada).
- **Galactógena.** Aumenta la leche en las madres que amamantan.
- **Pectoral.** El cocimiento de la raíz mejora los catarros respiratorios y la bronquitis crónica, ya que tiene cierto poder desinflamante.
- **Digestiva.** También es apropiada para los que padecen digestiones débiles, para los inapetentes, asténicos; convalecientes, ancianos y reumáticos.
- **Astringente.** Su cocimiento es también antidiarreico, habiéndose observado mejoría en enteritis agudas, crónicas y mucomembranosas, ya que regulariza las secreciones intestinales.
- **Hemostática.** En uso interno es una poderosa hemostática, vasoconstrictora muy útil en hemorragias del aparato respiratorio que provocan expectoración sanguinolenta, de la nariz, urinarias, uterinas, etc. Se tomará el jugo fresco de la planta (100-125 g al día, diluido en un poco de agua).

En uso externo. Es también hemostática, por lo que aplicada directamente sobre las zonas hemorrágicas la herida deja de sangrar. En hemorragias de la nariz, introducir en la misma un algodón empapado en jugo fresco de ortiga.

Asimismo se ha comprobado en veterinaria que mediante la aplicación de cataplasmas de puré de ortigas cocidas con sal han sanado úlceras de mal aspecto y algunos casos de gangrena, sobre todo en los labios y pies.

- **Gargarismos y enjuagues bucales.** Para tratar las afecciones de boca, garganta y anginas. Hacer buches o gárgaras de 2 a 3 veces al día con una decocción concentrada hecha con 4 puñados de hojas frescas y tiernas por litro de agua.
- **Cabello.** Contra la caída del cabello podemos preparar una loción a base de jugo de ortiga y jugo de semillas y hojas verdes de capuchina. Igualmente va bien lavar la cabeza

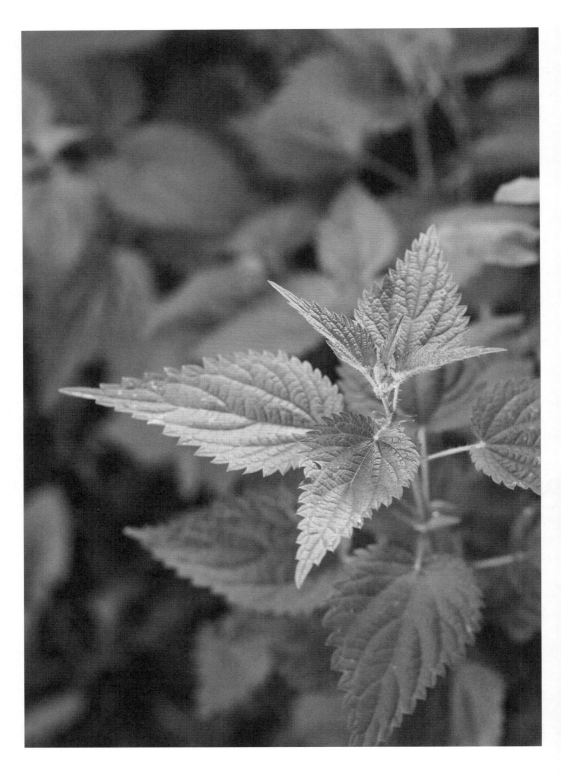

con una infusión de 25 g de planta por litro de agua hirviendo. Se deja enfriar y ya está lista para poderse utilizar.

- **Urticación. Fricciones.** Muy interesante también es la urticación, que consiste en refregarse con ortigas frescas, lo cual produce irritación local en la piel.

  Para ello se golpea la piel sin violencia con un ramo de ortigas recién cortadas. En seguida aparecen la irritación y la picazón, que pueden ir acompañadas de la formación de vesículas. Esta práctica tiene varias aplicaciones:

  - Mejora los dolores reumáticos si se aplica de la forma indicada en la parte afectada.

  - Las mujeres a las que les ha desaparecido la regla pueden lograr que les reaparezca ortigándose en las pantorrillas.

  - Se puede lograr una buena reacción del cuerpo (se activa la circulación, produciéndose también una mayor eliminación de tóxicos orgánicos), que ayudará a curarse a los anémicos, tuberculosos y asmáticos. También procurará una rápida mejora a los que padecen bronconeumonía.

  Friccionar la piel de todo el cuerpo con ortigas frescas recién cortadas. Debe hacerse rápido para poder abarcar toda la piel, de otro modo no podrá aguantarse (posiblemente sea conveniente realizarlo con ayuda).

  Como decimos, se ortiga todo el cuerpo y después se hace una ducha o una frición con agua fría (realizarlo cada hora). Con ello se descongestiona rápidamente todo el aparato respiratorio.

- **En la cocina.** La ortiga es una planta que también se puede utilizar como un alimento más, ya que es rica en principios nutritivos, tónica, remineralizante, antianémica, activadora de la digestión, laxante, estimula la glándula tiroides, es depurativa y diurética y refuerza las defensas orgánicas frente a las enfermedades contagiosas. También colabora en la prevención de las gripes primaverales si se come a diario en esa época del año.

  Las mejores formas de comerla son: tortilla, sopa o hervida diez minutos como cualquier otra verdura. Las ortigas tienen un sabor parecido a las espinacas. También se pueden tomar crudas en la ensalada, aunque su tacto es más áspero que el de la lechuga o la escarola. Para que no ortiguen al ingerirlas o prepararlas, basta con tener en cuenta que al cocerlas pierden su poder urticante, así como doce horas después de cortadas.

26 **Capuchina**
(Tropaeolum majus)

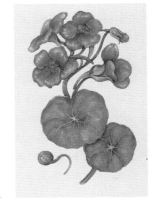

Inglés: *indian cress*. Francés: *capucine*.
Alemán: *grosse Kapucinerkresse*. Castellano: *capuchina, mastuerzo de Indias*. Catalán: *caputxina, morritort d'Indies, murris*à. Euskera: *marxi-lore*. Gallego: *chagas*.

La planta
Oriunda de Perú, e introducida en Europa en el siglo XVII con el nombre de «Flor de sangre» o «Berro de Indias». La capuchina es una planta anual ornamental de grandes flores color naranja, amarillas o rojas de cinco pétalos. El nombre le viene de la forma del fruto formado por tres coquitos carnosos en forma de capucha. Cada pequeño coco contiene una semilla ovalada.

Las hojas son redondeadas, aplanadas, con cinco lóbulos.

Floración y cultivo y recolección. Se planta en primavera y crece fácilmente en macetas y jardín. Pide tierra rica y bien regada y florece de mayo a septiembre, según el clima, siendo una planta de zonas templadas y soleadas.

Composición. Lo interesante de esta planta es su acción antibiótica gracias a su riqueza en glucotropeolina, un glucósido que, en presencia de mirosina (una enzima producida por la misma planta) se descompone en dextrosa, sulfato de potasio y esencia de mostaza bencílica (bencilglucosino-lato).

Existe un fármaco («Tromalyt»), hecho con extracto de la capuchina, que es el primer antibiótico de uso interno obtenido a partir de una planta superior y no de un hongo. Este antibiótico tiene la gran ventaja de no destruir la flora intestinal, al contrario de los antibióticos clásicos.

Junto a los glucósidos de su aceite esencial, la capuchina es además rica en vitamina C (ácido ascórbico), ácido oxálico, helenina y azufre, un buen desinfectante bronquial.

Las semillas contienen un aceite graso, en su mayor parte trierucina. Y las flores son ricas además en caroteno.

Propiedades y usos medicinales
- **En la cocina.** Los capullos recolectados antes de la floración se pueden conservar curtidos en vinagre y contribuyen a condimentar admirablemente ensaladas y verduras, mejor que las alcaparras.

- **Ensaladas.** Las flores son exquisitas como ingrediente de ensaladas, y las hojas tiernas mezcladas con la lechuga le dan un ligero sabor picante. Es una ensalada estimulante y rica en vitaminas C y A (carotenos). Las flores son además ligeramente afrodisíacas.
- **Infusión.** Es antibronquítica, diurétuca, emenagoga y ligeramente laxante. Se obtiene a razón de un puñado de flores por litro de agua.
- **Desinfectante.** Toda la planta machacada y aplicada en cataplasmas directamente sobre las heridas tiene un alto poder cicatrizante y desinfectante.
- **Baño de asiento.** Se recomienda para regularizar el ciclo menstrual. Las proporciones son de un puñado de flores, o flores y semillas, por litro de agua.
- **Loción para el cabello.** Las mejores lociones capilares contienen capuchina y ortiga. Esta es la fórmula de una loción capilar contra la caída del cabello: 100 g de hojas, flores y semillas de capuchina y 100 g de hojas de ortiga. Se dejan macerar dos semanas en ½ litro de alcohol, más un litro de agua mineral. Al cabo de dos semanas se exprime la maceración, se cuela el líquido obtenido y se utiliza en masaje del cuero cabelludo dos veces al día.

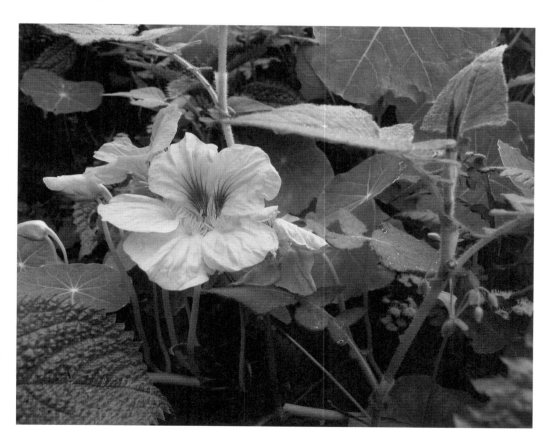

27 **Tomillo** *(Thymus vulgaris)*

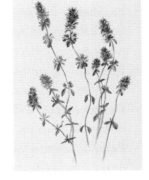

Inglés: *thyme, garden thyme*. Francés: *thym, farigoule*.
Alemán: *Thymian, Garten-Thymian*. Castellano: *tomello, tremoncillo*. Catalán: *farigola*. Euskera: *elharr*. Gallego: *tomelo*.

La planta

Es una pequeña planta vivaz que aparece en forma de manojos compactos, redondeados y muy ramificados, cuyas ramas se alzan alrededor de 20 cm del suelo. Sus hojas son pequeñas y estrechas, numerosas y algodonosas, enrolladas por sus bordes. Son verdes por encima y la cara inferior es blanquecina. Se reúnen y enfrentan en los nudos. Las flores, son bilabiadas de color blanco o rosado, y están situadas en la parte superior de las ramas. Toda la planta posee un agradable e intenso aroma.

El género *Thymus* comprende más de 35 especies diferentes, expandidas por el hemisferio norte, y muy especialmente en el Mediterráneo, en donde lo encontraremos preferentemente en los montes y en lugares áridos y pedregosos. Prefiere la tierra calcárea y arcillosa. Es una planta muy extendida, siendo por tanto muy fácil llevar a cabo su recolección para disponer de ella todo el año.

Floración y recolección. El tomillo florece en primavera y se recogen principalmente las sumidades floridas a comienzos de la floración (abril, mayo) que es cuando la planta es más rica en principios activos. Se realiza cuando la planta no está húmeda, a eso de media mañana.

Conservación. Se desecan a la sombra y en lugar ventilado, haciendo poco montón para que se sequen antes. Guardarlas en una bolsa de tela y en una caja.

Composición. El aceite esencial (1-3%) llega a su máxima proporción en las plantas de tres años y contiene geraniol, carvacrol (10-50%), timol (20-40%) junto a decenas de compuestos. La esencia está formada por dos fenoles (timol y carvacrol), el tanino y un principio amargo. Contiene también flavonoides, saponinas triterpénicas y ácidos triterpénicos.

Propiedades y usos medicinales

El tomillo es un estimulante general que favorece la digestión y la circulación y activa el sistema nervioso. Está indicado en inapetentes, personas agotadas, en la atonía intestinal, para combatir los flatos (es carminativo), en las fermentaciones intestinales, clorosis y estados de decaimiento general.

- **Serotonina.** Se han estudiado los efectos del tomillo y otras plantas aromáticas y especias en relación a la producción de serotonina. Científicos alemanes estimularon con ellas las células sensoriales del estómago y observaron un aumento de la concentración intercelular de calcio que, a su vez, provocó un aumento de serotonina, sustancia que hoy sabemos que, además de estar presente en el cerebro, también lo está en el sistema digestivo.
- **Sistema nervioso.** Fortalece el cerebro, con lo que favorece el trabajo intelectual y también alivia dolores de origen nervioso.
- **Cataplasma.** Para calmar el dolor de cabeza aplicar sobre la frente una cataplasma tibia de tomillo hervido en vinagre.
- **Sistema respiratorio.** Es antiespasmódico, antiséptico y espectorante, por lo que será muy útil en numerosas afecciones del aparato respiratorio: bronquitis crónica, asma, tos, resfriados, tosferina, etc.
- **Diurético.** Contribuye a mejorar los resfriados y los estados febriles.
- **Antiséptico.** Se utiliza igualmente en infecciones digestivas y urinarias. Su valor antiséptico es superior al fenol, el agua oxigenada y al permanganato potásico.

  Posee un efecto antimicrobiano, gracias sobre todo al aceite esencial y las saponinas.

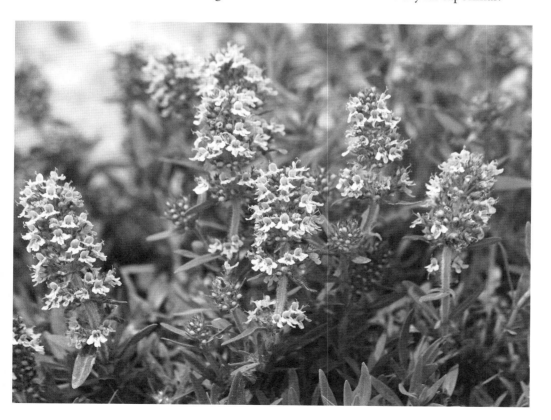

- **Infusión.** Para todo lo anterior se prepara una infusión con 10 a 20 g de la planta seca por cada litro de agua hirviendo, o bien una cucharadita por taza. Se toman 3 ó 4 tazas al día.
- **Decocción.** Una cucharada sopera de la planta por taza de agua y dejar cocer durante 15 minutos.
- **Vermífugo.** Expulsa los gusanos intestinales, tan molestos sobre todo para los niños. Contra las lombrices se pueden tomar 2 tazas al día de la infusión en ayunas varios días seguidos y después un laxante o un purgante suave (o bien preparar una lavativa con 2 cucharadas por litro de agua).
- **Desinfectante.** lo usaremos para lavar todo tipo de heridas.
- **Maceración en aceite.** alivia las contusiones, el dolor reumático, torceduras, hinchazones, tortícolis (aplicado caliente), ciática, etc. Aplicar en forma de cataplasma.
- **Fricciones.** También la maceración alcohólica se utiliza para realizar fricciones en caso de reumatismo.
- **Baño fortificante y estimulante.** En 5 litros de agua hirviendo escaldar 1 kg de tomillo, romero y espliego. Añadir esta infusión al agua preparada para el baño.

  Se servirá para reponer fuerzas, para activar las funciones cutáneas de los reumáticos, para fortalecer a los niños débiles.
- **Dentífrico.** Se utiliza el polvo de las hojas. Es antiséptico, inofensivo para el esmalte y tonificante de las encías. Se puede asociar a polvo de salvia y arcilla.
- **Antiinsectos.** Ahuyenta a los mosquitos y otros insectos, por lo que sirve para preservar de ellos a la ropa blanca, etc. Colocarlo en una bolsita de tela dentro de los armarios.
- **En la cocina.** Se aromatizan con el tomillo innumerables platos y también se utiliza en algunas conservas (aceitunas, etc.).

  Para preparar la conocida sopa de tomillo, se ponen en un plato varias rebanaditas de pan seco, unas sumidades de tomillo, un chorrito de aceite y una pizca de sal. Se le echa agua hirviendo encima, se tapa con otro plato y a los cinco minutos ya está lista para tomar.

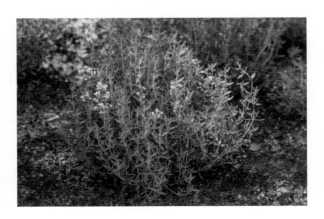

28 **Borraja** *(Borrago officinalis)*

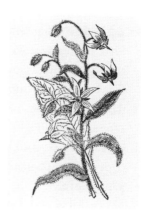

Inglés: *borage, beebread*. Francés: *bourrache*. Alemán: *Borretsch*. Castellano: *borraja*. Catalán: *borratja*. Euskera: *berroya*. Gallego: *borraxa*.

La borraja, procedente de Siria, es muy común en nuestro país, donde la veremos en los jardines, campos, minas, escombros o huertos, sobre todo en tierras bajas, arenosas y bien soleadas.

La planta

Es una planta anual, de tallo cilíndrico y hueco, que puede alcanzar entre 20-30 cm de altura. Sus hojas son tupidas, oscuras, onduladas, elípticas u ovales; grandes y con un largo pecíolo las de la base, mientras que las que brotan en la parte superior del tallo son más pequeñas y sin pecíolo. Posee unas bonitas flores de color azul cielo, de forma estrellada, de cuyo centro salen cinco estambres negros en forma de cono saliente. Toda la planta está cubierta por unos pelos tiesos blancos.

Cultivo y floración. La borraja esta muy extendida en estado silvestre, pero allí donde no se puede cultivar fácilmente sembraremos en abril, en un terreno bien preparado, dejando una separación entre las plantas de unos 30 cm. En mayo-junio comienzan a florecer. Si no se arrancan todas las plantas, se resiembra espontáneamente.

Recolección. Las hojas se deben recoger antes de que la planta eche tallos, es decir, a finales del invierno y en primavera, pudiéndose desecar o comer como verdura o cruda en la ensalada, mientras que las flores se recolectarán a comienzos de la floración, por la mañana, después de haberse retirado el rocío y la humedad. Se deben cortar de una en una y no las sumidades floridas enteras. Incluso es preferible separar el cáliz de cada una de ellas.

Conservación. También se pueden secar o comer crudas en la ensalada. La desecación ha de ser rápida, en lugar seco y aireado, removiendo la planta frecuentemente, ya que su riqueza en jugos la expone al ennegrecimiento y puede enmohecer.

Composición. Los componentes mas destacados son el mucílago (30%), el ácido silícico y el nitrato potásico. También posee materias resinosas, malato cálcico y taninos. Recientemente se le ha descubierto una fitohormona de efectos parecidos a las prostaglandinas, que tanto tienen que ver con nuestra vida celular. La borraja es una planta rica en nitratos, al igual que la espinaca. Por este motivo, como alimento la consumiremos con moderación

Propiedades y usos medicinales

- **Sistema respiratorio.** Es una planta ante todo sudorífica, diurética y emoliente. Por su riqueza en mucílagos es un excelente expectorante y útil para la tos. Se utiliza en la gripe y fiebres eruptivas (sarampión, varicela, etc.), cuando se ven aparecer los primeros síntomas de la enfermedad.

- **Depurativa.** El sudor que provoca ayuda a eliminar impurezas del cuerpo y también, al expulsar agua, elimina calor del organismo, por lo que se puede administrar en enfermedades que ocasionan fiebre.

- **Emoliente.** Se utiliza en uso externo, en forma de cataplasma, para aliviar los dolores de la gota, para madurar abscesos, forúnculos o inflamaciones cutáneas. Para ello, se escaldan las

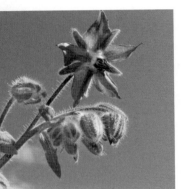

hojas con muy poca agua y se colocan lo más calientes que se pueda resistir sobre el lugar a tratar, sujetándolas con una venda. También se pueden aplicar hojas frescas machacadas.

Combina bien con gordolobo, malva, amapola, tusílago u otras plantas emolientes.

Para obtener este efecto se utilizan las flores de borraja, que se pueden preparar de diferentes formas:

- **Infusión** de 30 g por litro de agua hirviendo.
- **Cocimiento** de una cucharada por taza de agua.
- **Infusión** de 30 g por litro de agua hirviendo de esta mezcla a partes iguales: borraja, buglosa (*echium plantagineum*), violeta y rosa roja.
- **Infusión** de 5 g de borraja y 50 g de bardana en un litro de agua hirviendo.

En cualquiera de los casos tomar calientes 4 ó 5 tazas al día, bien abrigados en cama.

Junto con esta acción sudorífica desintoxicante, es además antiinflamatoria y facilita la expectoración, por lo tanto será útil en resfriados, bronquitis con tos seca, neumonía y pleuresía. Para combatir los resfriados también se puede tomar en infusión a partes iguales con flores de tilo.

- **Dermatología.** Su efecto astringente y antiinflamatorio sobre la piel se manifiesta también a nivel renal.

- **Diurética.** Favorece la función de los riñones, provocando un aumento de la orina y depurando al organismo de las sustancias indeseables que atraviesan el filtro renal. Preparar un conocimiento de 15 a 30 g de tallos y hojas por litro de agua. Puede ser útil para las curas de primavera.

- **Jugo.** Las personas mayores, en esta época del año, pueden tomar cada mañana un vasito del jugo de la planta fresca (recogida antes de su floración) y recién preparado (triturar la planta y exprimirla con un paño fino). También se puede tomar el jugo de la planta fresca en el resto de casos y trastornos comentados.

29 **Pulsatila**
(Anemone pulsatilla)

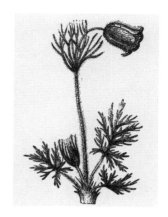

Inglés: *pasque flower.* Francés: *coquelourde, coquerelle, anemone pulsatille.* Alemán: *Küchenschelle.* Castellano: *pulsatila, flor del viento, hierba del viento.* Catalán: *pulsatil.la, flor del vent.* Gallego: *campanilha.*

El nombre de pulsatila deriva del vocablo latino «pulsare», que significa agitar y alude a la figura de la flor, «como una campanita movida por el viento». Anemone deriva del griego, y corresponde a una flor que se abre al menor soplo del aire.

La planta

Es una hierba vivaz, de unos 10 a 40 cm de altura, que crece en lugares secos y cálidos, en altitudes de hasta 1.200 metros.

Posee un rizoma grueso y negruzco, que penetra oblicuamente en el suelo; a partir de él surgen los tallos, con una roseta de hojas en la base. Las hojas tienen un largo pecíolo y están profundamente divididas en lacinias lineales. Al principio presentan una vellosidad larga y sedosa que van perdiendo a medida que la planta se desarrolla, y lo mismo sucede con la del tallo.

Floración y recolección. Florece en primavera, de marzo a mayo. Cada tallo produce una sola flor terminal en forma de campana. Se recolecta la parte aérea durante la época de floración. Se seca a la sombra, aunque casi siempre se utiliza la planta fresca, ya que sus principios activos son muy volátiles.

Composición. En estado fresco contiene un aceite esencial muy volátil, compuesto de ranunculina y sus productos de transformación, protoanemonina y anemonina. Además contiene glucósidos, taninos, resinas y saponinas (éstas últimas, sobre todo en la raíz, en el momento de la floración).

Propiedades y usos medicinales

La planta fresca es antiespasmódica, analgésica, diaforética (provoca la sudación), diurética, rubefaciente, antibacteriana y antimicótica, propiedades todas ellas debidas a la esencia. Se utiliza como espasmódico y sedante de la tos, particularmente en la tos ferina, en los espasmos digestivos, en los dolores uterinos, y contra las amenorreas y dismenorreas.

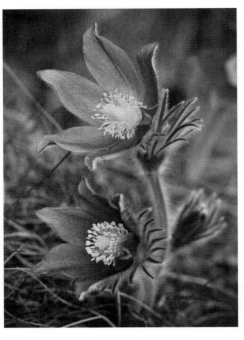

• **Extractos.** Puesto que el calor le hace perder sus propiedades no se usa en forma de infusión. Se emplea en forma de alcoholaturo, extracto acuoso, extracto alcohólico, polvo o agua destilada.

• **Alcoholaturo.** Es la forma más frecuente; se prepara por maceración a partes iguales, en peso, de la sumidad florida y fresca de la planta y de alcohol de 90º. Se trituran las sumidades y se tienen en alcohol durante 10 días; luego se filtra y se guarda el alcoholaturo en un lugar fresco. Se administra en la dosis de 20 gotas por día. No conviene sobrepasar las dosis y se debe utilizar bajo control médico ya que puede producir intoxicaciones.

• **Homeopatía.** En dosis homeopáticas es un buen tratamiento para la clorosis, en particular para combatir la depresión, la palidez, los estados frioleros, la debilidad muscular y los desórdenes menstruales de la mujer. Se utiliza también para calmar el dolor en las neuralgias facial, occipital, intercostal y ciática, así como en la gota y el reumatismo.

Otros usos, dentro del campo de la homeopatía: en determinadas afecciones digestivas como dispepsias, dolores de estómago, intolerancia a las grasas y vómitos nerviosos; en la cistitis, en la otitis y para la curación de orzuelos y ciertas enfermedades oculares (blefaritis glandular y olftalmia escrofulosa).

30 **Olivo** *(Olea europea L.)*

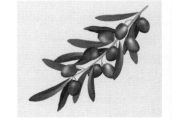

Inglés: *olive tree*. Francés: *olivier*. Alemán: *Ólbaum, Olivenbaum*. Castellano: *olivo, acebuche*. Catalán: *olivera*. Euskera: *olibo*. Gallego: *oliveira*.

Originario del Mediterráneo oriental, se cree que llegó a la Península Ibérica a través de los fenicios. Hoy se cultiva en una treintena de países de los cinco continentes, entre los que España figura en cabeza, sobre todo en las regiones de Andalucía, Aragón y Catalunya. El olivo es un símbolo del entorno Mediterráneo.

La planta

Este árbol frutal verde de la familia de las oleáceas alcanza hasta 10 metros de altura. Su tronco es grueso, irregular y retorcido de viejo. Las ramas son finas y derechas, con delgadas hojas lanceoladas, persistentes y opuestas, verde grisáceas en la cara superior y plateadas en el envés.

Floración. En abril o mayo aparecen en las axilas foliares racimos cortos de delicadas florecillas blanco-amarillentas.

Recolección. Las aceitunas se recogen cuando están maduras a finales de noviembre-diciembre. Se destinan en gran cantidad a la extracción del aceite contenido en su pulpa.

Las hojas. Pueden recogerse en cualquier época del año. Son preferibles las del olivo silvestre (llamado acebuche), por ser más ricas en principios activos. Se secan al sol o a la sombra y se guardan en lugar seco al abrigo de la humedad. La duración de las hojas desecadas es de dos años.

El fruto. Es la conocida aceituna de forma ovoide. Su sabor es amargo y el color verde amarillento o morado, según la especie. No se producen frutos hasta que los árboles tienen diez años de edad, y pasan muchos años antes de que un olivo alcance su esplendor; pueden vivir varios siglos.

Extracción. Por primera presión moderada (y siempre en frío) fluye de ellas el aceite virgen que es el destinado a usos medicinales.

Por medios químicos se saca también aceite del hueso de las aceitunas que lo contienen en cantidad aproximada al 28%, del cual una pequeñísima parte se localiza en el hueso propiamente dicho y el resto en la almendra contenida en su interior (este aceite, añadido al virgen, constituye el llamado aceite puro de oliva).

Composición. Las hojas del olivo contienen el glucósido oleuropeína, junto a saponósidos (oleósido), dextrosa, manita dextrógira, flavonoides, materias tánicas, alcalodes, hidrocarburos, aceite, grasas sólidas, dioleínas, ácidos orgánicos y enzimas, junto a decenas de otros compuestos. Los frutos tienen en su parte carnosa importantes cantidades de aceite, constituido por los esteres glicéricos neutros de los ácidos oleico, linoleico, palmítico, aráquico y mirístico, indicios de lecitina, enzimas, un principio amargo y pigmento.

Propiedades y usos medicinales

- **Hojas.** Las hojas del olivo son ligeramente febrífugas, hipotensoras, astringentes, diuréticas y antihelmínticas.

- **Fruto.** La oliva es estimulante y aperitiva debido a su sabor ligeramente amargo. Estimula la secreción de jugos gástricos y favorece la digestión. El aceite es laxante suave, colagogo (estimula la secreción biliar) y emoliente.
- **Decocción en caso de hipertensión.** Contra el aumento de la tensión arterial, para provocar la orina y expulsar las lombrices intestinales, se puede utilizar el cocimiento durante 10 minutos de 40 g de hojas frescas o 30 g de hojas secas en un litro de agua. Se toma una taza caliente por la mañana en ayunas y otra por la noche antes de irse a la cama. Se hace el tratamiento durante 15 días, se descansan 8 y se prolonga otros 15 días. Al tomar una taza hay que calentar siempre un poco el líquido, pero sin que hierva, porque perdería sus propiedades curativas.
- **Febrífugo.** Se usa la decocción de 70 g de hojas durante 20 minutos en un litro de agua. Se toman 3 ó 4 tazas al día.
- **Laxante.** El aceite de oliva es usado principalmente como alimento, para guisar, aliñar ensaladas, etc. Tomado en ayunas en la cantidad de una o dos cucharadas soperas obra como laxante suave, A menudo, cuando se toma de esta forma, ayuda a la expulsión de los gusanos intestinales y

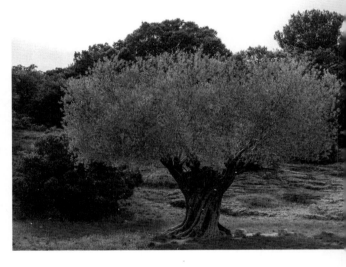

mejora los cólicos del hígado. En lavativas es un excelente emoliente para casos pertinaces de estreñimiento.
- **Antiinflamatorio.** En las inflamaciones de riñones, intestino o vejiga se toman algunas cucharadas de aceite puro de oliva antes de las comidas..
- **Linimento.** Es muy apropiado para las quemaduras y se prepara con el aceite y agua de cal. Se ponen en un recipiente 100 g de aceite de oliva, se añaden 100 g de agua y una vez todo junto se mezcla muy bien.

Así queda listo para dar suaves aplicaciones con una gasa untada en el líquido sobre la parte afectada. Se hace tres veces al día, pero sobre todo por la noche al irse a la cama. Una vez aplicado este líquido se estará unos 30 minutos sin ponerse nada sobre la piel.
- **Bálsamo.** Otra fórmula para llagas, quemaduras, úlceras y heridas es el «bálsamo del samaritano». Se mezclan a partes iguales aceite de oliva, vino blanco y clara de huevo. Se bate un poco para emulsionar la mezcla y queda listo para ser utilizado.

31 **Lino** *(Linum usitatissimum)*

Inglés: *common flax, linseed*. Francés: *lin usuel*.
Alemán: *Flachs, Lein*. Castellano: *lino*. Catalán: *lli, llinet*.
Euskera: *lino, liño, liho, li, lu*. Gallego: *linho*.

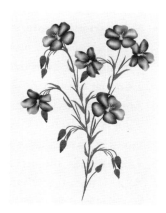

Hoy día el algodón y las otras fibras han desplazado al lino, pero aún se utiliza en toallas y paños de cocina, dada su propiedad para absorber agua. Las prendes de vestir de lino son muy frescas y excelentes en zonas calurosas. Pero el lino es mucho más que la conocida fibra textil que se obtiene de sus tallos.

La planta

Es una hierba anual, originaria del Caúcaso, que se cultiva desde antiguo en numerosos países de clima templado, en suelos ricos, arcillosos y frescos. Tiene una raíz blancuzca en forma de huso de donde surge un tallo delgado que se ramifica en la parte superior. Las hojas nacen alternativamente a lo largo del tallo; son estrechas y lanceoladas, con tres nervios manifiestos.

Floración. Florece de abril a julio. Las flores son muy delicadas, de color azul o más raramente blancas o rosadas. Tienen cinco pétalos dispuestos en círculo que, por lo general, sólo duran unas pocas horas. El fruto es una cápsula esférica dividida en cinco cámaras, cada una de las cuales contiene dos semillas separadas por un estrecho tabique. Las semillas son lisas, largas y de un color pardo brillante.

Recolección. Se recolectan las semillas de junio a agosto, cuando se han caído las hojas. En la variedad «cerradiza» el fruto se trilla para obtener las semillas. Éstas deben conservarse al abrigo de la humedad y renovarse con frecuencia.

Composición. Las semillas contienen de un 30 a 40% de aceite compuesto por glicéridos de ácidos grasos no saturados (linolénico, linoleico y oleico); gran cantidad de mucilago, hidrolizable en ácido galacturónico, galactosa, ramnosa y arabinosa; y un glucósido cianogenético, la linamarina.

Propiedades y usos medicinales

Las semillas de lino tienen propiedades antiinflamatorias, emolientes y laxantes, debidas al mucílago.

- **Maceración laxante.** El uso medicinal más frecuente de las semillas de lino es combatir el estreñimiento. El efecto laxante es de tipo mecánico, esto es, las semillas absorben agua y se hinchan, favoreciendo la excreción a la vez que protegen las paredes del intestino al estimular la secreción de mucosa.

  Antes del desayuno y antes de acostarse se toma la maceración durante ocho horas de una a dos cucharaditas de semillas de lino molidas frescas en medio vaso de agua. Se ingieren también las semillas, que habrán formado con el agua una pasta líquida.

- **Laxante más potente.** Si el preparado anterior no es suficiente se puede elaborar una pasta de acción laxante mayor, con 100 g de higos, 100 g de pasas, 20 g de hojas de sen (si es posible pulverizadas) y de 20 a 50 g de semillas de lino molidas. Se baten hasta formar una pasta de la cual se toman unas rodajitas según las necesidades.

- **Estreñimiento infantil.** Para solucionar el estreñimiento en los niños pequeños se añadirá una cucharadita rasa de semillas trituradas a las comidas; lo mismo durante la lactancia. El uso de las semillas de lino es recomendable en casos de estreñimiento crónico gracias a su acción inocua, a diferencia de los laxantes de tipo irritativo o los purgantes.

- **Tisana laxante.** Se mezclan 30 g de semillas de lino con igual cantidad de regaliz en un litro de agua y se prepara una simple infusión. Si se quiere potenciar el efecto laxante, se deja toda la noche en el agua indicada antes de preparar la infusión.

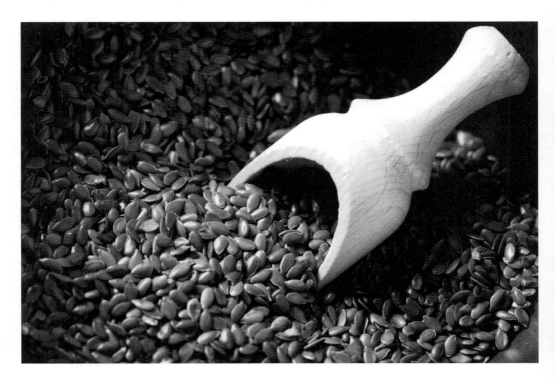

- **Aceite de lino y colesterol.** El aceite que se obtiene de las semillas, por ser rico en ácidos grasos insaturados, tiene interés alimenticio para las personas con exceso de colesterol o que padecen enfermedades circulatorias. Es rico en vitamina F, protector ante la fragilidad capilar.
- **Infusión de uso general.** Se utiliza la infusión de las semillas contra las inflamaciones de las vías digestivas, urinarias y respiratorias, sola o asociada a otras plantas de acción semejante. Tres cucharadas de semillas bastan para un litro de agua; de esta infusión se toman dos o tres tazas al día.
- **Gargarismos en caso de anginas.** La misma infusión se recomienda en gargarismos. Cuando hay irritación de la garganta e inflamación de las anginas, así como en casos de úlcera péptica se toman de una a tres tazas al día media hora antes de las comidas).
- **Maceración.** Si la inflamación va acompañada de dolor, se utiliza el líquido mucilaginoso resultante de macerar ocho horas las semillas en agua fría. Se prepara en las mismas cantidades mencionadas para la infusión de uso general.
- **Enema.** En caso de irritación del último tramo de! intestino se da la infusión de semillas de lino en forma de lavativa, también beneficiosa para calmar los dolores hemorroidales.
- **Ensaladas.** Tanto para los que padecen estreñimiento como hemorroides, se recomienda evitar los alimentos astringentes y añadir un puñado de semillas de lino trituradas a las ensaladas, sopas u otros platos. Además, hoy es fácil elegir panes integrales con semillas, entre las que encontraremos el lino.

  Las semillas del lino molidas se ponen rancias muy rápidamente, por lo que conviene molerlas justo antes de su consumo en un molinillo o en una picadora.

Uso externo. Los baños o lociones con el cocimiento de las semillas tienen un efecto calmante y antiinflamatorio, útil en algunas enfermedades de la piel como eccemas, herpes, etc.

- **Cataplasmas.** Desde hace siglos las cataplasmas de harina de linaza se utilizan como emolientes ante inflamaciones de la piel, contusiones, heridas, erupciones y forúnculos. La harina debe ser fresca, pues cuando es antigua o rancia causa una pequeña erupción cutánea en el punto en el cual se aplica.

  Para preparar la cataplasma se toma una cantidad suficiente de harina recién molida, se pone en un plato hondo y se echa encima agua hirviendo. Se deslíe la harina con una cuchara de madera, añadiendo poco a poco agua hirviendo y agitando rápidamente hasta formar una pasta espesa. Se extiende sobre un pedazo de trapo fino o de muselina clara, de tamaño algo mayor que la cataplasma. La capa de harina debe ser de 1 cm de espesor. Se cubre con otro pedazo del mismo tejido y la cataplasma ya está hecha.

  Se renueva cada hora, ya que se enrancia rápidamente por la acción del calor. Conviene que el agua para la cataplasma sea de lluvia, destilada o hervida con un manojito de tomillo, que actúa como antiséptico.

32 **Drosera**
(Drosera rotundifolia)

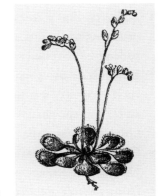

Inglés: *sundew, youth wort*. Francés: *droséra, rosée du soleil*.
Alemán: *Kundblättringer Sonnentau*. Castellano: *drosera, hierba
de la gota, hierba del rocío, rosoli*. Catalán: *herba de la gota*.
Gallego: *rorela, orvalhinha, rorella*.

La planta

Es una planta vivaz, pequeña, que crece de primavera a otoño en
suelos pantanosos, brezales y páramos, en climas frescos, y hasta
1.800 metros de altitud. Se utiliza la planta entera. Las hojas están cubiertas por pequeños
pelos glandulares, rojizos y erectos, con gotitas en las puntas que al sol brillan como gotas de
rocío. A ellas debe la planta su nombre (*drosos* es «rocío» en griego). Estas gotitas se deben a
un líquido que producen los pelos glandulares, al cual quedan adheridos pequeños insectos
que luego son digeridos por el fluido; por esto se clasifica esta planta entre las insectívoras.
La planta toma de los insectos las sales minerales que faltan en los terrenos pantanosos. De la
roseta de hojas surgen tallos delgados y delicados, de color rojo oscuro y de unos 10 a 15 cm
de altura. En verano aparecen en el ápice pequeñas espigas de florecidas blancas. El fruto es
una pequeña cápsula que al abrirse deja libres las semillas que son diseminadas por el viento.

Floración y recolección. Se recolecta la planta entera de julio a septiembre. Puede utilizarse
fresca o seca. La desecación debe ser rápida y a la sombra. Es aconsejable desecarla al horno
para conservar mejor sus propiedades terapéuticas.

Composición. Contiene heterósidos derivados de naftoquinonas (plumbagina e hidroplum-
bagina), alcaloides, saponinas, taninos (1,5%), ácidos orgánicos, quercitol (flavonoide), enzimas, un colorante antociánico e indicios de aceite esencial.

Propiedades y usos medicinales

- **Antitusivo.** Desde antiguo se emplea contra la tos en los catarros de garganta, la bronquitis,
  la tos ferina y la tuberculosis pulmonar. Suprime la tos producida por excitación del nervio
  laríngeo. A la vez es antiespasmódica, previene el broncoespasmo provocado por la acetilcolina.
  Ambas propiedades, debidas a las naftoquinonas, la hacen muy útil en el tratamiento del asma.
- **Antibacteriana y antiespasmódica.** La plumbagina es, además, un antibiótico eficaz contra las bacterias Gram positivas (se colorean en la prueba de tinción del Gram), en concre-
  to estafilococos, estreptococos y neumococos.

Su uso más frecuente es en forma de **extracto**. Se pueden tomar diez gotas cada vez, de una a cuatro veces al día, y en casos de tos muy violenta se puede tomar la misma cantidad de diez gotas hasta seis veces al día.

- **Tintura.** para su preparación se vierten cuatro partes de alcohol de 90º sobre un puñado (una parte) de drosera fresca triturada Se deja reposar en un frasco hermético al sol o en un sitio durante ocho a diez días. Se agita una o dos veces al día. Pasado este tiempo se filtra y se envasa. La dosis para adultos es de 10 gotas diluidas en agua, dos o tres veces al día antes de las comidas, y para los niños 5 gotas.

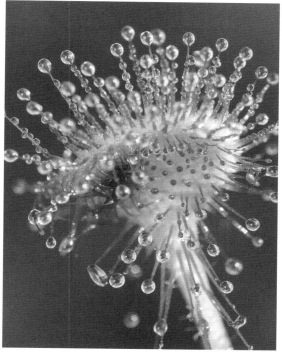

- **Infusión.** Se prepara vertiendo una taza de agua hirviendo sobre una cucharadita o media de la planta seca. Se deja reposar de cinco a diez minutos. Se filtra y se toma endulzada con miel. La dosis es de una taza, tres o cuatro veces al día y para los niños la mitad.

- **Decocción.** Se hierve durante tres minutos una cucharadita de esta planta en una taza de agua. Las dosis son las mismas que para la infusión.

  La mezcla de esta planta con otras de acción similar o coadyuvante resulta muy eficaz en el tratamiento de afecciones diversas.

- **Jarabe antitusígeno.** Se prepara con 5 g de extracto fluido de drosera; 10 g de extracto fluido de tomillo; 5 g de extracto fluido de espino blanco; 0,1 g de mirtol; 5 g de extracto fluido de amapolas; 5 g de extracto fluido de altea; 10 g de extracto fluido de naranja amarga; 60 g de jarabe simple. Se toma a cucharaditas, varias veces al día.

- **Dermatología.** Desde hace siglos, los campesinos emplean el jugo de esta planta contra las verrugas.

Otras propiedades. La drosera es diaforética y diurética. Se utiliza en caso de retención de líquidos y en homeopatía, en las afecciones de las vías respiratorias y también en algunos tipos de reumatismo. La ingestión de drosera tiñe la orina de color oscuro (es un efecto inocuo).

33 **Gayuba**
(Arctostaphylos uva-ursi)

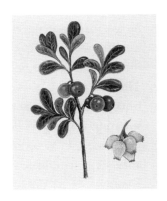

Inglés: *bearberry, bear wootleberry.* Francés: *raisin d'ours, bousserole.* Alemán: *Bärentraube, Sandbeere.*
Castellano: *gayuvilla, aguavilla, uva de oso, manzanilla de pastor, uruga.* Catalán: *raïm d'ossa, boixerola, farinell, muixes, barruixes. gallufa.* Euskera: *otso-mats.*
Gallego: *uva-de-urso, madronheiro, rojante, búxulo.*

La planta

Es una mata que encontraremos en el suelo de las laderas o colgada en los declives abruptos de las montañas. Vive preferentemente en los parajes secos y sombríos, tanto sobre suelos silíceos como calcáreos. Crece a menudo en el Pirineo cubriendo grandes zonas en bosques de coníferas, entre 900 y 2.500 metros de altitud.

Tiene una cepa leñosa de donde surgen brotes rastreros e irregulares y otras ramitas erguidas y de poca altura. Las hojas se mantienen verdes durante todo el año. Son de color verde oscuro, ovaladas, de una anchura mayor en las puntas. Las flores son pequeñas, globulosas, de color blanco o rosado. Los frutos son bayas rojas que maduran en otoño, algo amargas y farináceas y no comestibles: parecen reservadas para los pájaros y los osos, a quienes les encantan las bayas rojas.

El arándano agrio (*Vaccinium vitis-idaea*) es muy parecido a la gayuba, pero tiene las ramas erectas y pequeñas manchas en el envés de las hojas.

Floración y recolección. Desde finales de marzo hasta junio. Se recogen las hojas en cualquier época del año, preferentemente en verano, eligiendo las más jóvenes. Se secan al sol y se conservan preservándolas del polvo y de la humedad.

Composición. Los principios activos más importantes son dos glucósidos (arbutósido, metilarbutósido). Su contenido en las hojas es variable (5-12%) según la procedencia de la planta y la época de recolección. Contiene también flavonoides (alrededor del 2%), triterpenos y abundantes taninos (9,5-17,27%) del grupo de las catequinas, ácido ursólico y uvaol, materias grasas, céreas y resinosas.

Propiedades y usos medicinales

- **Antiséptico urinario.** Es ideal en caso de cistitis, gracias a los glucósidos. Por hidrólisis enzimática en el intestino, éstos liberan hidroquinona y metilhidroquinona, que junto con sus derivados conjugados se excretan por vía renal ejerciendo esta acción, siempre y cuando la orina sea alcalina (esto no tiene inconveniente alguno si se lleva una alimentación vegetariana, productora de bases; pero sí, en cambio, en regímenes ricos en carne, ya que producen una orina acida).

- **Diurético y astringente.** Los flavonoides determinan su acción ligeramente diurética y los taninos SUS propiedades astringentes.

  Se utiliza como desinfectante de la vejiga y los conductos urinarios en uretritis, cistitis, pielitis, etc., en forma de infusión, de cocción, polvo o extracto.

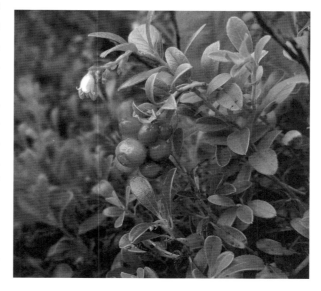

- **Infusión.** Se vierten en una taza de agua hirviendo una o dos cucharaditas de hojas secas. Se dejan reposar de seis a doce horas, según se desee de fuerte, se cuela y se bebe una taza recalentada dos veces al día.

- **Decocción.** En el cocimiento se emplean 50 g de hojas secas para un litro de agua. Conviene desmenuzar las hojas y luego humedecerlas con agua, dejándolas asi durante unas horas. A continuación, se hierven durante 15 minutos y después se dejan reposar hasta que el liquido se enfríe. Se cuela y de este cocimiento se toman tres o cuatro tazas diarias.

- **En polvo.** Se trituran en un mortero de 2 a 8 g de hojas secas y se toman de una a tres cucharaditas al día, con miel y mermelada.

- **Extracto fluido.** De venta en algunas farmacias y herboristerías, se toma en la dosis de 15 a 20 gotas (alrededor de 1,5 g) dos o tres veces al día, disuelto en agua u otro líquido.

Consejos. Por el exceso de taninos, algunas personas de estómago sensible toleran mal esta planta, que les provoca molestias o vómitos; en estos casos se recomienda rebajar la dosis o bien eliminar el exceso de tanino con carbón activo. Para que el tratamiento sea eficaz conviene no espaciar demasiado las tornas. No es recomendable el uso prolongado durante semanas. A veces su ingestión confiere color verde a la orina. Es un efecto inocuo.

- **Homeopatía.** Existe una tintura de hojas frescas contra la cistitis, la pielitis crónica, la uretritis y las arenillas.

34 **Acebo**
(Ilex aquifolium)

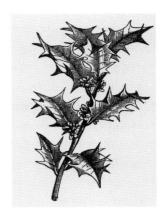

Inglés: *holly*. Francés: *houx*. Alemán: *Stechpalme*. Castellano: *acebo, cartonera*. Catalán: *grèvol, boix-grèvol*. Euskera: *gorosti, garratz*. Gallego: *acevinho, picafolha, teio*.

Es originario de China y la única especie de la familia acuifoliácea que se da en la Península. Numerosos parientes suyos viven en los trópicos, y de las hojas de uno de ellos se hace la bebida americana llamada mate.

Mitos y Leyendas. Desde la Antigüedad el acebo se utiliza en las prácticas religiosas del Solsticio invernal. A medida que las tradiciones paganas se mezclaron con las de los romanos, se ofrecían presentes de acebo durante los cinco días de las fiestas Saturnales, que celebraban el nacimiento del dios Sol y culminaba cuando el sol se trasladaba al signo zodiacal de Capricornio en el preciso momento astrológico del Solsticio de Invierno. El poder de estas celebraciones cerca de las fechas del 22 de diciembre hizo que fueran reconocidos y adoptadas por el cristianismo.

El acebo es muy buscado durante las fiestas navideñas porque, junto al muérdago, es un tradicional signo de buen augurio según la tradición celta. Esta costumbre debería desaparecer: muchos animales que en invierno se alimentan de frutos de acebo ven cómo escasea su sustento de esos meses.

La planta

Es un árbol de entre 1 y 5 metros de altura, que puede llegar hasta 10 metros. Crece en los barrancos muy sombreados y en los bosques de encinas, robles o hayas. Sus hojas son coriáceas, perennes (viven unos dos años) con el borde erizado de pinchos y de color verde reluciente durante todo el año. Por eso, cuando crece entre robles o hayas, llama la atención en invierno por su verdor permanente.

Las flores son blancas o ligeramente rosadas y aparecen en las axilas de las hojas. Los frutos son drupas globulosas, del tamaño aproximado de un guisante, lisos y relucientes, generalmente de color rojo escarlata y a veces amarillos. Maduran en octubre, persistiendo en el arbusto durante meses.

Floración y recolección. Entre abril y junio. Desde el punto de vista medicinal interesa recoger las hojas jóvenes que aparecen a principios de junio.

La corteza se recolecta sólo de los ejemplares que han alcanzado el pleno desarrollo (a partir de los dos o tres años de vida), preferentemente en otoño o primavera. La desecación se realiza al sol.

Composición. Contiene rutina, y los ácidos iléxico y ursólico. Las hojas contienen ilicina y teobromina, dextrosa, y resina (10%), goma, cera, etc. Por su longevidad concentran una gran cantidad de minerales, especialmente potasio, magnesio y nitrógeno. La corteza es rica en pectina y en ilixantina, un hidrocarburo iliceno unido a la xantina (un colorante amarillo). Los frutos no son comestibles para los humanos. Pueden causar diarreas, convulsiones y graves trastornos.

Propiedades y usos medicinales

- **Sudorífico y diurético.** Las hojas tienen igualmente propiedades febrífugas, antirreumáticas, y laxantes. También son tonificantes de la función gástrica.
- **Reumatismo.** Las hojas frescas se utilizan por vía interna en forma de decocción o infusión, ante afecciones febriles, reumatismo, estreñimiento o bronquitis crónica, en la dosis de 2 ó 3 tazas diarias tomadas entre comidas.
- **Receta para la gripe.** Ingredientes: 15 g de acebo, 25 g de salvia, 25 g de angélica, 25 g de hierba de san benito (*Geum urbanum*) y 55 g de grama.
- **Tisana de acebo.** Las hojas frescas del muérdago se pueden utilizar por vía interna en forma de decocción ante afecciones febriles, reumatismo, estreñimiento o bronquitis crónica, en la dosis de 2 ó 3 tazas diarias tomadas entre comidas. Se prepara hirviendo durante dos minutos las hojas frescas en agua, a razón de una cucharada por taza.
  Si se prefiere en infusión, se vierte agua hirviendo sobre la misma cantidad y se dejará reposar durante 10 minutos.
- **Decocción contra el estreñimiento.** Ingredientes: 1 g de hojas de acebo por taza de agua. Se deja hervir entre 5-8 minutos, dejar reposar, tapado, otros 10 minutos y filtrar cuando enfríe. Se toman dos tazas al día después de las comidas.
- **Precaución.** Los frutos no son comestibles para el ser humano. Pueden causar diarreas, convulsiones e incluso la muerte en los niños.

35 **Boj** *(Buxus sempervirens)*

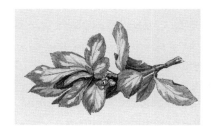

Inglés: *box*. Francés: *buis*. Alemán: *Buchsbaum*.
Castellano: *boj, bujo, boje*. Catalán: *boix*. Euskera: *ezpel*.
Gallego: *buxo*.

La planta

Es un árbol perenne que puede crecer de 2 a 6 m. y puede vivir más de un siglo. Crece sobre terrenos calcáreos, colinas secas con sotobosques claros, donde a veces constituye importantes colonias. Suele estar rodeado de robles, hayas y pino albar. Su tallo es duro y ramificado y la corteza lisa y grisácea.

Las hojas tienen forma elíptica, consistencia coriácea y color verde oscuro, que conservan tanto en invierno como en verano. Las flores, diminutas, son amarillo-verdosas, sin pétalos. Se componen de una flor central femenina que dará el fruto, rodeada de varias flores masculinas. El fruto es coriáceo y redondeado, del tamaño de un garbanzo, con tres pequeños cuernos y guarda seis semillas.

Floración y recolección. Florece en primavera, aunque a veces lo hace también en época invernal. Las hojas se recogen en otoño e incluso durante todo el año. Se secan a la sombra y se preservan del polvo y la humedad guardándolas en bolsitas. La corteza se desprende en la primavera o el otoño y puede guardarse en bolsas previo secado para su utilización posterior.

Composición. Toda la planta, pero principalmente las hojas y la corteza de tallos y raíces, contiene un alcaloide esteroide llamado buxina, muy poco soluble en agua; una resina, la parabuxina, y otros tres alcaloides cuya composición no es muy conocida: la buxidina, la parabuxidina y la buxinamina. El aceite volátil desprende mal olor.

Propiedades y usos medicinales

Tiene propiedades excitantes y sudoríficas y febrífugas; es colagogo (actúa sobre vesícula biliar) y antirreumático. A dosis altas actúa como un purgante.

- **Febrífugo.** Es eficaz incluso en casos en que la quinina no actúa, como en las fiebres intermitentes o recurrentes de origen infeccioso, intestinal, hepático o pulmonar. En estos casos se utiliza la decocción de 25 g de hojas en 1 litro de agua hasta reducir a un tercio la cantidad de líquido. Se edulcora, pues el sabor es desagradable, un poco áspero y amargo, y se bebe dos veces al día.
- **Reumatismo.** Para el reumatismo se han de hervir durante 15 minutos 60 g de corteza en un litro de agua. Se tomará durante el día.

- **Sudorífico.** Se usa el cocimiento de 40 g de hojas secas y bien pulverizadas en 1 litro de agua, tomándose 4 o 5 veces al día previamente edulcorado.
- **Purgante.** En forma de infusión de 50 g de hojas o de corteza rallada en un litro de agua. Debe tomarse a lo largo de un día. Pero para obtener un efecto laxante existen otras plantas más apropiadas; el boj no es recomendable porque contiene sustancias tóxicas y sólo debe usarse bajo prescripción médica.
- **Tintura.** Especialmente en casos de icteria hepática por su propiedad de colagogo y tónico del hígado. La tintura se prepara haciendo macerar durante 10 días 30 g de flores secas desmenuzadas en 120 g de alcohol de 70º. Se toman 20 gotas 2 ó 3 veces al día, diluyéndolas en alguna tisana aromática endulzada. Esta tintura también se emplea en homeopatía contra la fiebre y estados reumáticos.
- **Para el cabello.** En uso externo, en cocimiento y usándolo para el lavado del cabello detiene su caída y evita la calvicie. Asimismo, la lejía de su ceniza empleada un cierto tiempo sobre la cabellera, en forma de loción, le hace tomar un color rubio rojizo.
- **Decocción.** Con la decocción de 40 g de hojas desecadas o 100 g de hojas frescas en un litro de agua, durante 10 ó 15 minutos se hacen lavados, apositos y baños de úlceras y toda clase de heridas gangrenadas, contribuyendo a su curación.

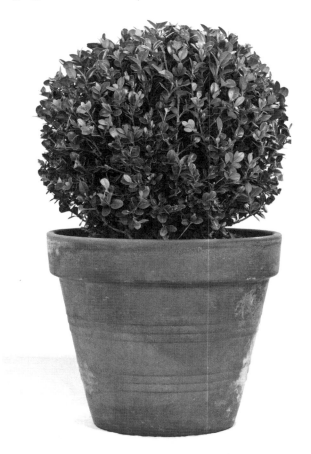

36 **Beleño negro**
(Hyosciamus niger)

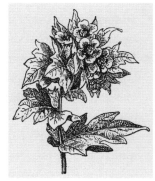

Inglés: *black hendane*. Francés: *jusquiame noir*.
Alemán: *schwarzes Bilsenkraut*. Castellano: *beleño, hierba loca*.
Catalán: *tabac de paret, queixals de vella*. Euskera: *sobe*.
Gallego: *meimendro*.

La planta

Esta solanácea de tallo erecto y entre 30 cm y 1 m de altura
tiene las hojas de color verde intenso, blandas, sedosas, ovales y de bordes dentados y lobuladas. Las flores, en lo alto del tallo y de las ramas, están agrupadas en racimos laterales y
poseen 5 pétalos de color amarillo pálido con numerosas venillas de color violáceo oscuro,
unidas en una especie de redecilla. El cáliz se seca y protege al fruto, una cápsula con numerosas semillas.

Crecimiento. El beleño puede ser planta bienal o anual según las semillas hayan germinado
pronto o tardíamente en primavera. Prefiere los lugares áridos no cultivados, laderas de caminos y senderos rocosos o escombros.

Floración y recolección. Florece en primavera y verano a partir del mes de mayo. Las hojas
se colectan a finales de junio o en julio, pudiendo repetir otra vez antes de finalizar el verano
si las condiciones climáticas favorecen su desarrollo.

Conservación. Se secan lo más pronto posible (en climas húmedos y fríos hay que emplear
calor artificial porque son difíciles de secar). Las hojas de las plantas bienales recolectadas
durante su primer año de desarrollo dan mayor rendimiento que las de raza anual y son más
ricas en principios activos. Las semillas se recolectan en setiembre.

Composición. Contiene alcaloides (0,03-0,17%) hiosciamina, convertida en mayor o menor
grado en atropina, escopolamina que se halla en las cubiertas de las semillas, un glucósido,
colina, materias tánicas y una esencia.

Propiedades y usos medicinales

Son semejantes a las de la belladona o el estramonio (contiene los mismos principios activos),
el beleño se diferencia por la hiosciamina, que ve doblada su actividad, haciéndose más rápida
y notable la dilatación pupilar.

Es antiespasmódico, narcótico (produce sueño) y en cierto grado alucinógeno (origina sensaciones de gran ligereza, como si se volara, vividas con un gran realismo. El simbólico vuelo de las brujas en escoba parece que se debía a una pócima que contenía beleño junto a otros ingredientes). Sus principios activos penetran a través de la piel y sobre todo de las mucosas.

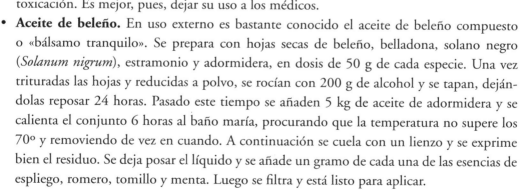

- **Sistema nervioso.** Actúa principalmente sobre el sistema nervioso simpático. A pequeñas dosis produce una disminución de la circulación en los capilares y un aumento de la presión arterial y del peristaltismo intestinal. A grandes dosis da lugar a parálisis vascular y disminución de la presión arterial, del peristaltismo, de la secreción salival (sequedad de la boca) y del sudor.

  Está indicado en la enfermedad de Parkinson, enfermedad tabética, temblor senil, espasmos esofágicos, gástricos, intestinales (estreñimiento de tipo espasmódico), vesiculares y estados asmáticos.

- **Uso médico.** En la infusión de las hojas secas o la tintura es muy importante tener en cuenta la dosis, que no ha de sobrepasar 1,20 g por día, para evitar problemas de intoxicación. Es mejor, pues, dejar su uso a los médicos.

- **Aceite de beleño.** En uso externo es bastante conocido el aceite de beleño compuesto o «bálsamo tranquilo». Se prepara con hojas secas de beleño, belladona, solano negro (*Solanum nigrum*), estramonio y adormidera, en dosis de 50 g de cada especie. Una vez trituradas las hojas y reducidas a polvo, se rocían con 200 g de alcohol y se tapan, dejándolas reposar 24 horas. Pasado este tiempo se añaden 5 kg de aceite de adormidera y se calienta el conjunto 6 horas al baño maría, procurando que la temperatura no supere los 70° y removiendo de vez en cuando. A continuación se cuela con un lienzo y se exprime bien el residuo. Se deja posar el líquido y se añade un gramo de cada una de las esencias de espliego, romero, tomillo y menta. Luego se filtra y está listo para aplicar.

  Se emplea en neuralgias superficiales, dolores de gota, ciática y reumatismo y en la cicatrización de quemaduras, llagas y úlceras varicosas. También pueden usarse cataplasmas de las hojas machacadas. Es importante tener en cuenta la facilidad de absorción de los principios activos por ia piel para no hacer abuso de fricciones y cataplamas.

37 Ruda *(Ruta graveolens)*

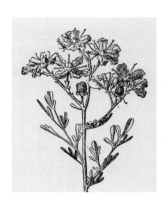

Inglés: *herb of grace*. Francés: *rue*. Alemán: *Gartenraute, Raute*.
Castellano: *ruda*. Catalán: *ruda*. Euskera: *moskatxa, bortusal*.
Gallego: *anuda*.

La planta

Es una planta robusta, originaria de Asia menor, que a veces
crece espontánea en nuestro país, en lugares pedregosos o cerca
de los huertos donde se cultiva. Vive varios años y con el tiempo
se convierte, como su cepa, en planta leñosa. Cada primavera renueva sus vástagos. Los tallos
suelen alcanzar de dos a cuatro palmos de altura; crecen erguidos y no se ramifican mucho.
Las hojas se disponen de forma alterna, son de color verde glauco y tienen unos puntitos
claros translúcidos que corresponden a las glándulas que segregan la esencia. Toda la planta
desprende un olor fuerte y tiene un sabor acre, amargo, no agradable. Como el limonero y
el naranjo, pertenece a la familia de las Rutáceas, que engloba varias especies productoras de
esencias.

Floración. A partir de mayo y hasta finales del verano nacen florecillas amarillentas que se
agrupan en los extremos de los tallos. Los frutos son cápsulas redondeadas y contienen en su
interior numerosas semillas negras.

Recolección y conservación. Se recogen las sumidades floridas cuando las flores empiezan
a abrirse. Para el secado se colocan esparcidas en un lugar caliente, al abrigo de la luz y la
humedad.

Las hojas se recogen antes de la floración y se secan a la sombra. Hay que advertir que el
contacto con la planta a veces provoca alergias. Conviene entonces untarse las manos con
aceite o recolectarla con guantes.

Composición. Las hojas y flores contienen un aceite esencial formado por una decena de
componentes (entre otros, metilnonilacetona, pineno, limoneno, cineol, esteres del ácido
valeriánico y del ácido salicílico), un flavonoide llamado rutina, furocumarinas (bergapteno
y xantosina), y otras sustancias como resina, goma, materias tánicas, vitamina C, etc.

Propiedades y usos medicinales

Tradicionalmente se consideraba como una planta abortiva en las mujeres y afrodisíaca en
los hombres.

- **Emenagoga.** En todo caso es una planta emenagoga que favorece o provoca la menstruación. La ruda se utiliza principalmente en casos de ausencia o irregularidades de la menstruación, o en menstruaciones dolorosas.

  Es asimismo antiespasmódica, antiepiléptica, antihelmíntica y, gracias a la esencia, un bacteriostático eficaz contra innumerables gérmenes.

- **Infusión emenagoga.** Se prepara con 2-5 g de hojas o sumidades floridas (mejor frescas) por cada litro de agua. Se toman dos tazas al día una semana antes de la menstruación. Si se ignora la fecha (caso de las amenorreas), se toma al aparecer algún síntoma premenstrual (dolor e hinchazón del pecho o del vientre), y si éstos no aparecen durante una semana cada mes. De esta capacidad para favorecer la menstruación y reiniciar el ciclo femenino parece que le viene el nombre, derivado del latino «rueda».

  Debe emplearse con prudencia, ya que usada en forma continua y a dosis elevadas es tóxica. Está contraindicada en embarazadas por ser abortiva.

- **Flebotónica.** La rutina o vitamina P actúa sobre la resistencia y permeabilidad de los capilares sanguíneos, previniendo su ruptura y las hemorragias consiguientes. También tiene un ligero y transitorio efecto hipotensor. Es eficaz en caso de varices.

- **Aceite de ruda.** Se emplea contra los dolores de carácter reumático y en ciertas enfermedades de la piel (psoriasis, eccemas). Para prepararlo, se machacan 60 g de la planta fresca en un mortero y se vierte el líquido que sale en una botella. Se le añade ¼ de litro de aceite de oliva, se tapa herméticamente y se deja reposar al sol, invertida, durante 40 días. Transcurridos éstos se cuela con una tela y ya está listo para usar.

- **Homeopatía.** Se utiliza la esencia extraída de la planta fresca para fortificar los ojos y en casos de reumatismos, neuralgias y dismenorrea.

  El cocimiento de la planta se utiliza gargarismos contra el mal aliento.

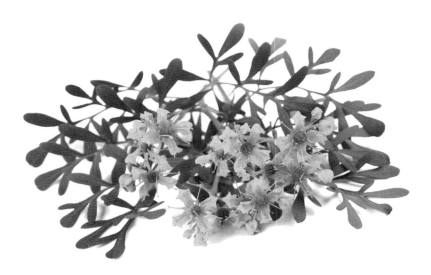

38 **Bardana** *(Arctium lappa)*

Inglés: *great burdack*. Francés: *bardane, teigne*.
Alemán: *Grosse Klette*. Castellano: *bardana, lampazo, pegadillo*.
Catalán: *bardana, llaparassa, enganxavelles*. Euskera: *lapaitz, papatz*. Gallego: *bardana-maior, pegamassa*.

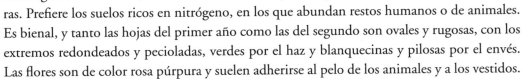

La planta
Es una hierba robusta, de más de 1 m de altura, que suele crecer a lo largo de los caminos, entre setos o matorrales y en las praderas. Prefiere los suelos ricos en nitrógeno, en los que abundan restos humanos o de animales. Es bienal, y tanto las hojas del primer año como las del segundo son ovales y rugosas, con los extremos redondeados y pecioladas, verdes por el haz y blanquecinas y pilosas por el envés. Las flores son de color rosa púrpura y suelen adherirse al pelo de los animales y a los vestidos.

Floración y recolección. Las raíces se arrancan en otoño si la planta está en su primer año (aún sin tallo), y en primavera si es el segundo año (visible por el tallo). Se lavan minuciosamente y se secan al sol reducidas a rodajas. Para determinadas aplicaciones, antes de secarlas hay que estabilizarlas con vapores de alcohol a fin de fijar las sustancias activas, ya que de lo contrario se modifican y pierden sus propiedades. Por eso lo mejor es utilizarlas frescas.
  Las hojas se recolectan, sin el rabillo, antes de la floración y se secan a la sombra.

Composición. La raíz contiene más de quince compuestos insaturados muy interesantes. Mucha inulina, tanino, resina, mucílago, ácidos, compuestos insaturados, minerales (sobre todo potasio) y un aceite esencial en pequeña cantidad. Se le han encontrado también hormonas vegetales y una fitohemaglutinina con posibles propiedades antitumorales. Las hojas contienen lactonas sesquiterpénicas. Los frutos contienen un glucósido, la arctiína.

Propiedades y usos medicinales
• **Higado y secreción biliar.** La raíz tiene propiedades diuréticas, sudoríficas y depurativas; estimula la producción de bilis por el hígado debido a la inulina y ayuda a eliminar el ácido úrico. El cocimiento de la raíz es beneficioso en los trastornos del hígado y las alteraciones en la secreción biliar.
  Es ligeramente hipoglucemiante, ideal por tanto en caso de diabetes.
  Por los compuestos poliinsaturados, la raíz fresca o estabilizada tiene acción antimicrobiana y antifúngica. Las hojas son vulnerarias y cicatrizantes.
  En conjunto es un excelente depurativo general.

- **Decocción.** Se prepara hirviendo durante 10 minutos 4 cucharadas de raíces bien trituradas en un litro de agua. Se toman 2 ó 3 tazas al día. Otras formas de administración pueden ser en tintura, extracto o polvo.
- **Homeopatía.** Se utiliza la raíz en el tratamiento de enfermedades cutáneas. En las curas estacionales se emplea como depurativa la infusión de una cucharadita de raíces desmenuzadas en una taza de agua. Se toma en ayunas durante 20 días.

Uso externo. Tanto la raíz fresca como las hojas se emplean en la resolución de forúnculos, heridas, quemaduras, úlceras atónicas, acné, seborrea, para aliviar dolores reumáticos o gotosos, etc. Se puede aplicar de diversas formas: mediante baños con decocción o el jugo de la raíz, cataplasmas de la decocción de la raíz o con las hojas frescas machacadas, en ungüentos o pomadas.

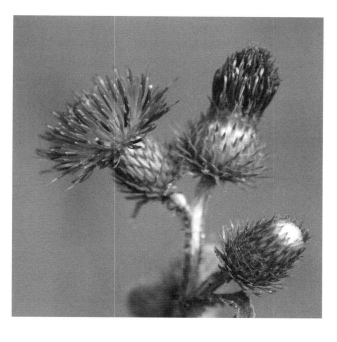

- **Jugo.** Se limpia la raíz recién arrancada, se machaca, se moja con un poco de agua y se deja reposar 8 horas. Pasado este tiempo se exprime bien el jugo.
- **Cataplasma.** Se prepara cociendo unas cucharadas de raíces frescas y trituradas en poca agua. Cuando el agua se ha evaporado del todo, se bate con un tenedor la sustancia resultante hasta formar una pasta blanda que se aplica entre dos trozos de tela o gasa sobre la parte enferma.
- **Decocción de semillas.** Se ponen 130 g de semillas machacadas en 1 litro de agua. Se deja hervir lentamente durante 30 minutos o hasta que se reduzca el líquido a la mitad. Se filtra y se añaden 200 cc de glicerina cuando se haya enfriado. Embotellar y guardar en un lugar fresco. Es útil como depurativo general en caso de eccemas y afecciones de la piel en general.
- **Ungüento.** Se mezcla la fórmula anterior, sin la glicerina, con igual parte de lanolina y un múcílago espeso (líquen de Islandia, en herboristerías). Se aplica humedeciendo un paño de lino o de algodón con este ungüento y cambiándolo tantas veces como se requiera. Es útil para aplicar sobre úlceras húmedas y heridas.

39 Ciprés
(Cupressus sempervirens L.)

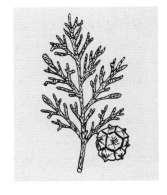

Inglés: *cypress*. Francés: *cyprés*. Alemán: *Zypresse*.
Castellano: *ciprés*. Catalán: *xiprer*. Euskera: *alzifre*.
Gallego: *cipreste*.

El ciprés procede de Asia Menor y se encuentra desde antiguo
por toda el área mediterránea y el norte de Persia. En Grecia se
enviaba a los enfermos del sistema respiratorio a los bosques de
cipreses para que recobrasen la salud con su aire cargado de efluvios resinosos. Hasta hace
poco se criaba casi exclusivamente en los cementerios o junto a centros religiosos por su nota
grave y solemne, pero en los últimos años se ha plantado bastante en los parques y como seto
cortavientos.

La planta

El ciprés es un árbol que crece hasta alcanzar de 20 a 25 m. de altura, con el ramaje derecho
y tan junto que forma una copa larga y estrecha, casi maciza (esta forma ha sido mantenida
mediante injerto, ya que los cipreses de semilla generalmente tienen ramas abiertas y forma
muy variable).

Además, las ramitas están recubiertas por hojas muy pequeñas, con forma de escamas.
Al ser de hoja perenne lo encontraremos siempre verde. En un mismo árbol hay flores masculinas y femeninas, agrupadas por separado. Las semillas están aplanadas y tienen bordes
alados.

Floración y recolección. El ciprés florece en primavera y madura sus gálbulos en el otoño
del año siguiente. Los frutos deben ser recogidos aún verdes y carnosos, puesto que una vez
leñosos pierden sus principios activos, incluso el tanino.

Composición. Las ramitas tiernas con hojas tienen del 0,2 al 1,2% de esencia de ciprés, que
se compone en su mayor parte de hidrocarbenos (65-80%); d-pineno, d-camfeno, d-silves-
treno, cimol-p, l-cadineno; y «cedrol», el alcanfor de ciprés. Contiene además cantidades imponderables de un alcohol terpénico de olor a rosas, así como esteres de alcohol (terpineol),
con los ácidos fórmico, acético o butírico.

Antes de alcanzar su completa madurez, las gálbulas (nueces o bolas del ciprés) contienen
gran cantidad de taninos y alrededor de un 0,4% de una esencia cuya composición química
no ha sido estudiada.

Propiedades y usos medicinales

Se utilizan las gálbulas y, en menor medida, las ramas.

- **Astringente.** La madera y las nueces de ciprés tienen propiedades astringentes (por su alto contenido en taninos), sudoríficas, diuréticas, ligeramente febrífugas y de tónico vesical. Se emplea en trastornos de la menopausia, metrorragias originadas por estado congestivo del útero o por degeneración esclerótica o miofibromatosa del mismo, flujos mucosos y derrames uretrales y enuresis nocturna.

- **Vasoconstrictor.** Las nueces de ciprés tienen una acción vasoconstrictora de gran eficacia en las infecciones del sistema venoso, comparable en estos casos a la acción de la *Hamamelis virginica*. Se emplea la decocción en el tratamiento de las varices.

- **Decocción.** En uso interno se utiliza en forma de decocción de 10 a 30 g de nuez, no bien madura y machacada en un litro de agua, en la cual se deja hervir durante diez minutos. Se toma una taza antes de cada comida.

- **Hemorroides.** En este último caso la decocción anterior, preparada de la misma manera, pero aumentando la cantidad de nuez a 50 g., se utiliza para uso externo en baños de asiento lo más caliente que se pueda resistir.

- **Tos.** La esencia de ciprés echada en agua hirviendo produce vahos adecuados contra los accesos de tos convulsiva (tos ferina) y la tos rebelde que acompaña en ocasiones a ciertos tipos de gripe.

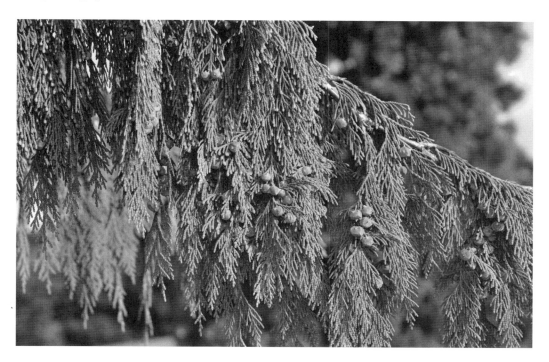

40 **Sauce blanco** *(Salix alba)*

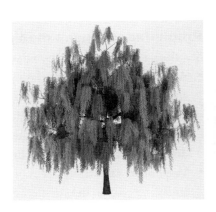

Inglés: *willow*. Francés: *saule, saule blanc*.
Alemán: *Weide*. Castellano: *salga, salce, sanz, saz*.
Catalán: *salze, saule*. Euskera: *zarika, zumerika,*
txanika. Gallego: *salgueiro branco*.

La planta

Este árbol se cría a orillas de ríos y arroyos, en salcedos
o salgueros (bosques húmedos y aclarados en los que
el aire penetra con facilidad) hasta alturas de 1.800 m., así como en los humedales. Puede
alcanzar más de 20 m. Su tronco es delgado y derecho, con una corteza gris-blanquecina
que en los ejemplares viejos está fisurada a lo largo, es rica en tanino y evita la putrefacción.

Las ramas, delgadas y rectas, enraízan con gran vitalidad cuando se las planta como esta-
quillas. Las flores son de color blanco ahuesado y desprenden un suave aroma. La cápsula del
fruto deja salir abundantes semillas.

Las hojas. Son de tonos verde grisáceo y de consistencia sedosa, lanceoladas y finamente
dentadas en los bordes, lisas y lustrosas en el haz y recubiertas de una pelusilla plateada en el
envés; evaporan gran cantidad de agua en el aire que las mece, con lo que vienen a regular
el intercambio de agua de la tierra hacia el aire (algunas de sus aplicaciones médicas tienen
cierto paralelismo. En ese caso la tierra sería el cuerpo humano).

Floración y recolección. Florece en primavera y se recolecta por esa época, en otoño o durante todo el invierno. La corteza debe obtenerse de ramas que tengan 2 ó 3 años. Separada
del leño, se pone a secar y se guarda en trozos bastante grandes al abrigo de la humedad en
saquitos o en cajas bien cerradas; se pulveriza sólo antes de emplearla. Las hojas y las flores se
secan a la sombra y se conservan en bolsitas.

Composición. Corteza, hojas y principalmente las flores femeninas contienen el glucósido
salicina, que descompuesto por la glicosidasa da glucosa y saligenina, de la que se obtiene por
doble proceso de oxidación el ácido acetilsalicílico de consumo universal (aspirina). Contiene
también taninos y sales minerales. Las hojas contienen un alcaloide, la sambucina (presente
también en la corteza), glucósidos y aldehídos glicólicos, caroteno y cantidades variables de
vitamina C. Las flores contienen aceite esencial, flavonoides, glucósidos, taninos y mucílagos, mientras que los frutos contienen compuestos flavónicos, ácidos orgánicos, taninos y
vitaminas A y C.

Propiedades y usos medicinales

La salicina le confiere propiedades antitérmicas, antirreumáticas, analgésicas, antiespasmódicas y ligeramente sedantes; esta última es más acentuada cuando proviene de las flores. También es astringente —por su contenido en taninos— tónico y anafrodisíaco.

- **Fiebre.** Su influencia sobre la regulación central de la temperatura es notoria, y a este fenómeno hay que atribuir la generalización del uso de la corteza contra el paludismo a finales del siglo XVIII, considerándose como una «quina europea».
- **Decocción.** Para conseguir este efecto febrífugo se beben 4 ó 5 tacitas al día del cocimiento de 30 g de corteza desmenuzada hervida 25 minutos en un litro de agua y reposada durante otros 25 minutos. Se puede endulzar al gusto, ya que la corteza tiene un sabor amargo fuerte.
- **Tintura.** Se obtiene de la maceración durante 10 ó 12 días de 20 g de corteza seca desmenuzada en una mezcla de 80 g de alcohol puro y 20 g de agua destilada. Se cuela y conserva en un frasco de vidrio oscuro; se toman 3 ó 4 cucharaditas de té al día en un poco de agua.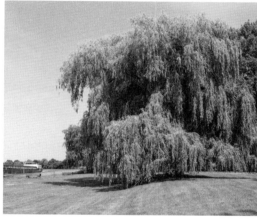
- **Tónico y astringente.** Combate la hiperacidez gástrica, detiene muchas formas de diarreas y mitiga dolores gástricos en general. Se toman en estas ocasiones 3 cucharaditas al día de polvo de corteza seca molida en el molinillo de café.
- **Decocción.** Puede también utilizarse en una proporción de 20 g de polvo de corteza por medio litro de agua. Se deja hervir durante 20 minutos y se beben 4 ó 5 tacitas diarias.
- Por sus propiedades sedantes, analgésicas, antineurálgicas y antiespasmódicas se emplea la infusión de flores secas en el tratamiento del histerismo, para el alivio de dolores menstruales, insomnio nervioso, angustia y estados de excitación sexual excesiva.
- **Infusión.** Se prepara echando una cucharadita de postre de flores en una taza de agua hirviendo. Beber 2 ó 3 tazas al día como antiespasmódico y una taza media hora antes de acostarse como tranquilizante y contra el insomnio. La infusión de hojas en las mismas dosis es un buen calmante.

Uso externo. El cocimiento de 60 a 70 g de corteza seca desmenuzada en un litro de agua durante 10 minutos se utiliza para el lavado de heridas, llagas y para irrigaciones vaginales en casos de leucorrea (aumento de flujo vaginal) o en el tratamiento de superficies inflamadas y ulceradas de la mucosa de la vagina. Esta decocción ha de dejarse en reposo durante 15 minutos antes de colarla.

41 **Amor de hortelano**
(Galium aparine)

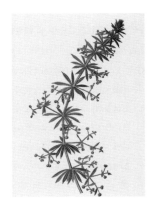

Inglés: *cath weed, goosegrass*. Francés: *gratteron, herba collante, gaillet acerochat*. Alemán: *Klebkraut, Klettentabkraut*. Castellano: *azotalenguas, lapa, lárgalo*. Catalán: *apegalós, rabosa, rèvola, herba de gallina*. Euskera: *zi-belar o ziabelarr*. Gallego: *rapa-língua, amor-de-hortelâo, chapizo*.

La planta

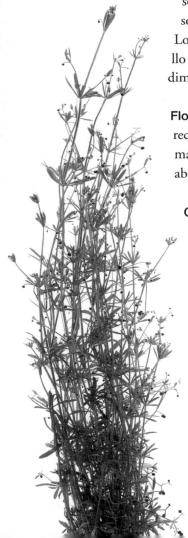

Es una planta herbácea anual que crece en los huertos, campos de cereales, entre los setos y, en general, en los lugares herbosos. Puede alcanzar los 2 m de altura, pero es incapaz de sostenerse per sí sola y se agarra a las matas vecinas o a cualquier otro soporte mediante pequeños pelos ganchudos que surgen del tallo. Los tallos son flaccidos, cuadrados y con ganchos cubiertos de un vello blanquecino. Las hojas son estrechas y lanceoladas y las flores son diminutas y blancas. El fruto es una cápsula casi redonda y pelosa.

Floración y recolección. La planta florece en primavera y verano. Se recoge la planta entera durante la época de floración, que va desde mayo a septiembre. Para secarla, se forman ramos y se cuelgan boca abajo, al sol o a la sombra.

Composición. Contiene un glucósido llamado asperulósido, flavonoides, ácido gálico, almidón y pigmentos de color rojo. También posee vitamina C en grandes cantidades (hasta 0,5 g por kg de planta fresca, algo más que el limón). Según algunos autores, puede que contenga saponinas hemolíticas, pero no está comprobado.

Propiedades y usos medicinales

Es una planta diurética y astringente, de la que se hacen elogios para el tratamiento de la diabetes. Está igualmente en estudio su posible acción anticancerosa (próstata); por todo ello la planta se ha hecho más conocida.

En uso interno se emplea como diurético en afecciones de las vías urinarias, hidropesía y reumatismo. Como antiespasmódico, en trastornos digestivos, normalmente se utiliza en forma de infusión.

- **Infusión.** Con 10 g de planta fresca (o doble cantidad de planta seca) por litro de agua hirviendo. Se deja reposar 10 minutos y se toman 2 ó 3 tazas al día.

  Como fuente de vitamina C es preferible tomar el zumo de la planta fresca o bien añadir las extremidades de los brotes jóvenes a las ensaladas.

- **Tisana antiinflamatoria.** De la misma manera se utiliza contra la inflamación de los vasos linfáticos la tisana siguiente: amor de hortelano (40 g), caléndula (40 g), ajedrea (20 g). Se toman una o dos infusiones al día de una cucharadita de la mezcla por taza de agua hirviendo.

42 Abrótano
(Santolina chamaecyparissus)

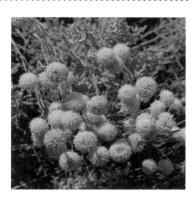

Inglés: *lavender cotton*. Francés: *santoline, aurone femelle, garde-robe, petit cyprés*. Alemán: *Eberraute*.
Castellano: *santolina, abrótano hembra, hierba lombriguera*.
Català: *esparnellac, broida femella, herba de Sant Joan, camamilla groga*. Euskera: *xixare belar*.
Gallego: *abrótano-fémea, guarda-roupa*.

La planta

Es una mata que puede medir hasta 60 cm, con tallos delgados y erguidos, muy ramificados en la base. Las hojas y tallos desprenden un intenso olor aromático que recuerda al de la manzanilla y tienen un sabor algo amargo.

Sus minúsculas florecillas son de color amarillo intenso y en el borde pueden apreciarse cinco dientes.

El abrótano se encuentra en declives secos, pedregales y roquedales. Es propio de las regiones mediterráneas y se cultiva corrientemente en jardines o huertos. Exige poco en cuanto al suelo, pero requiere una orientación soleada y riegos frecuentes. Se multiplica por división de matas o por esqueje.

Floración y recolección. A partir del solsticio de verano, la planta permanece florida durante todo el verano. Se recogen las sumidades floridas o toda la parte aérea de la planta. Para el secado se forman ramilletes y se cuelgan en un lugar al abrigo de la luz y de la humedad.

Composición. Aceite esencial (0,2-0,4%), derivados cumarínicos, el alcaloide abrotina (2-3%) y ácidos polifenólicos (flavonoides y un principio amargo), sustancias resinosas. Toda

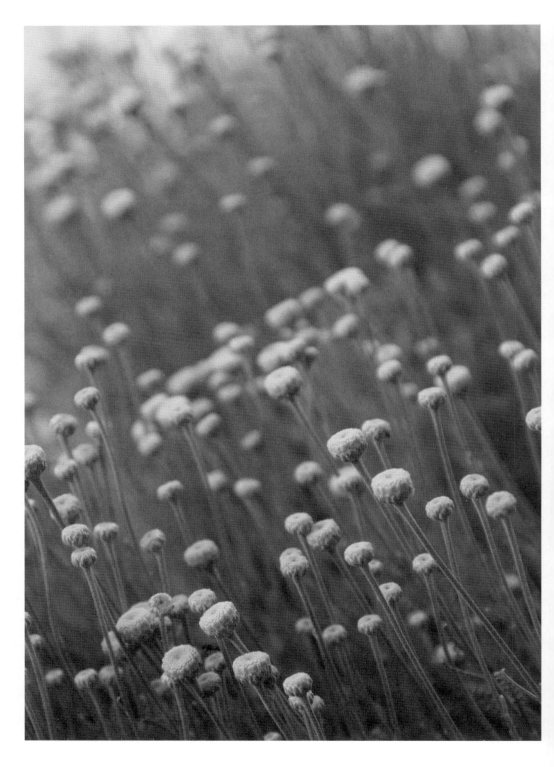

la parte aérea de la planta, y en especial las cabezuelas son ricas en esencia (hasta un 1%), aunque las cantidades varían según las condiciones en que se desarrolla. También contiene taninos.

Propiedades y usos medicinales

El abrótano posee virtudes semejantes a la manzanilla: tónico-estomacales, digestivas y anti-espasmódicas, debidas a la esencia y al principio amargo.

- **Digestivo.** Como estomacal se toma la infusión de 6 u 8 cabezuelas por taza de agua después de cada comida.

  Pero ante todo es un buen vermífugo (propiedad atribuida a la esencia), y por su contenido en taninos es astringente y vulneraria.

- **Antihelmíntico.** Como vermífugo es útil contra áscaris y oxiuros frecuentes en los niños. Para ello se utilizan las semillas o la esencia de la planta administrada de una de estas cuatro formas:

- **Decocción.** Durante 5 minutos, de una cucharadita de semillas por taza de agua. Se toma una tacita cada mañana durante una semana y al cabo de un mes se vuelve a repetir el tratamiento;

- **Semillas en polvo.** Administradas en cápsulas con 0,5 g del polvo, 4 u 8 veces al día; o en una toma, en la dosis de 2 ó 4 g de dicho polvo mezclado con un poco de miel;

- **Esencia.** De 3 a 10 gotas, 2 ó 3 veces al día, con abundante agua u otro líquido;

- **Lavativas.** Con la infusión de dos cucharadas de semillas por litro de agua (una vez al día).

- **Tisana antivermífuga.** Se preparan, a partes iguales, de cabezuelas o semillas de santolina, flores de manzanilla, sumidades de ajenjo y sumidades de tanaceto. Se toma una tacita de infusión cada mañana, endulzada con miel.

- **Jarabe.** Preparado con 2 g de semillas pulverizadas de santolina, 30 g de jarabe de flores de melocotonero y 70 g de jarabe simple (3 partes de azúcar integral y una de agua). Se toma a cucharaditas, varias veces al día.

Otros usos

- **Antipolilla.** Se atribuye a esta planta la propiedad de ahuyentar la polilla; por eso en algunos lugares la llaman guardarropa.

- Antiguamente se utilizaba como emenagogo y afrodisíaco.

- **Baño.** Añadida al agua de baño tiene efectos tonificantes y antiespasmódicos: se prepara una infusión con una cucharada de hojas picadas en un litro y medio de agua hirviendo y se deja reposar, bien tapada, durante una hora. A continuación se cuela el líquido y se añade al agua de baño. Sumergíos en él durante 15 ó 20 minutos, gozaréis de su aroma a limón y de un gran bienestar.

43 **Endrino** *(Prunus spinosa)*

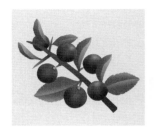

Inglés: *wild plum, black thorn.* Francés: *épine noire, prunellier.*
Alemán: *Schlechdom,* Schlehe. Castellano: *ciruelo silvestre, espino
negro.* Català: *aranyoner, arç negre, prunyoner.* Euskara: *aranorí,
basakaran, elorri beltoz.* Galego: *ameixeiro.*

La planta

Este arbusto crece en los linderos del bosque y las faldas soleadas de las montañas más bien
calcáreas y secas, en los bordes de los caminos, brezales y cañadas de casi todo el país, pero
menos hacia el sur. Alcanza de 1 a 3 metros de altura, tiene ramas rugosas y oscuras, muchas
endurecidas y agudizadas hasta transformarse en espinas. Es de hojas elípticas, con bordes
aserrados y alguna vellosidad. Y junto a sus flores blancas, los frutos —bayas redondeadas
verdes— maduran muy lentamente hasta alcanzar en verano el color azul oscuro. Como las
ciruelas, contienen un hueso grande y arrugado, pero son ácidos y bastos (endrinas, bruños
o arañones).

Floración y recolección. Con la primavera estalla en infinitas flores, tan apretadas que toda
la planta se cubre de blanco. Las flores se recolectan al comenzar la primavera, inmediatamente después de abrirse, se secan a la sombra y se conservan en cajitas. Las hojas se cogen
cuando el arbusto ha florecido y aún son jóvenes. Los frutos se cosechan a fines de verano o
principios de otoño, una vez pasadas las primeras heladas nocturnas. Suelen utilizarse frescos,
aunque también se pueden secar en cañizos para convertirlos en pasas.

Composición. Las flores contienen nitrilglucósidos, amigdalina, derivados de la cumarina y
flavonoglucósidos. Los frutos contienen carbohidratos, ácidos frutales (3% de ácido málico),
pectina, taninos, vitamina C, pigmentos y prunicianina.

En las aguas de destilación de las semillas se ha comprobado la existencia de ácido cianhídrico. La corteza de las ramas y de la raíz posee ácido prúsico, por lo que no puede usarse
(provocar serios problemas e intoxicaciones).

Propiedades y usos medicinales

Los frutos o endrinos son astringentes y estimulan los procesos digestivos, Las hojas y sobre
todo las flores son diuréticas, depurativas y un suave laxante.

* **Jarabe astringente.** En las afecciones diarreicas se usan las endrinas en forma de jarabe,
  preparado mediante el cocimiento de 0,5 kg de frutos con medio kg de azúcar y un vaso
  de agua. Se calienta todo y se deja que hierva quince minutos (el jarabe resultante tiene

un hermoso color rojo). Se cuela a través de un paño, se exprime el residuo y cuando vaya templándose se echa en una botella. Se toma a cucharadas cuanto se desee, generalmente mezclado con agua. Tiene un sabor agradable. Si se deja hervir más, puede espesarse y resultar una compota útil para lo mismo, similar a la de membrillo.

Se ha de evitar machacar las endrinas hasta quebrar los huesos, porque las semillas resultan perjudiciales tomadas en cierta cantidad.

- **Zumo de endrino.** Para estimular el apetito y la digestión se utiliza el zumo de endrino preparado de la siguiente forma: se cubren con agua hirviendo los frutos bien lavados y se dejan así durante 1 ó 2 días, echándose el líquido resultante en un recipiente. Se añaden 400 g de azúcar por cada litro del mismo, se pone a cocer y se remueve constantemente al mismo tiempo que se retira la espuma. Se toma una cucharada de este zumo al levantarse por la mañana.

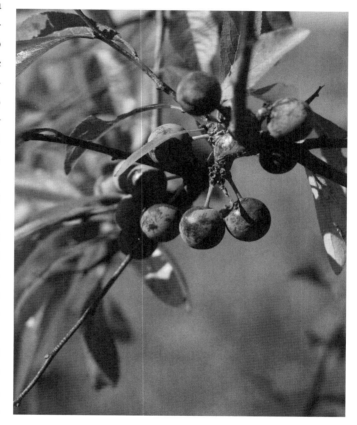

- **Laxante suave infantil.** Se usa la decocción de una cucharadita de flores en una taza de agua durante un minuto. Se toma una taza diaria.

- **Infusión.** Con 2 g de flores por taza de agua hirviendo. Se utiliza en las enfermedades de piel, retención de orina, cálculos renales, edemas y en los retrasos de la menstruación, tomándose generalmente después de las comidas. Esta misma infusión puede usarse internamente en el prolapso de recto, y también en forma de fomentos o baños de asiento.

- **Hemorragias nasales.** Si se puede sorber por la nariz, resulta eficaz el cocimiento de un puñado de frutos en 1 litro de agua durante 10 minutos.

- **Gargarismos.** En gargarismos sirve en caso de inflamaciones de las encías, estomatitis y faringitis.

44 **Ricino** *(Ricinus communis)*

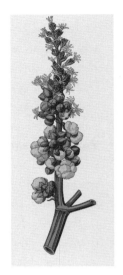

Inglés: *castor oil plant*. Francés: *ricin*. Alemán: *Kreuzbaum*.
Castellano: *ricino, alcherua, higuerilla*. Catalán: *herba dels talps,
muguera común, Figuera del diable*. Euskera: *akainbelar, erricinu*.
Gallego: *carrapateiro, mamona*.

La planta

En África, el ricino supera la decena de metros de altura, su «herbáceo»
tronco tiene medio metro de diámetro y sus hojas alrededor de un metro, En nuestra zona templada, fuera ya del desorbitado crecimiento
tropical, alcanza tamaños mucho menores y muere con las heladas, pero
conserva la peculiar turgencia y la hinchazón acuosa de sus rojizos tallos
y pedúnculos, las grandes hojas palmadas color verde oscuro y los erec-
tos racimos florales. Los frutos son cápsulas aguzadas de largas espinas un poco blandas y se
abren con tres semillas en su interior.

Encontramos la planta en antiguos jardines y junto a campos de cultivo, generalmente en
las comarcas templadas y cálidas y, desde luego, en las plantaciones para la industria farmacéutica.

Floración y recolección. Se recolecta en septiembre y octubre, cuando están maduras el
75% de las semillas. Si al llegar los primeros fríos no han madurado todas las cápsulas, se cor-
tarán las ramas que aún las tienen y se colgarán en un lugar seco hasta su total maduración.

El aceite de ricino. Las cápsulas se amontonan hasta 75 cm de altura y se remueven varias
veces al día hasta que todas se hayan abierto y soltado los granos. Después se criban. Del
prensado de las semillas en frío se extrae el aceite de ricino, que conviene someter posteriormente a la acción del calor con objeto de destruir y separar la tóxica ricina.

Composición. Las semillas contienen entre un 49 y un 85% de aceite, con diversas proteínas,
principalmente globina. Entre ellas está la ricina, que permanece en la pulpa cuando se extrae
el aceite (unas pocas semillas pueden provocar un envenenamiento muy grave debido a ella).
Poseen asimismo diversos enzimas, diastasas y lipasas, y los alcaloides ricinina y ricídina.

El aceite de ricino se compone, sobre todo, de glicéridos del ácido ricinoleico y de los
ácidos ricinólico e isorricinólico, ricínico, margaritínico y oleodínico.

En las hojas se forma también la ricina junto a una sustancia amarga cristalizada y un
pigmento rojo, pero realmente sólo tiene importancia farmacológica el aceite.

Propiedades y usos medicinales

Se usa el aceite de las semillas (y, en menor medida, de las hojas).

- **Purgante.** El aceite purificado de su principio tóxico es uno de los mejores purgantes que se conocen, dado que no irrita el intestino y puede ser administrado incluso a embarazadas y a quienes padecen inflamaciones abdominales e intestinales, sin provocar estreñimiento en los días siguientes. El aceite de ricino como purgante se usa a dosis de 15 a 40 g en adultos y de 8 a 10 g en niños.
- **Enemas.** También se emplea en lavativas a dosis de 30 a 50 g. Como laxante bastan dosis de 2 a 10 g.
- **Cólicos infantiles.** Es útil en los cólicos infantiles, en los casos de diarrea derivada de una digestión lenta y después de la ingestión de alguna hierba destinada a destruir lombrices, para contribuir a expulsarlas del intestino.
- **Estreñimiento crónico.** En estos casos lo ideal es tratar las causas, como puede ser el tipo de dieta y la vida sedentaria.

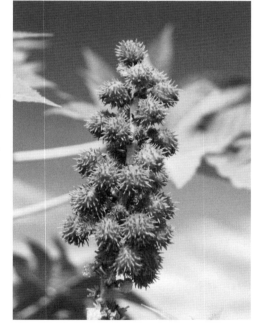

Para tomarlo. Debido a su olor y sabor desagradables es preferible tomarlo mezclado con algún líquido caliente o infusión aromática, parte del cual sin aceite se puede guardar para enjuagarse la boca después de sorbido el aceite con rapidez y sin paladearlo. Se puede incluso confeccionar una bebida purgante de sabor agradable a base de 30 g de jarabe de tamarindo, 30 g de agua y 70 g de aceite de ricino. Luego se le añade 1 g de bicarbonato sódico que con la efervescencia atenúa el sabor del aceite.

Uso externo. El aceite de ricino difiere de otros aceites vegetales en que es soluble en alcohol de 90º. Se aprovecha esta cualidad en la preparación de colonias ricinadas útiles en personas con el pelo áspero y reseco, ya que al evaporarse el alcohol el aceite deja el pelo muy suave y brillante. También se emplea contra la seborrea.

- **Preparado contra la caída del cabello.** Es interesante también en caso de caspa y seborrea. Consiste en la mezcla de 40 g de aceite de ricino con 100 g de jugo de ortigas. El cuero cabelludo debe friccionarse con esa mezcla. Para curar los orzuelos incipientes conviene irles poniendo gotas de aceite de ricino.

45 **Aliso** *(Agnus glutinosa)*

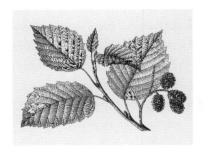

Inglés: *alder tree*. Francés: *aulne, aune*. Alemán: *Erle, Schwarzerle*. Castellano: *aliso, alno, vinagrera, omero*. Catalán: *vern, verna*. Euskera: *altz, haltz*. Gallego: *amieiro, ameneiro*.

La planta

Es un árbol de hoja caduca de unos a 8-10 m. de altura que puede llegar a vivir cien años. Se encuentra en lugares húmedos y pantanosos, a lo largo de los ríos y en zonas montañosas, principalmente de tierra silícea. El tronco y sus ramas están cubiertos por una corteza de color castaño, lisa y con hendiduras.

Floración y recolección. En primavera, brotan hojas nuevas, de color verde oscuro, de forma redondeada y romas en la punta. Las flores se agrupan en amentos, aparecen antes que las hojas en febrero o marzo. A finales del verano maduran los pequeños frutos. La diseminación tiene lugar en otoño e invierno. Las semillas guardan su capacidad para germinar durante muchos años.

A partir de los tres años, se recoge la corteza de las ramas y se deseca, mejor a la sombra. Las hojas se pueden recolectar de abril a noviembre, época en que el árbol tiene hojas. Cuando éstas son jóvenes, el contenido en principios es mayor. Se utilizan recién cogidas.

Composición. La corteza posee una elevada proporción de taninos, principios amargos y una sustancia colorante roja, de tipo glucosídico.

Las hojas contienen azúcar y en la materia glutinosa que las recubre dos alcoholes —el glutanol y el glutinol— y los ácidos correspondientes. En las hojas jóvenes la proporción de alcoholes y ácidos es mayor.

Propiedades y usos medicinales

La corteza es astringente y cicatrizante por su contenido en taninos y por vía interna es antidiarreica. Tiene propiedades febrífugas parecidas a las de la quina. Las hojas son sudoríficas.

- **Decocción.** La decocción de la corteza está indicada en casos de fiebre, gripe o diarrea, y se prepara añadiendo de 30 a 60 g por litro de agua en ebullición y dejándola reposar durante 15 ó 20 minutos. Se toman 2 ó 3 tazas al día.
- **Tintura.** También se puede administrar en forma de extracto fluido o de tintura (una cucharadita, 2 ó 3 veces al día).

- **Gargarismos.** La decocción anterior sirve para hacer gargarismos en casos de anginas, faringitis o inflamaciones de la boca.
- **Loción.** Aplicada coma loción o en compresas, cura hemorroides, úlceras varicosas, llagas y heridas que cuestan de cicatrizar.
- **Sudorífico.** Las hojas se emplean como sudorífico para aliviar casos de reumatismo. Previamente calentadas al sol o en un horno, se extienden sobre la cama, se hace estirar al enfermo, se le cubre con más hojas calientes y al final con una manta.

Son también un remedio popular para los pies cansados, doloridos y sudorosos. Las hojas recién recogidas se disponen aplanadas debajo de las plantas de los pies y dentro de los calcetines.

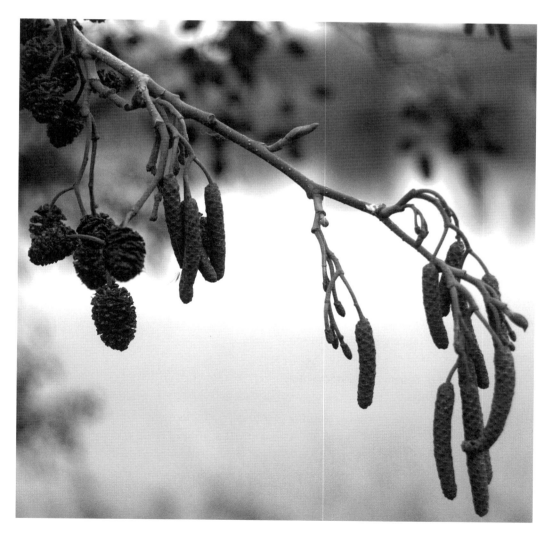

46 **Consuelda**
(Symphytum officinale)

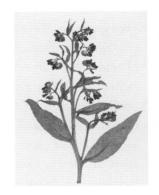

Inglés: *common comfrey*. Francés: *grande consoude*.
Alemán: *Beinwell, Schwarzwurze*. Castellano: *consólida, suelda,
oreja de asno, lengua de vaca*. Catalán: *consolda, símfit, matafoch*.
Euskera: *zoldabelar*. Gallego: *consolda maior*.

La planta

Es una planta herbácea, vivaz, de unos 40 cm a 1 metro de altura,
que suele encontrarse en los prados frescos, ricos en materia orgánica, en las proximidades de
los ríos y en los sitios húmedos en general.

Posee un grueso rizoma de corteza negroparduzca, tallos huecos y ramosos y hojas grandes,
oval-lanceoladas y vellosas, cualidad que ha dado lugar a sus nombres referentes a animales
domésticos. De mayo a junio da racimos espirales de flores blancas, rosadas o violáceas, con
forma de campana y que se abren en cinco lóbulos.

Floración y recolección. La raíz se recoge en primavera antes de la floración, o a finales de
otoño, y las hojas durante todo el año.

Las raíces se desecan al sol o a 40-60° después de lavarlas, mondarlas y cortarlas en trozos.
Las hojas han de secarse a la sombra.

Composición. El principio más interesante es la alantoína, ureido que se encuentra en pequeña cantidad. La raíz es muy rica en glúcidos (almidón, sacarosa, glucofructosanos) y en
mucílagos. También contiene compuestos polifenólicos: taninos, ácido clorogénico, ácido
cafeico, y un aceite esencial, el bornasitol.

En toda la planta existen trazas de alcaloides como la simfitonoglosina, la consolicina y la
consolidina, que paralizan el sistema nervioso central.

Propiedades y usos medicinales

La antigua denominación latina, «consolida», significa «que suelda» y alude a sus propiedades cicatrizantes que le confiere la alantoína. También es emoliente y antiinflamatoria por su
contenido en mucílago y astringente por los taninos. Se utiliza la raíz y, en menor medida,
las hojas.

Se emplea para la tos en los catarros de las vías respiratorias; contra las diarreas por sus
propiedades astringentes, y en casos de úlceras gástricas como emoliente y cicatrizante. Los
gargarismos con la infusión de la raíz alivian las anginas, las faringitis y los flemones.

- **Preparaciones.** Infusión concentrada (100-200 g/litro de agua); en extracto fluido (1 a 3 g por día); en tintura (10 a 20 gotas, 3 veces al día), y en jarabe (3 a 4 cucharadas soperas por día).
- **Jarabe antidiarreico.** Se prepara con 10 g de extracto fluido de consuelda, 100 g de jarabe de membrillo y 90 g de jarabe de casís.
- **Decocción en uso externo.** Se emplea la raíz (hervir 15 minutos), en forma de lavados o en compresas para curar úlceras, heridas, quemaduras y contusiones. También se puede aplicar directamente la pulpa de la raíz fresca rallada.
- **Pomada cicatrizante para las heridas.** Se prepara a base de extracto fluido de consuelda (10 g), lanolina (10 g) y pomada de pepino (40 g).
  Otra pomada para úlceras varicosas se compone de extracto fluido de consuelda (12 g), esencia de bergamota (20 gotas), óxido de cinc (20 g), lanolina (10 g) y vaselina (30 g).

Precaución. En uso interno se debe utilizar con precaución (el tratamiento no ha de alargarse demasiado en el tiempo), porque los alcaloides que contiene, aunque sea en muy pequeñas proporciones, son tóxicos para el hígado.

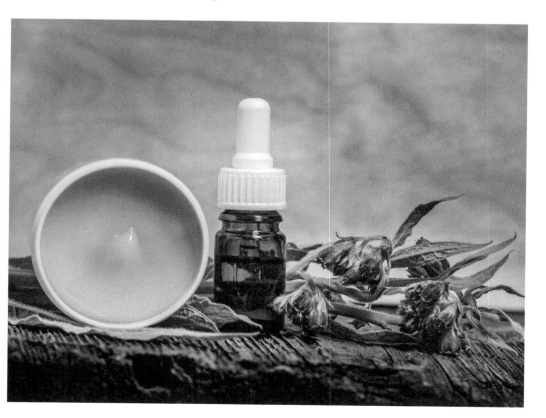

47 **Maíz** (Zea mays)

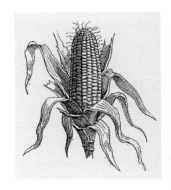

Inglés: *maize*. Francés: *mais, blé d'Espagne*. Alemán: *Mais*.
Castellano: *maíz, altoverde, borona, danza, mijo turquesco,
panizo, zara, abatí, caucha, canguil, capí, cuatequil, choglios,
gua, malajo*. Catalán: *blat de moro*. Euskera: *arto, milleka*.
Gallego: *mainzo, millo graúdo*.

La planta

El maíz es un cereal gigante, que se siembra en primavera, florece en verano y otoño y madura sus semillas a partir de agosto. Cada semilla de la espiga, que aquí llamamos mazorca, proviene de una flor. El órgano femenino floral donde aterriza y se pone a germinar el masculino grano de polen se llama estigma. Éste se encuentra sobre un largo filamento llamado estilo, por cuyo interior penetrará la sustancia polínica hasta llegar al ovario, al que fecundará y se hinchará hasta llegar a ser semilla. Pues bien, las llamadas barbas de maíz o cabellera de maíz, son los estilos. Cada estilo posee su estigma partido en la punta; de ahí viene la denominación, algo incorrecta, de estigmas de maíz.

Floración y recolección. Los filamentos se arrancan cuando empiezan a asomar por el extremo de la mazorca, o por lo menos cuando aún está tierna y con color claro, pálido o rubio (la mazorca ya no podrá ser fecundada ni llegar a granar). Se desecan rápidamente a la sombra y se guardan en frascos oscuros, al abrigo de la luz y la humedad.

Composición. Los filamentos contienen un aceite graso, esencia, materias gomosas, resina, saponina y en menor proporción una sustancia amarga de tipo glucósido, peroxidasas y una oxigenasa. En las variedades tropicales hay también un alcaloide: Contienen asímismo taninos, esteroles y alantoína.

Propiedades y usos medicinales

- **Sistema urinario.** Los filamentos tienen propiedades diuréticas (aumentan la cantidad de orina), sedantes y calmantes. No son irritantes, por lo que se pueden emplear siempre que sea necesario en inflamaciones de vejiga o riñones, cálculos (renales y biliares). No se administrarán cuando la dificultad en orinar provenga de una inflamación prostática, pues aumentarían las molestias del enfermo. También en estados febriles, hinchazón de piernas (edemas) de las embarazadas y enfermedades cardiacas, albúmina en orina, gota, etc.
- **Convalecencias.** El grano tiene propiedades analépticas, es decir que ayuda al restablecimiento de las fuerzas después de una enfermedad. Se recomienda a convalecientes, niños,

ancianos, a cualquier persona en estado de debilidad y a personas con estómago débil, al no contener materias fermentivas como otros cereales.

- **Tisana.** Como diuréticos, los filamentos se usan en infusión, que se prepara echando tres g en dos litros de agua, retirándose del fuego después de hervir durante 15 minutos. Se cuela y se bebe tibia o fría.

  En casos de hinchazón de piernas por trastornos cardiacos se han de tomar de 3 a 5 tazas diarias. En 24 horas la diuresis se cuatriplica sin que los riñones se fatiguen. En los edemas de la embarazada, nefritis, cálculos renales e inflamación de vejiga, la dosis es de dos tazas al día.

- **Destete.** En la lactancia, para facilitar la disminución de la leche al destetar al niño, se utiliza el cocimiento de 10 g en medio litro de agua durante 10 minutos. Se toman dos tacitas al día antes de comer o al acostarse.

- **Homeopatía.** Se emplea la tintura de filamentos como diurético y contra la cistitis.

- **Diarrea.** El grano de maíz tostado y molido suprime la diarrea y puesto en el agua de beber es astringente.

- **Cataplasmas.** Las cataplasmas con harina de maíz son emolientes (ablandan o rebajan las partes inflamadas) y útiles en la inflamación externa de la piel. Una de las cataplasmas más eficaces —aunque algo dolorosa— para la curación de la ciática se prepara macerando durante dos días de 200 g de harina, 400 g de aguardiente de buena calidad, 200 g de higos secos triturados y machacados y 20 g de mostaza negra en polvo. Cuando todos los componentes estén embebidos en alcohol y formen una pasta se extenderá ésta sobre la parte enferma, untada antes con aceite de oliva. La aplicación, si es posible, durará de 2 a 3 horas.

  Las cataplasmas de maíz son excelentes en casos de inflamaciones de vejiga y riñones, usadas junto con la infusión de filamentos.

- **Aceite de germen de maíz.** Del germen del grano se extrae un aceite alimenticio que no produce colesterol y se emplea en la industria farmacéutica.

  Algunos indios peruanos emplean como estupefaciente los vapores del alcaloide de los filamentos, colocándose en una excitación psíquica que puede llegar hasta el delirio.

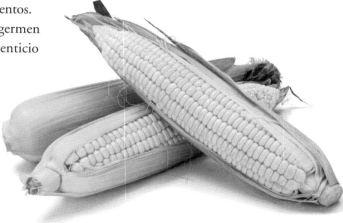

48 **Lúpulo** *(Humulus lupulus)*

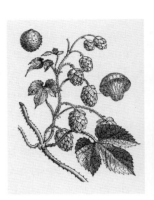

Inglés: *hop.* Francés: *houblon.* Alemán: *Hopfen.*
Castellano: *lúpulo, betiguera, brucolera, espárrago gordo, piña fofa.*
Catalán: esparga, *llúpul, escanyapoll.* Euskera: *lupulu.*
Gallego: *luparo.*

La planta

Esta planta trepadora es muy común en los setos, alcanza de
2-5 metros de longitud y emite hojas opuestas palmatilobadas
con 3 a 5 lóbulos. Tiene sus flores masculinas en racimos separados de la especie de piñas
femeninas, también opuestas y cuyos frutos están recubiertos por glándulas amarillas, que
proporcionan las sustancias que aromatizan y conservan la cerveza. Vive en los huertos
humíferos y de ellos se adueña «como un lobo», según expresión del romano Plinio para
bautizarlo.

Floración y recolección. Se efectúa a finales de verano, cuando las flores femeninas o conos
están maduras, es decir, cuando toman un color amarillo rojizo o verde oscuro y están cubiertas del polvo amarillo aromático llamado lupulino. Los tallos del lúpulo se cortan a 80
cm del suelo y a continuación se separan los conos para secarlos lo más rápidamente posible
sobre telas metálicas. El lupulino se obtiene frotándolos sobre un tamiz.

La mayor parte del lúpulo cosechado se emplea comercialmente en la fabricación de cerveza: facilita su conservación y le concede el sabor amargo y aroma característico.

Composición. Los conos contienen un aceite esencial, taninos, resinas, humuleno, trimetila-
mina y lupulino (10% del peso total). Éste, a su vez, está compuesto de aceite volátil, resina,
ceresina, sal amoniacal y lupulina, que es amarga y se descompone fácilmente en amoniaco.

Propiedades y usos medicinales

Es diurético, hipnótico (facilita el sueño), anafrodisíaco, sedante y a pequeñas dosis tónico
digestivo. Los conos se utilizan en forma de infusión o cocimiento, de los que existen diversas
preparaciones según el efecto deseado.

• **Decocción digestiva.** En las digestiones difíciles se utiliza el cocimiento de 15 g de flores
  en un litro de agua durante 2 minutos. Se filtra y edulcora el líquido tomándose una tacita
  al final de cada comida. Puede usarse también en estas ocasiones la infusión de 30 g de
  hojas en un litro de agua hirviendo. Tras filtrarse, se beberán unos 3 vasitos al día. Para la
  inapetencia bastará un vasito de la misma infusión antes de las comidas.

- **Jugo laxante.** El jugo exprimido del lúpulo tomado a dosis de 1 a 3 cucharadas al día tienen un efecto laxante.
- **Decocción para favorecer el sueño.** Contra el insomnio se prepara una decocción de una cucharadita de flores en 100 g de agua durante 3 minutos. Se bebe al acostarse.
- **Anafrodisíaco.** Como sedante genital se emplea en casos de espermatorrea (o pérdidas seminales) y blenorragia. Para ello se beberá 3 ó 4 veces al día el líquido obtenido de hervir durante un minuto una cucharadita de flores en una taza de agua.
- **Decocción diurética.** En los espasmos de vejiga y retención de orina se tomará 2 veces al día la decocción de una cucharadita de flores en 150 g de agua durante un minuto.
- **Vapor medicinal.** En las retenciones de orina es útil sentarse en una vasija en la cual se echa una infusión muy caliente de lúpulo y envolverse en una sábana desde la cintura hasta el suelo para no dejar escapar los vapores.
- **Sistema nervioso.** El polvo del lúpulo o lupulino es bueno contra el nerviosismo y la jaqueca, además del insomnio y la parálisis de vejiga, a dosis de 0,5 a 1 g al día mezclado con agua.
- **Termoterapia antineurálgica.** En las neuralgias se utiliza un fomento caliente preparado con un puñado de flores de lúpulo sobre el cual se vierte la cantidad suficiente de agua hirviendo para humedecerlas y calentarlas; se escurre el agua restante y las flores se colocan entre dos telas, aplicándose en la parte afectada. Este proceso se puede repetir las veces necesarias teniendo cuidado en no quemar la piel. Dado que la flor posee un efecto hipnótico, los dolores neurálgicos se calman en pocos minutos.
- **En la cocina.** Los brotes tiernos, cogidos en mayo, se parecen a las puntas de espárrago y pueden ser cocidos y comidos como las verduras.

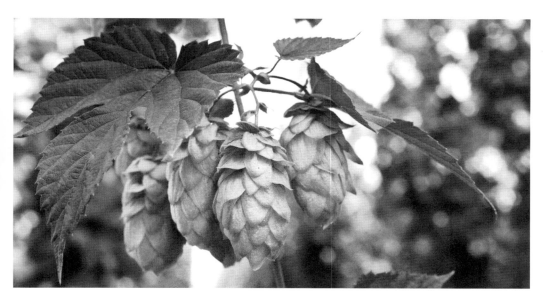

49 **Bistorta** *(Polygonum bistorta)*

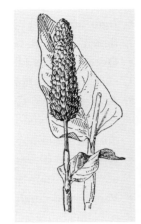

Inglés: *bistort, sualroot.* Francés: *renouvée bistorte.*
Alemán: *Natterwurz, Schlangenwurz.* Castellano: *bistorta, serpentaria, espinaca falsa.* Catalán: *bistorta.* Euskera: *basapiper.* Gallego: *bistorta.*

La planta

Planta herbácea vivaz que habita en los prados de las zonas montañosas europeas y mide hasta 70 cm de alto. Tiene un rizoma en forma de S, dos veces torcido, al que alude su nombre latino. De él surgen los tallos, rectos y simples, ligeramente nudosos, de hasta un metro de altura. Tiene pocas hojas, grandes, oblongas, verde oscuras en el haz y azuladas y vellosas en el envés; las inferiores, con pecíolo alado por dos apéndices membranosos de color pardo, y las superiores sin él, de forma que la lámina se inserta directamente a la vaina.

Las flores, muy pequeñas y de color rosado, se agrupan en una espiga grande y densa, en el ápice de los tallos. La parte utilizada son los frutos, de color pardo brillante, que miden unos 5 mm de largo. Las hojas y el talle saben a hierbas; la cepa tiene un gusto áspero.

Floración y recolección. Florece a partir de junio. Se recoge el rizoma, que se arranca en otoño con una herramienta adecuada; se le quitan las raicillas, se lava, se corta de forma longitudinal y se deseca rápidamente, preferiblemente al sol (si no es posible, en un horno).

Composición. Contiene vitaminas en grandes cantidades, de tipo gálico y elágico (hidrolizables), y de tipo catético (condensados); glucosa (0,45%), almidón, pararabina, un colorante rojo (el rojo de bistorta); oxalato cálcico y abundante oximetilantraquinona. En el aceite destacan diversas furocromonas, entre ellas la khellina, de uso exclusivamente médico.

La riqueza en taninos del rizoma varia mucho de una planta a otra debido, parece ser, a la existencia de un enzima oxidasa.

Propiedades y usos medicinales

Por su abundancia en taninos, está muy indicada como astringente, antihemorrágica y descongestionante. Internamente, se emplea en las diarreas prolongadas y en caso de disenteria. Se utiliza preferentemente el cocimiento del rizoma, pero también la maceración y en forma de vino o polvo.

- **Decocción.** El cocimiento se prepara hirviendo durante diez minutos, 20 g del rizoma triturados en un litro de agua. Se toman cuatro tazas al día.

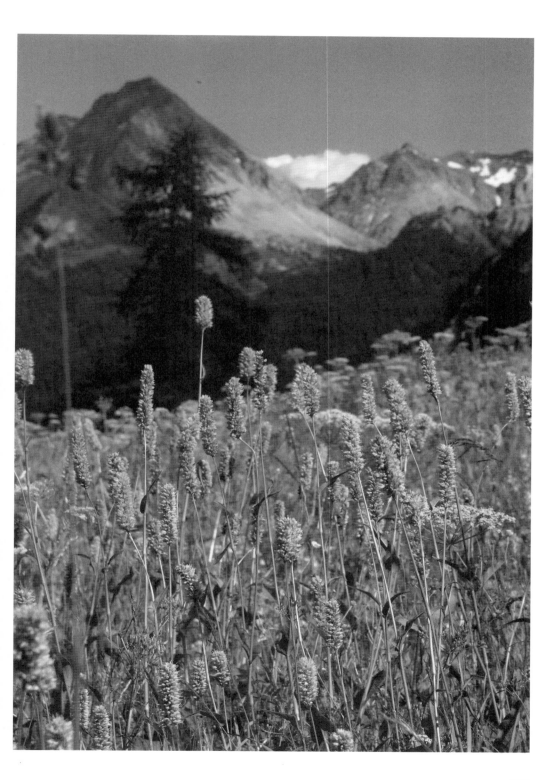

- **Vino.** El vino de bistorta se prepara con 125 g de rizoma, cortado a pedacitos, y 1 litro de vino tinto o blanco generoso. Se tiene en maceración durante 15 días, removiendo la botella todos los días, pasados los cuales se filtra. Se administra a vasitos, en las dosis de a 150 g por día.
- **En polvo.** Se pulverizan en un mortero de 2 a 4 g de rizoma seco. Se toma ½ cucharadita, dos o tres veces al día, mezclado con miel o mermelada.
- **Maceración.** Se dejan reposar durante cinco o seis horas, 30 g de rizoma triturado, en 1 litro de agua tibia. Pasado este tiempo, se cuela y se toman de tres a cuatro tazas al día.
- **Jarabe para la diarrea infantil.** Se prepara con 10 g de rizoma de bistorta, 5 g de raíz de malvavisco, 2 g de jengibre en polvo, 2 g de angélica en polvo y 2 g de clavo de olor.
- **En la cocina.** Las hojas basales de la planta recogidas en la primavera son una excelente verdura que se cocina y consume como las espinacas. Los brotes primaverales se toman en ensalada.

Uso externo. Se utiliza en inflamaciones de la boca (estomatatis) y de la garganta (faringitis), leucorreas y uretritis, hemorroides, heridas, úlceras, etc., en forma de gargarismos, irrigaciones y lociones o compresas respectivamente, con el agua resultante de la maceración del rizoma (60 g por litro de agua, en maceración 4 ó 5 horas).

50 **Rusco**
(Ruscus aculeatus)

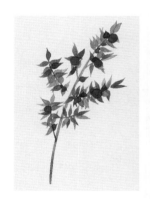

Inglés: *butcher's broom* Francés: *petit houx, fragon épineux.*
Alemán: *Salbei.* Castellano: *brusco, arrayán salvaje, jusbarba, gilbarbera, escobina.* Catalán: *galzeran, brusc, cirerer de Betlem, cirerer del Bon Pastor.* Euskera: *errats, erratz-latz, rekatza, basarragan, idulentzi.* Gallego: *gilbarbeira, azevinho, xilbarda, xardiña, bayoba, uvas de can, picanceira.*

La planta

Es una mata arbustiva leñosa, perenne, que crece en terrenos sombríos de tierras bajas y montañosas, hasta unos mil metros de altitud. La encontraremos en bosques, preferentemente de encinas y hayas. Tiene una cepa subterránea rastrera y tallos de color verde negruzco, erguidos, de entre 50-90 cm de altura, ramificados en la parte superior. Las hojas son escamas diminutas, que casi pasan desapercibidas ante los llamados filóclados, ramitas pequeñas en forma de hojas lanceoladas u ovaladas y terminadas en espina. Las flores son, generalmente solitarias y alguna vez acopladas. Los frutos son bayas de color rojo vivo, globulosas, como cerezas pequeñas.

Se cultiva mucho por sus hojas y sus frutos y porque presenta un agradable aspecto, principalmente alrededor de los bosques y los cuadros de flores.

Floración y recolección. Florece en primavera y fructifica en otoño o invierno. Se recogen sus raíces y el rizoma, de marzo a abril y en octubre. Se cortan en trocitos y se dejan secar al sol. Las hojas se pueden recoger durante cualquier época del año. Se secan a la sombra.

Composición. Se han identificado saponinas esteroídicas (cuyas agliconas son ruscogenina y neuruscogenina), de acción antiinflamatoria y vasoconstrictora, y flavonoides (rutina), con

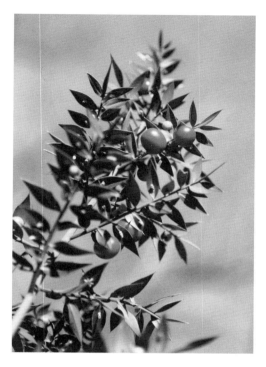

propiedades diuréticas y vitamina P, esto es, contra la fragilidad capilar. En las semillas se encuentra el alcaloide del café, la cafeína.

Propiedades y usos medicinales

Las raíces y el rizoma son diuréticos y aperitivos. Tienen también propiedades antiinflamatorias y vasoconstrictoras, depurativas de la sangre, diaforéticas y estomacales. Se utilizan como diurético en edemas de los miembros inferiores y contra la gota; para estimular el apetito; en trastornos capilares y afecciones venosas (varices y hemorroides); en afecciones de las vías urinarias, arteriosclerosis, reumatismo y algunas afecciones de la piel.

- **Jarabe de las cinco raíces.** Como aperitivo y diurético entra en la composición del jarabe de las cinco raíces, conocido desde antiguo. Se prepara con las raíces de esparraguera, apio, rusco, hinojo y perejil. Se ponen a hervir en 1 litro de agua 30 g de cada una de ellas y se deja en ebullición hasta que el agua se ha reducido a la mitad. Luego se cuela el cocimiento a través de un lienzo bien tupido y se añaden 850 g de azúcar, agitando suavemente hasta que quede disuelto. Se toma una cucharada del jarabe o más, antes de cada comida.
- **Decocción.** También se puede preparar el cocimiento de la planta sola. Se ponen 40 g de raíz o rizoma machacado en un litro de agua y se hierve durante 10 minutos. Luego se deja

reposar 20 minutos y se cuela. Se toman dos o tres tazas al día. Este cocimiento se utiliza para todas las indicaciones mencionadas antes.

- **Decocción anti hemorroides.** Sirve también en casos de varices. Se prepara con raíz de rusco, hojas de espino albar y hojas de ginkgo a partes iguales. Una cucharada soperara de la mezcla por taza de agua. Se dejar hervir 2 minutos, dejar 10 más en infusión y tomar una tacita caliente, cada noche, una hora antes de acostarse.
- **Extracto acuoso.** Es otra forma de administración, en la dosis de 1 a 4 g al día.
- **Cataplasmas.** En uso externo, se emplean las hojas frescas o bien secas y hervidas para cataplasmas contra granos, afecciones de la piel, heridas, etc.
- **Loción anticelulitis.** Se puede preparar una loción junto con otras hierbas indicadas: extracto de fucus (30%), extracto de hiedra (30%), extracto de rusco (20%), y extracto de manzanilla (20%). Se aplica por la mañana y por la noche, después de frotarse con un guante de crin.
- **Café de semillas.** Si se tuestan y muelen las semillas, puede prepararse un café saludable. Se endulza con miel.

51 **Marrubio** *(Marrubium vulgare)*

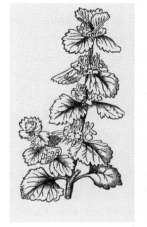

Inglés: *white horehound*. Français: *marrube blanc*. Alemán: *Andorn*. Castellano: *marrubio, malvarrubia, malva de sapo (Argentina), matico (Chile)*. Catalán: *malrubí, mairébol, malroig*. Eukera: *lekugi, lekugibedarr*. Gallego: *marroyo, erba dos lombos*.

La planta

Planta vivaz de 2 a 4 palmos de altura, de tallo erecto, robusto, frondoso, tetragonal, recubierto de una espesa y blanda pelusa. Hojas fragantes y vellosas, opuestas, blanquecinas, surcadas por espesas y marcadas nerviaciones. Las flores son blancas y se agrupan densamente en las axilas de las hojas superiores. Toda la planta tiene color blanquecino por su abundante vellosidad y despide un olor fuerte y aromático. Su sabor es amargo y acre, y da lugar a su nombre: *marrubium*, del griego *mar* (amargo) y *rob* (jugo).

Es originaria de Europa y Asia Central. Se cria al borde de los campos, junto a los caminos, en los ribazos, al píe de los muros; en los escombros y terrenos baldíos.

Floración y recolección. Florece en primavera y verano, a partir del mes de mayo. En este momento se ha de cortar la parte aérea de la planta, atándola en ramilletes; se cuelga y se deja secar al aire y a la sombra. Es mejor prescindir de la parte inferior recia de los tallos. El fruto seco de las semillas madura en otoño.

Composición. Las semillas del marrubio contienen cantidades variables de marrubina (0,3-1%), sustancia amarga que forma cristales tubulares muy poco solubles en agua pero que se disuelven fácilmente en éter. Contiene también ácidos fenoles (cafeico, ursólico y clorogénico).

En las flores se encuentran pequeñas cantidades de esencia, algo de resina, materias grasas, cera, taninos y cierta cantidad de un glucósido y una saponina acida.

Propiedades y usos medicinales

- **Sistema respiratorio.** Esta planta ha sido utilizada desde la antigüedad en el tratamiento de las afecciones del aparato respiratorio, siendo aún muy usada como febrífuga y modificadora de la mucosa respiratoria.

  En las afecciones bronquiales, traqueitis, tos pertinaz y asma, el marrubio actúa como modificador de la mucosa respiratoria, fluidificando y aseptizando las secreciones y provocando su evacuación. No provoca ninguna acción secundaria de inflamación ni congestión. Se usa la decocción de las hojas o la infusión de las flores en estas ocasiones, o bien las hojas secas hechas polvo y mezcladas con miel.

- **Jarabe de extracto.** Otra forma de preparación es el jarabe de extracto hidroalcohólico de marrubio. Se ponen 3 g de extracto en 200 g de jarabe simple, tomándose 2 o 3 cucharadas soperas al día en las afecciones respiratorias. Cuando se emplea como antitérmico se deberá doblar o triplicar la dosis.

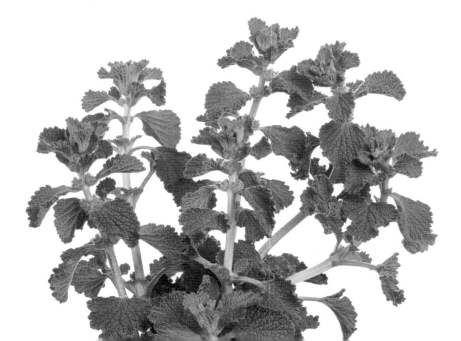

- **Tisana expectorante.** Es una fórmula que ayuda a despejar las vías respiratorias. Se prepara con marrubio blanco, llantén mayor, brotes de abeto y líquen de Islandia. Hay quien le añade una corteza de naranja bio (sin ceras). Dejamos hervir 2 minutos, más otros 10 minutos en infusión. Añadir unas gotas de limón. Se toma bien caliente, hasta 4 vasos al día.

  El marrubio es además una planta estomacal, antidismenorreica, estimulante de la secreción biliar y cardiotónica. Es una buena febrífuga, mejora el estado general y acorta la duración de la enfermedad.

- **Tisana tonificante.** Se puede utilizar en forma de infusión de 30 g en un litro de agua hirviendo; Se toman 2 o 3 tazas al día, edulcorando previamente con miel, dado lo amargo de su sabor.

- **Tintura.** Se hacen macerar 20 g de flores en 200 g de alcohol de 70°. Transcurridos 2-3 días se filtra la tintura y se vierte en un frasco cuentagotas. Se toman 10 gotas, tres o cuatro veces al día, hasta que desaparezca la fiebre.

- **Vino de marrubio.** Permite aprovechar la planta, dada su escasa solubilidad en agua. Se prepara macerando durante 2 semanas 65 g de flores en un litro de vino blanco. Luego se filtra y lo guardamos en una botella, de la que tomaremos unos 2 vasitos diarios en caso de anemia, menstruaciones difíciles y como tónico que hará aumentar el apetito.

- **Baños.** En caso de dolor de espalda, piernas o costado, se pueden hacer baños de marrubio, que se preparan añadiendo un kilo de flores en 5 o 6 litros de agua: se deja hervir sólo 5 minutos, se cuela y se echa agua de baño.

52 **Zaragatona** *(Plantago psyllium)*

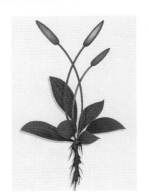

Inglés: *fleawort.* Francés; *herbé aux puces.*
Alemán: *Flóhkraut.* Castellano: *psylio, zaracatona, bazarcatona.*
Catalán: *saragatona, sargantana, pucera vera, herba de les puces.*
Euskera: *ardi-belar (de ardí, «pulga» y belar, «hierba»), kukuro-belar.*
Gallego: *erva das pulgas.*

El uso de la zaragatona como laxante es relativamente moderno, pero la planta se conoce desde muy antiguo, Dioscórides ya habla de ella). Es conocida aquí popularmente como *psylio,* y se utilizaba el mucílago resultante de la maceración de las semillas para quitar el amargor de boca, ablandar las asperezas de la lengua en los enfermos febriles, templar los ardores de estómago y curar las quemaduras del fuego.

La planta

Es una hierba anual, vellosa, de unos 10 a 50 cm de altura, que crece en lugares áridos y pedregosos. A menudo se cultiva. Tiene un tallo erguido, simple o poco ramoso, con hojas opuestas alargadas y estrechas, con el margen entero o ligeramente dentado. Las flores, muy pequeñas, son de color blanquecino y los frutos son cápsulas de pequeño tamaño, con dos compartimentos que contienen las semillas, de color pardo brillante. A su semejanza con las pulgas se deben los nombres latinos «psyla» y «psyllium», que significan pulga.

Floración y recolección. Florece en primavera y verano, y a partir del mes de marzo en las zonas cálidas. La parte medicinal de la planta son las semillas, que se recolectan en verano cuando el fruto está maduro.

Cultivo. Para recoger cantidades importantes no bastan las plantas espontáneas y hay que cultivar la especie. La siembra se verifica de mediados de febrero a mediados de marzo, en líneas separadas unos 70 cm entre sí y empleando unos 70 g de semillas por área. Hay que cubrir las semillas con muy poca tierra o dejarlas casi en la superficie del suelo para cubrirlas con una labor ligera. La recolección se realiza a finales de verano, cuando las plantitas tengan un color amarillo dorado, señal de que las simientes están maduras; no conviene segarlas más tarde pues se pierden muchas semillas. Se transportan en lonas y se desgranan mediante un rolo o golpeándolas con un látigo. A continuación se separan las semillas por medio de una criba y se conservan en sacos, en lugares secos. El rendimiento es de 10 a 15 kg por área.

Composición. Las semillas contienen abundante mucílago (10-12%), con la conocida propiedad de hincharse con el agua. Los vástagos contienen aucubina, oligoelementos y sales de potasio.

Propiedades y usos medicinales

Debido al mucílago, las semillas poseen una acción laxante, emoliente y antiinflamatoria.

- **Laxante.** Como laxante son actualmente un remedio muy valorado dada su inocuidad, ya que actúan por efectos puramente mecánicos (las semillas, igual que se hinchan en el agua, se hinchan en el intestino) y no por una acción irritativa de las paredes intestinales como es, por ejemplo, el caso del sen. Se recomiendan en casos de estreñimiento (sobre todo si es crónico), en colitis agudas, ciertas formas de disentería, así como en el tratamiento de enfermedades en que es de gran ayuda una buena eliminación intestinal: afecciones hepático-biliares, angina de pecho, llagas en las piernas, reúma, infecciones del riñón y la vejiga, y también como protección de secuelas infecciosas. Además se utiliza en casos de úlceras gástricas, dado que también es emoliente y desinflamatoria.

- **Preparación.** Se toma una cucharada de semillas vertidas en agua sin dejarlas hinchar, al acostarse, o bien se prepara el mucílago dejando macerar las semillas en agua durante la noche. Al día siguiente se cuela y se toma el mucílago sin las semillas, media hora antes del desayuno.

  En comparación con las semillas de lino, de acción semejante, tiene la ventaja de que pueden consumirse enteras. Por otra parte, las semillas de lino deberían molerse inmediatamente antes de su consumo para evitar que se enrancien, proceso que no necesita la zaragatona.

- **Maceración.** Sirve también para enemas, como emoliente, en casos de inflamaciones intestinales o anales y en hemorroides.

- **Sopa laxante.** Contra el estreñimiento se puede tomar una sopa laxante por las mañanas que da buenos resultados. Se prepara del modo siguiente: por la mañana se cuece trigo integral recién molido, hasta que queda como una sopa que se aderenza con una cebollita picada y un ajo machacado; cuando ya está cocida se echa un poco de perejil picado y una cucharada de aceite de oliva virgen; finamente se añade una cucharada de semillas de zaragatona.

- **Emplasto para la piel.** En uso externo, se utiliza en forma de emplasto para el tratamiento de heridas y dermatosis. La decocción o la maceración de zaragatona proporcionan un preparado con abundante mucílago, adecuado contra las irritaciones cutáneas y el enrojecimiento de los párpados. Además se utiliza en cosmética en forma de mascarilla.

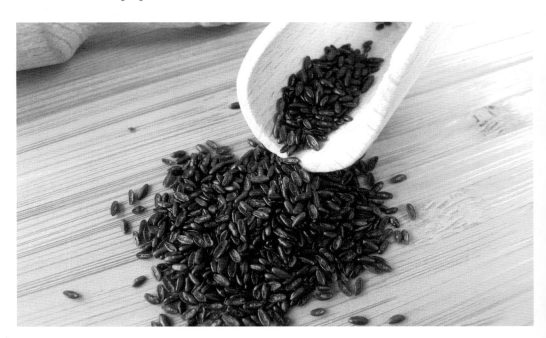

53 **Castaño de Indias** (*Aesculus hippocastanum*)

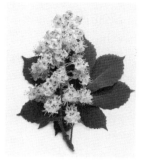

Inglés: *horse chestnut*. Francés: *marronnier d'Inde*.
Alemán: *Rosskastante*. Castellano: *castaño de Indias*.
Catalán: *castanyer d'India, castanyer bord*. Euskera: *indi-gaztain*.
Gallego: *castanheiro-da-India*.

El árbol procede en realidad de las montañas de Grecia, desde las
cuales se llevó a Turquía y, más tarde, empezó a ser cultivado en Europa. «Hippocastanum»,
el nombre latino de esta especie, significa castaño de caballo, porque los turcos suministraban
las semillas a sus caballos viejos como remedio para calmarles la tos y aliviarles el asma.

La planta

Es un hermoso árbol que se cultiva como especie ornamental. Puede alcanzar hasta 25 m
de altura, con corteza rugosa, fragmentada y copa espesa. Es fácil de reconocer por sus
grandes hojas opuestas, de forma palmeada, que se disponen enfrentadas y tienen un largo
pecíolo. Las flores son blancas o rosas, con manchas de color rojo y amarillo, perfumadas
e irregulares, Están dispuestas en grandes ramilletes terminales con el ápice dirigido hacia
arriba.

Floración y recolección. Las partes útiles desde el punto de vista medicinal son la corteza de
las ramas jóvenes, las semillas y flores. La corteza se recoge en primavera y se seca a la sombra.
Las semillas se recogen a finales de verano o en otoño, cuando caen maduras; ambas partes se
secan al sol y se conservan en bolsitas, libres de la humedad.

Composición. La corteza de las ramas jóvenes contiene el glucósido esculina y ácido esculi-
tánico; también taninos catéquicos (2%). El pericarpio contiene aceite etéreo, saponina, pectina, potasio, calcio y fósforo. Las semillas desecadas contienen un 25% de saponina (escina);
del 5 al 7% de aceite; catequinas, flavonoides (heterósidos dexquercetina y kamferol) y entre
el 50 y el 60% de carbohidratos.

Propiedades y usos medicinales

- **Sistema cardiovascular.** Es ante todo un tónico venoso. Las saponinas de las semillas y
  del pericarpio, así como la esculina de la corteza, tienen acción similar a la vitamina P
  (contra la fragilidad capilar). La escina de las semillas tiene además propiedades antiinflamatorias y antiedematosas. La corteza es astringente debido al tanino y se le atribuye

también una acción antitérmica; a las semillas, propiedades diuréticas por la presencia de flavonoides.

Tanto la corteza como las flores y semillas se utilizan contra los trastornos de origen venoso: varices, hemorroides, flebitis, trombosis, etc., para activar la circulación de la sangre y fluidificarla; en las hemorroides dolorosas a causa de su exagerada turgencia, calman el dolor y reducen progresivamente su volumen, así como el diámetro de las venas en las varices y flebitis.

También se emplean en inflamaciones de la próstata, gastritis, enteritis, congestiones hepáticas y hemorragias uterinas.

A veces se asocia esta planta con otras como el viburno, hamamelis, hidrastis, árnica o meliloto, para reforzar su acción venosa. Resulta especialmente útil en las mujeres embarazadas; favorece la circulación venosa, eliminando los estancamientos que pudieran causar ulteriores embolias o trombosis. Es útil también para la regeneración natural de las venas varicosas, junto con una alimentación rica en calcio.

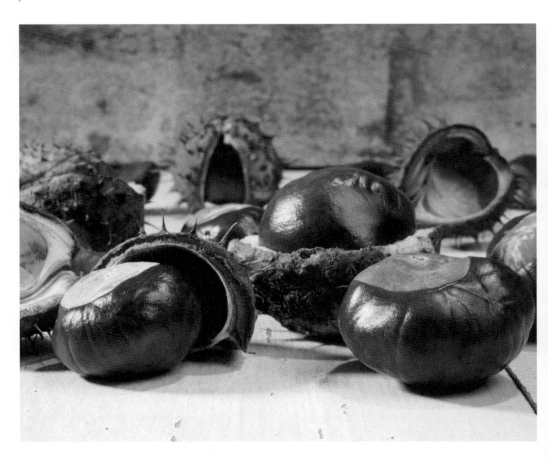

- **Decocción.** Se utiliza en cocimiento de 30 a 50 g de corteza de las ramas jóvenes o de las semillas machacadas en un litro de agua; se toman una o dos tazas al día.
- **Tintura.** También se puede administrar en forma de tintura, que puede prepararse de las siguientes formas:

  - Se dejan en maceración durante 10 días, 50 g de pericarpio (la corteza espinosa) seco en 120 g de alcohol de 60º (también puede obtenerse con la cáscara del fruto empleando las mismas cantidades). Se toman de 15 a 20 gotas, tres veces al día, con cualquier tisana o con agua.

  - Se dejan en maceración durante 15 días 125 g de castañas de Indias, recién recogidas y machacadas, en 0,5 l de alcohol. Se toma una cucharada sopera de esta tintura, mezclada en una tisana, una vez al día, en ayunas o después de comer.
- **Alcoholaturo.** Se prepara dejando macerar corteza fresca desmenuzada en un peso igual al alcohol de 95º; después de una semana se cuela. Se toman 15-20 gotas, antes de las comidas, durante 15 días. Si fuera necesario, se repite la dosis tras descansar unas dos semanas.
- **Pomada.** A partir del alcoholaturo, puede prepararse una pomada para hemorroides y varices con la fórmula siguiente: 20 g de alcoholaturo y 60 g de lanolina. Se mezcla bien y se aplica en las zonas afectadas.

  El extracto fluido de castañas de Indias se utiliza en preparaciones antisolares para proteger la piel.
- **En cosmética.** La saponina de las semillas, aislada y purificada, tiene numerosas aplicaciones en la industria farmacéutica y en la preparación de cosméticos. Con ella se obtienen emulsiones y suspensiones; sirve a modo de gel corporal y sobre todo del cabello (existen champúes excelentes), sin necesidad de utilizar jabones ni sustancias alcalinas. También para elaborar cremas de afeitar, etc.

Precauciones. En dosis terapéuticas esta planta no es tóxica; sin embargo se han observado en niños algunos casos de intoxicación (debidos a la escina) que se traducen en gastroenteritis, midriasis, enrojecimiento de la cara y somnolencia, y en uso externo efectos necrosantes. Los frutos, que recuerdan a las castañas, no deben comerse nunca.

54 **Biznaga** *(Ammi visnaga)*

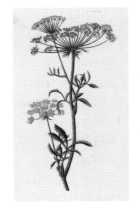

Inglés: *bishop's weed*. Francés: *herbe aux gencives*.
Alemán: *Zahnstocherkraut*. Castellano: *escarbadientes*.
Catalán: *bufanaga escuradents*. Euskera: *bisnaga*. Gallego: *paliteira*

La biznaga crece espontáneamente en los terrenos incultivados, en los barbechos y rastrojos. Procede de la región mediterránea, se extiende desde las islas Canarias hasta Persia, y se encuentra de vez en cuando en Europa Central y Occidental y en Norteamérica, donde fue introducida. Pero las plantas que se encuentran en el comercio provienen sobre todo de Egipto y Marruecos.

La planta

Es una planta anual, de larga raíz blanca y tallo erecto y redondeado, ramificado en la parte superior, de 80 a 120 cm de altura. La biznaga es pariente del hinojo, del anís y de la zanahoria, con flores blancas que se agrupan en grandes umbelas de 15-20 cm de diámetro. Toda la planta es muy aromática y segrega resina, especialmente en la región de las umbelas. Las hojas son plumosas, finamente trabajadas, reducidas a las nervaduras, con angostos segmentos de 1 mm de anchura. Su sabor recuerda al del apio, pero se convierte en intensamente amargo.

Floración y recolección. Florece de junio en adelante y madura sus frutos en agosto, se recolectan entonces y se secan al sol o a la sombra.

Composición. El fruto contiene un 4-5% de agua, un 7-8% de materias minerales, glúcidos y prótidos en pequeña cantidad y un 18-20% de lípidos; hay trazas de aceite esencial y de taninos. Además contiene flavonoides, que abundan sobre todo en hojas y flores. Entre sus componentes destacan también las furanocromonas, de las que la más importante es la quelina, seguida de la visnagina y de varios alcoholes (ammiol, visamminol, quelol) en forma glucósida (quelininas); y las cumarinas, destacando la visnadina, mezclada con otras dos sustancias y un compuesto oleoso, el visnagan.

Propiedades y usos medicinales

- **Espasmolítico.** Su acción antiespasmódica se da sobre todo en la musculatura lisa de diversos órganos, como los bronquios, intestinos y vías biliares, y es vasodilatador de los vasos coronarios. Esta acción antiespasmódica de la visnadina es tres veces mayor a la de la papaverina y su efecto de vasodilatación coronaria es superior al de la quelina.

Actúa también como diurética, carminativa y estimulante. El efecto que produce, gracias a las furocromonas, es de larga duración, por lo que la acción espasmolítica que se consigue es sostenida.

- **Infusión, decocción, tintura y extracto.** Los frutos pueden ser administrados en forma de infusión o decocción (30 g de frutos para 1 litro de agua), de tintura (1 a 5 g) o de extracto (0,5 a 1 g) contra cólicos nefríticos, tos ferina, asma, disnea de esfuerzo y angina de pecho.
- **Quelina y otros principios activos.** Aunque los frutos apenas se utilizan, la industria farmacológica suele extraer la quelina para administrarla por vía bucal o intramuscular (0,05 a 0,15 g) en las afecciones anteriores junto a antihistamínicos, fenobarbital y papaverina. Esto se hace suponiendo que la quelina es el principio activo en el que residen las propiedades de la planta, pero ya hemos visto que también contribuyen a esas propiedades los restantes componentes, como suele suceder en los preparados vegetales.
- **Pomada antirreumática.** En uso externo se utiliza en forma de pomada, preparada mediante la maceración al baño María de 100 g de frutos con 100 g de cuerpos grasos. Se emplea en fricciones antirreumáticas.

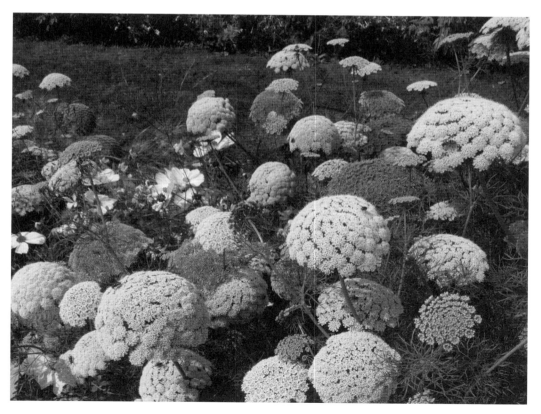

55 **Regaliz** *(Glycyrrhiza glabra)*

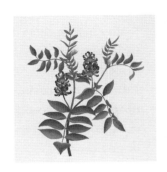

Inglés: *liquorice*. Francés: *réglisse*. Alemán: *Süssholz*.
Castellano: *regaliz, palo dulce, alfender, orozuz, alcazuz, regalina*.
Catalán: *regalèssia*. Euskera: *errekalitz, zain gozo, gotxerro*.
Gallego: *regalicia*.

La planta

Es una leguminosa vivaz, de cerca de un metro de altura, que produce largas raíces y rizomas (o tallos subterráneos) muy prolíficos. De éstos brotan tallos leñosos con hojas verdeoscuras, compuestas por varios pares de foliolos lanceolados y estrechos, con uno terminal. Se encuentra en prados, arenales de las orillas de ríos y también en tierras agrícolas, porque se cultiva desde la Edad Media.

Floración y recolección. De mayo a julio, en las axilas de las hojas aparecen racimos fugaces de flores largamente pedunculadas, de un azul violáceo suave. Se recogen las raíces y rizomas de octubre a marzo, a partir del tercer año, en tiempo seco y procurando arrancarlos lo más enteros posible, pero sin apurar demasiado para que las plantas puedan recobrarse. Las raíces de diámetro menor de 6 ó 7 mm suelen dejarse en el suelo.

A continuación se lavan para quitarles la tierra, se secan al sol o a la sombra y se guardan en recipientes cerrados –no de plástico– al abrigo de la luz y en lugares frescos y ventilados.

Composición. Sus órganos subterráneos contienen alcoholes triterpénicos (una saponina, la glicirricina) sin poder hemolítico; flavonoides torno la liquirritina, sustancias resinosas, esteroides estrógenos, azúcares, vitaminas del grupo B (compuestos similares al ácido pantoténico –factor PP– y a la biotina) y una sustancia amarga.

Propiedades y usos medicinales

Tiene propiedades emolientes, expectorantes, antitusivas y antiinflamatorias, gracias a la glicirricina. Es interesante la acción antiúlcera estomacal atribuida al flavonoide liquiritina, también antiespasmótico y antibacteriano. Se emplea en casos de tos, anginas, gripe, bronquitis aguda y como tratamiento secundario de la tuberculosis en forma de macerado, decocción, jarabe, etc.

- **Maceración.** Se prepara dejando reposar toda una noche de 30 a 40 g de raíz minuciosamente troceada en un litro de agua fría. A la mañana siguiente se cuela con un lienzo y se toman varias tacitas tibias durante el día.

- **Decocción.** Se hierve durante un minuto una o dos cucharadas de raíz desmenuzada en un litro de agua. Se deja reposar 10 minutos antes de colar y se bebe una tacita, des veces al día.

- **Jarabe.** Se prepara mezclando 10 g de extracto fluido de regaliz con 90 g de jarabe simple (dos partes de azúcar integral por una de agua). Se puede hacer jarabes más complejos añadiendo extractos de otras plantas (drosera, polígala, altea, ipecacuana, etc.) para potenciar su acción. Se toman dos cucharaditas varias veces al día.
- **Infusión hepática con regaliz.** Los ingredientes son: flores de centaura, hojas de alcachofa, romero y raíz de regaliz (1 cucharada sopera de cada planta).
  Se cortan bien los ingredientes a trocitos pequeños y los mezclamos bien. Ponemos al fuego un cacito con el contenido de una taza de agua y cuando hierva le añadimos una cucharadita de postre de la mezcla de plantas. Apagamos el fuego, se tapa el cazo y lo dejamos reposar tres minutos. Se tomará media tacita antes de cada comida.
  La centaura pertenece al grupo de plantas cuya tisana tiene un sabor amargo; ningún edulcorante puede enmascarar ese sabor. Pero su acción es enormemente beneficiosa para el organismo.
- **Leche pectoral.** En las bronquitis leves se puede tomar una leche pectoral: una taza de leche (o de licuado de soja) en la cual se han disuelto 2 g de extracto de regaliz. Primero se disuelve el extracto en una pequeña cantidad de leche caliente en un mortero o una tacita, y una vez desleído se echa en la taza mayor con la leche también caliente.
- **Extracto digestivo.** Contra la úlcera gástrica y ardores de estómago se usa un gramo de extracto de regaliz al día, pero bajo prescripción médica, ya que el uso prolongado puede producir efectos secundarios como hinchazón de la cara y las articulaciones, mareos y dolor de cabeza —aunque desaparecen al suprimir el tratamiento.
  En uso interno la regaliz está contraindicada en casos de hipertensión o edema.
- **Pomada antiinflamatoria.** En uso externo se emplea en forma de pomada como antiinflamatorio y calmante de eccemas, impétigo, psoriasis, prurito y otras dermatitis.

Otros usos. En diarreas espasmódicas, artritis reumática., ciertas dismenorreas, hiposuprarrenalismo (enfermedad de Addison) y como anoréxico (quita las ganas de comer en los tratamientos para la obesidad).

Por su acción bacteriostática y antitoxínica se emplea en algunas infecciones bacterianas (de *Staphilococcus hemoliticus*, *Streptococcus fecalis*, *Corynebacterium difteriae*, *Bacillus antracis*, *Pseudomona aeruginosa*, *Micobacterium paratuberculosus*), como neutralizante de la toxina tetánica y como desintoxicante de la estricnina.

Por su sabor dulce también se utiliza para facilitar la toma de sustancias medicinales desagradables.

56 **Estramonio**
(Datura stramonium)

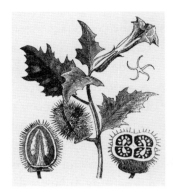

Inglés: *thorn Apple, stinkweed*. Francés: *stramoine, pomme épineuse*. Alemán: *Stechapfel, Tollkraut*. Castellano: *manzana espinosa, higuera loca, mata del infierno, trompetilla, hierba hedionda*. Catalán: *estramoni, figuera d'infern, herba pudent*. Euskera: *asma-belar*. Gallego: *estramonio, figuera do inferno, erva dos bruxos, burladora, pomo espinoso*.

Durante la Antigüedad y la Edad Media el estramonio crecía espontáneo en Asia y Sudamérica, pero se desconocía en Europa hasta finales del siglo XVI. Desde entonces se cultiva y también crece asilvestrado en los bordes de los caminos y de los campos, entre escombros y en los terrenos baldíos áridos.

La planta

Es una hierba anual, robusta, de rápido desarrollo en condiciones poco favorables. Tiene un tallo redondo, firme y muy ramificado. Las hojas son grandes y alternas, de color verde oscuro en el haz y más claro en el envés, divididas en lóbulos triangulares y desiguales. En la axila de las hojas aparecen las flores, solitarias, de gran tamaño. En contraste con el olor nauseabundo de las hojas, las flores desprenden un aroma agradable.

Floración y recolección. Nace al inicio de la primavera, entallece pronto hasta alcanzar de medio a un metro de altura, y en junio está ya en flor, fructifica durante el verano y muere con las primeras heladas del invierno.

Se recogen las hojas de julio a septiembre, preferiblemente a primera hora de la mañana, porque es cuando contienen mayor cantidad de sustancias activas. Primero se recogen las hojas de la base y algunas semanas después las superiores. Conviene evitar la recolección en los días de lluvia y los posteriores a ellos, pues el contenido en sustancias activas disminuye.

El secado debe ser rápido, a la sombra o con aire caliente y buena ventilación. Para que conserven al máximo todos sus principios activos lo ideal es secarlas en estufa a 60 ºC, en 13-16 horas. También pueden recolectarse las semillas a principios de otoño, tan pronto como se abran las cápsulas.

Composición. Toda la planta posee alcaloides derivados del tropano, como la belladona y el beleño, pero en diferente proporción: l-hiosciamina, atropina y escopolamina, que representa más de un tercio de los alcaloides totales. El contenido en alcaloides de las hojas desecadas oscila entre el 0,2 y el 0,5%, apreciándose mayor proporción en las nervaduras y pecíolos que en la lámina foliar.

Además de los alcaloides mencionados, las hojas contienen diversos ácidos (sobre todo cítrico y málico), una sustancia tánica e indicios de aceite esencial. Las semillas son ricas en aceite.

Propiedades y usos medicinales

Son semejantes a las del beleño y la belladona: es antiespasmódica calmante, anestésica e inhibe las secreciones, efectos producidos todos ellos por los alcaloides. La l-hiosciamina y la atropina actúan inhibiendo el sistema nervioso parasimpático, lo que provoca la dilatación de la pupila (midriasis) y de los bronquios, disminuyen la secreción salival, gástrica, nasal, sudoral, etc. y las contracciones del tubo digestivo.

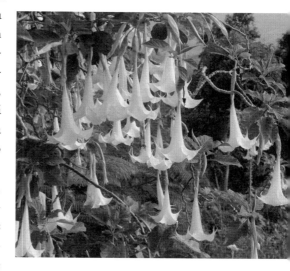

- **Sistema nervioso.** La escopolamina ejerce una acción sedante del sistema nervioso central. En esta planta y en el beleño, el contenido en escopolamina es superior al de la belladona y produce una acción depresiva central e hipnótica, acción que en la belladona generalmente está ausente. El estramonio tiene una ventaja sobre la belladona y el beleño: no crea adicción, por eso está indicado en la enfermedad de Parkinson.

- **Sistema respiratorio.** Es eficaz contra el asma. También se ha utilizado contra la tos convulsiva y la laringitis crónica, pero en estos casos es preferible utilizar otras plantas carentes de toxicidad. El uso interno del estramonio sólo se hará bajo prescripción médica.

En las crisis asmáticas se utilizan las hojas de la planta seca y desmenuzada en forma de cigarrillos, uso que se inició a principios de siglo y cuya práctica era ya conocida en la India Oriental.

- **Reumatismo.** Externamente se emplea en el reumatismo articular como analgésico local, en forma de bálsamo, linimento o pomada. Esta última se prepara con una parte del extracto alcohólico de las hojas y ocho partes de manteca.

Otros usos. En Súdamerica las semillas suelen utilizarse como enteógeno o droga alucinógena, lo que a menudo produce graves intoxicaciones. Los nombres populares —higuera loca, manzana del diablo, etc.— se deben a que antiguamente se empleaba en la preparación de filtros para alterar la mente en prácticas de hechicería.

57 **Abeto** *(Abies alba)*

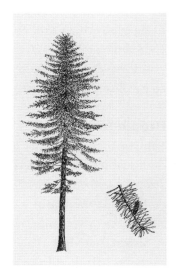

Inglés: *silver fir*. Francés: *sapin*. Alemán: *Fichtenbaum, Weisstanne*. Castellano: *abeto, abete, abetuna*. Catalán: *avet*. Euskera: *izai*. Gallego: *sarxa*.

Desde hace siglos los médicos aconsejan a los convalecientes de enfermedades pulmonares y a los asmáticos dar paseos por los bosques de abetos, cuyo intenso y fresco perfume resulta una medicina natural y eficaz.

La palabra abin o abíos significa en griego «que vive largo tiempo». En latín, *abire* equivale a «marcharse», lo que recuerda el alejamiento de la cepa de este árbol, que puede vivir más de tres siglos.

La planta

El tronco columnar del abeto puede alcanzar de 50 a 60 metros de altura. Posee una corteza lisa y blanco-ceniza, provista de lagunas resiníferas, que con el tiempo libera, al agrietarse. Las ramas horizontales le dan su cracterístico aspecto piramidal. En el mismo árbol se encuentran las flores masculinas y femeninas. Las piñas rollizas que forman, de no más de 5 cm de anchura, de color verde oscuro, no se desprenden del árbol, como acaban haciendo las de los pinos, sino que se descomponen en las ramas después de madurar y van soltando piñones y escamas hasta dejar el eje de la piña completamente desnudo. El polen se desprende en abril.

Se cree que los grandes bosques de abetales que todavía persisten en Europa se deben al amparo de los monasterios en siglos pasados. En la actualidad el abeto es muy plantado por su madera y como ornamental.

Floración y recolección. Florece en primavera y madura sus piñas en el otoño.

Las yemas, generalmente reunidas de 3 a 6 y con una en el ápice, se recogen en primavera, cuando el abeto va a empezar a rebrotar y las yemas están hinchadas. Son pegajosas porque están cubiertas de trementina. La trementina o resina del abeto se acumula en vejigas de la corteza durante la primavera y el otoño.

Composición. Esencia natural de abeto. Si las «vejigas» de la corteza se rompen con el borde cortante de vasos de metal, vierten su contenido tan fluido como el aceite, de aspecto lechoso y transparente al reposarse, olor que recuerda al del limón y sabor acre y amargo. Destilada en vapor de agua a una temperatura no demasiado elevada, se obtiene la esencia, el aguarrás de abeto, que contiene diversos hidrocarburos, principalmente l-pineno, alfa-l-limoneno, borneol en forma de acetato y un sesquiterpeno.

Los componentes son similares a los del pino. Las yemas de abeto son ricas en resina, y sus esencias principales son el limoneno y el alfa pineno. Las hojas presentan también una notable cantidad de esencia. La corteza es rica en taninos y flobaceno. La resina, además de ser muy rica en trementina, contiene cierta cantidad de ácido abietínico.

Propiedades y usos medicinales

- **Trementina.** Aplicada exteriormente tiene virtudes balsámicas y vulnerarias. Limpia y consolida heridas, contusiones, úlceras pútridas.
- **Cataplasma.** Con ella se confecciona una cataplasma a base de dos partes de resina y tres partes de cera líquida caliente. Los dos ingredientes se disuelven al baño María, con mucho cuidado, pues la mezcla puede arder si la llama es alta. Este emplasto se utilizaba para facilitar la supuración de forúnculos, en dolores reumáticos, lumbago y tos crónica.
- **Decocción de yemas de abeto.** Se cuecen 50 g en medio litro de agua, o bien las podemos añadir (20 a 25 g) al agua del baño de vapor. Se utilizan en los catarros de vías respiratorias, garganta y bronquios. El abeto es excelente como pectoral.
- **Baños de vapor.** Para descongestionar las vías respiratorias. Los ingredientes hojas y yemas de abeto, yemas de pino albar, tusílago y hojas de eucalipto a partes iguales una cucharada sopera de cada planta por cada litro de agua. Se pone todo a hervir en una olla tapada. Cuando empieza a hervirse retira del fuego y nos cubriremos la cabeza con un paño y una manta ligera por encima. Respiraremos los vahos sobre la olla hasta que se enfríe. También se puede dejar la olla destapada en la habitación donde esté el enfermo.
- **Depurativo.** Esta tisana de yemas de abeto activa la función de los riñones y aumenta la producción de orina. Por sus propiedades depurativas es útil para combatir la gota, el reumatismo y el artritismo. También pueden usarse, en forma de infusión, en irrigaciones vaginales para los casos de leucorrea o aumento de flujo vaginal.

58 **Roble** *(Quercus robur)*

Inglés: *oak tree*. Francés: *chêne pédonculé*. Alemán:
Eichenbaum. Castellano: *roble*. Catalán: *roure pènol*. Euskera:
araltz. Gallego: *carballo blanco*.

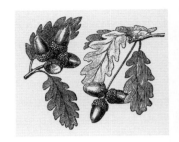

La planta

El roble es un árbol majestuoso que puede alcanzar hasta 50 m de altura, de tronco robusto y ramas retorcidas, copa grande e irregular. Vive cientos de años y produce una madera densa y sumamente duradera. Su corteza, de brillo gris plateado, a partir de los 20 años se fisura profundamente y se vuelve pardo grisácea. La hoja, caduca y de haz de color verde intenso brillante, tiene un borde con cinco o siete pares de lóbulos amplios, redondeados. Las primeras flores aparecen entre los 60 u 80 años; las masculinas cuelgan en racimos verdosos; las femeninas, solitarias o en racimos rojos, dan la bellota. Se encuentra extendido por gran parte de Europa hasta los Urales y el Cáucaso. Prefiere zonas montañosas y terrenos boscosos y soporta bien las heladas.

Floración y recolección. Florece en primavera y las bellotas maduran a fines de verano o en otoño. La corteza se recoge en primavera, en árboles de más de 15 a 20 años, pudiéndose repetir la operación cada ocho años. Las hojas se recolectan en verano. Tanto la corteza como las hojas se secan a la sombra y se conservan en bolsitas para librarlas de la humedad. Se conserva de uno a dos años. Las bellotas sanas se recogen en octubre, ya maduras.

Composición. La corteza es rica en materias tánicas. Tiene un 20% de ácido cuercitánico, cantidades variables de los ácidos gálico y elágico, el llamado rojo de roble que es una especie de flobafeno, cuercinita, cuercita, levulina, diversos azúcares y pectinas. Los frutos contienen alrededor del 50% de fécula, con varios azúcares, cierta cantidad de grasa y tanino. Y las hojas contienen ácidos gálico y tánico en cantidades que pueden llegar hasta el 30%.

Propiedades y usos medicinales

Todas las partes del roble y de manera especial la corteza contienen el ácido cuercitánico de propiedades astringentes, si bien de todos los taninos éste es el más irritante. Puede perjudicar las vías digestivas, por lo que es mejor reservar la corteza de roble para uso extemo. Los taninos tienen también un efecto antiinflamatorio, antidiarreico y antiséptico. Las bellotas son astringentes y revitalizadoras.

* **Astringente.** La corteza y a veces las hojas de roble, por su astringencia, se usan en hemorragias de cualquier tipo, hemorroides, diarrea, disentería, incontinencia de orina e inflamación del útero.

- **Febrífugo.** Asociada a la genciana y a la manzanilla es un potente febrífugo. Si se desea administrar por vía interna, puede hacerse en forma de polvo de la corteza o de cocimiento de una cucharada mediana de corteza desmenuzada en 250 g de agua, aunque algunos autores recomiendan, por todo lo dicho, que internamente sólo se utilice el «vino de roble».
- **Vino de roble.** Se prepara mediante la maceración de 3 g de polvo de corteza en un litro de vino tinto, al que se añaden 10 g de ácido clorhídrico puro. Todos los días se remueve suavemente la botella y a las dos semanas se filtra el vino. Se toma un vasito después de comer y cenar. Se usa con prudencia y sin prolongar excesivamente el tratamiento.
- **Decocción de uso externo.** Se puede utilizar un cocimiento algo concentrado hirviendo durante media hora algo más de un puñado de corteza seca y triturada. Se filtra y se emplea en baños de asiento para las hemorroides, en lavados de un minuto de duración para los sabañones, grietas anales o de los senos, sudor excesivo, llagas y úlceras de decúbito, y enjuagues bucales en aftas (llagas), estomatitis y gingivitis o inflamaciones de las encías.
- **Preparado contra el acné.** Los ingredientes son: 50 g de corteza de roble, 40 g de manzanilla, 40 g de verbena, 40 g de escrofularia y 30 g de salvia por litro de agua. Se trituran y mezclan las hierbas. Hervir el agua y echar la mezcla. Dejar hervir 5 minutos más a fuego lento. Dejar reposar 10 minutos y filtrar. Esta decocción se aplica tibia en masaje o con la ayuda de una gasa sobre los granos e impurezas, cada noche antes de acostarse.
- **Tisana.** La infusión de hojas con miel puede usarse en gargarismos para las anginas crónicas.

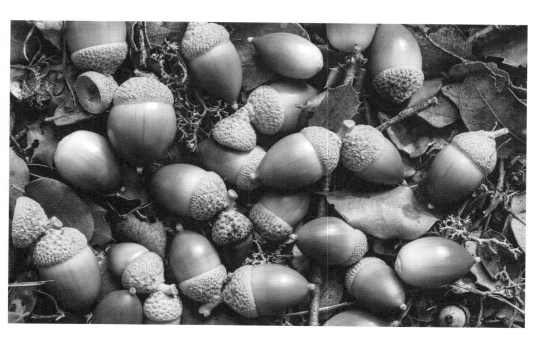

59 **Arnica** *(Arnica montana)*

Inglés: *wolf's bane*. Francés: *bétoine des montagnards*.
Alemán: *Wohlwerleih, Wolfsblume, Fallkraut*.
Castellano; *árnica, tabaco de montaña, flor de tabaco*.
Catalán: *árnica, tabac de pastor, herba capital, estemudadera*.
Euskera: *usinbelar*. Gallego: *herba cheirenta*.

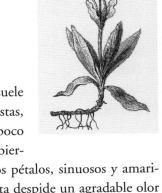

La planta

Esta planta de tallo erecto, velloso, de 30 a 60 cm de altura, no suele
ramificarse o a lo sumo produce 1 ó 2 pares de flores más, opuestas,
con sus hojillas. Bajo la roseta de hojas de la base del tallo, un poco
ásperas, ovaladas y lanceoladas, de color amarillo-verdoso y recubier-
tas de pelusilla medra un rizoma. Es de flores alegres y vistosos pétalos, sinuosos y amari-
llo-anaranjados e inclinadas en diferentes ángulos. Toda la planta despide un agradable olor
aromático. Se cría en prados y bosques de coníferas, de preferencia en las tierras silícicas o
descalcificadas, en los Pirineos, en la Cordillera Cantábrica y montañas de Galicia, entre los
800 y 2.400 metros.

Floración y recolección. Florece de mayo a septiembre. Las cabezuelas se suelen recolectar
cuando acaban de abrirse, antes de la plena floración, ya que las larvas de una mosca se desarrollan en ellas y destruyen los frutos. Cuando hay que conservarlas para el comercio, se
desecan con gran rapidez en estufas apropiadas entre 60 y 70 ºC con objeto de destruir las
larvas, pues se sospecha que si se elaboran preparados de la planta con insectos, cambian su
cuadro de acción y son responsables de alergias cutáneas.

Para uso familiar no hay necesidad de desecarlas, porque la tintura puede prepararse con
las cabezuelas recién recogidas. El rizoma se recoge en otoño y se seca al sol, conservándose
en recipientes cerrados, pero dada la escasez de la planta y el poco uso que se hace del mismo,
no debería recogerse.

Tabaco de pastor. Las flores desecadas tienen suave y agradable olor, sabor amargo y se
ponen negras por la humedad, oliendo entonces a tabaco. Por esto y porque los pastores la
fuman en pipa o la aspiran como rapé, le vienen sus nombres. Se conserva en cajitas o recipientes que la preserven de la humedad y de la luz.

Composición. La actividad terapéutica se ha atribuido a la esencia de las flores y la raíz, y a
un principio activo de composición compleja: la arnicina.

Las flores destiladas dan de 0,04 a 0,07% de una esencia de composición, color amarillo anaranjado hasta azul verdoso y aroma que recuerda a la manzanilla. Contienen aceite esencial (0,1-0,3%) con derivados del thymol entre otros, aceites fijos, resina, alcaloides, ácidos organicos (fórmico, angélico, cafeico, clorogénico), principios amargos, flavonoides (0,2%), alcogoles triterpénicos (4%) y pigmentos carotenooides,

El rizoma contiene de 0,5 a 1,5% de otra esencia distinta, de color amarillo pálido, parduzco con el tiempo y compuesta en el 80% por éter dimetílico de la timolhidroquinona y en el 20% por éster isobutírico del florol, así como por cantidades imponderables de éter florilmetílico y un compuesto sulfurado.

La arnicina está en las flores en un 4% y en menor cantidad en el rizoma; a ella se atribuye la propiedad rubefaciente (irritante de la piel). Se trata de una mezcla de diversas sustancias de carácter esterínico o triterpénico.

Propiedades y usos medicinales

- **Sistema cardiovascular.** Estimula el sistema circulatorio y la vasodilatación, favoreciendo la circulación coronaria y la función cardiaca. Puede aplicarse en el tratamiento de la miocarditis esclerótica y en general para tonificar el corazón. Activa la absorción de los derrames sanguíneos y también estimula el sistema nervioso y respiratorio. Además es antiséptica y antiespamódica.

  En pequeñas dosis acelera el pulso y la transpiración, ejerciendo un efecto diurético.
- **Dolor por impactos.** Es muy efectiva en lesiones externas e internas por choques, golpes, caídas o picaduras y en los derrames consiguientes o magulladuras o torceduras, determinando un rápido alivio del dolor y acelerando la curación; en las inflamaciones con sensación de debilidad y magulladura («la cama parece demasiado dura»), aturdimiento o hipersensibilidad a los dolores; en trastornos cardiacos y circulatorios con aflujo de sangre a la cabeza y frialdad en las extremidades, así como en la asteriosclerosis con vértigos.
- **Cataplasmas.** Se pone a hervir un puñado de flores en poquísima agua; se extienden después sobre un pedazo de tela que se aplica sobre la parte doliente en hinchazones y para evitar consecuencias de golpes y caídas.
- **Pomada para torceduras y esguinces.** Los ingredientes son: 60 g de sumidades de árnica, vaselina o cera. La pomada se prepara añadiendo la hierba troceada al cazo donde hemos fundido la cera al baño maría. Filtramos y exprimimos para extraer todo el líquido. Se vierte en frascos de cristal y se deja reposar, tapado, hasta que tenga consistencia. Aplicar un suave masaje sobre la zona afectada.
- **Tintura.** Externamente se usa en forma de tintura, preparada mediante la maceración durante 10 días de 20 g de raíces y flores en 100 g de alcohol de 60º. Se filtra y trasvasa el líquido a una botella bien tapada, y en el momento de utilizarla se diluye en medio litro de

agua, para evitar las erupciones en la piel que provoca cuando se emplea pura. En el líquido, se embeben trocitos de tela y se aplican sobre contusiones o distorsiones «sin herida». Hay que renovar las compresas muy a menudo.

- **Tintura 2.** Con 20 g de esta tintura, 30 g de glicerina y 60 g de agua se puede confeccionar también una segunda tintura.
- **Otorrinolaringología.** Se recomienda en forma de gargarismos para tratar la piorrea bucal, la faringitis y la amigdalitis. Para curar heridas de la lengua se hacen enjuagues con 10 gotas de la primera tintura en un vaso de agua tibia cada 2 horas.
- **Loción para el dolor muscular.** Se prepara con 15 de árnica, romero, hipérico, lavanda y harpagofito, por 0,5 l de alcohol de 96º, 100 g de zanahoria rallada y un vaso de zumo de limón. Se mezcla todo y se vierte en una botella esterilizada; dejar en reposo 15 dias y luego se filtra. Aplicar en forma de suave masaje circular sobre la zona dolorida, dos veces al día y mientras persista el dolor.

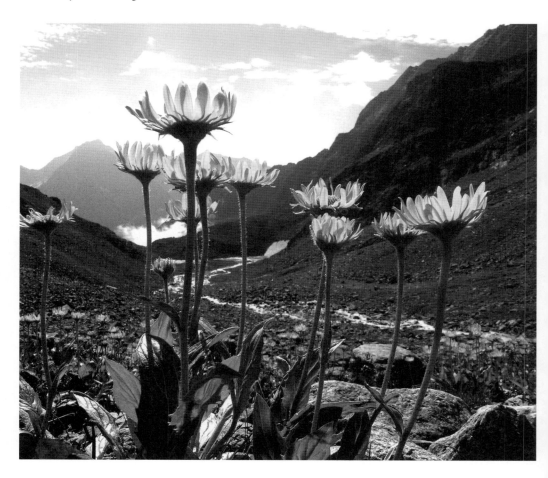

60 **Mejorana**
(Origanum majorana)

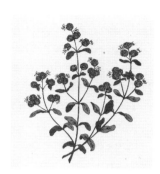

Inglés: *majoran*. Francés: *majorlaine, grand origan, majorlaine.* Alemán: *Majoran, Wurstkraut.* Castellano; *mejorana, mayorana, amáraco, almoraduz, almoradijo.* Catalán: *marduix, moraduix, amàrac.* Euskera; *mendaro, mayorana.* Gallego: *manjerona.*

Los antiguos griegos usaban mucho esta planta por sus aplicaciones, tanto culinarias como medicinales y cosméticas. Se servían de ella como remedio contra las convulsiones, la hidropesía y el envenenamiento por narcóticos. El nombre origanum procede de las palabras griegas *oras* (montaña) y *ganos* (alegría). Egipcios y árabes también la emplearon profusamente como planta medicinal.

La planta

Es una planta aromática vivaz, originaria de Persia y extendida en toda la costa mediterránea oriental. El tallo, erecto y cuadrangular, mide unos dos o tres palmos de altura, dividido en abundantes ramas cubiertas de numerosos pelitos blancos. Las hojas son ovales y opuestas. Las flores son pequeñas, de color blanquecino o rosado, agrupadas en espiguitas que forman racimos en las axilas de las hojas. Tanto las hojas como las sumidades floridas son algo amargas y muy aromáticas. Para su cultivo se precisan suelos fértiles, y bien drenados, preferentemente calcáreos. La siembra puede hacerse en semilleros o directa. En el primer caso, se efectúa en febrero o marzo y se trasplanta a mediados de abril; en el segundo, se siembra a principios de abril.

Floración y recolección. Florece al inicio del verano. Se recolectan las sumidades al inicio de la floración. Se desecan lo más rápidamente posible, a la sombra y en manojos.

Composición. El componente principal es una esencia (del 0,7 al 3% en la planta seca), rica en carburos terpénicos: terpineol, terpineno y borneol. Tallos y hojas también contienen sustancias amargas, taninos, flavonoides (apigenol, luteol, diosmetol), ácidos fenoles (ácido rosmarínico y ácido cafeico).

Propiedades y usos medicinales

Es un buen tónico, digestivo, antiespasmódico y, en pequeñas dosis, calmante del sistema nervioso. Estas cualidades son debidas principalmente a la esencia, que también tiene cierta acción bactericida, hipotensora y diurética. En uso externo es antiálgica y vulneraria. Se usa en cosmética como antioxidante.

- **Tintura.** Sirve para cualquiera de las virtudes mencionadas, y puede mezclarse con la tintura de otras plantas a fin de potenciar su acción, por ejemplo; 20 g de tintura de mejorana, 20 g de tintura de angélica, 10 g de tintura de verbena y 10 g, de tintura de basílico. La dosis es de una o dos cucharaditas.
- **Tisana digestiva.** Contra dolores estomacales y como carminativa. Se prepara con 10 g de planta por litro de agua hirviendo y se deja reposar 5 minutos en infusión. Se toma una tacita después de cada comida.

  Como sedante y ansiolítico se prepara una infusión en dosis más diluidas: 2 g de planta por litro de agua hirviendo.
- **Condimento.** También se pueden utilizar los tallos y las hojas como condimento en ensaladas, salsas de yogur, col fermentada... En la fabricación de embutidos se utiliza mucho como condimento (de ahí su nombre alemán, «Wurstkraut»).

  • **Infusión fuerte.** Es de 10 g por cada litro de agua hirviendo, es sudorífica tomada en la cama. Tiene asimismo propiedades expectorantes.

  Uso externo. Se utiliza localmente como antiálgico contra los dolores reumáticos, musculares y articulares. Puede emplearse en forma de linimento, pomada o aceite friccionando la parte dolorida.

  • **Linimento.** Lo prepararemos mezclando las esencias de las plantas siguientes: mejorana (2 g), nuez moscada (2 g), romero (2 g) y aceite de almendras dulces (94 g).
- **Pomada.** La pomada tradicional se hace fundiendo al baño María 1 kg de manteca de cerdo sin sal a la que se añaden luego 200 g de mejorana recién desecada y troceada. Se remueve suavemente el líquido mantecoso y se deja media hora más, colándose en caliente con una estameña. La pomada ya preparada se guarda en tarros bien tapados hasta el momento de su uso.
- **Loción contra los calambres.** Se utiliza igualmente en dolores osteoarticulares. Los ingredientes son: 10 gotas de aceite esencial de mejorana, sola o combinada con aceite esencial de lavanda y almendras dulces, más tintura de viburnio. Se prepara mezclando 10 gotas de cada ingrediente; lo aplicaremos con fricciones vigorosas sobre la zona dolorida.

  La esencia de mejorana se utiliza desde antiguo en la fabricación de perfumes y productos de aseo. Se mezcla bien con el espliego y la bergamota. Las tres esencias juntas dan un producto muy grato y relajante. Como esencia de baño es tónica, fortificante y relajante.

61 **Agrimonia**
(Agrimonia eupatoria)

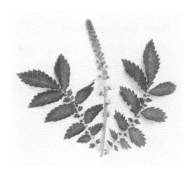

Inglés: *agrimony*. Francés: *aigremoine*. Alemán: *Bruchkraut*.
Castellano: *hierba de San Guillermo, hierba del poclador,*
mermasangre, hierba bacera. Catalán: *herba de Sant Antoni,*
serverola, setsagnies, herba de la sang. Euskera: *orrortxeta,*
lapatiña, latxaski. Gallego: *amoricos.*

La planta

Cuando comienza la primavera, sobre el rizoma de la agrimonia brotan abundantes tallos.
Sus numerosas hojas van espaciándose a lo largo de los tallos, que alcanzan hasta 1 m de altura, de color rojizo y algo velloso, terminando en largos y estrechos ramilletes de flores que
van prosiguiendo su desarrollo a medida que avanza la estación. Las flores son pequeñas, con
el cáliz cubierto de pequeñas espinas ganchudas; la corola consta de cinco pétalos de color
amarillo, como es propio de la familia de las rosáceas a la que pertenece. El olor de esta planta
es agradable y aromático y su sabor un poco amargo.

La agrimonia procede de las regiones templadas de América y se ha aclimatado principalmente en los márgenes de los campos y lindes de los bosques de robles y encinas, setos y
vallados.

Floración y recolección. Las hojas se recolectan poco antes de la floración de mayo, y se
secan a la sombra a una temperatura inferior a 40 ºC. Las flores se recogen a mediados de
agosto y se conservan a la misma temperatura.

Composición. Contiene taninos, un principio amargo glucosídico, nicotilamida, heterósidos
flavónicos, ácido silícico, hierro, vitaminas B y K y trazas de aceite esencial. Gracias a la presencia de esteroides se le ha atribuido un efecto pesudocorticoide (hormona adrenocorticotropa).

Propiedades y usos medicinales

Por su gran riqueza en taninos tiene propiedades astringentes: contrae y endurece los tejidos.
Es también tónica, pues fortalece y tonifica los músculos del cuerpo. Afecta a las células del
riñón, permitiendo que los fluidos pasen más fácilmente a través de él, por lo que se considera
diurética. Es antidiarreica, antiinflamatoria, suavemente antiespasmódica, antihemorrágica,
estimula la secreción gástrica y biliar, es sedante y tiene efectos beneficiosos en los trastornos
circulatorios y reumáticos debido a sus flavonoides. También se le atribuyen efectos hipoglucemiantes (interesante en caso de diabetes).

- **Infusión antidiarreica.** Es ideal para los niños. Se prepara con 15 g de sumidades por cada litro de agua. Hervir 10 minutos, dejar en reposo y filtrar. Se tomarán dos tazas al día, con las comidas. En casos de asma y diarrea se utiliza la infusión o decocción ligera de 3 a 5 g de hojas secas en 100 g de agua. Se toma de 3 a 5 veces al día entre comidas o inmediatamente después.

  Es un remedio del hígado bien conocido desde hace siglos. Mejora asimismo la colecistitis, previene los cólicos hepáticos y contribuye a restaurar el estado general en caso de ictericia o de trastornos hepáticos de tipo crónico, pero ha de mantenerse el tratamiento en el tiempo hasta la curación total.

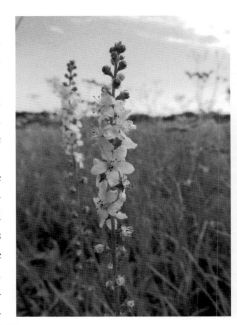

- **Decocción para el hígado.** Se bebe el cocimiento durante dos minutos de 20 ó 25 g de agrimonia en un litro de agua, en dosis de dos tacitas al día.

- **Decocción para cólicos biliares.** En cocimiento de dos minutos de una cucharada de la mezcla de 20 g de hojas con 20 g de ajenjo en un cuarto de litro de agua calma los dolores en los cólicos biliares (se bebe a sorbos).

- **Antidiarreico.** Se utiliza el polvo resultante de moler la planta seca, mezclando una cucharadita en una taza de agua caliente, que se deja reposar durante unos minutos. Se toma 2 ó 3 veces al día.

- **Gargarismos.** En las afecciones de garganta, aftas bucales, estomatitis, inflamación de las encías, amigdalitis, laringitis, ronquera, faringitis crónica de los oradores y cantantes, se harán gargarismos, 4 ó 5 veces al día, con la decocción tibia de 100 g de hojas en un litro de agua. Se hierve hasta reducir el líquido a un tercio. Se le pueden añadir 50 g de miel.

- **Compresas.** En heridas mal cicatrizadas, úlceras varicosas, contusiones y luxaciones se aplican compresas impregnadas de la decocción de 200 g de hojas secas en un litro de vino tinto (lo más natural posible). Se hierve durante 5 minutos y se deja reposar una hora. Puede utilizarse para enjuagues bucales en caso de llagas.

  Otra cataplasma se confecciona con 50 g de planta triturada y 200 g de aceite de linaza, puesta sobre la parte dolorida durante una hora. Se realiza esta cura 2 ó 3 veces al día, la última al llegar la noche.

- **Vapores.** Para los resfriados de nariz se pueden inhalar vapores varias veces al día de la infusión confeccionada con 100 g de hojas, un puñado de cebada, centaura y rosas rojas en un cuarto de litro de agua.

62 **Meliloto**
(Melilotas officinalis)

Inglés: *melilot trefoil*. Francés: *mélilot*. Alemán: *Steinkleweer*.
Castellano: *trébol oloroso, trébol de San Juan, planta cochera*.
Catalán: *almegó*. Euskera: *Itxabalki, uso-belar*.
Gallego: *trevo de cheiro*.

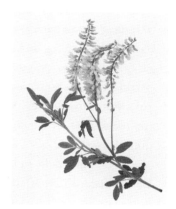

Los egipcios utilizaban esta planta en numerosas preparaciones
y la citaban en encantamientos mágicos para alejar la muerte.
Los antiguos le atribuían el poder de calmar la euforia de la
embriague y se ha venido usando a lo largo de todos estos siglos.

La planta

Es una planta anual o bienal, según la fertilidad del terreno, con tallo erecto, ramificado y
hueco, que puede alcanzar un metro de altura. Las hojas son elípticas, alargadas y de color
verde intenso. Las flores son pequeñas, amarillas, de forma amariposada, y están agrupadas
en largos racimos lanceolados. La planta tiene sabor ligeramente amargo y cuando se seca
despide un aroma muy agradable debido a la cumarina. Es muy atractiva para las abejas a
causa de su néctar, dulce como miel.

Se cría en los barbechos, cultivos abandonados, viñedos, ribazos, por lo regular en tierras
bajas y especialmente en suelos calcáreos de casi toda Europa.

Floración y recolección. Se recolectan las flores y hojas cuando la planta está en plena floración, que comienza en mayo y prosigue durante e! verano. Se seca a la sombra, evitándose
temperaturas superiores a los 35º C.

Composición. Es rica en cumarinas (0,9%): contiene el glucósido melilotósido que con el
secado libera la cumarina por hidrólosis enzimática; también ácido melilótico y cumárico,
melilotina o dihidrocumarina, resina, flavonoides, mucílago, colina y algo de aceite esencial.
Es rica en vitamina C.

Propiedades y usos medicinales

Es una planta interesante porque resulta eficaz en los trastornos circulatorios venosos, previniendo la trombosis. También es calmante y tiene efecto somnífero. Debido a los flavonoides
tiene propiedades diuréticas y antiespasmódicas, a las que contribuye la cumarina. Es astringente, antiinflamatoria y emoliente.

- **Tisana.** Para preparar su infusión deben utilizarse únicamente las flores, frescas o deseca-das. Se emplean 3 g de flores por taza; se echa el agua hirviendo y se tapa, dejándolo repo-sar unos minutos, después se cuela. Se toma en casos de insomnio cuando no es demasiado pertinaz, media hora antes de acostarse, principalmente en niños y ancianos.
- **Infusión diurética.** Se prepara con 20 g de flores en 200 cc de agua hirviendo. Se toman tres tazas al día, una en ayunas y otra después la comida y la cena (se suele asociar con otros diuréticos). Es un buen antiséptico urinario que actúa también como anticoagulante, por lo cual está indicado en la estasis sanguínea y el enlentecimiento de la circulación.
- **Infusión cardiocirculatoria.** Para prevenir la trombosis se toma una infusión de 50 g de flores por litro de agua durante 15 minutos.

  Por su acción sedante y antiespasmódica puede administrarse en alteraciones digestivas con fermentaciones, neurosis gástrica, menstruaciones dolorosas cefaleas, excitaciones ner-viosas, accesos de tos y trastornos de la menopausia.
- **Infusión para ojos fatigados.** Para las conjuntivitis se usa la infusión de 40 g de flores en un litro de agua hirviendo. Se filtra el líquido y al templarse se embeben dos tampones de algodón que se aplican sobre los ojos previamente escurridos. Este tratamiento es válido para ojos cansados o enrojecidos por las lágrimas, el sol, el viento o la vigilia. Se pueden asociar hojas de llantén o flores de aciano menor. El agua destilada de meliloto es la base de muchos colirios que se venden en las farmacias.
- **Cataplasma.** Se puede confeccionar una cataplasma emoliente con las flores en poca can-tidad de leche. Este líquido, filtrado, se aplica sobre la parte enferma en casos de abscesos, forúnculos y carbuncos, contribuyendo a su maduración, y en articulaciones inflamadas (reumatismo articular agudo) disminuyendo la inflamación y el dolor.

  Las flores pueden también aplicarse en los casos anteriores machacadas y reducidas a papi-lla, dispuestas sobre láminas de algodón, así como la infusión con muy poca agua a partes iguales de meliloto y hojas de malva.

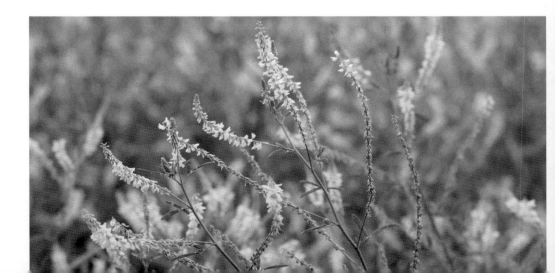

63 **Malvavisco**
(Althaea officinalis)

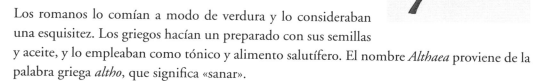

Inglés: *marshmallow*. Francés: *guimauve officinale*.
Alemán: *Eibisch*. Castellano: *altea, bismalva, hierba cañamera*.
Catalán: *malva, altea*. Euskera: *malbabizcu, gloria, gloriatze,
zigibotllar malva-zuri*. Gallego: *alteia, malvaísco*.

Los romanos lo comían a modo de verdura y lo consideraban
una esquisitez. Los griegos hacían un preparado con sus semillas
y aceite, y lo empleaban como tónico y alimento salutífero. El nombre *Althaea* proviene de la
palabra griega *altho*, que significa «sanar».

La planta

El malvavisco es una planta herbácea, vivaz, que crece en zonas húmedas de junto a char-
cas, ríos y arroyos, en las marismas y en las tierras salobrales del interior. Tiene una raíz
gruesa y blanquecina, a menudo ramificada, de la que brota un tallo carnoso, que puede
alcanzar hasta dos metros. Las hojas son grandes, de forma triangular y se unen al tallo
por un corto pecíolo. Tanto las hojas como el tallo están cubiertos de una pelusa fina que
les da un aspecto aterciopelado y blancuzco. Las flores, grandes, tienen cinco pétalos de
color rosa pálido.

Floración y recolección. Florece de junio a setiembre. Las raíces se recogen en otoño, a
partir del segundo año; se les quita la tierra, cepillándolas, y se les raspa el súber o parte protectora; se desecan al sol y se conservan al abrigo de la humedad (son muy higroscópicas) y de
los insectos. Las flores se recolectan en tiempo seco, durante la época de floración. Finalizada
ésta se recolectan las hojas. Se desecan en capas delgadas y a la sombra.

Composición. Las raíces contienen mucílago urónico (25-30% en la raíz), almidón, azúcar,
pectinas (11%), tanino y asparagina. Las flores y las hojas contienen mucílago (10%) e indicios de aceite esencial. Contiene también lecitina, fitosterol, esencia volátil, enzimas, almidón
(30-40%) y minerales ricos en fosfatos (7%).

Propiedades y usos medicinales

• **Antiinflamatorio.** El principal componente de esta planta es el mucílago. Esta sustancia
se deposita sobre la piel o las mucosas inflamadas, formando una capa protectora, de acción emoliente y antiinflamatoria, que disminuye las secreciones y facilita la cicatrización.

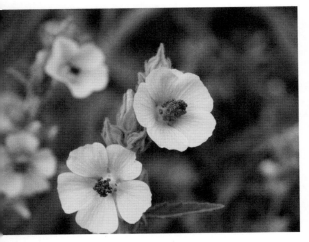

• **Maceración de la raíz.** Es ideal para la tos, irritaciones en la garganta y bronquios. Se usa la raíz, en forma de macerado o decocción. El macerado se prepara dejando reposar en una taza de agua tibia tres cucharaditas de la raíz de cuatro a seis horas.

• **Decocción de la raíz.** Se prepara en la dosis de media a una cucharadita de la raíz por taza de agua. Se hierve 1 ó 2 minutos y se toma endulzada con miel.

Para curar afecciones de las vías respiratorias, para aliviar las anginas, para desinflamar los tejidos, para depurar el organismo de toxinas. Para tratar trastornos intestinales y úlceras estomacales. Alivia la irritación y la inflamación de las vías urinarias, de los riñones y de los genitales masculinos y femeninos.

- **Tisana contra la tos.** Se mezcla la raíz de malvavisco con las de tusílago, gordolobo y regaliz a partes iguales. Se prepara una decocción con una cucharada de la mezcla por cada taza de agua. Se toman tres o cuatro tisanas al día. Cualquiera de las decocciones mencionadas sirve también para gargarismos.
- **Baño de asiento.** Alivia la irritación y la inflamación de las vías urinarias, de los riñones y de los genitales masculinos y femeninos, así como la colitis, la inflamación del recto y las hemorroides. Uno diario hasta notar alivio.

La planta entera

- **Enemas:** Para aliviar la colitis, la inflamación del recto y las hemorroides. Usar un litro de decocción hecha con un puñado de planta en litro y medio de agua. Uno diario hasta notar mejoría.
- **Duchas vaginales:** Usar un litro de decocción hecha con un puñado de planta en litro y medio de agua. Una diaria hasta notar mejoría.
- **Sistema digestivo.** La decocción de la raíz tiene una acción emoliente, antiinflamatoria, inhibidora del peristaltismo intestinal y antidiarreica. Se utiliza en las gastroenteritis, úlceras y diarreas infantiles.

  La infusión de las hojas o flores, aplicada en lavativas, limpia y calma los intestinos irritados. También pueden realizarse con ella baños de asiento templados. Asimismo se utiliza para combatir las inflamaciones del aparato urinario: riñones, vías urinarias y vejiga.
- **Dentición.** La raíz, bien limpia, puede darse a mascar a los niños durante la época de la dentición, pues ablanda las encías y facilita la salida de los dientes.

Uso externo. Se emplea la infusión de hojas y flores, o la decocción de la raíz. En gargarismos se utiliza contra las aftas y las inflamaciones de la boca; en lociones, para el lavado de heridas, en compresas, para calmar y curar quemaduras leves y para los ojos cansados e inflamados.

Las flores se usan en cosmética por sus propiedades descongestionantes y calmantes. Su infusión se utiliza para combatir la irritación en pieles delicadas y sensibles.

- **Tónico astringente suave.** Se prepara con 50 g de agua de rosas, un puñado de pétalos de amapola, un puñado de hojas y flores de malvavisco. Se vierte una taza de agua hirviendo sobre las plantas, se tapa el recipiente y se deja reposar dos horas. Se cuelan 50 g de la infusión y se añade el agua de rosas.

- **Crema hidratante de malvavisco.** Se prepara con 200 g de agua hervida o destilada, 10 g de bulbo de iris pulverizado, 15 g de raíz de malvavisco pulverizada, 20 g de miel liquida, 30 g de lanolina anhidra y 20 g de agua de rosas. Se mezclan los polvos en el agua y se deja cocer a fuego lento durante 20 minutos. Se pasa por el colador y se añaden lentamente y en caliente la miel y la lanolina, sin dejar de remover. Por último se agrega el agua de rosas.

64 **Fenogreco**
(Trigonella foenum-graecum)

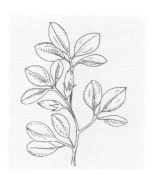

Inglés: *fenugreek*. Francés: *fenugrec, saine grain*.
Alemán: *Bockshornklee*. Castellano: *alholva*. Catalán: *fenogrec*.
Euskera: *Allorbe*. Gallego: *alforfa*.

Las propiedades medicinales y culinarias de esta planta era ya conocidas por los egipcios. También la utilizaban como planta forrajera y hoy en día se utiliza especialmente en el norte de África para fortalecer a los enfermos y combatir la fiebre.

La planta

Es una planta herbácea originaria de Persia y Mesopotamia, muy habitual en todo el Mediterráneo, que crece sobre todo en terrenos cultivados de clima templado. El fenogreco o alholva es una planta herbácea anual leguminosa que se caracteriza sobre todo por sus frutos, unas vainas alargadas (6 a 10 cm.) y estrechas, acabando en un pico de 2 a 3 cm. Contienen las semillas (unas 10 ó 20 por vaina) de forma ovoide y color oscuro. Toda la planta puede alcanzar una altura de 40 a 50 cm. Sus hojas son alternas y de las bases de las hojas nacen en primavera las flores de color blanco amarillento. Despide un fuerte y peculiar olor.

Floración y recolección. Se siembran las semillas en setiembre, a voleo, en líneas separadas 40 a 50 cm. Crece rápidamente y con preferencia en tierras margosas. Cuando las plantas tienen ya algunas hojas se aclaran dejando una planta cada 15 a 25 cm, y cuando las vainas ya han madurado se recogen las semillas.

Composición. El fenogreco es principalmente rico en mucílago (27%) y proteínas (27%). Contiene además importantes cantidades de un aceite amargo de fuerte olor (5%), flavonoides (rutina, vitexina, orientina), saponinas, dos alcaloides, la trigonelina y colina. Es rico en lecitina, ácidos linoleico, palmítico y oleico (contributen a la secreción de leche).

Aceite de hígado de bacalao. Curiosamente la composición del fenogreco se asemeja bastante a la del aceite de hígado de bacalao. Al igual que éste, también estimula el apetito por su acción sobre el sistema nervioso. Son más recomendables las semillas de fenogreco que el aceite de hígado de bacalao, porque, éste último, aunque rico en principios alimenticios, resulta de dudosa eficacia por su alto contenido en sustancias tóxicas.

Propiedades y usos medicinales

- **Reconstituyente.** El fenogreco es excelente para enfermos, para personas débiles y anémicas y para los que han perdido el apetito, debido a su gran contenido en proteínas de fácil asimilación. También por ser tónico y estomacal. En conjunto, es una de las plantas que pueden ayudar en caso de delgadez.
- **Brotes germinados.** Para ello se pueden tomar las semillas germinadas: se ponen en remojo durante tres horas en un recipiente una altura de 1 cm de semillas aproximadamente. Al cabo de este tiempo se escurren, se lavan y se dejan en lugar oscuro durante varios días, lavándolas cada jornada para que no pierdan la humedad. Comienzan a germinar a partir del tercer o cuarto día y se pueden tomar cuando el germen ha alcanzado de 4 a 6 cm El proceso se ha de comenzar a diario para disponer siempre de semillas germinadas frescas.
- **Harina de fenogreco con miel.** Otro modo de ingerirlo con este fin es mezclar 30 g de harina de semillas con 30 g de miel. Se toma esta cantidad cada día en una o varías veces, mezclada con leche caliente, o con licuado de avena o con alguna infusión de otras hierbas aperitivas y estomacales (hinojo, menta, etc.)
Si se trata de niños, para que se lo tomen es necesario disfrazar un poco su sabor amargo: mezclando una o dos cucharaditas de fenogreco en polvo con mermelada, por ejemplo.
- **Digestivo.** Otra propiedad es su acción balsámica debida a su riqueza en mucílago, por lo que será útil para mejorar las úlceras e inflamaciónes de todo el aparato digestivo.

- **Tisana digestiva.** Se prepara una decocción durante 15 minutos de 24 g de semillas por cada litro de agua. Con ella se realizarán gárgaras y enjuagues para las úlceras y otras afecciones de la boca y garganta, y se beberán, cuando el mal sea menor, varias tacitas al día.
- **Tisana de fenogreco.** En un cazo con 1 litro de agua se vierten 3 cucharaditas de café de semillas de fenogreco. Lo ponemos a hervir, apagamos el fuego y se deja en infusión durante unos 10 minutos, más o menos.

Uso externo. El polvo de semillas aplicado exteriormente es un remedio extraordinario para innumerables afecciones: forúnculos, abscesos, granos. Si aplicamos sobre ellos un cataplasma de fenogreco, éste atrae el pus y las otras sustancias extrañas hacia el exterior, limpiándolos. Igualmente actúa con quemaduras, heridas y grietas de pezones y labios. Todo por su capacidad emoliente derivada principalmente del mucílago que contiene.

- **Cataplasma.** Se puede preparar de diversas formas. Aquí indicamos tres de ellas: 1) mezclar a partes iguales harina de alholva, miel y arcilla. Se hace una pasta añadiendo un poco de agua; 2) formar una pomada con harina de alholva, yema de huevo y un poco de agua; 3) hervir durante 15 minutos 100 g de alholvas en un litro de agua y aplicar después paños bien empapados en este líquido sobre las partes afectadas.
- **Hemorroides.** Preparar una decocción concentrada (unos 100 g por litro de agua) de semillas de fenogreco. Se cuela y se echa el líquido obtenido en un recipiente con agua caliente adecuado para baños de asiento.
- **Gota.** Aplicar sobre las partes doloridas una cataplasma caliente confeccionada a base de harina de fenogreco, miel y un poco de agua.

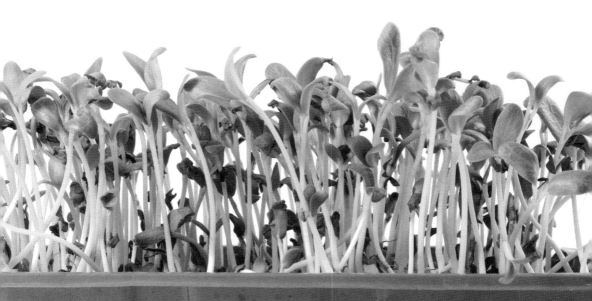

65 **Zarza** *(Rubus fruticosus)*

Inglés: *bramble, blackberry*. Francés: *ronce des buissons, catimuron*.
Alemán: *Kratzbeerstrauch*. Castellano: *zarzamora, mora*.
Catalán: *esbarzer, morillera, bardissa, mora*. Euskera: *Nar,*
larxistako, sasi, margu, martotx. Gallego: *silva, amora-brava*.

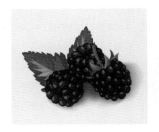

La zarza es una planta presente en toda Europa, Asia y norte de África, conocida y utilizada desde la antigüedad. Plinio llamaba *panchrestos* («bueno contra todos los males») al jarabe de moras.

La planta

Es una planta vivaz en forma de arbusto leñoso y espinoso, cuyos vástagos, de 1 a 2 metros, están provistos de duras espinas y se extienden como tentáculos, enraizándose y formando matorrales impenetrables.

Las hojas, digitadas, compuestas y de bordes dentados, son de color verde oscuro en su cara superior y blanquecinos en su cara inferior, con una especie de pelusilla. Las flores se presentan en ramilletes en las extremidades de las ramas.

El fruto se parece a una frambuesa, pero es más redondo y negro cuando está maduro. Está formado de frutitos redondos, jugosos, conteniendo cada uno una semilla. La zarza prolifera en cualquier terreno: campos, solares, bosques y setos.

Floración y recolección. Florece durante todo el verano. Las flores y los brotes se recogen antes de que se abran, principalmente en primavera. Los frutos están maduros cuando adquieren color negro, generalmente en otoño.

Composición. Las hojas y los brotes contienen mucho tanino. Los frutos, además de ser ricos en tanino, también lo son en levulosa, ácidos orgánicos (cítrico, salicílico, láctico, oxálico, succínico), antocianinas y, sobre todo vitamina C y ácido fólico.

Propiedades y usos medicinales

La más destacable de las virtudes de la zarza es su alto poder astringente debido al tanino que contiene. Es un potente antidiarreico a recordar en caso de colitis y disentería. Recordemos que las personas propensas a las diarreas podrán tomar sin problemas mermeladas, zumos y tartas de moras.

- **Infusión.** Se tomarán 3 tazas diarias de infusión de brotes, hojas y flores, a razón de un puñado de la mezcla por litro de agua hirviendo. También contra las diarreas es muy eficaz beber el jugo de moras. Si se padece de hemorragias internas, o flujo menstrual exagerado, se tomarán de 1 a 2 tazas diarias de esta infusión.

- **Vinagre de moras.** Se recomienda como tónico y antianémico. Poner 1 kg de moras bien limpias en un cacharro de cerámica y cubrirlo con vinagre de manzana (de sidra), dejándolo macerar durante 3 días, removiendo una vez al día. Finalmente se filtra con presión y se añaden 125 cc de azúcar por cada ½ litro de líquido obtenido. A continuación se hierve suavemente durante 5-6 minutos, se deja enfriar y se conserva en botellas bien cerradas. Se tomará una cucharadita de postre disuelta en un vaso de agua o de tisana.

- **Trastornos en la boca y garganta.** El poder hemostático y muy astringente de la zarza es útil en todas las enfermedades de la boca: encías inflamadas y que sangran, aftas, anginas y todas las afecciones de la garganta. Se efectuarán entonces frecuentes gárgaras con una infusión concentrada de brotes, hojas y flores de zarza, o simplemente con jugo de moras.

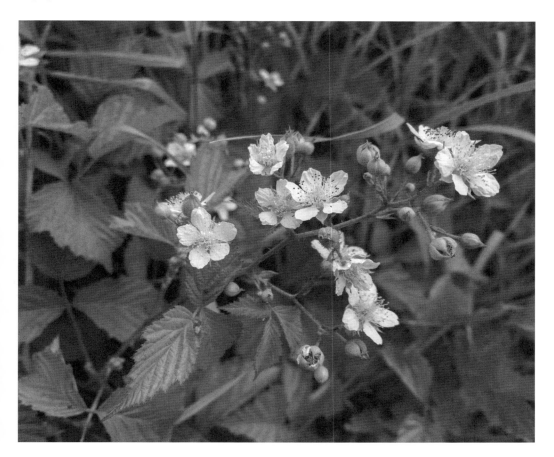

66 **Fresno**
(Fraxinus oxycarpa)

Inglés: *ash*. Francés: *frêne élevé*. Alemán: *gemeine Esche*.
Castellano: *frexo, frágino*. Catalán: *freixera, freixa*. Euskera: *lizar,
ostolizar.* Gallego: *freixa*.

La planta
Es un gran árbol de hoja caduca, que crece en lugares húmedos y
que puede alcanzar hasta 30 metros de altura. Su tronco es recto y
liso y sus ramas poco densas. Posee hojas compuestas lanceoladas, aserradas en los bordes. Sus
frutos son secos y alados y maduran en verano, disponiéndose en forma de racimos colgantes.
Se cría en lugares húmedos, sobre todo a orillas de los ríos.

Floración y recolección. Sus flores aparecen en primavera, antes de que broten las hojas. Se
usan las hojas, la corteza de las ramas jóvenes, los frutos y la raíz. Se recogen en mayo y junio
y se secan al aire libre.

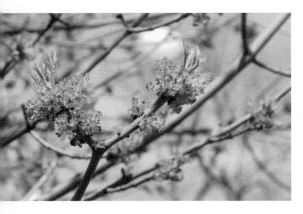

Composición. En las hojas se puede encontrar:
manitol (1-3%), hierro, cobre, manita, inosita,
quercitina, dextrosa, ácido málico libre, malato
cálcico, ácido ursólico y compuestos polifenólicos
en general. En la corteza hay también manita, el
glucósido fraxinita, alcohol cerílico, fitosterina,
heterósidos cumarínicos, resina y aceite esencial.
La savia contiene un derivado de la cumarina.

Propiedades y usos medicinales
Son numerosas sus propiedades según la parte
que se emplee, principalmente, en las hojas: diurética, antigotosa, depurativa, antirreumática
y purgante. Y la corteza es tónica, febrífuga y astringente. Es útil en casos de reumatismo,
gota, artritis, litiasis urinaria, disminución de la orina, arteriosderosis y estreñimiento.
- **Decocción.** Se prepara con un puñado de hojas secas por litro de agua. Dejar reposar 10
  minutos y beberla en la cantidad deseada, siendo recomendable para reumáticos y gotosos
  añadirle zumo de limón.
- **Tisana.** También para artríticos, reumáticos y gotosos es útil la receta siguiente: 35 g de
  hojas de fresno, 20 g de hojas de grosellero negro, 20 g de hojas de toronjil, 10 g de salvia,

10 g de arenaria roja (*Spergularia roja*) y 5 g de flores de caléndula. Con todo ello alcanza para preparar unos 2 ó 3 litros de infusión de la que se beberá tanta como se desee.

- **Decocción.** De la corteza durante 5 minutos de un puñado troceado por litro de agua. Es aperitiva y estomacal tomada antes de las comidas.
- **Decocción diurética.** Se prepara con un puñado de raíces troceadas por litro de agua hasta que ésta se reduzca a la mitad, bebiendo un vaso en ayunas por la mañana.
- **Compresas.** Contra los dolores reumáticos y gotosos se aplican compresas de una decocción en 15 minutos de un puñado de hojas de fresno por litro de agua.

Otros usos. Para fortalecer las encías y combatir el mal aliento, masticar hojas frescas.

....

67 **Amapola** *(Papaver rhoeas L.)*

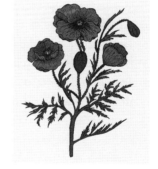

Inglés: *red poppy, corn poppy*. Francés: *coquelicot, pavot rouge*. Alemán: *Klatschrose, Klatschmohn*. Castellano: *corazoncillo*. Catalán: *rosella, ababol, gall*. Euskera: *lo-belar, lobedar, mitxoleta*. Gallego: *papoula ordinaria*.

Se cree que la amapola llegó de Oriente junto con las importaciones de grano. Antiguamente los griegos consumían las amapolas tiernas en ensalada.

La planta

Es una planta anual, cuyo tallo (de entre 30 y 70 cm) está recubierto de un vello tieso blanquecino que al cortarlo segrega un látex blanco. Las hojas son alternas, muy recortadas y vellosas. Las flores, una por tallo, duran sólo un día. Están formadas de 4 pétalos finos, cruzados, completamente arrugados al abrirse el capullo. Una vez desplegados forman una bella corola escarlata y lisa, en forma de tazón. Una mancha negra en la base de cada pétalo y los numerosos estambres negros, delgadísimos, ofrecen un bello contraste.

El fruto tiene una forma muy particular: es una cápsula alargada en forma de urna con tapadera. Una vez seco el fruto, debajo de la tapadera de la urna se abren unos poros, por donde saldrán las semillas cuando el viento sacuda la planta. La amapola abunda en terrenos calcáreos, campos de cereales, taludes y escombros de toda Europa y Asia

Floración y recolección. Florece a partir de marzo, durante la primavera y hasta junio o julio según los climas. Se recogen los pétalos cuando las flores están completamente abiertas, pero no mustias. Se secan al aire libre (deben ponerse rojo oscuro, si ennegrecen es que han cogido humedad y no se conservarán). Una vez bien secos, se guardan —bien apretados para evitar el contacto del aire— en tarros herméticamente cerrados. Las cápsulas se recogen justo después de la caída de los pétalos, es decir cuando están todavía verdes. Se dejan secar y se conservan en caja metálica.

Composición. Las flores y cápsulas contienen glucósidos (antocianina), cuatro alcaloides (readina, reagenina, rearrubina I y II) y no morfina como se creía. Los pétalos son además ricos en mucílago y pigmentos (ácido papavérico, entre otros).

Propiedades y usos medicinales

La amapola es calmante y antiespasmódica. Sus flores y sus cápsulas son ligeramente narcóticas y sedantes de la tos. Antiguamente era de uso corriente el jarabe de pétalos de amapola en niños afectados de tos rebelde o de insomnio.

- **Jarabe de amapola.** Se obtenía cociendo 10 g de pétalos secos con 150 g de agua y 300 g de azúcar. Se aconsejaba dar una cucharadita del mismo antes de ir a la cama.
- **Infusión de pétalos.** Se puede obtener una infusión calmante de la tos echando una pizca de pétalos secos de amapola en una taza de agua hirviendo. Es además una infusión que hace sudar y bajar la fiebre.
- **Infusión de cápsulas.** Es calmante y favorece el sueño. Se obtiene a razón de 2 ó 3 cápsulas secas por taza de agua hirviendo. Se darán 2 cucharadas soperas de esta infusión a los niños antes de acostarlos. Los adultos con problemas de insomnio tomarán 4 ó 5 cucharadas soperas antes de ir a la cama.
  Esta misma infusión se aconsejaba antiguamente para combatir la angustia, los espasmos del aparato digestivo y las neuralgias. Hoy día se prefieren preparados más sofisticados.
- **Tisana pectoral.** La famosa infusión pectoral de 4 flores, recomendada en caso de bronquitis, tos, asma, tos ferina, contiene, a partes iguales, pétalos de amapola y tusílago, pie de gato (*Antennaria dioica*) y malva.
- **Colirio de amapola.** Si uno no tiene a mano pétalos frescos de amapala, puede preparar una infusión concentrada de pétalos secos y aplicar compresas tibias de la misma sobre los párpados. Más eficaz todavía es el machacar un puñado de pétalos frescos en el mortero y aplicar esta pasta en cataplasma sobre los párpados.
- **Gargarismos.** En caso de encías inflamadas o dolor de muelas, hacer frecuentes gárgaras de infusión de pétalos y cápsulas o aplicar pétalos frescos machacados sobre la parte dolorida y dañada.
- **Enema.** Para calmar las diarreas infantiles se utiliza en lavativa a partes iguales de infusión de amapola y aceite de oliva.

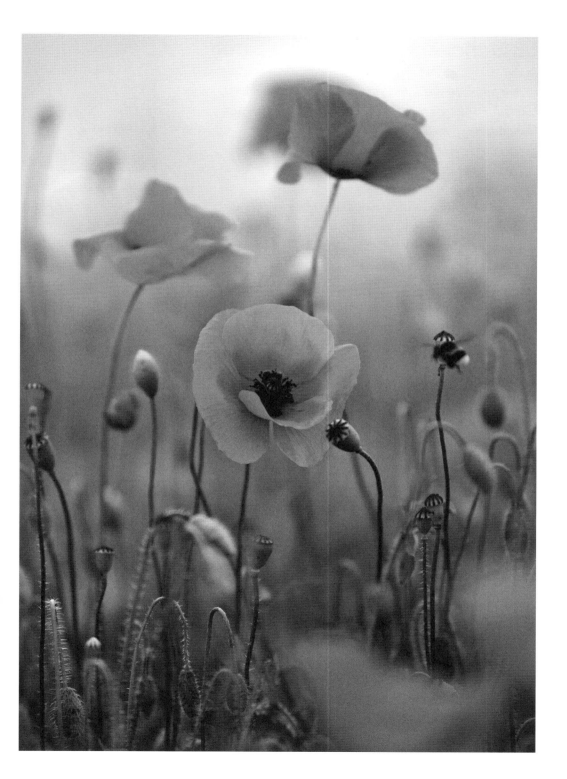

68 **Salicaria** *(Lythrum salicaria)*

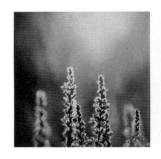

Inglés: *purple loosestrife, purple willow-herb.* Francés: *salicaire, lysimachie rouge.* Alemán: *Blut-Weiderich.*
Castellano: *arroyuela, frailes.* Catalán: *estronca-sangs, litre.*
Euskera: *egur-belar.* Gallego: *salgueiriña.*

La planta

En la salicaria destacan sus alargadas y vistosas espigas de flores púrpura, las cuales, dada la tendencia de esta planta a salir en apretados grupos, nos delata su presencia ya desde lejos. Se trata de una robusta planta que puede alcanzar incluso la altura de una persona. Es peluda y de base perenne. Sus bonitas floraciones se agrupan en alargadas y densas espigas terminales. Crece en las orillas de ríos, arroyos y pantanos y allí donde pueda encontrar la suficiente humedad.

Floración y recolección. Florece durante todo el verano. Se apañan las sumidades floridas a finales de primavera y en verano, a ser posible antes de la plena floración. Secar rápido a la sombra y en lugar ventilado.

Composición. La salicaria contiene el glucósido salicarina y un glucósido flavónico (vitexina), hidrato de hierro (2%) y minerales (4-5%), pectina, mucílago que actúa como sedante y abundante tanino (un buen tónico astringente). Las flores contienen antocianidinas (1%).

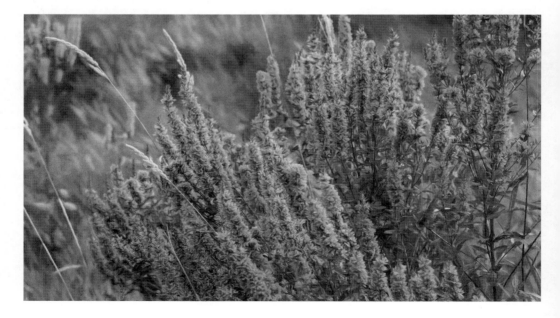

Propiedades y usos medicinales

La salicaria es una de las mejores plantas para cortar las diarreas problemáticas. Se puede usar también con los niños e incluso en las disenterías de los lactantes. Dioscórides ya recomendaba su uso para estos fines, así como para *restreñir* la sangre y cicatrizar heridas. También se puede usar en caso de metrorragias, (hemorragias vaginales fuera de la menstruación), vaginitis (uso externo), úlceras varicosas y algunos problemas de la piel, como el eccema y el intertrigo.

- **Infusión.** Verter un litro de agua hirviendo sobre 150 g de sumidades floridas. Dejar reposar el menos un cuarto de hora, Tomar 3 ó 4 tacitas al día para la disentería y las diarreas persistentes. Si una hemorragia de nariz no cesa, aparte de los típicos remedios de salpicar agua fría en la nuca, introducir también una hoja fresca picada.
- **Cataplasmas.** Machacar la planta en fresco y aplicarla con una gasa sobre las heridas para favorecer su cicatrización.
- **Decocción para cataplasmas.** Las cataplasmas para los usos externos citados anteriormente se preparan mojando un paño en una decocción concentrada de dos manojos de planta (unos 250 g) en un litro de agua, dejando hervir durante media hora.

69 Hierba de los cantores
(Sisymbrium officinale Scopoli)

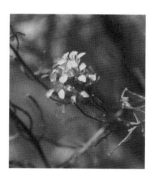

Inglés: *bank cress, hedge mustard, singer's plant.*
Francés: *vélar erysimum, herbe aux chantres.* Alemán: *Weg-Rauke, gebräuchliche Rauke.* Castellano: *erísimo, rabanillo, hierba del predicador o de San Alberto.* Catalán: *erísim.* Euskera: *mendaski, abotsarako belar.* Gallego: *xaramago, xiebra.*

El nombre *erísimo* deriva del griego, lengua en que significaba más o menos «yo salvo el canto», aludiendo a la antigua costumbre de los cantantes, que la tomaban para aclarar la voz, debido a sus virtudes medicinales.

La planta

Es muy ramificada y mide entre 30 y 130 cm. Sus tallos son someramente pelosos, y la raíz de color beige claro, tanto por fuera como por dentro. Sus tallos floríferos son alargados, de hasta medio metro, como si se esforzasen por alzar en su extremo, para que se vea mejor, el grupito de florecillas (de 15 a 30 mm de diámetro), de 4 pétalos amarillos. Las hojas son muy irregulares y variables.

Floración y recolección. Florece durante la primavera y el verano; mediado el estío, exceptuando en las zonas altas, conviene apresurarse en su recolección; aunque siempre es mejor el uso de la planta fresca.

Composición. Es rica en glucósidos azufrados. Contiene un glucósido cardiotónico (en pequeñas cantidades), aceite esencial y derivados sulfurados. Las semillas contienen esencia de mostaza.

Propiedades y usos medicinales

La hierba de los cantores, como su nombre sugiere, fue usada para las laringitis y afonías. La planta ayuda a afinar la ronquera y sobrepasar rápidamente los catarros de garganta.

- **Tisana para la ronquera o afonía.** Se recogen las hojas, tallos y flores preferiblemente frescas (son en este caso más activas), se pican y se preparan en infusión de 6 g para una taza de agua hirviendo. Dejar reposar de 10 a 20 minutos. En caso de ronquera o afonía conviene, además de tomar tres infusiones de éstas al día, hacer gárgaras con la misma dosis 1 ó 2 veces.
- **Sistema respiratorio.** La planta es un expectorante tradicional, indicado en casos de faringitis, amidalitis simple, bronquitis crónica y asma, gracias a los glucósidos azufrados que contiene. Provoca, en contacto con las mucosas, secreciones bucofaríngeas y por reflejo las de la laringe y los bronquios, por lo que también se indica para la tos y los catarros pulmonares.

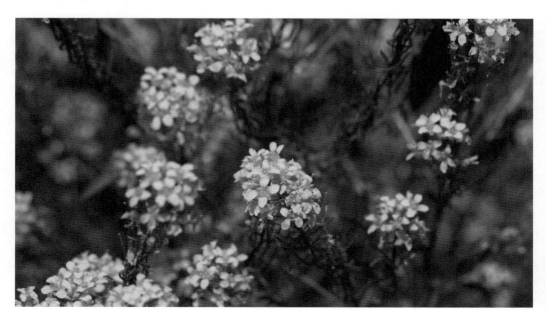

70 **Centaura menor**
(Erythraea centaurium)

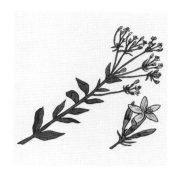

Inglés: *small centaury, red centaury.* Francés: *petite centaurée.*
Alemán: *echtes Tausendgüldenkraut.* Castellano: *hiel de la
tierra, hierba pedorrera.* Catalán: *herba centaura, pericó vermell,
herba de Santa Margarida.* Euskera: *Ama Birjinaren belar,
lubeazun, belarmin.* Gallego: *herba da fel.*

Según la leyenda tradicional helénica, el centauro Quirón curó con ella una herida del pie a
Hércules y de ahí le viene el nombre.

La planta

La centaura menor se reconoce por sus florecillas rosadas, que a diferencia de otras plantas
(como la silene), no termina con los pétalos en punta. Alcanza de uno a tres palmos y tiene
una curiosa simetría: cada hoja posee su opuesta, cada tallo otro igual al otro lado y cada
flor su paralela naciendo del mismo punto. Las hojas, de forma lanceolada, aparecen como
pequeñas alas de gaviota en los nudos de los tallos, todas ellas se unen al tallo sin rabillo,
siendo más estrechas y pequeñas a medida que están más arriba. Crece bien en amplias zonas
de clima inhóspito y frío (hasta 1.500 m de altura), en todo el mundo, y lo hace en prados
sotobosque, veredas y bosques claros.

Floración y recolección. En julio aparecen las flores, tan apreciadas. Es una planta de recolección escasa, que cuesta de encontrar en las herboristerías, a pesar de su efectividad. Hay
que caminar bastante para recogerla.

Cosecharemos las sumidades durante todo el verano, que es cuando florece. Las secare-
mos a la sombra y guardaremos en saquitos. Aunque las hojas también sirven, no suelen ser
utilizadas.

Composición. Contiene principios amargos (eritrocentaurina, gentianina, eritrocentaurósi-
do…), alcaloides (0,8%) como la eritricina, y también esteroles, aceite esencial, ceras y ácidos
fenoles.

Propiedades y usos medicinales

- **Sistema digestivo.** Esta amarga planta es de las mejores para los problemas de acidez de
  estómago, resultando un suave laxante. Se puede usar en caso de inapetencia, dolores, putrefacciones intestinales, etc. Es un buen tónico amargo que excita las funciones motrices

y secretorias de las vías digestivas y actúa como sedante de sus dolores. También se indica para la insuficiencia hepática. Por otra parte, ayuda a bajar las fiebres altas.

- **Infusión hepática.** Echar unos 30 g de flores secas en un litro de agua hirviendo, dejar reposar 20 minutos y tomar una o dos tacitas al día, siempre antes de las comidas.

- **Maceración.** Se prepara dejando en agua una cucharada por taza durante 12 horas. Colar y tomar templada. Aunque se le añada miel, su intrínseco sabor amargo resulta inocultable; pero «el mal trago» no dura más de un momento y alivia importantes molestias, a veces incluso crónicas.

- **Tisana hepatoprotectora.** Se mezclan 20 g de cada de sumidades floridas de centaura menor, hojas de alcachofa y sumidades de aspérula olorosa (*Gallium odoratum*); y 10 g de cada de hojas de grosellero negro, romero y regaliz. Se mezclan bien las hierbas y se combina una cucharada sopera rasa de la mezcla por cada taza de agua. Se echan las hierbas en el agua hirviendo y se dejan a fuego lento 1 minuto. Se deja en infusión 10 minutos más y se filtra cuidadosamente. Beber hasta tres tazas al día, media hora antes de las comidas.

- **Decocción para el cabello.** La centaura menor produce un colorante amarillo verdoso que ha sido utilizado tradicionalmente para dar un reflejo más rubio a los cabellos. Se prepara en decocción de 50 g de flores en un litro de agua. Después de lavarse y aclararse el pelo enjuagarlo y friccionarlo con el preparado.

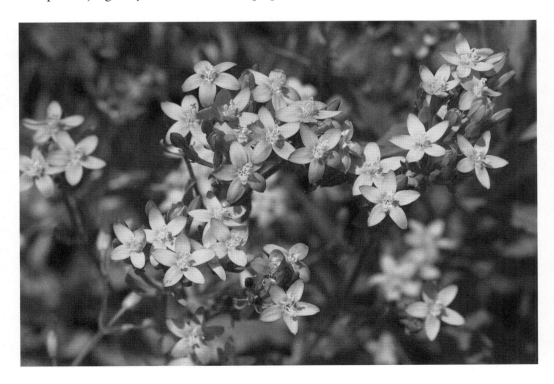

71 **Enebro**
(Juniperus communis)

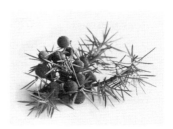

Inglés: *juniper*. Francés: *genévrier*. Alemán: *Wacholder*.
Castellano: *enebro, nebro*. Catalán: *ginebre*.
Euskera: *aginteka, ipurka, larraon*. Gallego: *cimbro*.

La planta

Crece en páramos y bosques de zonas montañosas en el hemisferio norte. Tiene porte chaparro, como un pequeño ciprés, de entre 0,5 y 3 m. De características hojitas de 1 a 2 cm, muy estrechas, duras y punzantes, sin rabillo y perennes. Las bayas o nebrinas son como perlas de 0,5 cm, primero verdes, luego azuladas y finalmente negras, con una hendidura en el extremo.

Otras variedades y especies. La variedad *montana* del enebro viene a ser igual, con hojas más pequeñas, y crece bien en las alturas pirenaicas. Las otras especies de este género (Juniperus) que podemos encontrar son tóxicas; popularmente se les llama sabinas y se distinguen bien porque en lugar de las hojas punzantes del enebro tienen unas hojuelas en apretadas escamas como los cipreses.

Recolección. Es normal encontrar en un mismo enebro frutos de diversos colores, porque cada uno tarda tres años en madurar; así, durante todo el año podemos observar alguna de sus características bayas.

Floración y recolección. Está todo el año verde y cualquier mes podemos reconocer sus hojas. Las bayas, aunque presentes en todas las épocas, alcanzan el mejor punto de madurez en otoño y en las épocas tardías de invierno. Las hojas se secan a la sombra, si bien se utilizan muy poco con fines medicinales, y las bayas, que son la parte utilizada de la planta en todas partes, al sol.

Composición. Contiene azúcares (alrededor de casi un 30%), taninos catéquicos, ceras, pentosano (6,4%), sustancias grasas (juniperina, que le da el sabor amargo), aceite esencial (0,2-2%), compuesto en un 70% por carburos terpénicos. La madera del enebro contiene además ferruginol y abundante resina (10%).

Propiedades y usos medicinales
• **Sistema urinario.** El enebro posee una actividad diurética.
• **Sistema digestivo.** Debido a sus principios amargos, las bayas poseen propiedades tónicas y estomacales.

- **Aceite esencial.** Ejerce un efecto antiséptico y se administra por vía interna en caso de trastornos genitourinarios.
- **Las bayas.** Con sus frutos se hace la ginebra, pero sirven para bastante más que para aromatizar bebidas espirituosas. Las nebrinas son uno de los diuréticos más antiguos, de merecida fama por lo que pueden colaborar contra el reúma y la artritis, la hidropesía y la arteriesclerosis (aunque siempre habrá primero que atajar las causas). No conviene abusar de ellas cuando se tienen los riñones inflamados.

  Son antisépticas, por lo que se usan para las infecciones de las vías urinarias. Para la acidez de estómago se aconseja masticar una decena de bayas, expulsando las semillas y tragando el jugo.

  También se puede usar sin preparación tragándose simplemente las bayas (media docena después de cada comida) a modo de píldoras. Además de las propiedades expuestas, las enebrinas son expectorantes, balsámicas y emenagogas.
- **Decocción.** El cocimiento es sudorífico y purifica la sangre. Hervir 120 g de tallos de enebro desmenuzados en 1,5 litros de agua hasta que se reduzca a un litro.
- **Miel de enebro.** Esta miel no es otra cosa que la miel común cocida con frutos de este arbusto.

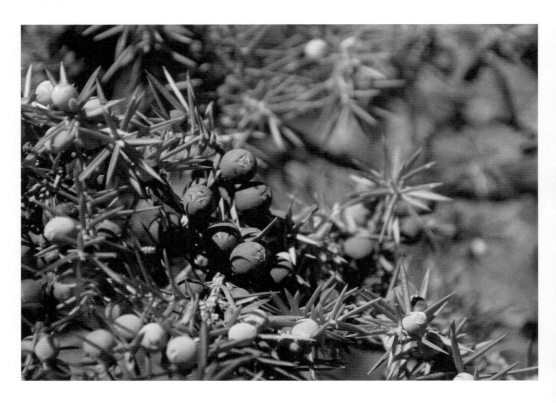

72 **Espino albar**
(Crataegus oxyacantha, Crategus monogyna)

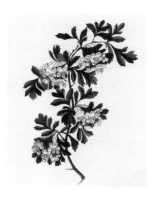

Inglés: *hawthorn, maythorn*. Francés: *aubépine, épine blanche*. Alemán: *Weissdorn, Hagerdorn*. Castellano: *espino blanco, majuelo, espinablo, carcabollero, bizcoba, pirlitero*. Catalán: *arc blanc, espinalb, cirerer de pastor*. Euskera: *elorri, arantza*. Gallego: *estripo alvar, perilloteiro bravo, escaramuñeiro*.

«El espino es bravo como un jabalí; de buen conformar y generoso hasta lo insospechado. Sosiega corazones y no sólo con su imagen o su penetrante aroma. Virtuosa planta medicinal, alimento de tantos pájaros y... sus ramas nos pueden dar además manzanas, peras, membrillos, nísperos, jerbas, etc., con el arte de un buen injerto. Sin embargo el espino es comúnmente despreciado, quemado y cortado como una plaga».

La planta

El espino albar es un arbusto con pinchos, hojas lobuladas, flores blancas y frutos rojos. Se distingue del endrino (cuyas hojas no son partidas, sino elípticas) porque las del espino están divididas en un número impar de gajos; Las flores brotan en copiosa cantidad y están reunidas en grupos en corimbo (es decir, que sus rabillos parten del mismo punto). Las espinas son estas ramitas afiladas que suelen utilizar los alcaudones (*Lanius senator*) para cazar sus presas, conservarlas o despedazarlas, sirviéndose de una herramienta ajena a su cuerpo, dando lugar con ello a exagerados mitos. Los frutos son de un llamativo color rojo. Lo más común es encontrar el espino con porte de mata, pero es en las laderas de los montes, cuando, aislado, crece a su aire, que puede adquirir la silueta de todo un árbol de 2 y hasta 5 metros.

Floración y recolección. El espino es muy abundante y lo podemos encontrar en toda Europa, norte de África y zona occidental de Asia. Las flores, recogidas en primavera, son la parte esencial a utilizar. Se deben secar enseguida una vez recogidas. También se utilizan, aunque bastante menos, las hojas y frutos.

Composición. Los huesos de las bayas contienen trazas del venenoso ácido cianhídrico, por lo que no se deben masticar. Contiene flavonoides, hiperósidos sobre todo, un rahmnósido de vitexina, ácidos cafeico y clorogénico y proantocianidinas. También ácidos triterpénicos pentacíclicos y beta-sisterol, aceite esencial (0,16%), así como purinas, aminas (colina, acetilcolina…), esteroles, taninos catéquicos, sorbitol, pectina y vitamina C.

Propiedades y usos medicinales

- **Sistema cardiovascular.** La más interesante y reconocida virtud del espino blanco es su capacidad tónico-cardiaca, es decir, que normaliza las palpitaciones del corazón. Son muchas las personas taquicárdicas que agradecen esta propiedad del espino. Presta su eficaz colaboración en casos de arritmia y otras disfunciones cardiovasculares. También destacan sus propiedades hipotensoras, es decir, regularizadoras de la presión sanguínea. En ciertos enfermos con altas presiones se han conseguido resultados incluso superiores a los de la digital. Además, en los casos en que la presión está demasiado baja, también contribuye a ponerla a tono.

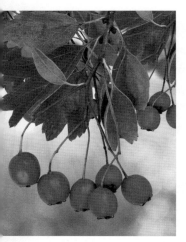

El espino presenta ciertas ventajas frente a la digital (que es la planta que más se utiliza en la medicina convencional) porque su uso no presenta ningún problema de acumulación y toxicidad corno la digital, que es una droga fuerte y un tanto peligrosa. Se ha comprobado que la falta de toxicidad del espino permite su utilización durante largo tiempo, incluso en los enfermos cuya función renal es muy mediocre.

- **Infusión.** El modo más sencillo de usar el espino para los fines descritos es la infusión de las flores, que son preferibles frescas a secas. Se ponen un par de cucharaditas en una taza de agua hirviendo, se tapa y se deja reposar durante 20 minutos; se deben tomar 2 ó 3 tazas al día durante las comidas. Se suele recomendar el uso de las flores, aunque en su ausencia las hojas y los frutos, que son menos activas, pueden servir.

- **Tisana para la hipertensión arterial.** Se mezclan, a partes iguales, espino albar, muérdago, hojas de olivo, sanguinaria y la hierba de las siete sangrías (*Lithospermum fruticosum*). Se toma una cucharada sopera por cada taza de agua. Hervimos 1 minuto, dejamos 10 minutos más en infusión y filtramos.

  Se tomarán 2 tazas al día, una en ayunas por la mañana y la otra por la noche.

- **Sistema nervioso.** También se le atribuye un poder antiespasmódico e hipnótico, que puede manifestarse independientemente de las modificaciones del aparato circulatorio, en personas con diversos trastornos nerviosos (insomnio, angustia, vértigo, zumbido de oídos, etc.) que por tanto no provienen del corazón ni de los vasos. De todas formas, y aunque presta una eficaz colaboración, hemos de buscar siempre las causas originarias y emprender una curación global.

- **Menopausia.** Por su acción sedante se indica en las mujeres cuyos nervios están influidos por los trastornos congestivos de la menopausia: palpitaciones, sofocaciones, insomnio, irritabilidad, etc. tan frecuentes en este periodo.

  Las flores y los frutos son antidiarreícos, y la planta en conjunto es discretamente diurética.

73 **Culantrillo del pozo**
(Adiantum capillus-veneris)

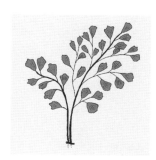

Inglés: *lady's hair*. Francés: *adianthe, cheveux de Vénus*.
Alemán: *Frauenhaar*. Castellano: *Culantrillo, capilera, arañuela, cabello de Venus*. Catalán: *Capil.lera*. Euskera: *garaiska*.
Gallego: *colandrillo, cuandrillo*.

La planta

Es un tipo de helecho con un aspecto muy característico, porque crece en masas que cuelgan como cabellos, de donde deriva su otro nombre de cabello de Venus. Su rizoma es pequeño y sus frondes, que tienen de uno a dos palmos de altura, poseen rabillos muy finos, sin pelos, que se dividen y subdividen. Al final de estas ramificaciones se sitúan los segmentos frondinos sostenidos por pezones, son de color verde claro y forman una imagen que se asemeja a un abanico. Las hojas tienen un sabor ligeramente dulce, pero no dejan aroma.

El culantrillo es de aspecto delicado y vive principalmente entre rocas calizas a condición de que sean húmedas (paredes de pozos, grutas, fuentes, etc.). Lo encontraremos pues donde haya agua, pero tiene la curiosa característica de que nunca se le pegan las gotas de agua y por mucho que lo reguemos siempre permanece seco. Su nombre científico, *adiantum*, es una palabra que deriva del griego y significa «no mojado».

Se cultiva también con fines ornamentales y lo podemos ver en fuentes ajardinadas.

Floración y recolección. Entre junio y septiembre. Se emplea toda la parte aérea de la planta. Debe usarse verde, pues en decocción pierde parte de sus virtudes.

Composición. Los principales componentes conocidos son: mucílago, tanino, azúcares, principios amargos, aceite esencial en pequeñas cantidades y ácido gálico.

Propiedades y usos medicinales

Se han descrito bastantes propiedades atribuidas a esta planta, pero la más destacada es su capacidad ligeramente expectorante; es bueno para la tos, sobre todo en el caso de las toses secas.

Es emoliente y favorecedor de la expectoración; está indicado en los catarros de la vías respiración tanto agudos como crónicos. También resulta útil para el dolor y sequedad de garganta y en casos de inflamación de la tráquea.

También es refrescante, tónico y ligeramente astringente. Y se dice que mejora las inflamaciones urinarias (actúa como un suave diurético).

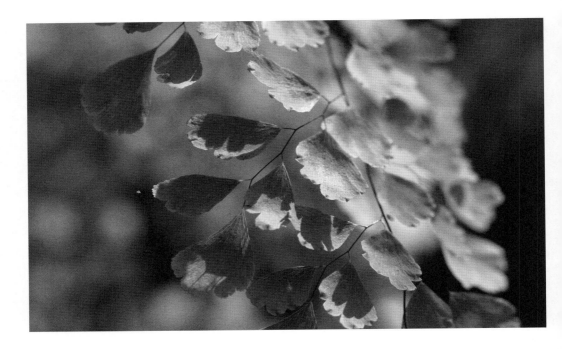

- **Infusión.** En todos los casos anteriores se ha de preparar una infusión con una cucharadita de postre de la planta fresca picada por cada taza de agua. Hervir y dejar reposar 30 minutos antes de colarlo. Tomar tres tazas al día entre las comidas. Si es para las afecciones del aparato respiratorio, endulzar la infusión con miel.
  Debido a lo finos y negros que son los rabillos de sus frondes y en base a la asociación de formas con el pelo humano se le ha atribuido la virtud de conservar el cabello y favorecer su robustez y crecimiento.

74 Rosal silvestre
(Rosa canina)

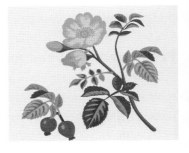

Inglés: *dog rose, wild dog rose, hip tree*. Francés: *eglantier, rose sauvage, rose des chiens*. Alemán: *Wilde Rose, Hundsrose, Hagerose*. Castellano: *corazoncillo, hierba de San Juan*. Catalán: *sabia*. Euskera: *sobe*. Gallego: *sarxa*.

En el inmenso jardín de la Naturaleza crecen infinidad de rosales silvestres que, en cualquier vereda, en los claros del bosque, en la cuneta de cualquier camino, perfuman los campos primaverales y colorean de pinceladas encarnadas los pardos inviernos.

Todas las especies de rosas vienen a tener las mismas propiedades medicinales, pero todavía son preferibles las especies silvestres, que contienen mayores virtudes.

La planta

Las flores del rosal silvestre se diferencian de los rosales cultivados porque tienen sólo cinco pétalos, generalmente rosados, y se desprenden con facilidad. Se distingue de la zarzamora, aparte de por sus frutos o por sus flores más grandes y olorosas, por las hojas más brillantes y dos estípulas (las hojillas de la base del rabillo). Los largos y espinosos tallos, que se «enzarzan» con lo que pillan, son verdosos y cubiertos de unos pinchos curvos y fuertes.

Los frutos, que conocemos popularmente como escaramujos, son rojos y en forma de aceituna, más engrosados en las especies cultivadas.

Floración y recolección. Desde finales del estío, durante el otoño e incluso hasta con las últimas nieves, se recogen sus simpáticos frutos. Las flores son de olor y aspecto sencillo y tienen una particular fragancia que nunca llega a empalagar. Se recogen en mayo, cuando se abren.

Composición. El fruto contiene gran cantidad de vitamina C (500-1.700 mg/100 g, más que el limón) y vitaminas B1, B2, vitamina K y vitamina P (rutina). Contienen además carbohidratos 830%), pectina (11%), taninos (3%), ácidos málico y cítrico (3%), aceites (2%), y pigmentos (carotenos y flavonoides).

Propiedades y usos medicinales

En países como Alemania, donde no se pueden plantar cítricos, el escaramujo (el fruto) es muy popular.

- **Agua de rosas.** Es el remedio que heredamos de la abuela para las inflamaciones de los ojos, y muchos libros mencionan la eficacia de esta medicina popular. Antes, cuando alguien al segar se rozaba un ojo con una espiga o cuando tenía cualquier inflamación ocular, se curaba con pétalos de rosas. Limpiándose los ojos y aplicando en colirios agua de rosas se curan las inflamaciones de la conjuntiva o de los párpados.
  Para hacerla, se pone a macerar durante un día un puñado de pétalos de rosa cubiertos con agua, que se exprime luego fuertemente.
- **«Miel» de rosas.** Sirve para hacer enjuagues y gargarismos en caso de afecciones en las encías, toca o garganta. Para ello se pone a cocer un puñado de pétalos en un poco de agua durante cinco minutos. Al concentrado líquido que resulta se le añade un poco de miel.

- **Decocción.** Se prepara al 3% (30 g/litro) dejando hervir a fuego muy lento durante 10 minutos, momento en que la decocción alcanza un mayor nivel de vitamina C.
- **Mermelada.** Con el escaramujo se elaboran magníficas mermeladas de excelente sabor e interesantes propiedades. Atención a las que venden en los comercios, porque en alguna, las altas temperaturas de estos procesos pueden malograr sus interesantes vitaminas. Podemos prepararla en casa mezclando la pulpa sin semillas con igual cantidad de azúcar integral de caña.
- **Escaramujos crudos.** Para comerlos tal cual se requiere paciencia pues tan sólo se come la capa exterior que recubre las semillas. Hay que quitarle con agua y con sumo cuidado los pelillos «picaespaldas» adheridos a la parte interior de tan exigua pulpa. Es conveniente eliminar las semillas.

La rosa canina también ayuda a vencer las digestiones difíciles. Asimismo actúa como astringente, es decir que ataja las diarreas.

El rosal silvestre tiene muchas aplicaciones: sus frutos en ensaladas, sus flores para perfume simplemente poniendo los pétalos en tintura de alcohol. Forma infranqueables setos en las huertas (prende enterrando en otoño un trozo largo de tallo con dos yemas fuera); y suministra un pie para injertar de púa cualquier especie de rosal.

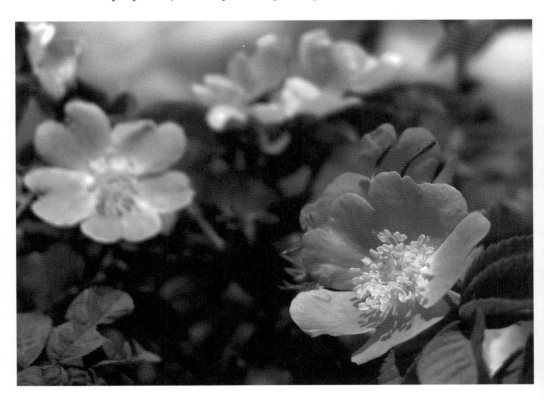

75 **Fumaria** *(Fumaria officinalis)*

Inglés: *fumitory, earth smoke, beggary.* Francés: *fumeterre, fiel de terre.* Alemán: *echter Erdrauch.* Castellano: *palomilla, sangre de Cristo, gitanillas.* Catalán: *fumusterra, herba dels innocents.* Euskera: *negakinak (lágrimas).* Gallego: *herba do fogo.*

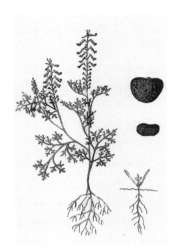

La fumaria luce su penacho de florecillas durante casi todo el año. Su nombre científico se debe a que, como el humo, produce lágrimas, aunque también puede derivar de la forma de su flor, alargada y oscura en el extremo. Sus nombres populares reflejan lo que podemos ver en sus curiosas flores.

La planta

Es una planta singular que se presta a pocas equivocaciones, Sus ramilletes de flores apenas miden 5 cm, tiene porte poco erecto y cada una de sus florecillas es como un espolón rosado con la punta más oscura, y para distinguir sus cinco piezas es preciso lupa y pulso. Están agrupadas y dispuestas alternadamente como cañoncitos apuntando hacia todos los lados.

Sus copiosas y muy amargas hojitas (de 1 ó 2 cm) son algo blanquecinas, con forma de huella de pájaro; los tallos que las sujetan están muy ramificados y teñidos de tonos rojizos hacia la base. Crece en las huertas de todo el país (lo que en lenguaje científico se llama una arvense), junto a muchas de las buenas «malas hierbas». Prefiere los terrenos sueltos, algo labrados y húmedos.

Floración y recolección. En la época primaveral el cielo riega sus plantas y el sol las templa. La fumaria, como tantas otras, explota entonces en multitud de flores, de las que se recogen sus sumidades. Su floración se prolonga mucho, sobre todo en los lugares donde no las achicharra un agosto de tres meses. Es mejor usarla en fresco, o secada a la sombra y guardada en saquitos de tela o papel blanco.

Composición. Contiene ácido fumárico y flavonoides derivados del quercetol (rutina, quercetina…). También contiene alcaloides (0,3%) derivados de la protoberberina, protopina o fumarina (0,13%), alcaloides menores (fumarilina, fumaricina…) y sales de potasio (8%).

Propiedades y usos medicinales

La fumaria recibió hace mucho tiempo el honorable apellido de officinalis, porque así se llamaban a las plantas empleadas en la «oficina de farmacia». Tiene buenas propiedades depurativas, utilizándose en las erupciones de la piel cuando éstas provienen, como es frecuente, de impurezas en la sangre. Incluso si no surgen granos puede usarse como cura tradicional de primavera.

- **Depurativa.** Purifica la sangre y tras un ayuno puede dar el definitivo «bayetazo» a una cura primaveral («antes que el techo de tu habitación, limpia el suelo que cada día pisas»). También es diurética, vermífuga, así como un eficaz laxante para estreñimientos pertinaces.
- **Sistema digestivo.** Disminuye o estimula la producción y secreción biliar según las necesidades del organismo, por lo que está indicada en disfunciones hepatobiliares, incluidas las que cursan con ictericia.
- **Sistema cardiovascular.** Tomada durante unas semanas ayuda a normalizar la hipertensión.
- **Bebida.** Para ello se toma en fresco, en zumo con miel (porque es algo amarga), sola o junto a otras plantas típicas de estas fechas.
- **Infusión.** Cuando no se puede tomar el zumo fresco, se harán infusiones a razón de 50 a 100 g de la planta seca por litro de agua, tomándose tres tazas al día.
- **Infusión para el hígado y vesícula.** Se mezclan 10 g de cada de fumaria, cardo mariano, diente de león y hojas de menta; se prepara una cucharada sopera por taza. Se echan las hierbas en agua hirviendo, y las dejamos reposar 15 miunutos. Se tomarán hasta 4 tazas al día, media hora antes de las comidas.

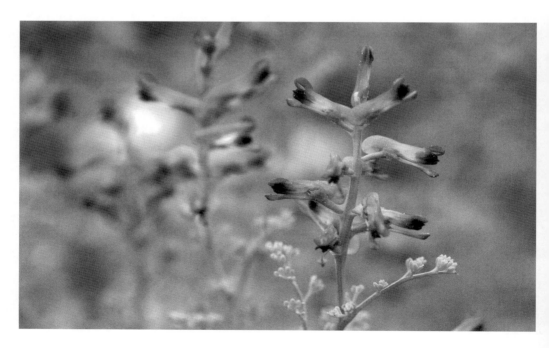

76 **Celidonia mayor**
(Chelidonium majus)

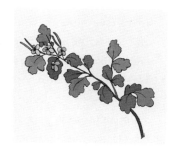

Inglés: *celandine, tetterwort.* Francés: *chélidoine, grande éclaire.* Alemán: *Schöllkraut.* Castellano: *hierba de las golondrinas, hierba verruguera.* Catalán: *herba d'oronetes,* Euskera: *añarabelarr, ainhara belarr.* Gallego: *leitera amarela.*

«Si tienes buena hierba verruguera, no queda verruga de ninguna manera».

La planta

Es inconfundible porque es la única de nuestra flora que al cortarla desprende una savia anaranjada. Tiene flores amarillas de alrededor de un cm que forman ramilletes en las puntas de los tallos. Los frutos aparecen en unas vainas estrechas y largas de 3 a 6 cm, que podrían recordar las de las berzas subidas.

Es planta vivaz con mucho pelo cano, sobre todo en la base y en el nervio de las hojas y que crece en todo el mundo, entre las piedras de nuestros muros o en cualquier rincón de un corral o del huerto. Está emparentada con la amapola y en cambio no tiene nada que ver con la Celidonia menor (*Ranunculus ficaria*).

Floración y recolección. Aunque existan algunos preparados, es mejor utilizada en fresco, dado que tal como se recolecta es más efectiva y la podemos encontrar durante casi todo el año. Si se conoce alguno de los cercanos rincones donde mora podremos recogerla siempre que haga falta.

Composición. Su contenido en alcaloides varía en función de la frescura de la planta (0,5-3%), se considerará de recolección reciente hasta unos 4-5 meses como máximo). Los procedimientos de secado rápido permiten preservar mejor los alcaloides que en la planta llegan al 1%. El aceite esencial representa el 0,01% de su peso, además contiene ácidos celidónico y nicotínico.

La raíz contiene más alcaloides que la planta (2,8%), entre los que destaca la celidonina (60-70% del total de alcaloides), y también berberina, sanguinarina, estipolina, protropina, celeritrina… También contiene hasta un 4% de ácido celidónico y derivados de tiofosfamida.

Propiedades y usos medicinales

- **Dermatología. Látex de celidonia anti verrugas.** La planta es muy popular por sus propiedades cáusticas sobre las verrugas. Se corta una hoja y el látex anaranjado que exuda se aplica (suavemente, con la ayuda de un bastoncito de algodón) sobre la verruga todos los días, y a ser posible dos o tres veces, hasta que desaparece definitivamente (la verruga se va raspando a medida que se seca). Sólo requiere constancia, porque el éxito es seguro.

- **Verrugas, remedios y psicología.** Para cauterizar verrugas también son remedios populares y efectivos la leche de higos verdes o las frotaciones con cebolla cruda. También sirve del mismo modo para eliminar callos y durezas.

  Pero las verrugas pueden ser causadas psíquicamente y también por vías psíquicas se pueden eliminar. Todo el repertorio un tanto «chamán» de diversos remedios populares (por ejemplo, «atar una rama a un árbol, no pasar por allí más, y cuando se seca la rama se seca la verruga»), es posible que incluya la fuerza de nuestra mente para quitar la verruga.

- **Sistema digestivo.** Tonifica el hígado, actúa estimulando la secreción del flujo biliar y previene los cólicos biliares.

- **Infusión.** Se añaden 2 cucharaditas de café por taza de agua hirviendo y se deja 10 minutos en infusión. La dosis media recomendada es de 3 tazas al día.

- **Sistema nervioso.** El efecto de la raíz de celidonia sobre el sistema nervioso es muy complejo y se debe a la acción de sus alcaloides. Posee un efecto sedante y una acción analgésica y espasmolítica.

- **Sistema cardiorrespiratorio.** Es útil en caso de bronquitis espástica, asma, también en angina de pecho. Y equilibra la presión sanguínea.

- **Colirio.** Se considera que con esta planta se puede obtener un buen colirio para los ojos. Para ello hay que hervir durante un minuto, 5 g de flores de celidonia por taza de agua, dejar reposar y filtrar. Para curar la inflamación ocular se ha de diluir en agua caliente al 5% y aplicarla sobre los párpados.

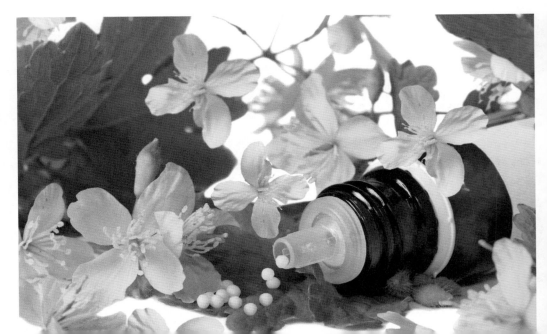

77 **Flor de azahar** *(Citrus aurantium y C. sinensis)*

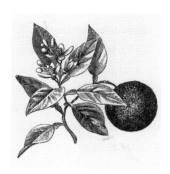

Inglés: *bitter orange tree, Seville orange tree.* Francés: *orange amer, bigardier.* Alemán: *Pomeranzenbaum.* Castellano: *naranjo amargo, naranjo dulce.* Catalán: *taronger agre, taronger dolç.* Euskera: *laranjo, laranja-lorea.* Gallego: *laranxeiro acedo, laranxeiro doce.*

«¡Respira el aire encantado del huerto de los naranjos en su mes blanco! Es medicinal porque te cura hasta lo que pocas plantas pueden: ¡la pena!»

La planta

Podemos encontrar naranjos donde las temperaturas mínimas no se encogen muy por debajo de los cero grados, es decir, en casi toda la costa mediterránea. Cuando los árboles están sin fruto, distinguiremos el naranjo del mandarino, el limonero y otros cítricos en que las hojas del naranjo son más grandes que las del mandarino y las de limonero huelen muy bien a limón.

El árbol sólo mide entre 4-6 m de altura, y las flores blancas resultan inconfundibles por su intenso olor. Las hojas, de color verde brillante, miden 5-10 cm de largo y son agudas, acharoladas y acuminadas.

El símil solar y áureo de las naranjas se expresa en la misma palabra en latín, *aurantium.* Y en cuanto al aroma de sus flores, viene del árabe al-zahar: la flor blanca.

Floración y recolección. Comienza a florecer a finales de invierno, pero cuando se abren los capullos, a finales de abril, se ponen unos sacos debajo de los naranjos para que caigan en ellos los pétalos y botones florales. Se secan a la sombra con cuidado para guardarse después en tarros. El aroma de azahar se mantiene durante varios años.

Composición. Las flores contienen hasta un 2% de aceite esencial, que es rico en néroli y d-limoneno y se conoce como «esencia de néroli».

Propiedades y usos medicinales

La flor es espasmolítica, sedante y aromática. Cuenta la tradición que cuando se está algo pachucho o triste, una tacita templada de azahar resucita los ánimos.

- **Agua de azahar.** Podemos preparar nosotros mismos la famosa agua de azahar poniendo en maceración 100 g de flores secas en un litro de agua durante un día y destilando a continuación el agua en un pequeño alambique. Se tomarán entre 50-100 cc diarios.

- **Infusión de azahar.** Si no disponemos de alambique, podemos recurrir a la infusión de las flores con resultados semejantes. Una media docena de flores es suficiente para preparar una taza. O bien se pueden combinar hojas y flores, a razón de 5 g por taza.
- **Digestivo.** Para los dolores de estómago de origen nervioso, tan frecuentes en nuestro tiempo, 3 g (o «una cucharadita") de azahar, tila y manzanilla en una taza de agua hirviendo es un eficaz paliativo.
- **Maceración.** En hidrolato de flores de azahar es un excelente calmante de los nervios y de los dolores de cabeza.

No cura los dolores, pero por sus propiedades sedantes y ligeramente hipnóticas, los alivia. El azahar también se usa para adormecer cuando hay insomnio, y se puede utilizar sin ningún contraindicación con niños nerviosos.

Las flores secas en infusión son un estimulante nervioso suave.

El agua del Carmen, el popular remedio contra los desmayos, es agua de azahar pura, aunque en la fabricación comercial se le ha añadido casi siempre extracto alcohólico de melisa.

Otros usos. Aceites esenciales.

La naranja proporciona diversos aceites esenciales. El petitgrain se obtiene de hojas y brotes, el bigarade de la piel del naranjo amargo, el portugal del naranjo dulce, y las flores dan por destilación el *néroli*, uno de los principales componentes del agua de colonia (el *Neroli pelalae* es menos oloroso y procede del naranjo dulce). También utilizan el agua residual del destilado para hacer crujientes las galletas. En el sur de Francia se cultivan naranjos amargos especialmente para cosmética.

El olor de los aceites esenciales se parece muy poco al azahar, al revés de lo que ocurre con la esencia obtenida por maceración.

- **Perfume suave casero.** Se puede hacer un delicado y suave perfume casero con 250 g de flores secas en un litro de alcohol rebajado 45º (para ello se mezcla alcohol de 96º con agua a partes iguales); se deja unos tres días, se cuela y ya está listo.
- **Cítricos en casa.** La cáscara de naranja (siempre de cultivo ecológixo) requemada muy lentamente da un agradable incienso. Las hojas de los cítricos son excelentes para adobar aceituna.

78 **Correhuela**
(Convolvulus arvensis)

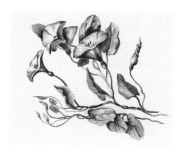

Inglés: *small bindweed*. Francés: *liseron des champs, lisel*. Alemán: *Ackerwinderkraut*. Castellano: *campanilla*. Catalán: *corriola*. Euskera: *belortza*. Gallego: *corriola, corriola mansa, verdeselha*.

Esta humilde planta de las trompetas corretea por nuestros sembrados perseguida por la azada. Es fácil que los agricultores la escarden, como mala hierba, entre las patatas.

La planta

Se caracteriza por sus hojas acorazonadas y en forma de punta de lanza, y sus efímeras flores, reemplazadas enseguida, que simulan delicados embudos blancos con tintes rosados. Los tallos rastrean sobre la tierra, dispuestos a enramarse sobre otras plantas trazando volutas, y sus raíces serpentean en ramificados rizomas, donde están las reservas de su gran vitalidad.

Floración y recolección. En verano es más patente su presencia en las huertas y al borde de los caminos. Se recogen las hojas y la raíz en primavera y a principios del verano, secándose rápidamente a la sombra y al aire libre.

Composición. Contiene un jugo resinoso de tipo purgante (10%), sobre todo en la raíz, cuya acción es muy similar a la de los Convolvulus exóticos (jalapa, escamonea), pero con la ventaja de ser menos áspero y picante. En otras palabras, su acción irritante sobre el intestino es más débil sin que su acción purgante y colagoga disminuya. También contiene taninos (6,8%), saponósidos, flavonoides, ácido cafeico y alcaloides (cuscohygrina, similar a la cocaína).

Propiedades y usos medicinales

Las hojas y raíces constituyen un buen purgante en caso de un estreñimiento agudo; no produce irritación ni vómitos, no es desagradable y se puede dar también a los niños.

- **Tisana.** Se prepara en infusión durante unos 10 minutos con una cucharada de la planta por cada taza de agua hirviendo, que se toma en ayunas a ser posible. En caso de estreñimiento rebelde se puede repetir la toma dos o tres veces el mismo día. Para disimular un poco su sabor no demasiado agradable se puede añadir a la infusión unos granos de anís. Las raíces presentan también propiedades colagogas, es decir, facilitan la evacuación de la bilis. Se indica para los casos de inflamación o congestión del hígado y para evacuar los cálculos biliares: tomar esta tisana dos veces al día.

79 **Granado** *(Púnica granatum)*

Inglés: *pomegranate tree*. Francés: *granadier*.
Alemán: *Granatapfelbaum*. Castellano: *granado, magrano,*
balaustra. Catalán; *magraner*. Euskera: *mingrana, punisagarrondo*.
Gallego: *milingrandeira*.

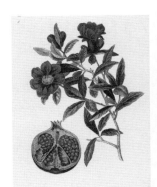

La planta

Es un árbol ramoso, de unos cuatro metros de alto, corteza rojiza
y hojas lanceoladas unidas a las duras y espinosas ramas por un
corto rabillo. El granado resalta por sus bellas e inconfundibles flores escarlata, que nacen
de una en una esparcidas por todo el arbolito y tienen el cáliz abierto a manera de estrella
de cinco a siete puntas. En cuanto al fruto, todos lo conocemos, pero en las últimas décadas
está siendo protagonista de numerosas investigaciones que confirman su rico contenido y
propiedades salutíferas.

Tanto en California, como en algunas regiones de China y en el Mediterráneo, especialmente en amplias zonas de Elche y Alicante, existe una gran reserva de bienestar gracias a las
granadas.

De la planta en sí se utilizan medicinalmente la corteza de la raíz y el epicarpio de los frutos. La corteza se pone a secar y se conserva durante varios años. La corteza del tronco y las
ramas es bastante menos eficaz.

Floración y recolección. Florece en junio o antes en zonas meridionales. Los frutos maduran
en septiembre y octubre.

Composición. La raíz posee varios alcaloides (0,5%), de los cuales la pelletierina y la isopelle-
tierina le confieren propiedades tenífugas (para expulsar la tenia). También contiene taninos
(20-25%), y un 0,15% de ácido betúlico.

Las semillas son muy ricas en vitamina C, además de otros componentes como glucosa,
ácido cítrico y ácido málico.

Propiedades y usos medicinales

- **Antihelmíntico.** Es un eficaz tenífugo y antihelmíntico, es decir, expulsa del organismo la
  tenia y otros gusanos intestinales. Para ello se utiliza la corteza de la raíz completa, ya que
  si usáramos un extracto exclusivo de los alcaloides que le confieren esta virtud aparecerían
  efectos indeseados parecidos a los del curare y la nicotina, que no se presentan con la co-
  rrecta mezcla de alcaloides, taninos y otros compuestos pues se equilibran entre sí.

- **Bebida en maceración.** Una receta apropiada es ésta: se dejan macerar de 60 a 90 g de corteza seca (10 a 20 g para los niños) en dos vasos de agua durante 24 horas. Al día siguiente se pone a fuego lento hasta que comience a hervir y entonces a fuego rápido hasta que el líquido quede reducido a la mitad.

  Se reparte en dos o tres tomas, según la necesidad, que se efectuarán en ayunas y acompañadas de esencia de menta, miel u otra sustancia para disimular el mal sabor, evitando así las náuseas.

- *Tisana purgante.* Una hora y media después se toma una tisana purgante preparada con una cucharada sopera de folículos de sen (*Cassia obovata*) y una cucharada sopera de arraclán (*Rhamnus frangula*) por taza de agua.

- **Decocción.** Cocimiento de 70 g de corteza en unos dos vasos y medio de agua hasta que se reduzca una tercera parte del líquido. Se debe tomar en tres veces a intervalos de una hora, y media hora después de la última toma ingerir una purga a base 30 a 50 g de aceite de ricino.

  La corteza y tabiques internos del fruto, aunque con menos intensidad, también poseen la propiedad de expulsar lombrices intestinales, que son todavía frecuentes en amplias zonas del mundo.

  Todo lo anteriormente expuesto tiene varias contraindicaciones que es preciso tener en cuenta: no se debe administrar a personas muy débiles o nerviosas, a niños menores de cinco años y a mujeres embarazadas.

- **Infusión astringente.** La cáscara del fruto, la corteza y las flores son también astringentes, por lo que servirán para combatir las diarreas. Para ello se prepara, por ejemplo, una infusión con una cucharada de cáscara de fruto desmenuzada y hervida durante cinco minutos en un cuarto de litro de agua. Tomarlo a razón de una cucharada de este líquido cada dos horas.

- **Enjuagues y gargarismos.** Para reforzar las encías y aliviar las inflamaciones de la garganta. Se harán enjuagues y gárgaras varias veces al día con una infusión con 25 g de flores de granado por un cuarto de litro de agua.

80 **Zarzaparrilla**
(Smilax officinalis, smilax aspera)

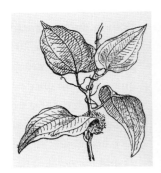

Inglés: *zarzaparrilla*. Francés: *salsepareille d'Europe*.
Alemán: *stechwinde*. Castellano: *zarza morisca*.
Catalán: *aritjol, heura espinosa*. Euskera: *endalar, arkasats*.
Gallego: *alegra-campo, silvamar*.

La planta

Es una liliácea, de las escasas enredaderas de nuestro encinar. Posee hojas brillantes y duras como las de la encina, alternas, siempre verdes y acompañadas de dos zarcillos simples, recordemos que el nombre smilax deriva del griego *smilace* y significa «hiedra espinosa».

Las raíces salen del ramificado y duro tallo subterráneo y las flores son blanco-amarillentas. Los frutos en otoño maduran y pasan a negras. Pueden comerse, pero cuidado con confundirlos con los de otras enredaderas como los de la bryonia, porque son venenosos.

La zarzaparrilla crece en amplias zonas tropicales de todo el planeta, con numerosas variedades y nombres.

Composición. Entre otros componentes, los mejor conocidos son una mezcla de saponósidos que por hidrólisis da la sarsapogenina. También contiene fitosteroles (sitosterol, entre otros), un principio amargo (una resina y un aceite esencial que confiere a la raíz su especial olor, oxalato de cal, almidón, resinas (2,5%) y taninos.

Propiedades y usos medicinales

En los últimos años ha renacido el interés por ella, ya que favorece la eliminación del exceso de colesterol en sangre. Además la planta es diurética, depurativa, sudorífica y estimulante, por lo que es lógica se utilidad en casos de reumatismo, gota, cálculos renales, nefritis crónicas y para limpiar las toxinas que conlleva cualquier estado de enfermedad.

- **Dermatología.** Se ha llegado a utilizar con éxito en casos de psoriasis y otras enfermedades crónicas de la piel.
- **Infusión de uso general.** Se prepara una infusión con unos 30 a 40 g bien desmenuzados del rizoma y la raíz por litro de agua. Conviene mezclarla con hojas de nogal y tallos de dulcamara. De esta infusión se pueden tomar de 3 a 5 tazas al día, mejor en ayunas por la mañana y antes de las comidas.

Si se desea tomar simplemente como depurativo primaveral es suficiente con apurar un vaso de la infusión anterior en ayunas al levantarse.

Curiosidades botánicas. Son de la misma familia de esta planta los ajos y las cebollas, los espárragos, el drago canario, las yucas y áloes, los gamones (Asphodelus), los tulipanes, jacintos y lirios… plantas con espléndidas transformaciones metabólicas florares que parecerían indicar a nuestros antepasados sus cualidades beneficiosas sobre el metabolismo digestivo.

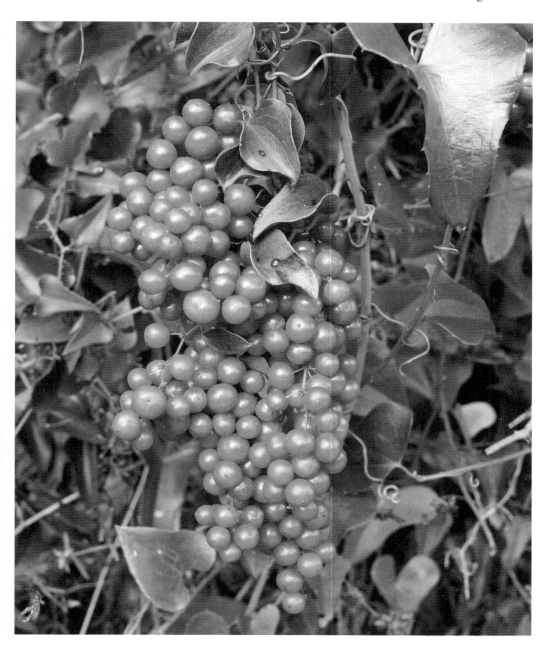

81 **Cola de caballo** *(Equisetum arvense, Equisetum telmateia)*

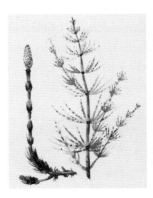

Inglés: *common horsetail.* Francés: *préle des champs, queue de chal.* Alemán: *Ackerschatelhalm.* Castellano: *equiseto mayor (telmateia), equiseto menor (arvense).* Catalán: *cua de cavall, herba estanyera, asprella.* Euskera: *stañu bellar, eztañu belar.* Gallego: *rabo-de-cavalo.*

La planta

El equiseto deriva de una planta primitiva que hace 400 millones de años, en el período paleozoico, formaba grandes bosques. Hoy día se encuentra en terrenos arenosos al borde de caminos, márgenes de ríos y en campo abierto. Alcanza hasta un metro de altura, es de color verde claro, estriado, con nudos circulares alrededor de los cuales surgen numerosas ramas segmentadas, que se desparraman en rueda. Algunos nombres populares de la planta evocan la semejanza que muestra con la cola de algunos animales, como el caballo.

Floración. Carece de flores y se propaga por medio de esporas. Posee dos tipos de tallos, uno fértil y uno estéril. El tallo fértil aparece a finales de invierno, es de color parduzo, de un palmo de altura aproximadamente, con nudos circulares escamosos y sin ramas. Acaba en una espiga de esporas, que son diseminadas por el viento. En primavera es cuando muestra una mayor concentración de minerales. Entrado el verano, el tallo fértil desaparece y va surgiendo el tallo estéril que se secará y morirá en invierno.

Recolección. Se recogen los tallos estériles, a finales de verano. Se secan a la sombra y se guardan en bolsitas.

Composición. Es una planta rica minerales y oligoelementos, como el sílice (silicio, entre el 5-8%) y también potasio (en cloruro). Contiene una saponina, la equisetonina (5%), ácidos péctico y gálico y en pequeña cantidad, flavonoides, taninos y alcaloides (nicotina). Las esporas contienen sustancias glucósidas que descomoponen la vitamina B. La composición varía en las muchas variedades de equiseto que existen; lo más aconsejable es utilizar *equisetum arvense.*

Propiedades y usos medicinales

• **Remineralizante y diurética.** Su componente principal, el sílice, actúa como remineralizante beneficiando a enfermos debilitados, sobre todo a tuberculosos. Tiene propiedades diuréticas debidas al sílice, potasio, ácido gálico y los flavonoides que contiene, propiedades hemostáticas, por los ácidos péctico y gálico, y cicatrizantes, seguramente por contener taninos. Asimismo el potasio favorece el buen funcionamientdo el corazón.

Se emplea la decocción de la planta como remineralizante para fortificar el cabello, huesos, uñas y el organismo en general; como diurético en ciertas afecciones renales, de la vejiga y en caso de edemas (retención de líquidos en los tejidos). También es un buen hemostático.

- **Decocción.** Se prepara hirviendo 50 g de planta, fresca o seca, en ½ litro de agua durante media hora. Se toman dos o tres tacitas al día. También se puede utilizar el jugo de la planta fresca.

- **Homeopatía.** Se administra una tintura de planta fresca en casos de cistitis, anuria (falta de orina), y tuberculosis pulmonar.

- **Infusión depurativa.** Esta tisana es adecuada para eliminar las impurezas de la piel, eccemas y granos. Se prepara con cola de caballo, a la que podemos añadir, a partes iguales, bardana, zarzaparrilla y saponaria. Utilizar una cucharada sopera por taza de agua. Se hierve 5 minutos y se deja reposar 10 minutos más. Tomar una taza en ayunas y otra antes de ir a dormir.

- **Sistema genital.** Se utiliza en baños de asiento en caso de inflamación de la pelvis. Podemos prepararlos con la planta sola, o también con esta fórmula:

- **Baños de asiento.** A partes iguales mezclaremos cola de caballo, hojas de malva, nogal, llantén mayor, pétalos de rosa y abrótano hembra. Utilizar 3 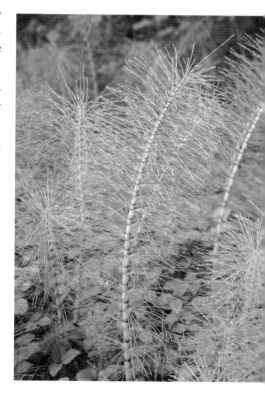 cucharadas del preparado por litro de agua. Echamos el agua hirviendo sobre las hierbas mezcladas y lo dejamos en infusión 10 minutos. Colar y preparar el baño. Podemos reforzarlo con compresas para aplicar en la zona. Es útil también en caso de hemorroides.

- **Decocción para la higiene bucal.** En uso externo, se preparan unos gargarismos con 100 g de cola de caballo par lavar las heridas, en gargarismos y enjuagues contra las afecciones bucales, así como en forma de lavados nasales en caso de hemorragia nasal (en este caso podemos ayudarnos con unas gotas de limón).

- **Cosmética natural.** Se emplea en cosmética, en forma de cremas, leches o tónicos, por sus propiedades emolientes, astringentes y antiacnéicas y, por mejorar la elasticidad cutánea y el equilibrio coloidal de las células.

82 **Pino albar** *(Pinus silvestris)*

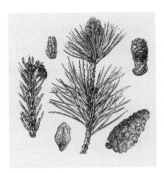

Inglés: *scots pine*. Francés: *pin silvestre*. Alemán: *gemeine Kiefer*.
Castellano: *pino blanquillo, pino serrano, pino bermejo*.
Catalán: *pi roig, pi mèlic*. Euskera: *ler, ligu*. Gallego: *pinheiro silvestre*.

La planta

Es un árbol de tronco erecto, que puede alcanzar hasta 30 metros de altura. La corteza aparece bermeja hacia arriba, y de ahí recibe algunos de sus nombres (pino bermejo, pi roig, pino albar, que en realidad deriva de *albarazado* —mezcla de negro y rojo— y no de albo o blanco). Las ramas de los ejemplares adultos se encuentran bastante altas, cubiertas por hojas aciculadas de un color verde-gris.

El pino silvestre está ampliamente extendido por toda Europa y norte de Asia. El pino marítimo (*Pinus pinaster*) crece en los terrenos silíceos de algunas zonas del Mediterráneo y recientemente ha estado de actualidad por los hallazgos aparecidos en el extracto de la corteza (pycnogenol).

Floración y recolección. Florece en mayo y junio, y entonces los amarillos órganos masculinos inundan de polen el ambiente. Las pinas fructificarán al segundo año tras la fecundación, y son pequeñas, de la misma longitud que las hojas. Las yemas, que son la parte más utilizada, se recogen durante abril, antes de la eclosión. Se extienden sobre una estera o rejilla en capa fina y se dejan secar durante uno o dos meses, removiéndolas de vez en cuando. Para tenerlas a punto más rápidamente se pueden secar en horno templado.

Composición. Como todas las coníferas (plantas portadoras de conos o pinas), posee una gran energía interna en forma de resinas, esencias y bálsamos. Las hojas son principalmente ricas en pineno, careno, limoneno y acetato de bornilo. El tronco y la corteza son especialmente ricos en una resina balsámica que conocemos como trementina (destilada ésta se obtiene el aguarrás y la colofonia). Las ramas jóvenes son más abundantes en esteres, felandreno y pineno. Las yemas son muy ricas en resina (más de 200 g por kilo).

Esta planta también contiene algunos glucósidos como la pinicrina, piceína y coniferósido, así como malol, entre otras sustancias.

Propiedades y usos medicinales

- **Pycnogenol y diabetes.** Esta sustancia ha despertado el interés de los científicos por su alta capacidad para controlar el nivel de azúcar en sangre. Se trata de la capacidad de inhibir una ezima (alfa glucosidasa, relacionada con la absorción de glucosa a nivel intestinal), 190 veces más potente que los fármacos utilizados hasta ahora.

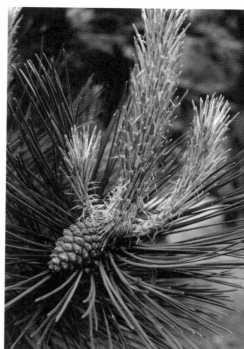

- **Trementina expectorante.** Las yemas del abeto y del pino han sido consideradas desde hace mucho tiempo como un remedio muy eficaz para las afecciones pulmonares. Ambas poseen cualidades antisépticas, balsámicas y expectorantes; de ahí que sean útiles contra catarros, gripes, bronquitis, traqueítis, neumonía, asma, tuberculosis, etc. y contribuyen a su curación.

- **Antiséptico diurético.** El pino también es antiséptico de las vías urinarias y hepáticas, por lo que se puede usar en infecciones urinarias, retención de orina, formación de piedras en el riñón, colecistitis, etc. Algunos autores lo desaconsejan en casos de inflamación de los riñones. En uso interno se considera diurético y estimulante de la corteza suprarrenal.

- **Reumatismo y gota.** Los baños calientes con yemas, hojas y brotes y lociones con esencia de trementina alivian los dolores reumáticos. También es útil para baños de pies que sudan mucho.

- **Homeopatía.** Se usa en casos de reumatismo, ciática, traqueítis crónica, neumonía y nefritis.

Se le atribuye la capacidad de ser contraveneno en casos de intoxicación por fósforo. Para ello debe tomarse una infusión bien cargada de brotes y yemas.

- **Tisana de yemas, brotes y hojas de pino.** Se pueden usar tal cual o bien sus extractos, como la esencia de trementina. Para uso interno prepararemos una infusión de 20 a 50 g por litro de agua hirviendo. Del líquido obtenido se tomarán tres tazas al día.

- **Tisana para la bronquitis.** Se preparan 20 g de hojas o yemas de pino albar, flores de tusílago, culantrillo del pozo, hinojo y eucalipto. Usar una cucharada sopera de la mezcla por taza y hervir 3 minutos. Se pueden añadir unas gotas de zumo de limón. Se tomarán 3 tacitas al día bien calientes, preferiblemente después de las comidas.

- **Baños y fricciones.** Para uso externo (como baños calientes) se pueden preparar infusiones más concentradas. Para las fricciones se emplea principalmente la esencia de trementina.

- **Aceite esencial de pino para la sinusitis.** Los ingredientes son aceites esenciales de pino, menta y eucalipto, dos gotitas de cada. Se mezclan y vierten en un cazo con agua hiviendo. Inhalar el vapor durante 10 minutos, con la cabeza tapada con una toalla, repitiendo la operación hasta cuatro veces al día.

83 **Tusílago** *(Tussilago farfara)*

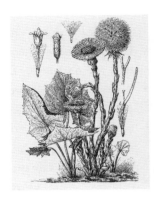

Inglés: *coltsfoot*. Francés: *racine de peste, taconnet*.
Alemán: *Huflattig*. Castellano: *pie o uña de caballo, pata de mulo, paso o uña de asno*. Catalán: *barretera, pota d'euga*.
Euskera: *zaldioin, eztulbedar, ersukarai*. Galego: *una do cavallo, farfugio*.

La planta

Esta planta vivaz que permanece escondida de un año para otro,
posee unos tallos subterráneos (rizomas) blancos y gruesos. De sus yemas salen los tallos florí-feros, algodonosos y algo carnosos, cuyas hojas están reducidas a escamas en toda su longitud, como previendo la flor desde el principio. Las flores están reunidas (una cabezuela por tallo) y sólo tienen pétalos las florecillas de la periferia, como en el caso del girasol. De noche, o cuando no hace sol, cierran su anterior expansión radiante. Las hojas son grandes y verdes, captan bien la luz y su intercambio gaseoso es excelente. Son blanquecinas por el envés, un poco dentadas y casi circulares.

Se cría en lugares húmedos y fríos (precisamente ahí donde el pulmón segrega bastante mucosidad), sobre las tierras arcillosas y calcáreas de las zanjas, caminos y taludes estériles y soleados de toda Europa, Asia y África del Norte.

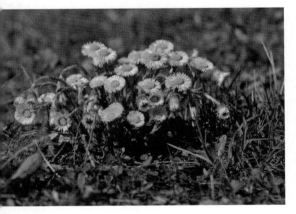

Floración y recolección. Florece al principio de la primavera y antes de que broten las hojas. Las flores se recogen cuando las cabezuelas están a punto de abrirse y se secan en sitio bien venti-lado; deben conservar su bonito color amarillo. Las hojas se secan de igual modo tras su reco-lección más tardía. Se usan principalmente las flores y las hojas.

Composición. Entre los principales componen-tes de esta planta encontrarnos un aceite volátil, una resina, abundantes mucílagos (8,2%) que por hidrólisis se transforman en pentosa, ga-lactosa y ácido urónico, taninos, un glucósido, inulina, xantofila (el pigmento que colorea de amarillo las flores), una sustancia antibiótica, etc. Es muy rico en sales minerales (abundancia de potasio, calcio y azufe y algo menos de sodio, magnesio, fósforo y ácido silícico). Si hay metales en la tierra los absorbe y los concentra, como en el caso del cinc. Las flores contienen alcoholes triterpénicos (arnidiol y faradiol), flavonoides (hiperósido y rutina) y alcoholes pirrolizidínicos. Los mucílagos y el ácido silícico son elementos constantes en las plantas «pulmonarias».

Propiedades y usos medicinales

- **Sistema respiratorio.** Todos los autores coinciden en atribuir a esta planta la propiedad de combatir la tos (béquica). Los escritos más antiguos ya hablan de esta virtud del tusílago y precisamente su nombre procede del latín: *tussis* (tos) y *agere* (actuar). También en griego *farfara* significa tos. Además, aparece en numerosas fórmulas de tisanas pectorales.

- **Infusión de tusilago.** Hoy en día se utiliza principalmente asociado a otras flores pectorales. No obstante, su infusión (entre 1,5-3 g de hojas o flores por taza, o bien 30 g de flores por litro de agua hirviendo). Se deja reposar 5 minutos. Tomar tres tazas al día. Se debe colar bien para no ingerir los pelitos del penacho que pueden irritar la garganta.

- **Decocción.** También se puede preparar un cocimiento de una cucharada sopera de la planta (hojas y flores) por taza. O bien 30 g de hojas por litro de agua, dejando reducir a la mitad.

  Así pues, es útil para calmar la tos y facilitar la expectoración en los catarros agudos de las vías respiratorias, pero no en el período congestivo del principio, sino cuando las secreciones comienzan a presentar una cierta abundancia.

  También da buenos resultados en los convalecientes de gripe, pues alivia las traqueítis, a veces pertinaces, que aparecen después de esta enfermedad; y en otras afecciones respiratorias, como bronquitis crónicas, asma, laringitis, resfriados, etc., así como en casos de anginas.

  En general se considera una planta depurativa y sudorífica.

- **Cataplasmas.** Con la raíz se preparan cataplasmas para aplicar sobre úlceras de la piel. Para ello se prepara un cocimiento de 30 g de la planta por medio litro de agua.

- **Infusión contra la afonía.** Se usa la siguiente mezcla: flores de tusílago (un pellizco), flores de malva (un pellizco), raíz de malvavisco (15 g), semillas de lino (15 g), regaliz (4 g). Con ella se prepara una infusión de media hora en un litro de agua hirviendo.

  Su gusto no es muy agradable, pero se puede mejorar con un poco de miel o mascando una semilla de anís verde o una hoja de menta.

Curiosidades. En ensalada. Las hojas del tusílago son muy ricas en vitamina C y se pueden consumir en ensaladas, motivo por el cual a veces ha sido cultivada.

En el hogar. En Escocia se rellenaban cojines y colchones con ella. Por otra parte, los jilgueros siguen recogiendo sus sedosos vilanos para acolchar el nido.

84 **Caléndula**
(Caléndula officinalis)

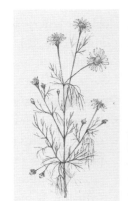

Inglés: *marigold*. Francés: *souci*. Alemán: *Ringelblume, Todtblume*.
Castellano: *maravilla, clavel de muerto, flor de todos los meses,
marquesita, virreina*. Catalán: boixac, *garronada, jaumet*.
Euskera: *illen, ilherrilili*. Gallego: *boas noites, maravilhas, boninas*.

La planta

Esta popular «margarita» anaranjada que alegra los jardines es originaria de la zona mediterránea y Oriente Próximo, pero se cultiva desde
hace bastante tiempo en los huertos de toda Europa, tal vez debido a que además de sus
cualidades medicinales se la aprecia (especialmente a la de color naranja fuerte) por repeler
algunas plagas. Es una planta herbácea de 20-60 cm de alto que hay que sembrar cada año,
cosa muy fácil. Sus semillas, que parecen pequeñas orugas enroscadas, provienen de las flores
de los bordes, las únicas fértiles. Sus hojas verde oscuro —como los tallos—, son algo rasposas
y con pequeños puntos negros. Podemos apreciar la gran vitalidad de esta turgente mata en
los floreros, cuando sigue abriendo capullos que al cortarla todavía estaban cerrados. Entonces se impregna el ambiente de ese olor tan peculiar que también queda en nuestras manos al
tocarla, una resina balsámica capaz de curar las heridas...

Floración y recolección. De mayo a octubre. Se recolectan los capítulos florales, que ema-
nan un aroma intenso, ligeramente amargo. Los pétalos se recogen para desecarlos en un
día soleado. Se ponen a secar sobre papel y separados unos de otros, pues de lo contrario se
decoloran. Se guardan en un frasco hermético para que no absorban humedad.

Composición. Destaca entre sus componentes la calendulina, sustancia mucilaginosa de color amarillo, un aceite esencial (0,1-0,4%) con cardineno, sustancias minerales (alrededor
del 10%), otras sustancias mucilaginosas, un 0,02% de una esencia y un 19% de materia
amarga (calendina, calendeno). Contiene también carotenoides (3%), carotenos en las flores
así como esteres colesterínicos de los ácidos láurico, mirístico, palmítico, esteárico y pentade-
cílico; alcoholes y terpenos; una saponina; una resina; trazas de ácido salicílico, etc.

Propiedades y usos medicinales

Tanto si es silvestre como de huerto o jardín, es una planta preciosa que no debería faltar en
un buen botiquín casero. Se trata de una planta sudorífica, tónica, antiespasmódica, coleré-
tica, colagoga e hipotensora.

- **Ginecología.** Favorece la aparición de la regla en caso de amenorrea (ausencia de la menstruación) y regula al mismo tiempo las pérdidas excesivas de sangre haciendo que disminuyan. También mejora la dismenorrea, es decir, alivia los síntomas dolorosos que acompañan muchas veces a la menstruación. Para lograr esta acción se debe empezar a tomar una semana antes del día en que se calcula que tienen que aparecer las primeras señales de la regla.

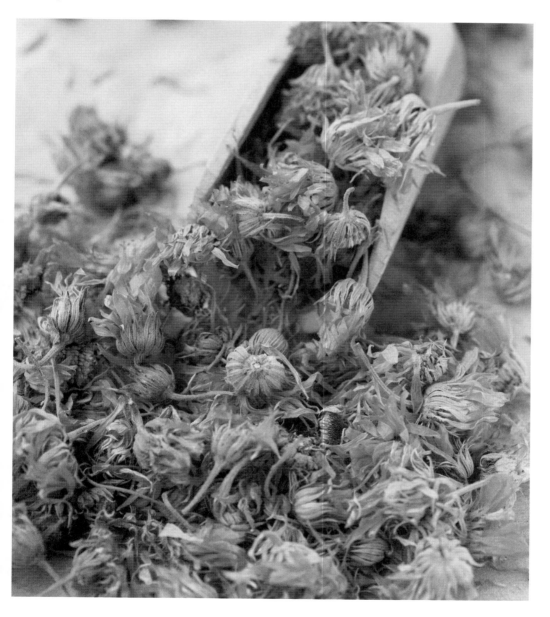

- **Tisana emenagoga.** En infusión de 30 g de flores por litro de agua hirviendo, dos tazas al día.
- **Tintura (maceración).** También puede tomarse tintura en las mismas fechas, a razón de 2 a 4 g diarios diluidos. Para prepararla se dejan macerar 100 g de flores en medio litro de alcohol durante una semana y luego se filtra.

  Posee igualmente un discreto efecto antibacteriano y fungicida, así como una acción vasodilatadora periférica. También se recomienda la caléndula para favorecer la cicatrización de las úlceras de estómago y aliviar la gastritis, enteritis y otros problemas digestivos.
- **Tisana digestiva.** Se puede mezclar con tila o mejorana si se desea y tomarse de tres a cinco tazas al día de una infusión al 3%.

Uso extemo. La piel. La caléndula es un gran antiséptico y antiinflamatorio. Resulta muy útil en numerosas afecciones de la piel, desde picaduras de insectos hasta algunas quemaduras. Es una de las mejores plantas vulnerarias de la flora europea.

- **Decocción para cataplasmas.** Se utiliza en decocción de un puñado de la planta florida y aplicada en forma de cataplasmas sobre llagas, quemaduras, úlceras, eccema escamoso o liquenoide, impétigo, llagas infectadas, abscesos, ántrax, forúnculos, etc. La misma infusión de caléndula puede utilizarse como colirio para lavar los ojos en caso de conjuntivitis o prurito ocular.

  Es muy útil en casos de golpes, contusiones, torceduras, etc. se pueden aplicar cataplasmas de planta fresca machacada. Este remedio también es útil para combatir verrugas y callos. Para picaduras de insectos hay que chafar entre los dedos hojas o flores de caléndula y aplicarlas directamente: desaparece rápidamente el dolor y el edema se reabsorbe.
- **Tintura.** En Centroeuropa se emplea la tintura de caléndula para frotar las zonas afectadas por dolores reumáticos. Para ello se deja macerar un buen puñado de flores en alcohol durante tres semanas.

  La caléndula es muy utilizada hoy en día por la industria cosmética (jabones, leches, lociones, cremas…). Como decimos, sus beneficios proceden en general de su poder desinfectante, antiinflamatorio y cicatrizante.
- **Planta comestible.** Los pétalos de caléndula confieren un delicado sabor aromático y algo amargo, así como un intenso color a los guisos. Por esto último pueden usarse como sustituto del azafrán aunque el sabor cambiará. Se pueden emplear tanto frescos como secos y añadirse lo mismo a ensaladas que a tortillas, quesos, a la mantequilla casera, al arroz, a tartas y bollos, etc. También se pueden comer en ensalada sus hojas tiernas y frescas (poseen un sabor amargo y luego dejan un gusto salado).

85 **Parietaria**
(Parietaria officinalis)

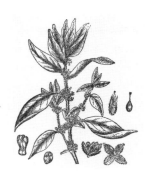

Inglés: *pellitory of the wall*. Francés: *pariétaire*.
Alemán: *Glaskraut*. Castellano: *parietaria, vidriola, hierba del muro, albahaca de culebra, caracolera*. Catalán: *herba de paret, morella roquera*. Euskera: *zaingorri, orniabelarr, odar*.
Gallego: *pulitária*.

La planta

Es una humilde planta vivaz, de la familia de las ortigas (con las que se suele convivir en masas abundantes), con un rizoma bastante fuerte. No sobrepasa los dos palmos de altura y pasaría desapercibida, pero parece gustarle la acrobacia al crecer entre las grietas de las rocas y peñascos, escombros y muros, de ahí le viene el nombre. No tiene pelos urticantes, pero está densamente cubierta de un pelo muy fino. Tiene un tallo frágil, quebradizo, rojizo en general y poco ramificado, con muchas hojas alternas, ovaladas o lanceoladas. Las flores, minúsculas, como es típico en esta familia a la que pertenece también la mercurial, son verdes o rojizas.

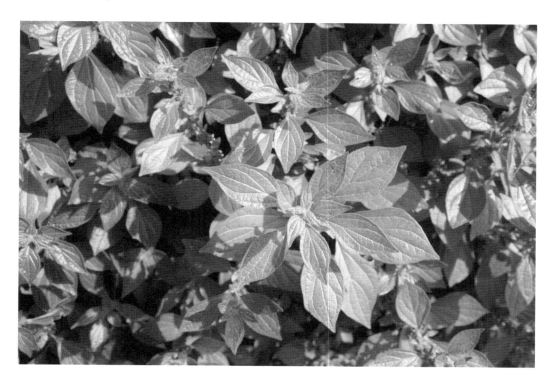

Floración y recolección. Aparece florida en general de junio a octubre, pero puede variar según el clima. Se utiliza toda la planta, fresca o seca, pero en este último caso es algo menos eficaz. Se recoge al principio del verano, durante la floración. Después se seca rápidamente al sol, o en caso contrario se ennegrecerá (hay que darle vueltas para que todas sus partes queden bien secas). Por la presencia de salitre (sal nitrosa) en la planta es aconsejable conservarla en tarros de cristal y en un lugar seco para evitar fermentaciones perjudiciales.

Composición. Contiene taninos, principios amargos, glucósidos flavónicos (kenferol), nitrato potásico y oxalato cálcico, compuestos azufrados, ácidos (glicólico, glicérico) y mucílagos.

Propiedades y usos medicinales

Ejerce un suave efecto diurético, relacionado con su contenido en nitrato potásico y flavonoides. Y calmante, gracias al poder emoliente del mucílago.

Además de ser depurativa y sedante, la parietaria calma la inflamación y los espasmos de las vías urinarias. Es discretamente útil en cólicos nefríticos, ayuda a eliminar los cálculos, la cistitis, la oligouria (orina escasa) y ciertas nefritis. También es una ayuda eficaz en las enfermedades inflamatorias e infecciosas en las que hay una disminución de la diuresis: reumatismos, retención de agua, gripe y afecciones pulmonares.

- **Infusión.** Para todo ello, se prepara una infusión de 30 a 40 g de la planta seca (sería mejor fresca) por litro de agua. Se toman cuatro tazas al día.
- **Zumo fresco.** Para las afecciones pulmonares también se puede preparar el zumo fresco obtenido de la planta, recien lavada, al exprimirla con un trapo de tela fina. Se toma diariamente un vasito junto con unas gotas de zumo de limón o naranja para hacer más agradable el sabor.
- **«Miel».** También es adecuada la «miel de parietaria», obtenida mezclando 10 g de hojas secas pulverizadas con 10 g de miel. Se amasa la pasta durante 10 minutos con una cuchara. Se tomará una cucharada cada dos horas.

Precauciones. Por el elevado contenido en nitrato potásico se recomienda que las curas sean breves, de 15 días como máximo. En los oxalúricos (personas que tienen oxalatos en la orina) no es aconsejable el uso interno de esta planta.

86 **Orégano**
(Origanum vulgare L.)

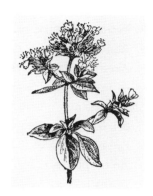

Inglés: *wild marjoram*. Francés: *marjolaine sauvage, origan*.
Alemán: *Dost*. Castellano: *orégano*. Català: *orenga*.
Euskara: *loragiño, aitz-bedarr*. Gallego: *ourego*.

El orégano fue introducido en Europa desde Palestina en el siglo XVI. El término origanum procede del griego «oros», monte y «genos» brillo, que se puede traducir por «ornamento del monte».

La planta

Es una pequeña aromática vivaz y perenne, de 30 a 60 cm de altura. Los tallos leñosos, rojizos y velludos, se ramifican en la parte superior sosteniendo densos ramilletes de diminutas flores de color rosado purpúreo. Las hojas pecioladas, ovalas y puntiagudas, nacen en cada nudo del tallo, opuestas entre sí cuando son dos, o dispuestas en ángulo recto cuando son cuatro. Están cubiertas de vello en su cara inferior, y se pueden observar finas gotitas de una esencia amarilla. El orégano gusta de los lugares de mediana altura, soleados, secos y rocosos.

Floración y recolección. Se cosecha y utiliza la planta entera, al principio de su floración (de julio a setiembre).

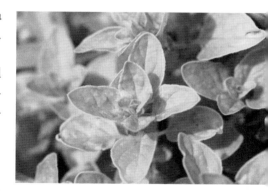

Composición. La planta contiene un aceite esencial amarillo, compuesto de 16% de timol, carvacrol, origaneno, flavonoides derivados de apigenol, ácidos polifenólicos (ácido rosmarínico) y taninos (8%).

Propiedades y usos medicinales

El orégano es estimulante, antiespasmódico, béquico, expectorante y desinfectante, se recomienda tomar una infusión en caso de tos y afecciones del aparato respiratorio, complementando el tratamiento con vahos de la misma planta.

Es además un tónico estomacal, estimulante biliar y carminativo (ayuda a eliminar los gases intestinales). Se aconseja su infusión tres veces al día, después de las comidas. Al ser carminativo es la mejor sazón de legumbres, potajes, pizzas, salsas, etc.

- **Tisana.** Se emplean, en infusión, de 10 a 20 g de planta por litro de agua.
- **Gargarismos.** Se aconseja, en caso de laringitis y amigdalitis, hacer frecuentes gárgaras con infusión de orégano.

- **Vahos.** Se preparan con 20 a 30 g de planta por litro de agua hirviendo.
- **Baños.** Son tonificantes (se cuenta un puñado de planta por litro de agua).
- **Aceite antirreumático.** El orégano, combinado con el romero y el tomillo, entra en la composición de un eficaz aceite antirreumático. Dejar macerar una mezcla a partes iguales de orégano, romero y tomillo (30 g de cada) en 1 litro de buen aceite de oliva. Ponerlo al sol, o en lugar tibio de 5 a 7 días. Filtrar. Se emplea en fricciones sobre las zonas afectadas. Algunas personas le añaden un poco de alcanfor.

  En caso de tortícolis y lumbagos (si se tiene la suerte de tener a mano planta fresca de orégano) se corta, se machaca y se calienta en la sartén, se aplica caliente en la zona dañada, manteniéndose con un vendaje.

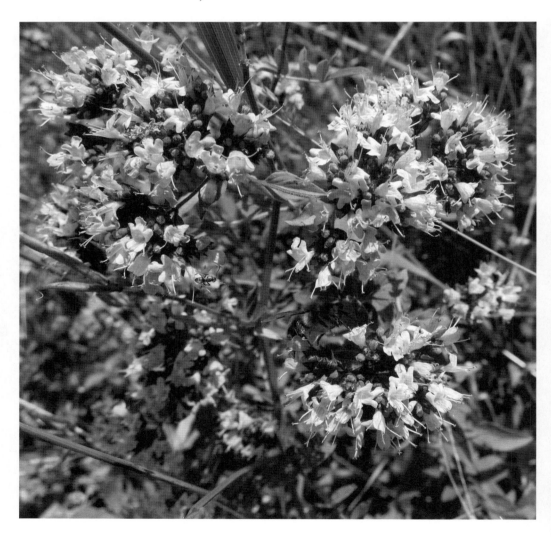

87 **Primavera**
(Primula veris, P. officinalis)

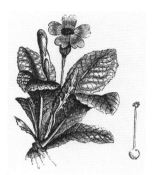

Inglés: *cowslip*. Francés: *coucou, herbe à la paralysie*.
Alemán: *Schlüselblume, Frühlingsprimel*.
Castellano: *gordolobillo, vellorita de oro, hierba de San Pablo*.
Catalán: *flor del cucut, matrimonis, papagalls*.
Euskera: *ostorika*. Gallego: *primavera, prímula*.

La planta

Esta planta es de las primeras (*prímula* es el diminutivo de este adjetivo en latín) que florecen en la primavera en los prados, setos, ribazos y claros de bosques de roble, haya o encina, parajes húmedos y frescos.

Es de naturaleza herbácea y vivaz. Está unida fuertemente a la tierra por un rizoma corto y duro del que surgen desparramadas numerosas raicillas blanquecinas. A ras de suelo nace una roseta de hojas, verdes y vellosas en la cara superior y blanquecinas en el envés. Las flores son de color amarillo dorado, se orientan hacia el sol y desprenden un suave perfume. La flor sigue el número cinco característico de la familia de las primuláceas: con la corola formando un tubo y acabada en cinco lóbulos simétricos y, lo que es muy propio de las prímulas, con una entalladura en su extremo que les da un aspecto acorazonado.

Floración y recolección. La cantidad de sus principios activos varía mucho según la época del año. La mayor riqueza se alcanza durante la floración (marzo-abril) y en otoño. En la primera temporada se recolectan flores y rizomas; en la segunda sólo rizomas. Las flores se secan a la sombra, a una temperatura inferior a 35 ºC. Los rizomas, con sus raicillas, se lavan y ponen a secar al sol o a la sombra, indiferentemente. Se utilizan rizomas y raíces y la planta entera en flor.

Composición. En las raíces y rizomas las saponinas son muy abundantes (5-10%). Existen dos tipos, químicamente afines: primulina A (cristalina) y primulina B (amorfa), siendo la segunda mucho más activa. Contienen entre el 6-8% de sustancias minerales. También existen heterósidos (primaverósido y primulaverósido), que al arrancar el rizoma se desdoblan aceleradamente en derivados del ácido salicílico. Por esta causa los rizomas son inodoros mientras viven o se acaban de arrancar, y a medida que se van secando despiden un suave olor a anís. Las flores contienen flavonoides y caroteno (provitamina A) que les dan su color amarillo, y saponinas. Las hojas son muy ricas en vitamina C y también contienen caroteno.

Propiedades y usos medicinales

Es una planta astringente, vermífuga y antiespasmódica, con cierta capacidad para aliviar el dolor en general.

- **Diurética.** Las flores tienen propiedades diuréticas y antiespasmódicas, útiles en el tratamiento de la litiasis urinaria (piedras o cálculos del riñón) y para calmar las cefaleas y migrañas de origen nervioso.
- **Expectoración.** Las raíces y rizomas, debido a la gran cantidad de saponinas que poseen, son excelentes para fluidificar las secreciones bronquiales y favorecer la expectoración. Se usa en general en catarros bronquiales, gripe, neumonía, tos ferina, neuralgias, reumatismo y gota.
- **Sistema nervioso.** La planta se utiliza, por su discreta actividad sedante, en el tratamiento de neuralgias y de neurosis histéricas. También tiene propiedades analgésicas por los derivados de ácido salicílico (naturales) que se forman.
- **Compresas para las contusiones.** Por vía externa se utiliza en forma de compresas en caso de contusiones. Se utiliza la raíz por las propiedades hemolíticas que también le confieren las saponinas.

  Las compresas embebidas del cocimiento, aplicadas sobre las partes dañadas por cualquier golpe quitan el dolor, favorecen la circulación de la sangre y ayudan a borrar las manchas de los cardenales.
- **Decocción.** Se prepara (para uso externo) con 100 g por litro, para embeber las compresas.
- **Infusión.** Con 50-100 g por litro de agua. Se beberán tres tazas de 150 cc al día.
- **Ensaladas.** Con las hojas crudas y otras hortalizas pueden prepararse ensaladas que aliñadas con aceite y limón constituyen un tratamiento depurativo muy agradable.
- **Sistema digestivo.** La raíz de primavera estimula la secreción de saliva y de la mucosa estomacal.

  Puede usarse igualmente en polvo, en extracto fluido y en tintura.

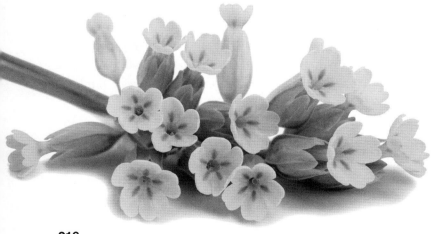

88 **Violeta** *(Viola odorata)*

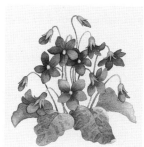

Inglés: *sweet violet*. Francés: *violette de Mars, violier*. Alemán: *Veilchen*. Castellano: *viola, violeta*. Catalán: *violè boscà*. Euskera: *bioleta*. Gallego: *viola*.

La planta

Es una de las primeras plantas que brotan en la primavera, con sus hojas acorazonadas color verde y desplegando las flores, antes de que los árboles hagan brotar sus yemas y el suelo se tapice de verdor.

«En los claros y bordes de los bosques, junto a los setos de muchos lugares, se propagan los rizomas de esta modesta hierba, que levanta esas mariposas violetas acogedoras de insectos, con cinco estambres, cinco estigmas, cinco sépalos y cinco pétalos, dos hacia arriba (los pensamientos o trinitarias son *Violas* con cuatro hacia arriba) y el central inferior terminado por detrás en un respingón espolón, portador del néctar, que atrae a las abejas y otros animales... y al hombre, con su suave y efímero perfume. Y cuando sus frutos encapsulados caen al suelo, las hormigas se los llevan a sus hormigueros, encandiladas con sus secreciones azucaradas».

Floración y recolección. Sus flores aparecen sin interrupción desde febrero a mayo y se recogen durante todo este período. Acto seguido se esparcen sobre mesas o secaderos de cañizos cubiertos con papel, a la sombra y en sitio ventilado. Cuando ya están secas se meten en botes con cierre hermético. Las hojas pueden ser recogidas durante toda la primavera y se ponen a secar sobre cañizos inmediatamente después. Las raíces se recolectan en otoño.

Composición. La flor contiene ácido salicílico combinado con un glucósido y también esencia de violeta, formada por un colorante azul y un compuesto oloroso, la irona. Esta esencia se obtiene del extracto de la flor en cantidades insignificantes (de una tonelada de flores se sacarían 31 g de esencia).

Se utilizan la raíz y la flor, y en menor medida, la planta entera. El rizoma contiene saponinas (la llamada violina), ácido salicílico y mucina. En la parte subterránea hay además un alcaloide hipotensor, la odoratina.

Ls hojas contienen saponinas y quercetina.

Propiedades y usos medicinales

- **Pectoral y antitusiva.** La flor de violeta tiene la propiedad de ablandar la tos y fluidificar las secreciones de las vías respiratorias, por tanto facilita la expectoración; también es ligeramente diurética y sudorífica.

- **Cataplasma.** Las hojas tienen unos efectos parecidos a las flores y además son emolientes (ablandan o relajan las partes inflamadas) por lo que se utilizan en inflamaciones internas o externas en forma de cataplasma. La raíz tiene propiedades vomitivas a causa de su contenido en saponinas..
Las flores se usan en infusión o jarabe.
- **Tisana.** La infusión de violeta tiene un aroma suave y un sabor agradable; se prepara con 3 g de flores por taza de agua hirviendo; en las afecciones respiratorias se toman de 2 a 4 tazas al día entre las comidas y una taza bien caliente antes de acostarse como sudorífico.
- **Jarabe.** Se prepara añadiendo a medio litro de agua hirviendo 40 g de pétalos de violetas frescas y dejándolo macerar durante 12 horas bien tapado. Luego se cuela con leve presión y se añaden 200 g de miel pura. Se toma una cucharadita cada 2 horas. Alivia los catarros bronquiales y calma los accesos de tos convulsa en los niños.
- **Homeopatía.** Se receta la tintura de la planta fresca para calmar los dolores de oídos, ciertas afecciones de los ojos y la tos ferina.
- **Gargarismos.** Su infusión sirve también para hacer gárgaras emolientes en las inflamaciones de garganta, laringitis, afonías, etc.
- **Para los ojos.** Asimismo, los párpados inflamados se pueden lavar con el líquido resultante de hervir durante 10 minutos 30 g de hojas de violeta por litro de agua.

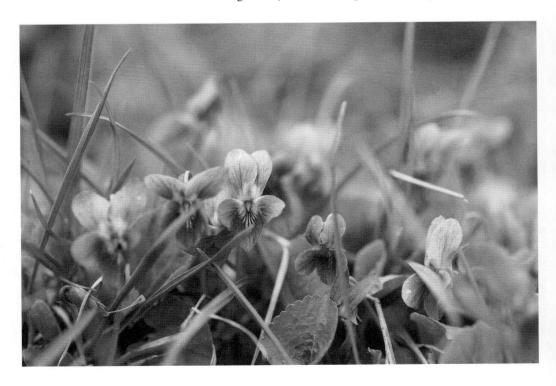

Capítulo 3

«Superplantas» y plantas medicinales del **mundo**

Esta selección corresponde a muchas plantas conocidas y otras bastante nuevas, tanto de la tradición herborista Europea como la que está llegando de Norteamérica, sobre todo con la popularización de los suplementos dietéticos. Han sido elegidas de entre cientos de plantas y, en conjunto, nos ofrecen una selección actualizada de las posibilidades fitoterapéuticas.

La industria farmacéutica se basó en un principio en la capacidad de aislar ingredientes de las plantas para ofrecerlos en su forma más pura. Sin embargo, hoy tiende a considerarse que la naturaleza dotó a las plantas medicinales de otros ingredientes que equilibran a los más potentes. Aunque son menos poderosos, trabajan de manera armónica con ellos.

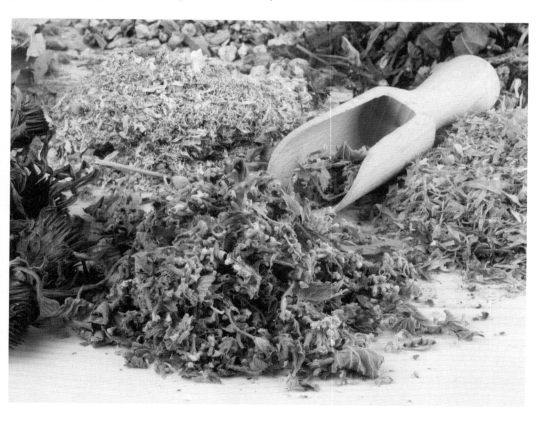

Un mayor equilibrio

Al tomar plantas medicinales en su forma completa, el proceso curativo del organismo aprovecha de manera equilibrada los ingredientes que proporciona la naturaleza. El viejo aforismo «La medicina cura, la Naturaleza sana» tiene en este caso más vigencia que nunca; por eso se dice que la medicina es ciencia y arte, porque, como saben bien los buenos médicos, muchos remedios tratarán más bien de evitar el dolor y de acortar el tiempo de la enfermedad, y mientras nos entretenemos o enredamos con ella, la naturaleza y nuestro organismo se encargarán del verdadero trabajo de sanar.

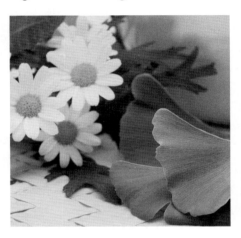

Las plantas medicinales ayudan por tanto a la Naturaleza, que es la que realmente cura. Y comparten con ella la lentitud: curarse con fitoterapia es más lento que tomar una pastilla. Pero una pastilla sólo suele disimular –o hace desaparecer– los síntomas. Sin negar los extraordinarios logros y avances médicos, hoy todos los estamentos sanitarios y relacionados con la salud tienen muy en cuenta el principio de *primum non nocere*, «ante todo no dañar», sabiendo que el remedio, la gran mayoría de remedios, sean los que sean, nos ayudarán a entretener el mal mientras la Naturaleza, como decimos, hace su trabajo.

Siempre es una buena idea conocer las plantas más esenciales, al menos de forma básica. Si no fuera así, vale la pena seguir los consejos de un buen herborista, médico o terapeuta que las conozca y esté familiarizado con su uso.

Conseguir las plantas medicinales

Es importante que las plantas medicinales –tanto si han crecido en forma silvestre como si han sido cultivadas en viveros especializados– no estén contaminadas por residuos tóxicos, ni hayan sido tratadas con química de síntesis: abonos, insecticidas, pesticidas, etc., ya que en lugar de beneficiarnos nos perjudicarían. Lo ideal sería ir de paseo a la montaña y recolectar un poco (y decimos un poco, no se trata de expoliar el entorno natural) de tomillo, romero, anís, ortiga, etc., secarlas en casa y guardarlas para irlas usando cuando lo necesitemos. Si no es posible, hay que buscar un herbolario de confianza, entendiendo con ello el buen hacer, honradez y coherencia con el principio de ayudar a restablecer la salud.

Esto es importante, porque las plantas serán limpias, lo más naturales posible y bien manipuladas en los procesos de cultivo, recolección y almacenaje.

Conservación. Es conveniente disponer de unos botes de vidrio de boca ancha que cierren bien para guardar allí nuestras plantas. Los etiquetaremos, indicando el nombre y la fecha de compra o de recolección y para qué sirve la planta (y la dosis, si fuera conveniente). Los guardaremos resguardados de la luz y el polvo en un lugar fresco y seco; así no se alterarán sus principios activos. Podemos dedicar una sección de nuestra despensa a las plantas de nuestro botiquín herbario.

Frescas. Los ingredientes activos de la mayor parte de plantas medicinales son más potentes si son frescas y recién recogidas. Sin embargo, la raíz, la corteza y otras partes de las plantas medicinales conservan sus propiedades medicinales durante años, siempre y cuando se sequen y se conserven adecuadamente. La raíz y la corteza de todas las plantas son fungicidas y bactericidas naturales (de no ser así, los agentes patógenos las destruirían en la tierra).

Utilización. Como hemos dicho, tanto las hojas frescas como la corteza y la raíz de las plantas medicinales se pueden tomar en su forma natural o en tabletas, cápsulas, líquidos, trozos, polvos, extractos, tinturas, cremas, lociones, emplastos y aceites. En el comercio también se consiguen secas las hojas enteras, las flores, bayas, raíces, cortezas y semillas de las plantas medicinales.

Dependiendo de la afección, podemos usar las plantas por vía interna (bebiendo sus principios activos disueltos en un líquido, haciendo vahos o poniéndonos un enema) y externa (en baños, compresas, mascarillas, emplastos o cataplasmas, masajes, gargarismos, etc.).

Superplantas. Algunas de estas plantas se han rebautizado como «superplantas medicinales» al llegar al mercado de hoy en día. Aunque es cierto que poseen efectos realmente potentes, esta denominación, fuera de su alcance comercial, no tiene mayor relevancia.

Idiomas. La presencia entre nosotros de alguna de estas plantas es más bien reciente, por eso de alguna de ellas no se conocen nombres locales.

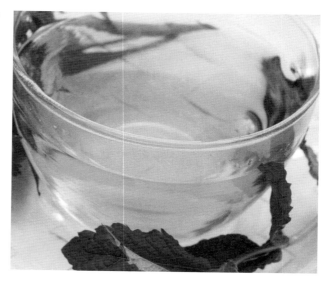

89 **Abrojo asiático**
(Tribulus terrestris)

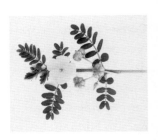

La planta

Esta planta tradicional ayurvédica es conocida hoy como un «quemagrasas». Se usaba como tónico y afrodisíaco y se ha hecho famosa porque refuerza el nivel de testosterona en el organismo, ayuda a ganar músculo —y a quemar grasas—, normalmente en forma de suplemento (la planta puede tomarse también como tisana), que es la forma como nos llegan bastantes de estas nuevas «superplantas» medicinales. También se puede usar de forma externa.

El abrojo es una planta de rasgos adaptógenos que desde hace más de 5.000 años forma parte de la Medicina Tradicional de la India y China.

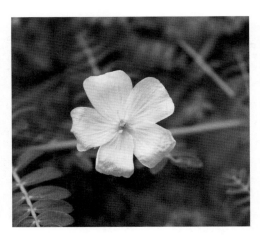

Propiedades y usos medicinales

• **Fertilidad.** Es útil en la actividad sexual del varón (erección). Según diversos estudios, esta planta aumenta de modo natural la producción del cuerpo de HL (hormona luteinizante), que estimula la producción de testosterona en los hombres. Aparece en formulaciones para deportistas que combinan diferentes suplementos dietéticos (básicamente para hombres), que llevan DHEA y androstenediona.

En resumen, el abrojo aumenta en los hombres la fertilidad y la producción de esperma. Y en las mujeres se recomienda como tratamiento para síntomas menopáusicos (sofocos, fatiga). Se estudia si es capaz de detener la alopecia.

Su uso. Se toma un máximo de 2 comprimidos de 125 mg en un vaso lleno de agua con el estómago vacío.

Precaución. Siempre hay que tener mucho cuidado si se utilizan hormonas. La testosterona se puede convertir en dihidrotestosterona, que puede estimular hipertrofia benigna de la próstata. A evitar si hay problemas o antecedentes familiares relacionados con la próstata.

90 **Ajenuz** *(Nigella sativa)*

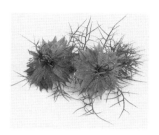

Inglés: *nigella, common fennel flower*. Francés: *nigelle, naux cumin*. Alemán: *Schwartzkümel*. Castellano: *ajenuz, neguilla*. Catalán: *pebreta*. Euskera: *ezkarte, albetxe*. Gallego: *aliprive*.

La planta

En 1995, Ahmed El-Qadi, un médico musulmán residente en EE.UU., recogió el conocimiento tradicional de esta planta y su maravilloso poder curativo, incluidas unas palabras del profeta Mahoma sobre el ajenuz. También investigó científicamente sus importantes propiedades y publicó sus hallazgos en diversas revistas especializadas. El ajenuz, o nigella, o comino negro, se conoce desde hace casi 1.500 años y aparece incluso en la tumba de Tutankhamon. Hoy se sabe que, entre otras virtudes, esta planta posee un notable poder de estimulación del sistema inmunitario.

Composición. Entre los muchos componentes del aceite de comino negro o ajenuz aparece un antihistamínico natural que ayuda a aliviar los síntomas del asma, la bronquitis y la tos. La presencia de un esterol antitumoral, beta-sitosterol, da crédito a su uso tradicional para el tratamiento de abscesos e incluso tumores. Otro de sus componentes (thymoquinona) puede utilizarse como estrategia preventiva en pacientes que hayan pasado por la cirugía o la quimioterapia, o en personas con riesgo alto de desarrollar cáncer.

Propiedades y usos medicinales

- **Uso tradicional.** El ajenuz se ha utilizado en Oriente Medio para todo tipo de trastornos y tratamientos, como los relacionados con la salud respiratoria, el estómago y la salud intestinal, con los riñones y la función hepática, para estimular o fortalecer el sistema circulatorio o las defensas... y también como analgésico, antiinflamatorio, en alergias o para el bienestar general.
- **Antiviral.** Hoy se sabe, además, que las semillas de ajenuz son un eficaz protector anticancerígeno y antiviral.
- **Lactancia.** Tanto en Oriente Próximo como en países del Sur de Asia el ajenuz se usa también para aumentar la producción de leche en las madres lactantes y para combatir las infecciones parasitarias.
- **El aceite de semillas.** El fruto contiene numerosas semillas de una peculiar forma triangular. Las semillas de ajenuz son muy ricas en aceites esenciales con propiedades terapéuticas. Podemos encontrarlas en forma de aceite, o en cosméticos o como suplemento dietético. El aceite se ha utilizado para tratar afecciones cutáneas (eccemas, forúnculos) y para tratar

los síntomas del resfriado. Se sabe que las semillas de la planta tienen un notable poder de estimulación de las células linfáticas y de reforzar la acción antivirus.

- **Tisana de ajenuz.** Para el tratamiento de flato, diarrea o el cólico hepático puede prepararse una tisana añadiendo una cucharadita de semillas trituradas de ajenuz a ¼ de l de agua hirviendo. Dejar reposar la infusión 15 minutos, tomar dos tazas al día. Puede tomarse también como colutorio para enjuagues y para aliviar el dolor dental.
- **En la cocina.** Hasta ahora las semillas de ajenuz eran utilizadas como especia y también en la elaboración de panes en general (se añaden a la masa enteras o troceadas) y en dulces y licores. Podéis usarlas igualmente en ensaladas, picles y platos de verduras. Suelen utilizarse trituradas, a menudo tostadas o fritas y desprenden un aroma penetrante, que puede evocar al del orégano (¡cuidado!, porque el sabor es un tanto amargo y picante).

Se emplean asimismo salteadas en ghee (mantequilla clarificada) o tostadas en seco, para liberar más aroma y sabor.

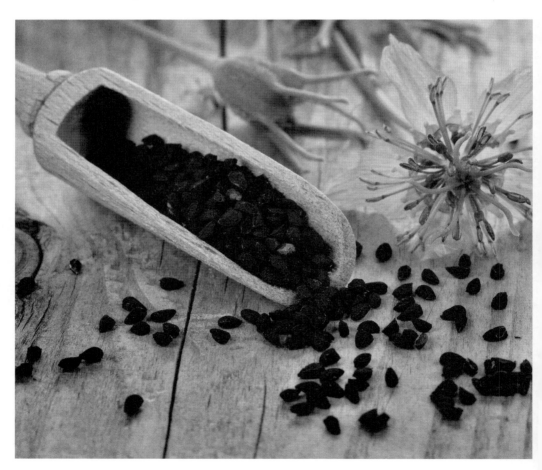

91 **Aloe vera**
(Aloe vera, Aloe vera barbadensis)

Inglés: *aloes.* Francés: *aloès.* Alemán: *Aloë.*
Castellano: *aloe, sábila, zábila, acíbar.* Catalán: *aloe, atzavara.*
Euskera: *belarrmintza.* Gallego: *aloés, erva babosa.*

El aloe se encuentra en regiones secas del mundo entero y se conocen más de doscientas especies. Hoy es bien conocida por sus
efectos terapéuticos y se utiliza en muchos cosméticos y productos capilares. Es un producto
beneficioso para la piel por sus propiedades humectantes, suavizantes y curativas.

Es sorprendentemente eficaz para las quemaduras de toda índole y para los cortes, las picaduras de insecto, las contusiones, el acné y los problemas de piel, los cardenales, las úlceras
cutáneas y el eccema.

La planta

Es una planta vivaz, a veces arborescente, de tallo simple, corto y cilíndrico, y entre 30-50 cm
de altura. Las hojas, de 30-60 cm de largo, son carnosas, lanceoladas, de color verde glauco,
con numerosas espinas duras situadas al margen, a veces de tonos rojizos y un tanto envol-
ventes. Las flores son campanuladas y de tonos amarillos o salmón rojizo.

Composición. Contiene derivados antracénicos (0,05-0,5%), que son antraquinonas libres
(1%) y antraquinonas glucocídicas (10-30%). El componente principal es la aloína (5-25%)
y aloinósidos A y B, principales responsables de su efecto laxante. También contiene aloe-
modina (0,05-0,5%), crisofanol, barbaloresinatanol y ácido cinámico. Es rica en resinas (10-
20%), aceite esencial y principios amargos. Contiene ácidos acético y p-cumárico, esterificados en en un polifenol (resinotanol), agua (10%) y minerales (1-2%).

Propiedades y usos medicinales

Si se ingiere aloe vera puro (98-99%) ayuda a curar trastornos estomacales, úlceras, estreñimiento, hemorroides, prurito rectal, colitis y todos los problemas del colon. También es
beneficioso para combatir las infecciones, las varices, el cáncer de piel y la artritis, y se utiliza
para tratar a enfermos de sida.

- **Jugo de aloe vera.** Hoy en día ya hay muy buenos jugos de aloe vera, con un bajo contenido en aloína (sustancia agresiva para el organismo) y un elevado contenido en nutrientes
  (polisacáridos, enzimas, vitaminas, minerales). Es la sinergia de todos sus componentes
  lo que hace que éste zumo o jugo posea tantas propiedades. Para que se conserve adecua-

damente se le suele añadir vitamina C y sorbitol (extraído del limón). Esta combinación ayuda a las personas que tienen alergias alimentarias o que padecen trastornos del colon.

- **Piel y cabello.** El aloe es un excelente embellecedor de la piel y el cabello. Ayuda a mantener o adquirir salud y tersura y es un gran remedio para tratar afecciones muy diversas, principalmente todo tipo de quemaduras; también es muy eficaz en casos de micosis (hongos) en la piel o en las uñas, herpes, eccema, erupciones, granos. Ayuda a prevenir o atenuar arrugas y estrías. Es útil para revitalizar e hidratar la piel seca.

- **Sistema digestivo.** También está indicado para tratar problemas estomacales, como la acidez e indigestión y combate eficazmente el estreñimiento. Otra de sus cualidades es que ayuda a depurar el organismo. Además, el aloe devuelve a las heces la consistencia normal cuando hay estreñimiento o diarrea. Puede tomarse un comprimido o una cápsula de aloe vera al día en caso de viajar a países o zonas críticas.

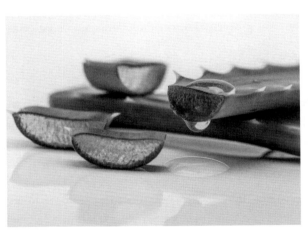

- **Limpieza de colon.** Se han obtenido excelentes resultados con productos de limpieza para el colon que contienen una combinación de cascarilla de plantago (psyllium) y jugo de aloe vera, si bien no conviene seguir esta limpieza demasiado a menudo.

- **Gel.** El gel de las hojas frescas es la parte de la planta que se emplea. Se obtiene cortando una hoja de la planta y abriéndola como un filete. Hay que raspar el gel con cuidado con una cucharilla, o bien frotar la hoja sobre la piel por la cara donde está el gel. Hay que probar primero, ya que la piel delicada puede reaccionar con alergia al gel.

- **Mascarilla.** Para embellecer la piel. Aplicar el gel como pomada en las zonas que se desee embellecer (es excelente para el rostro y el cuello) y dejarlo actuar media hora. Enjuagar con una infusión de bardana.

- **Fricción.** Para embellecer el pelo. Friccionar el cuero cabelludo limpio con el gel, y no enjuagar.

- **Emplasto.** Poner una capa de gel sobre la quemadura o la zona de la piel a tratar, y dejarlo actuar una hora. Es preferible no cubrir.

- **Crema de noche.** Mezclar dos cucharadas soperas de gel con una cucharada sopera de aceite de almendras dulces. Hay que batir bien para que la mezcla quede homogénea. Aplicar en rostro y cuello y dejar toda la noche.

92 **Angélica**
(Angelica archangelica)

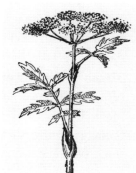

Inglés: *angelica*. Francés: *angélique*. Alemán: *Engelwurz*.
Castellano: *angélica*. Catalán: *angèlica*. Euskera: *angelica*.
Gallego: *angelica*. En Medicina Tradicional China: *Dong Quai*.

La planta

Es una planta bianual aromática, cuyo tallo, ramificado, llega a
los dos metros de alto. De hojas alternas lanceoladas con el borde
aserrado, en el primer año construye una roseta de hojas y en el segundo aparecen umbelas a
base de hojas verdosas. Es de flores pequeñas y de color blanco y blanco-verdoso.

Crece silvestre en lugares húmedos, como en los barrancos cerca de corrientes de agua.
Es fácil de cultivar sembrando semillas a finales de agosto, nace en setiembre y los frutos
maduran al mes de florecer (entre abril y junio). Normalmente se usa la raíz, y en parte, o
eventualmente, las hojas y frutos.

Propiedades y usos medicinales

Es una planta que se utiliza en caso de pérdida de apetito, dispepsia y espasmos del tracto
gastroduodenal, meteorismo, flatulencia. También es favorable en caso de fatiga, ansiedad y
trastornos nerviosos en general.

Por la angélica existía desde siempre una especie de adoración, en el sentido más místico,
seguramente por su notable capacidad de curar enfermedades infecciosas, lo que la convertiría en una planta imprescindible en ritos y ceremonias medievales. En el siglo XIV se
comenzó a utilizar en los conventos y a partir del siglo XVIII se le dio una utilidad no tan
divina, pero en cambio muy apreciada; con el aceite esencial de la angélica se preparaban «re-
constituyentes generales» que contenían alcohol). Todavía hoy forma parte de la composición
de licores estomacales como Benedictine o Chartreuse.

* **Infusión.** Una cucharada de postre por taza, una taza después de las comidas.
* **Tisana estomacal.** Se mezcla raíz de angélica, imperatoria (*Peucedanum estruthium*),cardo
  mariano y semillas de hinojo (10 g de cada) con ½ litro de agua. Hervir durante 10 minutos y dejar reposar 10 minutos más. Colar. Se toma un vasito después de una comida
  copiosa, generalmente al mediodía.

  La angélica tonifica y depura el organismo, en especial el corazón y los pulmones; alivia el
  reumatismo, los trastornos nerviosos y la fatiga. Es ideal ante las migrañas, jaquecas y todo
  tipo de dolores de cabeza.

  Utilizaremos la planta entera (a ser posible, fresca).

- **Bebida.** Para tonificar y depurar; para reforzar el sistema nervioso y combatir la fatiga.
- **Baño.** Para aliviar el reumatismo y contra la fatiga. Dos a la semana o uno diario en caso de crisis.
- **Tisana refrescante de angélica.** Ingredientes: 20 g de angélica, 10 hojas de melisa (toronjil) fresco, 1 canela en rama, 1 pizca de raspaduras de nuez moscada, 1 clavo, la corteza de medio limón, 1 litro de agua.

  Sumerge los ingredientes, excepto el toronjil, en agua hirviendo, cortados en trocitos muy finos. Deja hervir durante unos cinco minutos. Apaga el fuego y añade las hojas de toronjil y un poco de miel. Tapa el recipiente y déjalo en reposo durante media hora. Filtra la decocción con una gasa e introdúcela en la nevera. Si quieres, puedes rociarla con unas gotas de zumo de limón antes de servir.

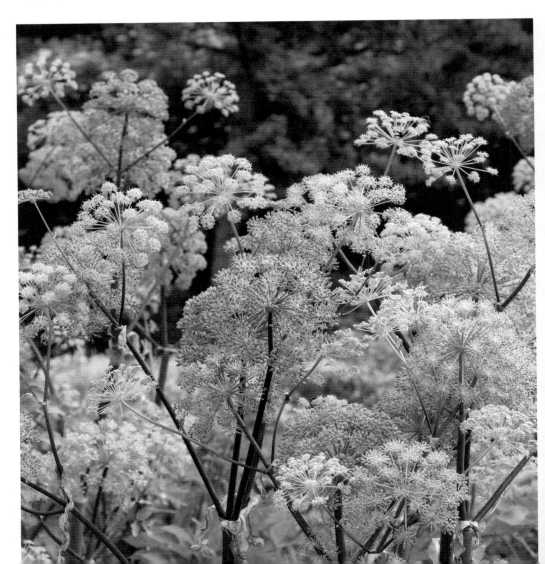

93 **Árbol del té**
(Melaleuca alternifolia)

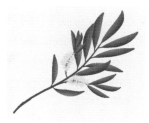

Inglés: *tea tree*. Castellano: *árbol del té*. Catalán: *arbre del tè*.

La planta

Al norte de Nueva Gales del Sur, en Australia, crece un árbol del
que los aborígenes prensan las hojas y las reblandecen antes de preparar un té que no beben,
pero que posee una infinidad de aplicaciones terapéuticas, y en especial sobre la piel. Con esta
infusión tratan heridas, quemaduras y dolores en general. Y con las hojas aplastadas y mezcladas con barro caliente trataban y tratan aún enfermedades cutáneas e infecciones, mucho
antes de que se descubriera la penicilina.

En 1770, los marineros del capitán James Cook llegaron allí y descubrieron este árbol de
hojas muy pegajosas. Se les había acabado el té y acabaron preparando uno con dichas hojas.
Pronto se dieron cuenta que descongestionaba las vías respiratorias y de esta tisana, de este
herbal tea, nació el nombre de «árbol del té». Se llevaron unas hojas para estudiarlas en Inglaterra y descubrieron su gran potencial antiséptico.

En los años 1923-1925 se descubrió en Sydney que el aceite esencial de las hojas triplicaba
el poder antiséptico del hidrobenceno, muy utilizado en aquel tiempo, que hoy se emplea
como germicida (por ejemplo, para lavarse las manos antes de una operación), en forma de
polvo antiséptico para bebés y hasta en enjuagues bucales. En todos los casos el aceite del
árbol del té lo sustituye con ventaja.

El árbol y el aceite. El árbol del té es alto, de hojas perennes, con el tronco de tendencia
nudosa y de corteza marrón gris claro o directamente blanca, y es a partir de la destilación de
las hojas que se obtiene el valioso aceite.

Además de sus propiedades antisépticas se ha usado tradicionalmente para prevenir y tratar
infecciones, pero desde bastantes años se sabe que su acción antimicrobiana se debe, según
estudios de laboratorio, a los compuestos terpineno-4-ol (alrededor del 30%) y a 1,8 cineol
(menos del 15%).

El aceite del árbol del té contiene 48 sustancias activas conocidas, de las que unas 20 han
sido analizadas, estableciéndose una estandarización sobre todas ellas. No se le conoce ningún
tipo de toxicidad ni efectos secundarios indeseables.

Propiedades y usos medicinales

El aceite del árbol del té es bactericida, fungicida, antiviral, cicatrizante, balsámico antiinflamatorio, desodorante y expectorante.

- **Para la piel.** El aceite esencial del árbol del té tiene un gran poder de penetración en la piel, llegando incluso al torrente sanguíneo. Unas gotitas de este aceite pueden reforzar los efectos de infinidad de productos cosméticos, potenciando una acción regeneradora de la piel y de oxigenación de las células (junto a los efectos antisépticos y antibacterianos ya comentados).

  Si nuestra crema no lo contiene, podemos enriquecerla con unas gotas (tres o cuatro gotas, no más) de aceite del árbol del té en una cucharadita de crema. También puede diluirse con agua o con otro aceite más suave, como el de espliego o de lavanda (7 partes de aceite del árbol del té y 3 partes de aceite de espliego), o incluso con aceite virgen de oliva.

- **Aplicación directa.** Sobre la zona afectada, directamente con el dedo bien limpio o con un poco de algodón.

- **Baños de asiento.** Se vierten 10 gotas de aceite del árbol del té en una bañerita (o en el bidé) con agua caliente. Baño de 10 minutos. Alivia el prurito en la zona genital; mejora las molestias de las hemorroides y las inflamaciones de la vejiga.

- **Baño relajante.** Se vierten en la bañera algunas gotas del aceite, con agua a temperatura agradable, más bien alta. Indicado en caso de dolores musculares y reumatismo.

- **Compresas.** Poner unas gotas en un paño humedecido con agua fría sobre el área inflamada. Según sea la zona de aplicación (por ejemplo, en caso de varices) se utilizará una bolsa de agua caliente en los pies, para que no se enfríen.

- **Crema.** Se mezclan unas gotas con una espátula a la crema habitual. Produce efectos antibacterianos.

- **Dentífrico.** Se añaden directamente 2-4 gotas de aceite al cepillo de dientes. Existen ya dentífricos que contienen aceite del árbol del té.

- **Enjuague bucal.** Mezclar de 5 a 10 gotas en medio vaso de agua caliente y hacer gárgaras o enjuagues para aliviar encías inflamadas, placa dental, caries, mal aliento o dolor de muelas. No ingerirlo.

- **Gárgaras.** Diluir 5-10 gotas en medio vaso de agua tibia. Está indicado en caso de dolor de garganta.

- **Inhalación (vahos).** Añadimos 5-10 gotas a un vaporizador de aromaterapia o bien a una olla con agua hirviendo (para tomar un vaho). Hay que cubrir bien la cabeza con dos toallas grandes o una toalla y una mantita. Ojos cerrados. Al cabo de 10-15 minutos, destapar y refrescar el rostro y el pecho con una toallita empapada en agua fría. Secar bien y abrigar a continuación. Es ideal en caso de sinusitis o de congestión nasal.

- **Masaje.** Mezclar un 5% de aceite del árbol del té con aceite de jojoba (que, como veremos, penetra muy bien en la piel y no se oxida) o de almendras (indicado para pieles sensibles, dejándolas lisas y suaves), para facilitar su esparcimiento. Produce una acción aromaterapéutica.

Hay masajistas y quiroterapeutas que conocen las excelencias del aceite del árbol del té y lo añaden al preparar sus aceites de masaje.

Otros usos frecuentes y en viajes. En caso de resfriado es útil poner unas gotas de aceite en un pañuelo bien limpio e inhalar de vez en cuando. Para la noche, dispondremos también algunas gotas sobre la almohada.

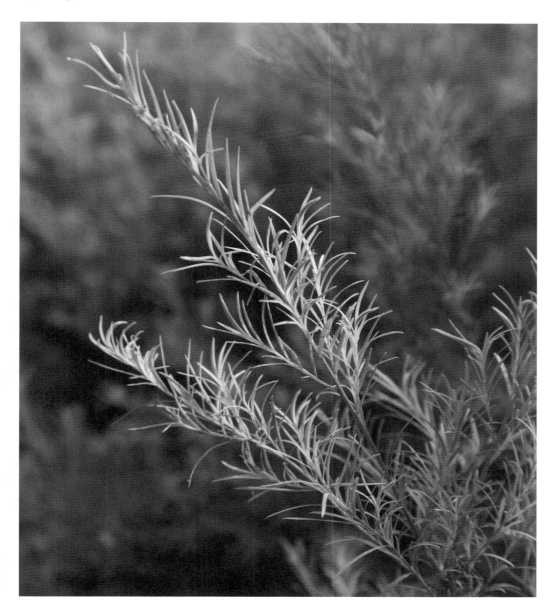

94 **Cardosanto**
(Cnicus benedictus)

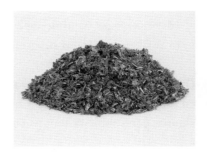

Inglés: *blessed thistle, holy thistle.* Francés: *chardon bénit.*
Alemán: *Benediktendistel, Kardebenedikte.*
Castellano: *cardo bendito, cardo santo.* Catalán: *card sant.*
Euskera: *txori cardu.* Gallego: *cardo santo.*

La planta

Crece en el Sur de Europa y la cuenca mediterránea, en zonas secas, arenosas o rocosas. Es una planta anual, de ramas abundantes y raíz fibrosa, que llega hasta 70 cm. de alto. Las hojas son de color verde claro, grandes y a menudo recubiertas de cierta pelusilla.

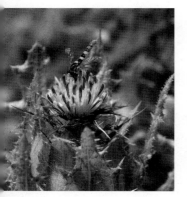

Floración. Las flores de tonos amarillentos, aparecen en junio. Se emplean las hojas y flores.

Contenido. Entre otros componentes contiene lactonas (cnidina, acompañada de benedictina). También flavonoides (glucósidos del apigenol, luteol y kenferol) y abundantes minerales (10 al 20%).

Propiedades y usos medicinales

La cnidina es una sustancia amarga con acción aperitiva, eupéptica, antibiótica, diurética, febrífuga, antiinflamatoria e hipoglucemiante; el aceite esencial tiene propiedades bacteriostáticas y antifúngicas; los flavonoides presentan una acción diurética. Se está estudiando su utilidad en caso de diabetes y un posible efecto antitumoral.

- **Sistema digestivo.** Se emplea para el tratamiento de la inapetencia y las dispepsias hiposecretoras. También ayuda a la estimulación de la secreción salival y de jugos gástricos.
  También en estados en los que se requiera un aumento de la diuresis: afecciones genitourinarias, gota, hipertensión arterial, edemas, sobrepeso acompañado de retención de líquidos.
- **En decocción, infusión o macerado.** 10-20 g/l. 10 minutos, Tomar una taza antes de las comidas (preferiblemente fría: el paladar acepta mejor su sabor amargo), como aperitivo, o después, como eupéptico. Macerado (20 g/l), una a tres tazas al día.
- **Extracto fluido** (1:1). 30 gotas, de una a tres veces al día.
- **Tintura** (1:10). 50 gotas, de una a tres veces al día.
- **Dosis diaria.** No tomar más de 5 g de la planta en su equivalente en los preparados comerciales.

95 **Cardo mariano**
(Silybum marianum)

Inglés: *St. Mary's thistle, marian thistle*. Francés: *chardon Marie*.
Alemán: *Mariendistel, Frauendistel*. Castellano: *cardo mariano,
cardo lechal, cardo pinto, cuajaleches*. Catalán: *cardot, card blanc,
carxofa de burro*. Euskera: *Maria'ren kardia, triaga*.
Gallego: *cardo de Santa Maria, cardo leiteiro*.

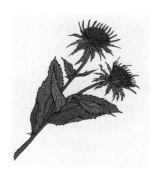

La planta
Crece espontáneamente en zonas sin cultivar o ruinosas, sobre todo del sur de Europa. Es una planta anual o bianual que llega al 1,5 m de altura, de hojas grandes, brillante y onduladas, y flores de color púrpura, con unas bráqueas muy espinosas.

Composición. Entre los componentes principales aparecen flavonoides (flavolignanos) como la silimarina y sus isómeros, así como aceite esencial (0,1%), mucílago, resinas ácidas amargas y taninos catéquicos.

Propiedades y usos medicinales
El cardo mariano se utiliza con fines medicinales desde la más remota Antigüedad. Es un gran remedio para tratar las afecciones del hígado y la vesícula biliar, así como los problemas del aparato circulatorio o las enfermedades del aparato respiratorio. Sirve para tratar alergias; combate el estreñimiento y corta las hemorragias. Ayuda a evitar el mareo provocado por viajar en vehículos.

- **Bebida de hojas de cardo.** Para tratar afecciones del hígado y la vesícula biliar, así como los problemas del aparato circulatorio o las enfermedades del aparato respiratorio. Para tratar alergias. Para combatir el estreñimiento. Tomar de 2 a 3 tazas al día de infusión hecha con una hoja grande por litro de agua.
- **Baño.** Para todo lo anterior. Tomar uno a la semana.
- **Compresa.** Para cortar las hemorragias. Empapar un paño de algodón en una decocción hecha con 3 hojas grandes por medio litro de agua. Aplicar, cambiándola si fuese necesario, hasta que pare la hemorragia.
- **Bebida de cardo mariano (raíz y semillas).** Contra el mareo, hacer una decocción con una hoja, una cucharada de semillas y un trozo pequeño de raíz por litro de agua. Tomar dos tazas al día durante los dos días anteriores al viaje, y una taza poco antes de iniciar el viaje.

96 Garcinia
(Garcinia cambogia)

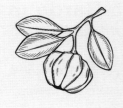

- **Obesidad.** El extracto de este árbol que crece en el sur de la India se está empleando por su capacidad de reducir la conversión de carbohidratos en grasa y evitar su acumulación. También se recomienda su consumo en muchos problemas de circulación, ya que tiene un efecto protector de las paredes de los vasos sanguíneos.

- **Menos apetito.** El ácido hidrocítrico (HCA), también llamado garcinia, es un supresor del apetito natural y un termogénico que retrasa la producción de grasas del metabolismo. El HCA refuerza la capacidad del hígado y de los músculos para almacenar glucógeno; de esta forma, se asegura, reduce la producción de grasas y disminuye el apetito.

  El HCA puede suprimir la función de las grasas entre un 40% y un 80% durante 8-12 horas después de las comidas. También se sabe que las personas comen menos y almacenan menos grasa corporal después de tomar HCA.

  Este HCA se añade a distintas fórmulas para perder peso. Se puede encontrar en cápsulas (entre 1 y 3 cápsulas de 500 mg, antes de las comidas).

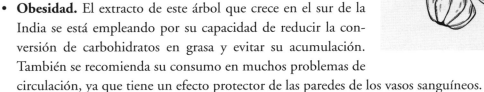

Los «quemagrasas»

Propiedades y usos medicinales. La garcinia figura entre los actuales «quemagrasas» (*fatburners*) más conocidos. Nos encontramos con otros muchos productos, algunos de ellos originalmente pensados como suplemento dietético para deportistas: el **chitosán**, elaborado a partir de exoesqueleto de cangrejos y otros crustáceos; el **picolinato de cromo**, un mineral que estimula el metabolismo de la glucosa; La **ciwuja** (*Eleutherococcus senticosus*) una planta medicinal china conocida como el suplemento deportivo que mejor ayuda a quemar grasas y a obtener más resistencia. También los **ácidos grasos esenciales** que podemos encontrar en las cápsulas de los aceites de **borraja** y de **semillas de lino**; el **ácido linoleico conjugado** (CLA), que podemos encontrar en el **aceite de soja**, de **semillas de calabaza** y de **prímula**; o también la **gymnema silvestre**, planta tradicional ayurvédica con el don de amargar los dulces (y por tanto, a evitarlos).

Bimi. Desde 2012 puede encontrarse un «súper bróquil», el bimi, calificado como «la verdura más sana del planeta». Puede actuar también como quemagrasas y ya puede encontrarse en algunos supermercados.

97 **Grifonia**
(Griffonia simplicifolia)

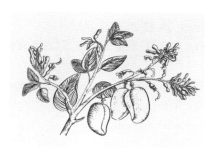

La grifonia es una leguminosa proveniente de África. Su principal componente es el 5-hidroxitriptófano (5-HTP), una molécula precursora de la síntesis de neurotransmisores que regulan el comportamiento y el estado de ánimo, como por ejemplo la serotonina.

Propiedades y usos medicinales

- **Antidepresivo natural.** En casos de ansiedad o depresión actúa de forma comparable a los antidepresivos tricíclicos. Es útil para casos de fibromialgia, cefaleas, migraña, obesidad y desórdenes del sueño, como el insomnio. Al ser el 5-HTP precursor directo de la serotonina, reguladora del estado de ánimo y las emociones, se usa mucho en el tratamiento de la depresión.

- **El sueño.** Es también precursor de la melatonina, por eso es útil en casos de insomnio y trastornos del sueño. Recordemos que la melatonina determina los ciclos del sueño. En menor grado, disminuye las concentraciones de dopamina y de norepinefrina a nivel del sistema nervioso central.

- **Si hay deficiencia de 5-HTP.** Como el ser humano es capaz de sintetizar 5-HTP, no se reportan casos de deficiencia. Sin embargo, en dietas pobres en triptófano puede darse una producción menor de serotonina y melatonina.

- **Hipérico.** La grifonia potencia además los efectos del hipérico (*Hipericum perforatum*), del triptófano y del S-adenosil-metionina.

- **Serotonina y apetito.** La aplicación que se le da al 5-HTP como supresor del apetito se debe a que es precursor de la serotonina. Según los investigadores, actúa en el hipotálamo produciendo una sensación de saciedad (de igual forma que la dopamina, la norepinefrina y las encefalinas).

Precaución. Un terapeuta especializado seguirá bajo estricto control médico cómo evitar su uso junto a antidepresivos (como los inhibidores de la recaptura de serotonina, tricíclicos y otros). Se contraindica su uso en caso de enfermedad renal, ulcera péptica y desórdenes plaquetarios.

98 **Kava kava**
(Piper methysticum)

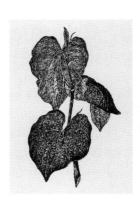

Inglés: *kava kava, ava pepper*. Francés: *kava-kava*.
Alemán: *Kavapfeffer, Rauschpfeffer*. Castellano: *kava-kava*.
Catalán: *kava kava*.

La planta

Es un arbusto perenne de hojas anchas, originario de Oceanía. Fue descubierto en el siglo XVIII en Tahití por el explorador James Cook, pero es una planta que se ha cultivado y utilizado durante más de 3.000 años en aquellas regiones del Pacífico, en donde todavía se emplea con propósitos espirituales, recreativos y medicinales.

Contenido. La resina amarga (2-10%) contiene lactonas, kawaina, metisticina, y yangonina; carbohidratos y flavokawinas.

Propiedades y usos medicinales

• **Relajante.** En fitoterapia es apreciado por sus efectos como relajante muscular, reductor de la ansiedad, anestésico y analgésico. Los componentes responsables de estas propiedades, llamados kavalactonas, se localizan en las raíces.

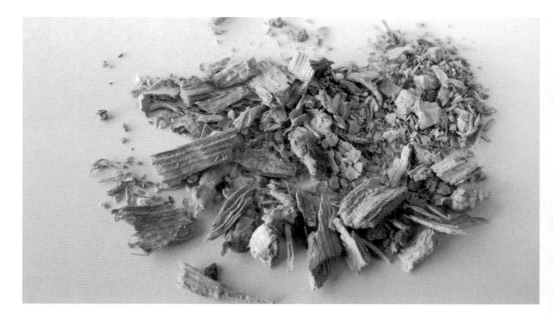

- **Antiséptico y diurético.** Es también anticonvulsivo, diurético, descongestionante, antiséptico, antimicótico y antibacteriano. Los fitoterapeutas occidentales lo emplean para tratar prostatitis, infecciones del tracto urinario, trastornos reumáticos, gota, ansiedad, depresión, insomnio y espasmos musculares.

- **Para reforzar el estado de ánimo.** Desde hace miles de años, en las culturas tradicionales del Pacífico Sur se utiliza una bebida preparada con la planta kava-kava para crear un sentimiento de bienestar y de relajación. Y los científicos confirmarían lo que en la Polinesia ya se sabía desde hace muchos siglos: que el kava-kava es un reforzante natural del estado de ánimo.

- **El efecto de las kavalactonas.** En 1993 se descubrió que contiene kavalactonas, un relajante muscular natural con efectos agradables y calmantes, tanto en el cuerpo como en la mente. Las kavalactonas pueden disminuir los síntomas de ansiedad tanto o más que los fármacos convencionales, pero sin efectos secundarios desagradables (sequedad de boca, náuseas…).

Es más, el kava-kava no hará que quien la tome se sienta «drogado» ni aturdido como suelen hacer muchos tranquilizantes de farmacia: permite sentirse tranquilo y a la vez alerta. Se toma un máximo de 3 cápsulas de 250 mg al día.

Precaución. Cuando se toma por primera vez conviene seguir de cerca las reacciones, porque puede favorecer el sueño natural en algunas personas. En este caso no hay que conducir ni hacer actividades que requieran concentración.

99 **Mostaza negra**
(Brassica nigra)

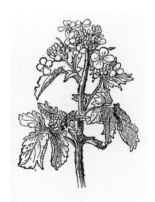

Inglés: *black mustard*. Francés: *moutarde noire*.
Alemán: *schwarzer Senf*. Castellano: *mostaza negra, jenabe negro*.
Catalán: *mostassa negra, mostalla negra*. Euskera: *beltza ziape, urdunpuntxa*. Gallego: *mostarda negra, xebra*.

La planta
Está presente en amplias zonas de Asia, Europa y Norteamérica, en donde la mostaza blanca (*Sinapsis alba*) suele cultivarse de forma extensiva. Es una planta herbácea anual, de hasta 1 m de alto, con hojas dentadas y rugosas, de tono verde pálido. La flores son amarillas (más pequeñas las de la mostaza negra).

Composición. El componente principal es su aceite graso (25-30%), compuesto en un 90% de ácidos grasos insaturados. Los ácidos grasos mayoritarios son: oleico, esteárico, brásico… También contiene alcaloides (sinapina) y un glucósido, la sinigrina (3,5-7%), que a partir de un enzima (mirosinasa) se hidroliza fácilmente dando lugar a la esencia de mostaza negra, el principio de mayor interés.

Propiedades y usos medicinales

Al igual que la mostaza blanca, posee una poderosa acción desinflamante de los órganos internos. Ambas son excelentes para tratar todo tipo de afecciones del aparato respiratorio, dolores reumáticos, lumbago, ciática, cólicos menstruales y estomacales.

Ayudan al buen funcionamiento del aparato digestivo, combaten el estreñimiento y alivia las afecciones de garganta y anginas. También tienen acción diurética y combaten la fiebre. Ayudan a tratar la depresión y son eméticas, es decir, provocan el vómito (útil en casos de intoxicación y envenenamiento).

Utilización. De la mostaza negra se usa la planta entera, incluidas las semillas; de la mostaza blanca solamente se utilizan las semillas. Los fitoterapeutas aconsejan emplear solamente la mostaza negra en remedios caseros, dejando la mostaza blanca para emplearla exclusivamente bajo su prescripción y supervisión.

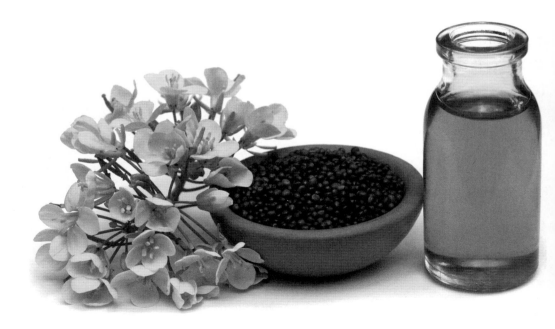

100 **Uña de gato**
(Uncaria tormentosa)

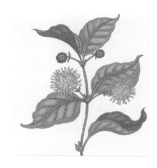

Inglés: *cat's claw*. Francés: *griffe du chat*..
Castellano: *uña de gato, chancó, rangaya, damento, paotali.*

La planta

Esta planta trepadora enredadera de hasta 20 m. es originaria de
Centro y Sudamérica y hasta hace poco era casi desconocida. En los últimos años, se ha hecho
famosa sobre todo por su eficacia como gran fortalecedora del sistema inmunitario. Siglo tras
siglo, los herboristas de Perú y otros países latinoamericanos han usado la uña de gato para tratar problemas de salud que abarcan desde la artritis a los problemas intestinales, pero también
el cáncer. Tras una serie de peripecias con personajes famosos, el Instituto Nacional de Cáncer
de EEUU, sometió a prueba varios elementos de esta planta contra las células de leucemia. Los
primeros resultados fueron magníficos, pero la investigación se detuvo por motivos económi-
cos: las empresas farmacéuticas no tienen mucho interés en financiar este tipo de trabajos a
favor del bien común. Así que la investigación siguió adelante en Europa y en Latinoamérica.

Propiedades y usos medicinales

- **Antiinflamatorio natural.** En 1991, los investigadores descubrieron que la uña de gato contenía un agente antiinflamatorio natural, y este
descubrimiento confirmó su reputación como
tratamiento contra la artritis.
- **Sistema inmunitario.** En 1993, unos investigadores europeos publicaron un estudio sobre el su-

ministro a pacientes seropositivos de extracto de raíz de uña de gato. Durante los primeros
dos años y medio que duró el estudio, el número de células T de los pacientes aumentó, lo
cual indicaba que se estaban reforzando sus sistemas inmunitarios. Después, la células T se
quedaron en este punto muerto. En otras palabras, la uña de gato no cura el sida, pero los
investigadores descubrieron que ayuda a alargar la vida de los afectados.
- **Oncología.** Se utiliza para reducir los efectos secundarios desagradables de la quimioterapia,
pero su uso como antitumoral complementario y, en general, como inhibidor de enfermedades degenerativas que afecten al sistema inmunitario, es realmente atractivo y esperanzador.
Es también un excelente antiinflamatorio natural que además fortalece nuestro sistema
inmunitario. Se puede encontrar en forma de suplemento dietético (tres cápsulas de 500
mg al día).

101 **Valeriana**
(Valeriana officinalis)

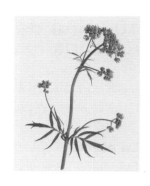

Inglés: *valerian, great wild valerian.* Francés: *valériane, herbe aux chats.* Alemán: *Arznei-Baldrian.* Castellano: *valeriana, hierba de los gatos, brizos.* Catalán: *valeriana.* Euskera: *belarr beidenkatu, pufabelarr.* Gallego: *valeriana.*

La planta

Es una planta vivaz, que crece espontánea en praderas húmedas, orillas de riachuelos y arroyos de montaña que se cultiva a gran escala en los países nórdicos.

Recolección y conservación. Para uso medicinal solo se emplean las raíces y rizomas, que se recolectan en otoño o en primavera, antes de que salgan los tallos. Se arrancan las raíces el segundo o tercer año con ayuda de instrumentos adecuados, lavándolas en agua corriente y sacudiéndolas repetidas veces, cuidando de no lastimar su epidermis con brochas o cepillos, porque la esencia se localiza inmediatamente debajo de ella. A continuación se deja escurrir, pudiendo utilizarse fresca o desecada, para lo cual se coloca a la sombra y en lugar ventilado.

Al secarse despide el olor típico de la valeriana, que recuerda el sudor de la piel. Ese olor tan particular atrae a los gatos, que a menudo comen sus hojas o se enredan jugando en las raíces, y da pie a muchos de los nombres de la planta.

Composición. Contiene los ácidos fórmico, acético, málico, valerianotónico y valeriánico y, en forma libre o de ésteres, como el isovalerianato de bornilo que da el olor característico en la desecación. La esencia de valeriana se halla en cantidad variable según la fase de desarrollo de la planta o su origen. Ninguna de estas sustancias por sí sola produce el efecto terapéutico. Éste se consigue solo con la acción conjunta de todos los componentes.

Propiedades y usos medicinales

- **Sistema nervioso.** La acción fisiológica de la valeriana es una de las más complejas, actuando sobre el sistema nervioso central y periférico. Es antiespasmódica y depresora del eje cerebro espinal, sedación a nivel cardiaco y descenso de la presión arterial. Esto depende mucho de la dosis, de todas formas; si es elevada, su acción será depresora y paralizante, y si es baja será más excitante. También variará la acción según se trate del jugo fresco -predominantemente antiespasmódico y tranquilizante-, o bien la esencia o los extractos, con los que la sedación es más intensa.

La valeriana también tiene efectos hipnóticos, analgésicos y anticonvulsivos, así como vulnerarios (cicatriza las heridas) en uso tópico.

La valeriana es un remedio para todos los desórdenes nerviosos, desde el simple insomnio hasta espasmos convulsivos; agotamiento, dispepsia, dolores de cabeza y desórdenes cardiacos de origen nervioso, irritabilidad, susceptibilidad, terrores, neurastenias, histeria, hipocondría, trastornos de la menopausia y palpitaciones.

- **Maceración.** En todos estos casos se usará la maceración de valeriana (preferiblemente fresca), dejando dos cucharaditas de raíz triturada en un cuarto de litro de agua fría de 10 a 12 horas. Conviene darle vueltas de vez en cuando. Se beben dos o tres tazas al día durante un par de semanas, después se descansa ocho días. Si es necesario, se reanuda. En trastornos más graves puede aumentarse la dosis.
- **Infusión.** En el agotamiento nervioso puede utilizarse la infusión de 10 g de raíz de valeriana, 10 g de hojas de naranjo, 6 g de flores de tilo y 8 g de flores de manzanilla. Se pone una cucharadita de la mezcla de estas plantas en una taza de agua caliente. Se filtra y endulza al gusto. Se toman dos tazas al día.
- **Tisana para dormir.** Como tisana para dormir es una buena idea mezclar raíces de valeriana con lúpulo a partes iguales. Se bebe antes de ir a la cama.
- **Tintura.** En los dolores de ciática se toman una o dos cucharaditas de tintura de raíz de valeriana.

Uso externo.
- **Compresas.** Como sedante en los dolores de heridas y contusiones se emplea el cocimiento de 50 a 100 g de raíces secas en un litro de agua. Se filtra y se hacen compresas que se aplicarán sobre las partes doloridas. El alivio no será inmediato, se ha de ser constante para conseguir una mejoría efectiva.
- **Baño.** Un baño con raíz de valeriana brinda un efecto tranquilizante y soporífero. Se prepara macerando durante 10 horas 100 g de la planta en un litro de agua que se añade al agua de baño.

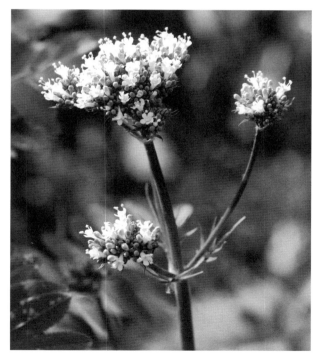

102 **Pasionaria**
(Passiflora incarnata)

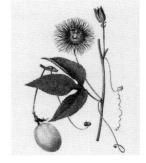

Inglés: *passion flower.* Francés: *passiflore rouge, grenadille.*
Alemán: *Passionsblume.* Castellano: *pasiflora, granadilla, maracuyá.*
Catalán: *pasiflora, flor de la passió.*

La planta

La pasionaria es una hermosa planta trepadora que puede crecer
hasta 9 m y resultar invasora si se extiende por debajo del suelo. Las flores, aromáticas, grandes y bellas, de tonos blancos y púrpura, dan paso a un fruto, una baya del tamaño de un huevo de gallina, de color amarillo anaranjado y con una pulpa comestible.

Composición. Se emplean las ramas floridas, cuando desarrollan los primeros frutos. La flor de pasionaria es tan bella por fuera como por dentro, ya que entre sus pétalos contiene flavonoides con fuerte efecto antioxidante y aceites esenciales, alcaloides y otros compuestos que confieren a la pasionaria acción analgésica y relajante. Contiene derivados flavónicos de acción sedante, esterina, un grupo de heterósidos (saponarol, vitexol…), un glucósido (pasiflorina), el alcaloide indólico harmina, y otros alcaloides, como harmano y harmol.

Propiedades y usos medicinales

Los indios americanos utilizaban la raíz de la pasionaria para hacer cataplasmas contra los forúnculos, los cortes y el dolor de oídos. La tisana hecha con cualquier parte de esta planta tiene un suave efecto sedante.

Los que la conocen bien afirman que «puede ser nuestro mejor calmante». La pasionaria también alivia la tensión muscular y la fatiga. Recientes estudios centrados en una de sus especies parecen indicar que puede mitigar la depresión y equilibrar con eficacia el estado de ánimo general.

- **En tisana.** Podemos preparar una taza de té con una cucharadita de hojas secas (en establecimientos de productos naturales y herboristerías) y tomaremos tres tazas al día cuando estemos deprimidos y parezca que el mundo se nos viene encima.
- **Sistema nervioso.** Al actuar como sedante y tranquilizante natural, la pasionaria se utiliza mucho en casos de insomnio, contractura muscular, estrés, hiperactividad y nerviosismo. Y puede ser una gran herramienta para reducir el síndrome de abstinencia ante el alcohol, el tabaco u otro tipo de sustancias adictivas.
- **La pasionaria es un calmante natural** que los animales parecen conocer mejor que nosotros, al menos hasta hace poco. Hoy los científicos consideran que contiene varias sustan-

cias químicas que actúan en tándem como calmantes. Maceramos una o dos cucharaditas de hierbas secas (en establecimientos de productos naturales o herboristerías) en una taza de agua y bebemos hasta tres tazas al día.

Las fórmulas de hierbas para el sueño –en tisanas, tinturas y cápsulas– están disponibles en la mayoría de las tiendas de productos naturales.

- **Insomnio.** Para un resultado óptimo se recomienda elegir una tisana que combine lúpulo, valeriana, manzanilla, avena, pasionaria (pasiflora) y bálsamo. También da buenos resultados un baño de cuerpo entero, añadiendo al agua, junto a estas plantas, un puñado de espliego.

  Para conciliar el sueño existen igualmente preparados homeopáticos a base de valeriana, lúpulo, melisa, kava-kava, hipérico y pasionaria.

- **El fruto.** Es el conocido maracuyá o fruta de la pasión, pero la flor de la planta que le da origen también contiene múltiples principios activos que se pueden aprovechar si la preparamos simplemente en infusión.

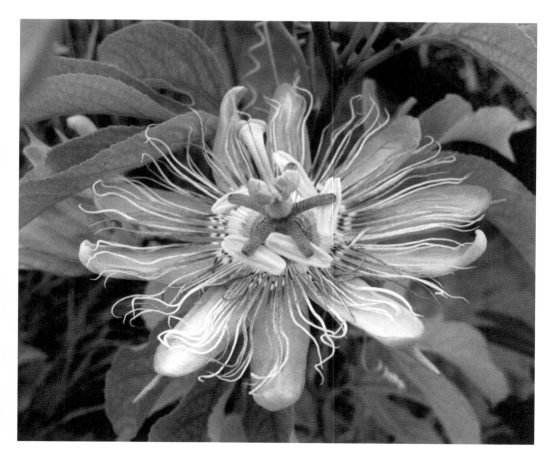

103 **Sauzgatillo**
(Vitex agnus-castus)

Inglés: *chaste tree*. Francés: *gattelier, agneau chaste*.
Alemán: *Keusschlamm, Mönchpfeffer*. Castellano: *sauzgatillo,
agnocasto, zerobo*. Catalán: *salze verd, aloc, pebre bord, alís,
ximbla*. Euskera: *salitzuki*. Gallego: *arvore de castidade, agno
casto, pimenteiro silvestre*.

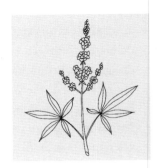

La planta
Es un arbusto originario de la cuenca mediterránea cuyas bayas se han utilizado desde la antigüedad para una gran variedad de desórdenes ginecológicos. En la Edad Media era considerada la planta de la castidad, ya que se creía que disminuía la libido y ayudaba a los monjes a reprimir el deseo sexual.

Recolección. Las hojas y tallos superiores (los 10 cm finales) y flores y semillas maduras, se cosechan para medicina. Las bayas se cosechan bien maduras del tallo. Hojas, flores, y/o bayas se consumen como decocción, tintura tradicional, tintura de vinagre de manzana, jarabe, elixir, o simplemente se comen.

Contenido. Contiene flavonoides (casticina, penduletina e isovitexina), alcaloides, diterpenoides, vitexina, casticina y precursores de hormona esteroidal, así como iridoides o glicósidos monoterpénicos (como aucubina y agnúsido), terpenoides (como rotundifurano) y aceites esenciales. El conjunto de compuestos activos presentes en el extracto de la baya han mostrado una mayor actividad terapéutica que ninguno de los extractos purificados con compuestos individuales.

Propiedades y usos medicinales
- **Pituitaria y el ciclo femenino.** Se cree que algunos de esos compuestos obran en la glándula pituitaria, lo cual explicaría sus efectos a nivel hormonal. Los extractos de la fruta pueden ligarse a los receptores de opiatos, porque pueden reducir síntomas premenstruales (particularmente el dolor de pechos y la retención de líquidos) e irregularidades en el ciclo menstrual. Como decimos, a lo largo de los últimos 80 años su uso en Europa se ha generalizado para tratar irregularidades del ciclo menstrual y el Síndrome Premenstrual (SPM). Su prescripción está ampliamente extendida entre algunos países europeos, como Alemania
- **El síndrome premenstrual (SPM).** Generalmente el SPM y el resto de afecciones comentadas se atribuyen a un desequilibrio hormonal con dominancia de los estrógenos

sobre la progesterona (hiperestrogenismo) originado por un exceso de prolactina latente (hiperprolactinemia). Se considera que la acción de la planta se produce en la glándula pituitaria del cerebro, en donde imita la acción del neurotransmisor dopamina, lo que ayuda a normalizar la producción de gonadotrofinas (hormonas que estimulan los órganos sexuales) y que finalmente son las que controlan la liberación de hormonas sexuales.

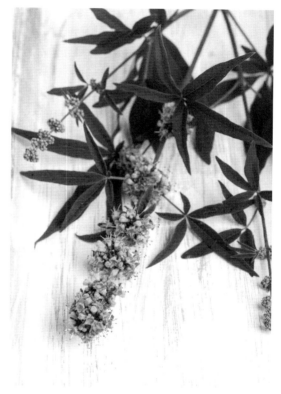

* **De la infertilidad al acné.** Aparte del SPM, otras afecciones relacionadas con desequilibrio hormonal y que se benefician del tratamiento con esta planta son: ausencia de períodos, infertilidad y períodos dolorosos, así como el acné, para el que es notablemente eficaz.

Conviene recordar que la predisposición genética, insuficiencias nutricionales, una buena función del hígado, el estrés e incluso alteraciones de la microflora intestinal pueden incrementar estos desequilibrios hormonales.

Estos síntomas con frecuencia se ven acompañados por síntomas psíquicos como: trastornos afectivos (tristeza, cólera, ansiedad, irritabilidad y labilidad emocional), alteraciones de la conducta (disminución de la eficiencia, aislamiento social) y cognitivos (disminución de la concentración, indecisión).

En estos casos suele haber una excesiva producción de prolactina, asociada con una insuficiencia del cuerpo lúteo lo que provoca una deficiencia relativa de progesterona. De ahí, la importancia del sauzgatillo.

* **Bayas de sauzgatillo y sistema reproductor.** Las bayas son tónicas para el sistema reproductor masculino y femenino. Su acción produce una ligera reducción de niveles de prolactina. Una disminución de la prolactina influencia en el nivel de hormona estimulante folicular y en estrógeno en las mujeres (y de testosterona en los hombres).

Utilización. En general se vende en forma de suplementos o preparados (100 mg de extracto 10:1, preferiblemente por la mañana, en ayunas). La planta también muestra que es muy efectiva a la hora de estimular la fertilidad en mujeres.

104 **Hidrastis**
(Hydrastis canadensis)

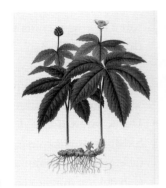

Inglés: *common hydrastis, yellow puccoon, golden seal.*
Francés: *hydrastis, racine orange, sceau d'or.* Alemán: *Kanadische Gelbwurzel, Goldsiegel.* Castellano: *hidrastis, sello de oro.*
Catalán: *hidrastis.*

Esta planta ya era bien conocida y utilizada por algunas tribus indias de Norteamérica para tratar la indigestión y la falta de apetito. Los indios iroqueses la utilizaban prácticamente para todo, y en especial para preparar infusiones en caso de tos ferina, infecciones y enfermedades hepáticas, fiebres intermitentes y problemas cardíacos, trastornos de la piel, infecciones oculares y como desinfectante para heridas purulentas. Los colonizadores europeos pronto aprendieron sus beneficios y la integraron rápidamente en el cuidado médico.

La planta

El tallo del hidrastis es erecto, simple, herbáceo y redondo, y con el tiempo se vuelve de color púrpura. Alcanza los 25 cm de altura y en su extremo presenta dos hojas, desiguales y terminales. Solo tiene esas dos hojas de color verde oscuro, alternas, pilosas y palmadas, cordadas en la base, que alcanzan hasta 15 cm de anchura. Las flores pequeñas son solitarias y terminales de color rosado en un pedúnculo de 3 cm. El fruto, que parece una baya, es de color rojo y consiste en dos drupas carnosas que contienen numerosas semillas.

Contenido. La planta contiene una gran riqueza en valiosos alcaloides (hidrastina, berberastina, berberina, canadina), almidón, sacarosa, fibra, inositol, así como vitaminas (B1, B2, B3 y vitamina C) y minerales (aluminio, calcio, cromo, cobalto, hierro, magnesio, manganeso, fósforo, potasio, selenio, silicio, sodio y zinc (en las raíces).

Propiedades y usos medicinales

- **Como el ginseng.** La hydrastis es una de las principales plantas medicinales en Norteamérica, en donde a veces se la llama «el ginseng de los pobres», gracias a su similitud con la amplia variedad de aplicaciones que ambas plantas han tenido en la curación de numerosas enfermedades y por el hecho de que era muy fácil de conseguir.
- **Heridas y úlceras.** Es un remedio eficaz para el tratamiento de las heridas, varices, cortes o úlceras. La hidrastina, berberina, berberastina y la hidrastinina poseen muchas propiedades, entre las que se encuentran su capacidad vasoconstrictora (capacidad para

disminuir los vasos sanguíneos dilatados) y hemostática (capacidad para detener la salida de la sangre).

- **Hemostática.** Detiene el excesivo sangrado vaginal, y es altamente eficaz en trastornos de la menstruación (dismenorrea). Los alcaloides mencionados protegen al mismo tiempo la vagina femenina de las posibles inflamaciones.
- **Varices y hemorroides.** Para el tratamiento de las varices, y especialmente si se dan en estado avanzado. En caso de hemorroides, la utilización de esta planta favorece la recuperación del tamaño normal de las venas anales al mismo tiempo que previene su sangrado (existe en forma de supositorios).
- **Úlceras de la boca y dolor de garganta.** se pueden tratar con la aplicación de tintura (tres aplicaciones diarias sobre las úlceras). Aplicar el mismo tratamiento para cortes o heridas. En los casos de garganta irritada por las anginas, sus propiedades astringentes son muy útiles para realizar gargarismos que pueden ayudar a solucionar el problema (gargarismos con el líquido resultante de una cucharadita de planta seca por vaso de agua).
- **Eccemas, golpes.** Igualmente la aplicación tópica de tintura de sello de oro puede ayudar a curar los eccemas. La aplicación externa de una película de tintura o un poquito de crema extendida a lo largo de la zona afectada por el golpe ayudará a disminuir la inflamación, a reducir el dolor y a prevenir la aparición de moretones o hematomas.
- **Conjuntivitis.** Este mismo preparado, si se deja enfriar, puede servir para el tratamiento de la conjuntivitis y las inflamaciones de los párpados (blefaritis).
- **Para el estómago.** Se usa como tónico estomacal porque favorece la digestión al aumentar la producción de secreciones del páncreas e hígado.

Utilización. Hoy en día podemos encontrarla en farmacias y herbodietéticas en forma de cápsulas, tintura, cremas, polvo de planta seca o en envoltorios de gelatina; conviene que su uso se haga siguiendo las indicaciones del terapeuta (su contenido en alcaloides la convierte en una sustancia muy potente). Normalmente se utiliza en cápsulas o decocciones del rizoma en polvo. En uso externo, existen supositorios para las hemorroides.

Otros usos. Posee un destacado efecto antibiótico e hipertensor. Además, sus propiedades antiinflamatorias y bactericidas son útiles en caso de enfermedades producidas por agentes infecciosos en las vías urinarias.

105 **Harpagofito**
(Harpagophytum procumbens)

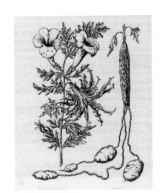

Inglés: *woodspider, devil's claw, grapple plant.*
Francés: *harpagophytum, griffe du diable.* **Alemán:** *Teufelskralle.*
Castellano: *harpagofito, garra del diablo.*

La planta

Originaria del sur de África, es una planta vivaz de las regiones
colindantes con el desierto del Kalahari en la actual Gambia. Su
fruto, que yace a ras de tierra, es leñoso, de 10 a 20 cm. de largo y viene provisto de unos
salientes con forma de ganchos o garras. De ahí viene que también sea conocida como «garra
del diablo». La raíz primaria es tuberosa y muy larga y de ella salen unas raíces secundarias
parecidas a los cacahuetes, con un sabor fuertemente amargo que da el efecto terapéutico.

Recolección y conservación. Sólo se cosecha su enorme tubérculo de color ocre. Una vez
desecado, se tritura en pequeños fragmentos. Al triturarlo, emana un penetrante aroma
amargo.

Composición. Sus beneficiosos efectos sobre la salud se deben a la actividad conjunta de sus
principios activos, principalmente los iridoides (como el harpagósido) que tienen una acción
periférica (respuestas musculares sensitivas y vasculares) más que a una acción analgésica central, hecho que le convierte en especialmente activo en pacientes de edad avanzada.

Propiedades y usos medicinales

* **Un potente antiinflamatorio.** Es la planta medicinal más eficaz en el tratamiento de
procesos reumáticos e inflamatorios. El harpagofito disminuye considerablemente la sensación dolorosa y mejora la motilidad sin que aparezcan efectos adversos, por lo que puede
asociarse a otros antiinflamatorios y así reducir la dosis.
* **Reumatología.** Estudios realizados en pacientes con artrosis han demostrado una mejora
significativa en la sintomatología dolorosa. La movilidad y la flexibilidad articular mejoran
significativamente sin provocar efectos adversos, en particular sobre el estómago. De esta
forma el harpagofito permite reemplazar ventajosamente los tratamientos antiinflamatorios clásicos.
Está indicado en caso de artritis, reumatismos, traumatismos, artrosis, dolores musculares
y de espalda. También favorece la eliminación de ácido úrico, por lo que es eficaz en el
tratamiento de la gota.

- **Estimulante del apetito.** El harpagofito estimula las papilas gustativas, que por un efecto reflejo aumentan la producción de jugos gastrointestinales, estimulando el apetito.
- **Digestivo.** El harpagofito aumenta la producción de jugos gastrointestinales, favoreciendo la digestión.

  También es útil en disfunciones del hígado y la vesícula biliar. Tradicionalmente se ha utilizado para el tratamiento de la litiasis biliar.
- **Deporte.** Asimismo, es muy utilizado por deportistas en caso de tendinitis y dolores articulares tras el esfuerzo.

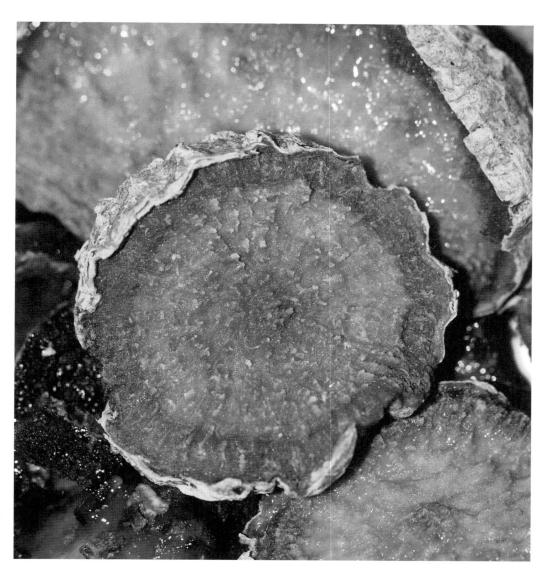

Capítulo 4

Las plantas **adaptógenas**

¿Qué son los adaptógenos?

Son sustancias que pueden ayudar al cuerpo a *adaptarse* mejor a circunstancias que requieran sobreesfuerzo. Generalmente proceden de algunas plantas medicinales, pero también de determinados alimentos. Los adaptógenos son una ayuda muy valiosa, tanto si se trata de reforzar las defensas del organismo, como de llevar a cabo una mayor actividad, tanto física como intelectual, o llevar a cabo un fuerte entrenamiento deportivo o ejercicios extenuantes. En situaciones de cambio estacional, cansancio, mala alimentación, estrés... un adaptógeno favorece o provoca unos cambios mínimos en las funciones corporales, pero estos pequeños cambios son decisivos, ya que aumentan la resistencia del organismo a innumerables influencias adversas. Y esto es posible no por acciones específicas, sino por un amplio abanico de acciones físicas, químicas y bioquímicas.

Para la salud. Los adaptógenos poseen además un efecto normalizador general de la salud, mejorando todo tipo de condiciones sin empeorar ninguna. Dicho de otro modo, un adaptógeno puede actuar en bastantes situaciones incluso como un antibiótico, pero sin ninguno de sus inconvenientes secundarios. Es el caso de la equinácea, la planta que se ha hecho tan popular frente a la gripe. En resumen, promueven la salud corporal y favorecen el equilibrio que requiere nuestro organismo (horas de descanso, una buena alimentación, etc.) para recuperarse.

Equilibrar el organismo. ¿Cómo lo hacen? Las sustancias adaptógenas contribuyen a compensar los desequilibrios del organismo actuando sobre el suero sanguíneo y los glóbulos blancos; ejercen una suave regularización de las pulsaciones, la presión sanguínea y la temperatura corporal. Y por razones que todavía no se conocen suficientemente, los adaptógenos actúan ante todo sobre el sistema inmunitario de forma muy favorable, un hecho que despierta la atención en todas partes.

Ahora bien, aunque ayudan al organismo a utilizar el oxígeno de forma eficaz y mejoran el estado de las defensas –sobre todo frente a infecciones causadas por virus–, conviene tener en cuenta los motivos de este déficit, que suelen ser debidos a los actuales hábitos de la vida actual, como la falta de ejercicio y vida sedentaria, alimentación desnaturalizada, estrés, preocupaciones exageradas y contaminación. La medicina oficial no reconoce el efecto bidireccional de los adaptógenos, aunque hasta ahora no ha sido capaz de explicar cómo actúan.

Una ayuda eficaz. Los adaptógenos son una excelente ayuda para disfrutar de buena salud, un estímulo, a veces complementario y otras veces más protagonista, para retrasar el envejecimiento y para ayudar –a menudo decisivamente– a que el cuerpo sane de verdad.

A diferencia de la gran mayoría de fármacos convencionales, los adaptógenos no anulan o enmascaran los síntomas, sino que ayudan a que el propio organismo pueda curarse gracias a la ayuda lo que tradicionalmente se conoce como *«vis medicatrix naturae»*. Son un buen recurso para mantener el vigor y la longevidad, sólo conviene que apoyemos su aportación poniendo también un poco de esfuerzo por nuestra parte.

Por sí solos nos ayudarán y, a diferencia de los fármacos, son inofensivos para el organismo. Ahora bien, si su uso es demasiado continuado en el tiempo el efecto se reducirá y entonoces su impresionante eficacia será menor.

Los atletas soviéticos

El científico ruso Dr. Nicolai Lazarev descubrió los adaptógenos en 1947 y es igualmente el autor de la palabra «adaptógeno». Más de diez años después, en 1958, los doctores también rusos Israel Brekhman e Igor V. Dardymov utilizaron el término «adaptógeno» para referirse a toda planta que «normalmente tenga una acción normalizadora, independientemente de la dirección de la enfermedad». Es decir, que si una persona se siente muy nerviosa o muy cansada, una planta como la esquizandra la reconducirá al estado de bienestar y equilibrio.

Brekhman, profesor de la Academia de Ciencias de la antigua Unión Soviética, fue precisamente uno de los que más los investigaron. A él se deben los primeros estudios sobre los efectos del ginseng (*Panax ginseng*) y del eleuterococo o ginseng siberiano (*Eleutherococcus senticosus*).

En 1969 el Dr. Brekhman y sus colaboradores presentaron formalmente el concepto de remedios adaptógenos, definiéndolos como «aquellos que sirven para incrementar la resistencia no específica ante trastornos o enfermedades debidas a influencias externas de origen diverso». Hasta entonces, alguna de las plantas adaptógenas era conocida como un simple tonificante.

La historia de los adaptógenos transcurre paralela al período 1947-1991, durante lo que se conoce como «guerra fría» entre los EE.UU. y la antigua URSS. El ambiente hostil y competitivo se daba en todos los frentes, y ambas potencias luchaban por ganar aliados para su causa. Los rusos querían demostrar al mundo que sus avances y su poder militar y tecnológico eran los mejores. Y destinaban muchos recursos en la formación física de sus deportistas como «escaparate» de sus progresos. Por eso los rusos daban una gran importancia a eventos como los Juegos Olímpicos.

Fue en este entorno que el hallazgo de los adaptógenos, unas sustancias naturales que podían mejorar el rendimiento deportivo y cuyos beneficios para la salud no presentan efectos secundarios nocivos, se convirtió en un logro muy importante. Lamentablemente, en lo deportivo la fiebre de récords y éxitos haría que algunos entrenadores fueran derivando su interés hacia otras sustancias, dopantes o peligrosas.

Con la caída de la Unión Soviética en 1991, los científicos que habían trabajado en secreto con los adaptógenos se quedaron sin trabajo. Muchos emigraron a Europa y EE.UU. y con ellos nos llegó abundante información sobre estas magníficas sustancias naturales.

¿Cuántas plantas adaptógenas existen?

Hay clasificadas casi 4.000 plantas de este tipo. De todas ellas los rusos comprobaron sus propiedades, e inicialmente tan sólo once fueron consideradas como verdaderos «adaptógenos». Para que una planta sea considerada como adaptógeno debe tener la característica singular de poder trabajar en dos direcciones opuestas según sea necesario al organismo. Es decir, ha de ser bidireccional en su funcionamiento. Hoy se consideran al menos dieciocho plantas que cumplen este requisito.

En resumen, las propiedades de las plantas, alimentos y sustancias adaptógenas se han ido popularizando poco a poco en algunos países; todavía hoy se están descubriendo sus maravillas, casi paralelamente a los estudios que se realizan, especialmente en Alemania y, en parte, en EE.UU. Tales estudios no hacen otra cosa que reconocer, científicamente, los hallazgos que en las medicinas tradicionales de China y de la India se conocen desde hace miles de años. Otros botánicos y fitoterapeutas han ido encontrando plantas de este tipo en la Amazonia y en las cumbres de los Andes, de la mano de especialistas y campesinos de aquellos países, inmejorables conocedores de los recursos de su rica floresta.

También se habla de «adaptógenos inespecíficos» para designar plantas y sustancias de uso común en culturas como la shuar, en los bosques de la Amazonia ecuatoriana. Entre nosotros, si se tiene que recurrir, por ejemplo, a la quimioterapia para el tratamiento de un cáncer, los adaptógenos serán de gran ayuda para hacer más soportables los efectos.

Los adaptógenos y la medicina sistémica

Desde un punto de vista clínico, los adaptógenos son un recurso esencial en medicina sistémica. Como hemos dicho, un adaptógeno no deberá causar efectos secundarios nocivos y en cambio sí debe poseer un efecto modulador en el organismo. No puede causar adicción (aunque con el uso continuado las sustancias adaptógenas pierden sus efectos) y debe transferir sus propiedades de supervivencia a quien lo ingiere.

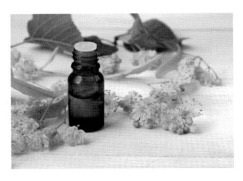

Acciones de las sustancias adaptógenas

Un adaptógeno debe ayudar al cuerpo a adaptarse a varios tipos de tensiones, clima caliente, frío, esfuerzo, trauma, falta de sueño, exposición tóxica, radiación, infección o estrés psicológico; no causa efectos secundarios; es útil en el tratamiento de una gran variedad de enfermedades y es «bidireccional», es decir, tiende a que el organismo regrese al equilibrio en vez de alterar variables en una dirección fija. Por ejemplo, un adaptógeno debe contribuir a la reducción de la glucosa en sangre cuando está alta, y elevarla cuando está baja. También el ejercicio regular puede ser buen un ejemplo de tratamiento adaptogénico.

Su acción es general y actúan a través del metabolismo. Poseen un efecto tónico, estabilizador y regulador, independientemente de los problemas de salud que se presenten. Carecen de efectos secundarios nocivos y no deben provocar alteraciones fisiológicas.

Los adaptógenos han de poder llevar a cabo en el organismo, entre otras funciones:

- **Estimulación de las glándulas suprarrenales.** Mejoran la respuesta ante el estrés porque regulan la secreción de adrenalina. También controlan la secreción de cortisol, una cortisona interna que regula los procesos inflamatorios sin los inconvenientes del tratamiento con cortisona de la medicina convencional.
- **Tonificar el sistema nervioso central.** La mayoría de plantas adaptógenas clásicas se han utilizado tradicionalmente como tónicos y estimulantes nerviosos.
- **Aumento de la resistencia física.** Algunas de las plantas adaptógenas más conocidas, como el ginseng o el eleuterococo, no sólo son estimulantes del sistema nervioso, sino que también aumentan la energía física.
- **Equilibrio, estimulación y fortalecimiento del sistema inmunitario.** Es el efecto más reciente que se ha conocido y que coloca en primer plano el uso de algunos adaptógenos. Aumentan la capacidad natural de las defensas, tanto en lo que se refiere a inmunidad celular como humoral.
- **Mejoría de la tolerancia a la glucosa.** Ninguna planta adaptógena posee un efecto específicamente antidiabético, pero sí que ayudan a mejorar el gasto energético del organismo.
- **Efecto anabólico.** A nivel muscular los adaptógenos favorecen el desarrollo y vitalidad de los tejidos musculares. Por eso los utilizan los culturistas, para favorecer este efecto.
- **Protección del hígado y del metabolismo.** Las plantas adaptógenas ayudan al buen funcionamiento del metabolismo en general a nivel celular: ayudan a la célula a eliminar toxinas. Ahora bien, no se conocen todavía muchos de estos procesos; por ejemplo, se sabe que actúan en la proteción el hígado pero no cómo lo hacen.

Los adaptógenos, planta por planta

No es una casualidad que muchas plantas adaptógenas conocidas procedan de las medicinas de Asia. En Oriente, a diferencia de Occidente, se incluyeron, entre los remedios clásicos de sus farmacopeas, todos aquellos tónicos, afrodisíacos y estimulantes sexuales que ofrece el reino vegetal. En Europa, en cambio, este tipo de plantas eran consideradas como una especie de tabú. Todo esto unido a una tradición milenaria hace que, aún hoy, la mayoría de las plantas procedan de las culturas asiáticas, especialmente de China y de la India.

Existen varias plantas más, tanto de la flora europea (pino, romero) como de la flora tropical (sobre todo sudamericana), que se siguen investigando.

106 Amalaki
(Phyllantus emblica officinalis)

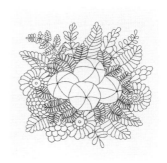

El árbol de amalaki crece sobre todo en India, Cachemira y Sri Lanka. De él solo se utilizan las bayas de color amarillento, cosechadas a mano en el momento de su mayor despliegue energético; a continuación se dejan secar al sol. Una vez secas y endurecidas se muelen.

La planta y su entorno

Con aspecto de pequeña ciruela verde por fuera y casi de kiwi una vez abierto, el amalaki es una de las fuentes naturales más ricas en antioxidantes. Forma parte del grupo de frutas a las que en estos últimos años se les han encontrado numerosas propiedades rejuvenecedoras y salutíferas, como la granada, el açaí, goji, noni, etc., y que van llegando a los mercados europeos con más facilidad. Hoy puede conseguirse principalmente en forma de jalea. En todo caso vale la pena, ya que se trata de una de las fuentes más ricas en vitamina C que se conocen: el zumo de amalaki contiene veinte veces más vitamina C que el zumo de naranja.

La grosella que calma el apetito. En sánscrito *amalaki* significa «niñera» o «madre» y es uno de los frutos nutritivos y curativos más poderosos y apreciados de la medicina ayurvédica. Desde hace miles de años se conocen sus virtudes rejuvenecedoras de los tejidos, así como su poder para aliviar las irritaciones del aparato digestivo y estabilizar las irregularidades de azúcar en la sangre que se manifiestan en forma de ansiedad descontrolada de comer. En Occidente ha crecido el interés por este alimento precisamente por esta virtud de moderar el ansia por la comida, que comenzó a divulgar el médico Deepak Chopra.

Contenido. Las bayas de amalaki contienen alrededor de un 17% de vitamina C natural, así como un complejo de bioflavonoides, sustancias amargas, oligoelementos y otras sustancias naturales, a las cuales la cultura ayurvédica le atribuye gran importancia nutritiva para la salud. Contiene asimismo polifenoles, aminoácidos, oligoelementos, antioxidantes, taninos y bioflavonoides, así como ácido elágico, ácido gálico y polifenoles de emblicanina.

La rutina contribuye también en las cualidades antioxidantes, antiinflamatorias y promotoras de juventud del Amalaki. La presencia de ascorbaginas naturales (moléculas de las que se cree que crean una unión protectora en la vitamina C) es otra característia propia del Amalaki, más biodisponible que las variedades sintéticas.

Propiedades y usos medicinales

Puede ayudar a reducir el estrés oxidativo celular y apoyar la desintoxicación del cuerpo.

• **Jalea de amalaki.** Puede conseguirse una jalea real ayurvédica con el nombre de «Chyawanprash» que contiene la fruta en una receta tradicional de más de 40 hierbas, adecuada incluso para los niños y con un sinfín de virtudes. Provee energía y vitalidad celular, nutre y refuerza el sistema inmunitario, actúa como potente antioxidante rejuvenecedor, promueve la digestión y estimula el metabolismo. Es un relajante anti estrés, efectivo además en caso de resfriado y contra la tos y promotor general de salud. Regula los sistemas de eliminación del organismo, también mejora la suavidad y calidad de la piel.

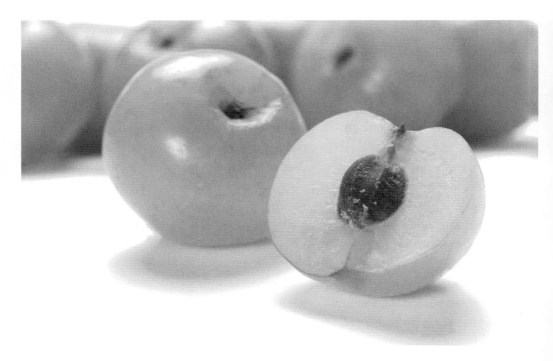

107 **Anón**
(Annona squamosa)

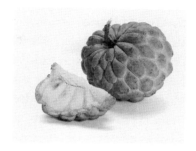

En el mundo hay más de dos mil especies de Anonáceas (unas 2.200, la inmensa mayoría originarias de América) entre las que aparecen numerosos frutales (asimina, duguetia, fusaea, porcelia). Los indígenas cultivaron cuidadosamente muchas de ellas en Mesoamérica, los valles interandinos y la Amazonia. Son frutales con una notable diversidad y adaptación a diferentes ambientes, y en estos momentos se están convirtiendo en un material rico para trabajos de hibridización, selección y propagación vegetativa.

El alto valor nutritivo de los frutos y sus sabores y aromas (marcadamente diferentes entre sí y con formas y colores muy atractivos) los convierten en un alimento con un gran futuro. Además se ha descubierto que alguna de estas frutas, además de ser extraordinariamente rica en nutrientes y de tener cualidades adaptógenas, posee propiedades anticancerígenas y ha sido incluida en la selecta lista de alimentos anticáncer, de plena actualidad gracias a las aportaciones de la medicina integrativa. Hemos elegido las tres más conocidas: la chirimoya (*Annona cherimola*), la guanábana (*Annona muricata*) y el anón (*Annona squamosa*).

1. Chirimoya

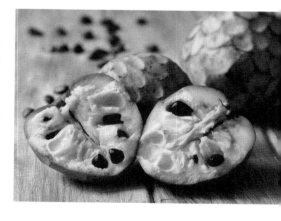

La popular chirimoya (*Annona cherimola*) se cree es originaria de los valles fríos, pero libres de heladas de los Andes, entre 700-2.400 m. Se cultiva comercialmente también en España, Chile, Australia, EE.UU. (California, Florida), Israel y la isla de Madeira. Es una fruta muy apreciada que se vende en numerosos países.

Dejando de lado la chirimoya, que se puede cultivar y comprar fácilmente, conviene tener en cuenta que las variedades de estas especies de anonáceas no son sólo una fruta excelente, sino que forman parte de la alimentación de las poblaciones nativas de grandes zonas de América Central y del Sur.

Son frutos que no sólo poseen un sabor delicioso, sino que además resultan extraordinarios como alimento altamente nutritivo. Su valor alimenticio varía considerablemente, pero la mayoría de ellos son abundantes en carbohidratos, proteínas, calcio, fósforo, hierro, vitaminas (tiamina, niacina y riboflavina), y algunos en magnesio, ácido ascórbico y carotenos. Si fueran más abundantes y a precios razonables, se lograría en muchos casos una mejora considerable en la nutrición.

2. Guanábana

La guanábana (*Annona muricata*) o graviola en portugués (en inglés se llama «soursop») es un fruto de sabor muy dulce, originaria de las Antillas y que crece bien hasta mil metros de altura. El fruto es irregular y de forma ovoide, alguna vez con forma de corazón; mide entre 10-40 cm y puede alcanzar hasta 4 kg de peso. La piel, no muy gruesa, posee unas pequeñas puntas flexibles. Por dentro, su pulpa es muy aromática, blanca, jugosa, suave y cremosa. El sabor es muy agradable y suavemente agridulce, y hay quien lo compara con los sabores de la piña, el mango o la fresa.

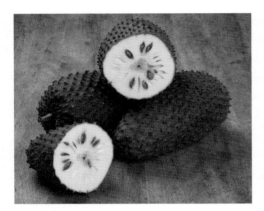

Composición y propiedades. Contiene minerales (potasio, fósforo, hierro, calcio) y es rica en vitaminas A, C y del grupo B. Las hojas contienen abundantes isoquinolinas, lactonas, acidos esteárico, linoleico, lignocérico, y gentísico. Las acetogeninas de la hoja poseen actividad anticancerígena (muricapentocin, muricatocin C, muricatocin A, annomuricin B, annomuricin A, murihexocin C, muricoreacin, bullatacinone, y bullatacin).

Se ha comprobado que las acetogeninas son 10.000 veces más potentes que la adriamicina y que matan las células cancerosas sin dañar las células y tejidos sanos, que es lo que ocurre, por ejemplo, con el fármaco *adriamicina* (un antibiótico muy potente que destruye las células cancerosas, pero con un elevado grado de toxicidad y graves efectos secundarios).

Beber las hojas. En Sudamérica los herboristas recomiendan las hojas de guanábana en caso de paperas (parotiditis). Las hojas se pueden tomar en tisana o licuadas (tres hojas con un vaso de agua). La bebida se tomará en ayunas, comenzando por una hoja, durante una semana. Puede endulzarse con un poquito de miel.

Virtudes medicinales. Las hojas de guanábana poseen propiedades antiespasmódicas. Son excelentes en caso de insomnio, nerviosismo, para prevenir las gripes o bien como un buen recurso pectoral. El fruto de la guanábana verde es muy bueno contra la ictericia; basta con licuar tres trozos, sin las semillas y tomarla con un poco de miel.

En general la guanábana ayuda a combatir la hipertensión, el asma, bronquitis, diabetes, trastornos hepáticos, nerviosos, insomnio y diarreas. También ayuda a la remisión del cáncer (contribuye de forma excelente si se está siguiendo un tratamiento de quimioterapia). Los efectos de los brotes tiernos y hojas en el control de la enfermedad puede notarse en sólo 48 horas de tomarlos, lo cual permite a los médicos e investigadores ser optimistas con este recurso complementario.

La guanábana es un antiparasitario (corteza y semillas); antiespasmódico (hojas); antibacteriano y antiulceroso (corteza).

3. Anón, una chirimoya muy especial

El anón es un árbol originario del sureste de México y los Andes peruanos, que vive hasta los mil metros en zonas de humedad media. Apenas resiste el frío intenso, se propaga por semillas y germina en 1-2 meses. Suele crecer hasta 6-8 metros de alto. Un árbol de cinco años de edad puede producir hasta 50 frutos al año. El cultivo es parecido al de los cítricos, resiste moderadamente la sequía (en este caso el árbol no producirá frutos) pero debe protegerse del calor extremo, la salinidad, humedad excesiva y del viento. El cultivo requiere un abono intenso y en regiones semiáridas son indispensables riegos abundantes, cada 10-15 días.

Hoy lo encontraremos en regiones tropicales y subtropicales de América Latina y el continente asiático, en donde su consumo está muy extendido. Los principales países productores son Perú y la mayoría de países de Centroamérica e islas del Caribe. La creciente popularidad del anón hace que se adapten cada vez más zonas adecuadas para su cultivo.

Propiedades y usos medicinales

- **El fruto.** La fruta, cubierta de escamas verdes muy pronunciadas (la forma recuerda un poco la copa un pino) a veces se confunde con la chirimoya. Contiene una pulpa blanca comestible, dulce y muy nutritiva, repleta de semillas de color marrón muy oscuro y muy lisas. La pulpa, blanca y delicadamente perfumada, contiene muchas hebras y semillas incrustadas. Suele comerse como fruta fresca en los países donde crece, si bien escasea su presencia en los mercados. Se utiliza también para preparar jugos licuados, otras bebidas refrescantes y helados. También se elaboran algunos vinos de anón. Con la pulpa de la fruta se prepara un vino que se emplea en cataplasmas para aliviar las contusiones.
  El anón es sumamente nutritivo y digestivo. Aporta calcio, fósforo y vitamina C. En la medicina tradicional indígena es una fruta con propiedades curativas, usada como tónico general y en caso de desnutrición. Hervida se usa como reforzante pectoral.
- **Pulpa de anón como suplemento dietético.** El anón se está popularizando en Occidente por su sabor y virtudes, entre ellas su poder como adaptógeno. Al igual que la guanábana, contiene acetogeninas, apreciadas por atacar selectivamente las células cancerosas (logran ahogarlas y bloquear su desarrollo). Se ha convertido en objeto de numerosos estudios en cancerología, como prevención y como tratamiento de acompañamiento. Es rico en taninos y otras sustancias astringentes y puede encontrarse en polvo, en forma de suplemento dietético.

108 **Arándano negro**
(Vaccinium myrtillus)

El arándano es un fruto bien conocido desde hace siglos como alimento silvestre nutritivo y de agradable sabor. Ha sido objeto de estudio desde hace muchos años y hoy se conocen muy bien sus propiedades terapéuticas.

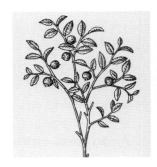

La planta

Es un arbusto perenne de unos 30-60 cms de alto que crece en las montañas y bosques de Europa y el norte de EE.UU. Entre abril y junio da unas flores de color rosa y forma acorazonada. El fruto es azul oscuro y se recolecta entre julio y setiembre. La maduración depende de la altitud: cuanto más altas estén, más tardarán en madurar las plantas.

Composición. Del arándano se han aislado varios de sus ricos principios activos, tanto en las hojas como en el fruto. Los expertos han descubierto que contiene flavonoides antocianósidos con geninas hidrosolubles. Las geninas son moléculas insolubles en agua a las que se les unen los azúcares, pero que en forma de heterósido se vuelven hidrosolubles, como es el caso: el arándano contiene heterósidos de flavonoles, vitaminas, azúcares, pectinas y también quercetina, taninos (hasta un 10% en los frutos desecados), ácidos e iridoides. Se considera que los antocianósidos son los compuestos farmacológicamente activos más importantes.

El fruto fresco y maduro del arándano ha de contener como mínimo un 3% de antocianósidos, mientras que el fruto seco maduro debe contener al menos un 1% de taninos (pirogalol). Los extractos habituales de arándano negro contienen habitualmente hasta un 25% de antocianósidos. El contenido de antocianósidos aumenta a medida que el fruto madura.

Las hojas del arándano negro contienen flavonoides derivados de la quercetina, taninos catéquicos (6-10%), ácidos triterpénicos, iridoides, ácidos fenólicos, antocianidinas y cromo (9,0 ppm).

Propiedades y usos medicinales

- **Antocianidinas.** Tiene fuertes e intensas propiedades antioxidantes, pero además, los principios activos del arándano poseen abundantes acciones farmacológicas. Hasta hoy, la mayor parte de investigaciones se ha centrado en las antocianidinas.
- **Para la vista.** El arándano negro mejora el aporte sanguíneo y oxigenación del ojo. Además capta también los radicales libres dañinos que pueden desorganizar las estructuras

del colágeno y que contribuyen a generar cataratas o degeneración macular. Además, las antocianidinas del arándano negro poseen afinidad por el epitelio pigmentado de la retina, responsable de la visión y ajuste a la luz y oscuridad.

El extracto de arándano negro mejora la agudeza visual nocturna, acelera la acomodación a la oscuridad y la recuperación después de exposición a la luz.

En pacientes con retinitis pigmentosa y hemeralopia (dilatación de las pupilas al anochecer con difícil acomodación ocular y dificultad para ver de cerca) los extractos de arándano negro mejoran significativamente el rendimiento visual. Además, en pacientes con cataratas corticales seniles tiene capacidad para detener su formación en un 96%.

Los extractos de arándano protegen ante un desarrollo de glaucoma por sus propiedades antioxidantes y estabilizadoras del colágeno.

- **En la retina.** Los extractos de arándano son altamente efectivos en la prevención de la retinopatía diabética. En general, mejoran la actividad de las enzimas (láctico-deshidrogenasa, glucosa-6 fosfatasa y fosfoglucomutasa) relacionadas activamente en procesos de daños en la retina. Poseen afinidad por el epitelio pigmentado de la retina, responsable de la visión y ajuste a la luz y oscuridad y que se encarga de filtrar los nutrientes que llegan a la retina.

- **Para el sistema cardiocirculatorio.** Acción protectora de la pared vascular: protegen el endotelio, reducen su permeabilidad y fragilidad capilar y aceleran su regeneración, a través de la estabilización de los fosfolípidos de las células endoteliales y el aumento de la síntesis de colágeno y mucopolisacáridos. Inhiben también la agregación plaquetaria.

- **En caso de diabetes.** Las decocciones de hojas de arándano fueron utilizadas extensamente en el tratamiento de la diabetes mellitus antes de la aparición de la insulina. Reducen la hiperglucemia, incluso en presencia de inyecciones concurrentes de glucosa. Este efecto se atribuye a las antocianidinas, que por ahora todo indica que son los compuestos hipoglucemiantes más activos.

Además, las antocianidinas del arándano mejoran la integridad del colágeno, disminuyen la permeabilidad capilar e inhiben la acumulación de sorbitol, ofreciendo protección contra las complicaciones vasculares y neurológicas de la diabetes. En estos últimos casos se prefieren los extractos de frutos de arándano en vez de los extractos de sus hojas, por su mayor concentración en antocianidinas.

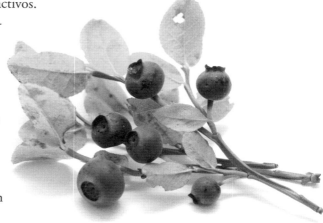

109 **Ashwagandha**
(*Withania somnifera*)

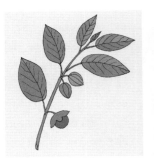

Originaria de las zonas más áridas de la India y de Sudáfrica, la ashwagandha también se conoce como el «ginseng indio» y se encuentra no sólo en India, sino también en Pakistán, Sri Lanka, sur de Europa y Norte de África. Es un arbusto de hasta 1,5 m de alto. También da una flor amarilla y un fruto rojo como el tomate, de la misma familia, pero con la forma y el tamaño de una baya.

Medicina ayurvédica. La withania o ashgawandha se ha utilizado como tónico revitalizante y rejuvenecedor en la medicina ayurvédica, aunque su uso principal es similar al del ginseng en la medicina tradicional china. También favorece la regeneración de los tejidos. Se utiliza la raíz (y, a veces, las hojas y semillas) para combatir el estrés y otros trastornos afines desde hace más de 5.000 años. También ha sido usada desde hace siglos en casos de pérdida de memoria, parálisis, esclerosis múltiple, anemia e infertilidad.

Propiedades y usos medicinales

La ashwagandha es, como decimos, rica en flavonoides, lactonas esteroides y alcaloides. Las raíces contienen más de treinta whitanoloides y veinte alcaloides, de los cuales se ha investigado la mayoría. La planta se recomienda en Occidente para tratar los déficits de función cerebral propios de la edad senil y como estimulante no específico en caso de infecciones por virus, así como frente a la fatiga provocada por el estrés.

- **Sistema nervioso.** La ashwagandha es una de las mejores plantas que existen sobre aspectos emocionales de la mente: promueve la claridad, la calma, y el sueño reparador. A veces se utiliza a nivel casero, combinada con otras plantas medicinales o en preparaciones únicas. Como suplemento dietético se emplea para potenciar el rendimiento mental y físico, mejorar la capacidad de aprendizaje y disminuir el estrés y la fatiga.
- **Antiedad.** La ashgawandha es la planta rejuvenecedora por excelencia para los músculos, la médula ósea y el aparato reproductor. Se usa también en caso de debilidad y carencias nutricionales en niños, ancianos, personas convalecientes o debilitadas por enfermedades crónicas, insomnio crónico y/o agotamiento mental. Desde hace siglos en la India ya se utilizaba con este fin. Hoy, numerosos estudios revelan que posee propiedades antiinflamatorias, antioxidantes y moduladoras del sistema inmunitario. Los investigadores nos dicen que la ashwagandha contiene algunas sustancias (sitoindósidos) que aumentan los niveles endógenos de catalasa, superóxido dismutasa y ácido ascórbico, reduciendo la peroxidación de los lípidos. También contiene varios alcaloides (somniferina, somnina,

anaferina y seudotropina) responsables de sus efectos antiespasmódicos y relajantes. En otras palabras, está entre las mejores plantas para disfrutar de una saludable longevidad y larga vida.

- **Vino medicinal.** En estudios realizados en 1978 por el grupo del profesor Singh se demostró, con dosis diarias durante 30 días del vino medicinal de raíz (ashwagandharista), la utilidad para tratar neurosis de ansiedad, con una mejoría en la sintomatología clínica de palpitaciones, temblores, cefaleas, anorexia, falta de concentración, fatiga e irritabilidad.
- **Artritis.** Diez años antes se había demostrado el efecto del polvo de raíz en 46 pacientes con artritis reumatoide suministrado durante 4 semanas. En 1991 se demostró su utilidad en el tratamiento de la osteoartritis en un estudio doble ciego controlado con placebo. Estudios similares se han desarrollado en la India en relación al tratamiento de artritis reumatoidea y de la poliomielitis, con combinaciones de aceites medicinales de esta planta medicinal, tanto para el tratamiento interno como externo.
- **Actividad antitumoral.** Se han publicado numerosos y complejos estudios sobre la prometedora actividad antitumoral de la ashwagandha, aunque hasta ahora lo que es importante son las interacciones de esta planta con la radioterapia y quimioterapia, porque no sólo no incrementa los efectos citotóxicos de la radiación, sino que es capaz de reducir sus efectos secundarios. Y en el caso de la quimioterapia, la ashwagandha reduce la toxicidad de la ciclofosfamida sobre la médula ósea y el tracto urinario. Además el extracto de la planta aumenta la producción de interferón g, interleukina-2 y factor estimulante de colonias de granulocitos, que suelen desaparecer durante el tratamiento con ciclofosfamida.

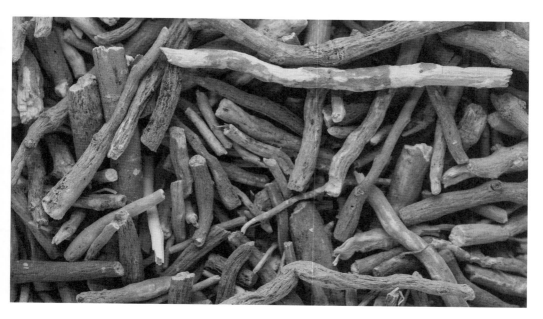

110 **Astrágalo**
(Astragalus membranaceus)

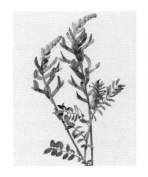

La planta

Es una leguminosa muy popular en Medicina Tradicional China (MTCh), en donde se conoce como «Huang qi». Los investigadores chinos saben que la raíz de esta planta estimula el número de macrófagos en la sangre, que su capacidad de fagocitosis (ataque a gérmenes extraños) aumenta y que favorece una mayor producción de interferón, una proteína que produce el sistema inmunitario de forma natural en respuesta a los virus u otros agentes externos, o en caso de que aparezcan células cancerígenas.

La planta tiene su origen más remoto en Mongolia y el Norte de China y hoy en día se cultiva allí principalmente. En primavera se recolectan y usan las raíces y su uso como vigorizante y tónico energetizante forma parte de una larga tradición, ampliamente comprobada a lo largo de los siglos.

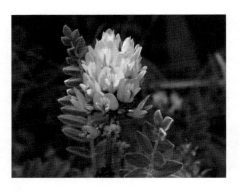

Propiedades y usos medicinales

En la MTCh suele usarse muy a menudo combinada con otras plantas medicinales en preparados para el tratamiento de todo tipo de trastornos: cardiopatías, enfermedades hepáticas, enfermedades renales, algunos tipos de cáncer, infecciones de tipo viral y trastornos del sistema inmunitario. En Occidente se comenzó a utilizar el astrágalo a principios del siglo XIX, como un ingrediente más en algunos tónicos, pero el interés por la planta y su creciente popularidad se deben al descubrimiento de la riqueza de la raíz en polisacáridos estimuladores del sistema inmunitario, así como en otros interesantes principios activos (saponinas, flavonoides) capaces de incidir sobre muchas enfermedades.

Como planta adaptógena es capaz de regularizar el sistema nervioso y el sistema inmunitario. Se puede obtener en forma de raíz seca, cápsulas o extracto líquido.

- **Antivirus natural.** Una de las principales funciones del *Huang qi* o astrágalo es su potente actividad antiviral. Aunque también se emplea para el tratamiento de hipertensión, al igual que la mayoría de plantas y sustancias adaptógenas, su papel benefactor sobre el sistema inmológico es muy importante. Mejora las defensas, por ejemplo, en pacientes con diálisis por insuficiencia renal, lupus eritematoso sistémico y miastenia. Asimismo incide en la actividad antitumoral y aumenta la producción de glóbulos blancos y rojos.

En Norteamérica se está aplicando a enfermos con hepatitis B y C, en enfermedad vascular periférica, hipertensión arterial y trastornos del sistema inmunitario. También es muy útil en caso de asma, úlcera péptica, trastornos respiratorios, diarrea e infecciones. Además, en MTCh también se utiliza en diabetes, cardiopatías y en lo que hoy conocemos como enfermedad de Alzhéimer.

- **Vigor.** La raíz del astrágalo incrementa la resistencia y el vigor, especialmente en caso de estrés o al hacer ejercicio. En la MTCh se recomienda como tónico sustitutorio del ginseng en personas menores de 40 años.
- **Decocción de astrágalo.** El astrágalo se puede tomar en forma de tisana. Para preparar la tisana se pueden hervir 30 g de raíz de astrágalo en una taza de agua durante 15 o 20 minutos.
- **Como refuerzo.** Las propiedades del astrágalo se elevan ostensiblemente si se administra como refuerzo dentro de un buen tratamiento general adecuado para la enfermedad que se esté tratando. Entre los estudios llevados a cabo sobre las propiedades, efectos y utilización del astrágalo con resultado positivo tenemos una poderosa actividad antiviral (infecciones pulmonares, pericarditis, hepatitis B y C, virus del papiloma humano); tonificante para deportistas; reducción de efectos secundarios nocivos de la quimioterapia del cáncer; hipoglucemiantes (ideal en caso de diabetes); en caso de cardiopatías e insuficiencia cardíaca; como protector hepático y como estimulante del sistema inmunitario.

Como en la mayoría de adaptógenos, se recomienda un uso durante durante 3-4 semanas seguidas como máximo.

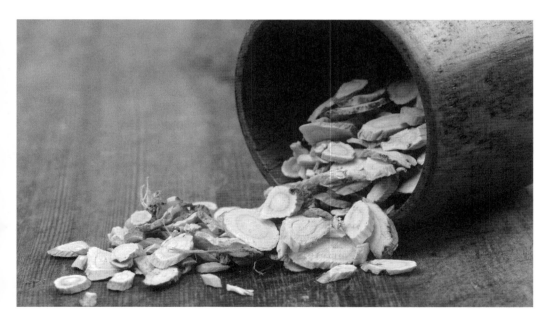

111 **Eleuterococo**
(Eleutherococcus senticosus)

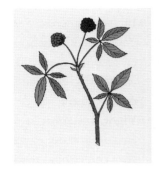

El eleuterococo, conocido también como ginseng siberiano, es de la misma familia botánica (Araliáceas) y posee sus mismos efectos farmacológicos, aunque no es una variedad de ginseng. Se trata de uno de los adaptógenos por excelencia: los hallazgos rusos que hemos explicado se basaron en esta planta y en el ginseng (*Panax ginseng*).

El suplemento de los astronautas. En efecto, el fruto de sus investigaciones no sólo reportaría grandes éxitos a los deportistas de alto nivel de la antigua Unión Soviética en los Juegos Olímpicos y otras competiciones internacionales, sino que todavía hoy es costumbre en los programas espaciales de Rusia administrar la raíz y el rizoma de esta planta a los astronautas que han de viajar al espacio para proporcionarles una mejor adaptación, para contrarrestar los efectos de la ingravidez y para darles un mayor vigor y resistencia. El eleuterococo es un excelente tónico y reconstituyente.

La planta

Crece bien en zonas montañosas esteparias de Siberia, de China y Corea. Es un arbusto perenne que suele medir entre 3-5 metros, aunque en ocasiones llega a alcanzar 7 m de altura. Los tallos son muy poco ramificados, están recubiertos de espinas y las hojas son parecidas a las del cerezo. Da unas pequeñas flores amarillas (violáceas las masculinas) y los frutos son aromáticos y de color negro.

En octubre se recolecta: es cuando la planta tiene una efectividad máxima. Se desentierra y limpia cuidadosamente y se deja secar al aire. Suelen utilizarse plantas silvestres, pero la demanda es tan grande que recientemente se están obteniendo también en cultivos.

Una raíz poderosa. De hecho, todo en el eleuterococo es parecido al ginseng, incluso sus resultados. Por eso, el motivo más probable de su popularidad es que su coste resulta mucho más económico. El eleuterococo mejora la tolerancia ante algunos agentes *estresantes*, es decir, ayuda a normalizar la forma con la que el organismo responde a los desencadenantes del estrés y actúa favorablemente sobre las glándulas suprarrenales. También ayuda a soportar mejor el estrés, tanto físico como emocional.

Propiedades y usos medicinales

El eleuterococo contiene numerosas sustancias activas; los análisis muestran que es rica en polisacáridos y contiene eleuterósidos (saponinas y glucósidos, en abundancia y variedad, que llegan a suponer el 80% del total), eleuteranos (cadenas de glucósidos similares a los del ginseng), fitoestrógenos, esterinas vegetales, hidroxicumarinas, ácidos fenólicos y ácido clorogénico.

Los componentes del eleuterococo son un estimulante no específico. Tonifican el organismo en general (especialmente sobre el sistema nervioso central), aumentan el rendimiento en el trabajo y activan las defensas.

- **Artritis, astenia y convalecencias.** El gingseng siberiano se ha venido usando tradicionalmente en estos casos desde hace siglos. Hoy en día, en países como Alemania es una planta aprobada por las autoridades sanitarias que puede utilizarse en forma pulverizada (2-3 g cada 24 horas), en infusiones (2-3 g/150 ml/24 horas), tinturas (10-15 ml/24 horas) o en extracto fluido (2-3 ml/24 horas) o seco. Está indicado en caso de agotamiento físico o mental y en casos de astenia.

- **Deporte y resistencia física.** Ayuda a que aumente favorablemente el consumo de oxígeno durante el ejercicio y permite aumentar la velocidad, la calidad y la capacidad para realizar un esfuerzo físico, sin riesgo de producir valores positivos en el control antidoping. Favorece igualmente la resistencia del organismo al esfuerzo, facilitando rápidamente su recuperación. En cambio, apenas es efectivo en caso de ejercicio físico extenuante, como en el caso del ciclismo de competición.

- **Sistema nervioso.** La planta promueve una mejora general en el rendimiento físico y mental. El efecto antifatiga que produce no es sólo físico, sino que puede aumentar sensiblemente las capacidades intelectuales. El eleuterococo contiene numerosos heterósidos y actúa por estimulación del sistema nervioso central y de las glándulas endocrinas.

- **Algunas indicaciones.** La dosis diaria recomendada de eleuterococo es de 2 a 3 g de la hierba completa o 300 a 400 mg del extracto. Como decimos, se considera como un restaurador del equilibrio general del organismo y un antiestrés. Proporciona vigor, aumenta la memoria y la predisposición a la actividad, adaptación a las fluctuaciones de temperatura, resistencia de la hipoxemia (disminución parcial de oxígeno en sangre) y a los trastornos relacionados con el sistema inmunitario, así como un refuerzo fortalecedor en el sistema cardiovascular. También se describen beneficios terapéuticos en diabetes, varios tipos de neurosis y enfermedades pulmonares, mayor resistencia inespecífica a las enfermedades y una reducción en la frecuencia de enfermedades relacionadas con el frío y el agotamiento.
El eleuterococo mejora el estado general de los enfermos oncológicos sometidos a quimioterapia o radioterapia.

- **Vigor sexual.** Otro de los motivos del éxito del eleuterococo y del ginseng en la segunda mitad del siglo XX fue su papel en el tratamiento de la impotencia moderada o como afrodisíaco. Al aumentar la capacidad y el rendimiento general del organismo, la planta

Jaume Rosselló / Janice Armitt

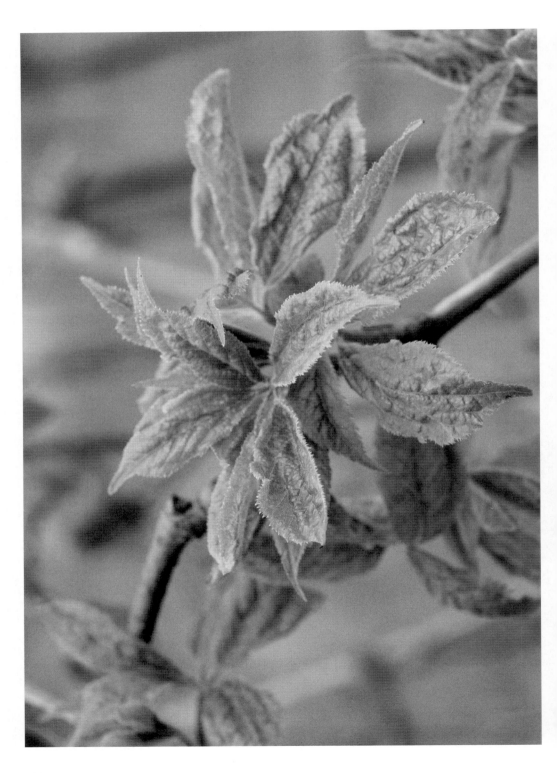

aumenta también en este sentido el vigor sexual. También posee una acción favorable (gonadotropa) sobre la próstata.

La aparición de fármacos que mejoran el flujo sanguíneo en la zona genital, del tipo del citrato de sildenafilo (viagra), hizo que su uso en este sentido decayera. De todas formas es probable que, en las próximas décadas, los consumidores de este tipo de sustancias tiendan a encontrar, con la ayuda de terapeutas competentes, un mejor equilibrio entre los fármacos y los productos naturales.

- **Decocción reforzante.** Para estimular la capacidad de concentración y reforzar la resistencia física, los herboristas y fitoterapeutas recomiendan una sencilla decocción que prepararemos combinando una cucharada sopera de raíz de eleuterococo y anís (o anís estrellado) por ¼ de litro de agua. Se hierve la mezcla durante diez minutos a fuego lento. Se deja reposar, tapada, durante toda la noche. Al día siguiente se cuela y se bebe, en ayunas, una vez al día, por las mañanas.
- **Tintura.** Como remedio contra el estrés, en periodo de exámenes o de mucho trabajo, se recomienda la tintura de eleuterococo (media cucharadita de postre, disuelta en agua, tres veces al día).
- **Otros efectos interesantes.** El eleuterococo también es hipoglucemiante, mejora la circulación cerebral, aumenta el apetito y disminuye la acumulación de ácido láctico a nivel muscular; mejora la coordinación de los movimientos y aumenta la receptividad de los órganos de la vista y del oído. Aumenta la tasa de hemoglobina y la concentración en el plasma de alfaglobulinas. Interacciona en el metabolismo glucídico y de proteínas. Reduce el gasto de glucógeno, de fosfocreatina y de ATP (el adenosín trifosfato o ATP se produce durante la fotosíntesis y la respiración de las células y es básico para la obtención de energía celular).

Contraindicaciones. No conviene tomar eleuterococo en caso de arritmias cardíacas y taquicardia, hipertensión arterial severa, ansiedad, nerviosismo, durante el embarazo y la lactancia ni en la segunda parte del ciclo menstrual o en casos en los que no convenga el efecto estrogénico; no deben tomarlo mujeres con cáncer de mama o senos fibroquísticos. Su uso continuado puede provocar insomnio y nerviosismo.

Interacción. Posee interacción favorable con otros medicamentos: anticoagulantes orales, digitálicos (aumenta la biodisponibilidad de la digoxina), heparina, antiagregantes plaquetarios y antidiabéticos orales.

112 **Equinácea**
(Echinacea purpurea)

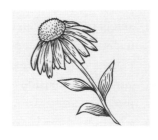

En las praderas del Este de Estados Unidos crece una planta que los indios norteamericanos usaban tradicionalmente para tratar las mordeduras de serpientes y las heridas purulentas. Pronto los colonos fueron descubriendo las múltiples aplicaciones de aquella planta de vivo color, la equinácea (*Echinacea angustifolia*) hasta que, a finales del siglo XIX, fue incluida como hierba medicinal en la farmacopea occidental. En aquel momento la planta logró un gran prestigio, ya que se usaba como remedio para curar enfermedades venéreas. Con la aparición de los antibióticos su uso fue perdiéndose. Sin embargo, en 1950 ya aparece reflejada la acción antiinflamatoria de la equinácea (artritis crónica) en varias publicaciones médicas. Y en 1957 se demuestra que el extracto de equinácea reduce aproximadamente un 22% la inflamación articular, comparable al efecto de la cortisona, pero sin sus indeseables efectos secundarios. A finales del siglo pasado se recuperó y en estos momentos es el remedio adaptógeno más popular.

Hoy en Europa se utiliza preferentemente la variedad *Echinacea purpurea*, tanto o más potente que la americana, y que es la que se planta y ha arraigado con más facilidad. De las nueve variedades conocidas, éstas son las dos utilizadas.

La mayor parte de estudios científicos relacionados con la equinácea proceden de Suiza y Alemania y han confirmado sus numerosas propiedades: antiviral, antibacterial y reforzante del sistema inmunitario. Se puede encontrar con bastante facilidad en forma de extractos, tintura, cápsulas y tabletas. Se prefiere frente a los antibióticos convencionales porque, como decimos, posee una ventaja decisiva: no produce efectos secundarios nocivos.

La planta
La equinácea es una planta perenne, de 1-2 m de alto, con hojas lanceoladas y compuesta por vistosas flores de color púrpura dispuestas en forma de cabezuelas cónicas. Los pétalos tienden a apuntar hacia abajo una vez que la cabeza de la flor se abre, formando así el cono.

Composición. La equinácea contiene glucósidos, polisacáridos y poliacetilenos de gran importancia biológica que estimulan la producción de interferón y limfokinas por parte del sistema inmunitario. Contiene, entre otros componentes:
- **Ácidos:** ascórbico (semillas) butírico, ferúlico, malválico, clorogénico (planta) cumárico, siríngico, cafeico, salicílico (hojas), mucílagos (raíz y hojas). La raíz contiene alcaloides (betaína), aminoácidos (asparagina), almidón, pectina, fibra, almidón, taninos y

lecitina. También contiene alcoholes (faradiol, taraxasterol, arnidiol, beta-sitosterol) y un aceite esencial, equinacina, rico en timol, así como fitosterinas y principios amargos.

Es además rica en vitaminas: riboflavina, niacina, tiamina (raíz); beta-carotenos y vitamina C. Entre los minerales, aluminio, calcio, cobalto, cromo, hierro, magnesio, silicio y sodio (raíz). Según otros estudios específicos aparecen muchos más compuestos fitoquímicos de gran interés.

Propiedades y usos medicinales

Virtudes. Su principal virtud está en sus propiedades antimicrobianas contra bacterias, hongos y virus que la configuran como una autentica alternativa a los antibióticos químicos. Se considera que la equinácea es uno de los mejores antibióticos naturales. La equinacina, el ácido cafeico y el ácido chicórico son los componentes que producen esta estimulación. Igualmente se ha comprobado su poder para estimular la producción de interferón, una proteína que el propio organismo produce para neutralizar los virus.

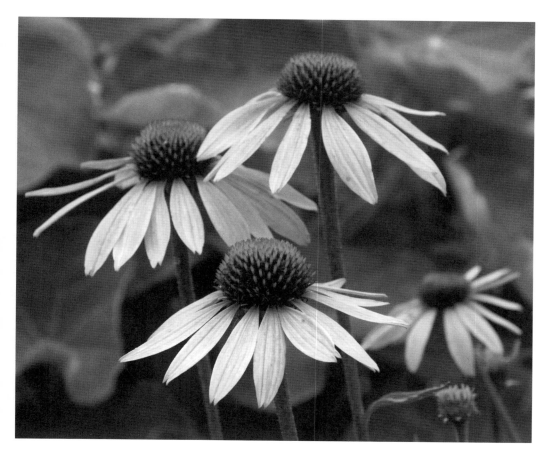

Varios componentes de la equinácea funcionan conjuntamente para aumentar la producción y la actividad de los glóbulos blancos (linfocitos y macrófagos) de la sangre. Hoy sabemos que la equinácea activa además un tipo importante de leucocitos conocidos como células T (los «natural killers» del organismo).

En general se usa para reforzar las defensas del organismo y en un sinfín de trastornos, ya que aumenta las defensas del organismo, posee efectos antibióticos naturales y es antiinflamatoria. La equinácea está igualmente muy indicada para combatir las infecciones de las vías respiratorias y urinarias, así como en el tratamiento y desinfección de heridas superficiales o profundas.

Utilización. Normalmente se tomarán unas cuantas gotas de equinácea (entre 8 y 20, en personas adultas) diluidas en algo menos de medio vaso de agua, tres o cuatro veces al día (la mitad, en los niños).

Eficacia. Si el extracto es de buena calidad, la raíz (o en algunos extractos, la planta fresca entera) produce una curiosa sensación como de adormecimiento de la lengua si se dejan sobre ella unas pocas gotas, generalmente diluidas en agua. Al cabo de pocos segundos esa sensación permite distinguir la auténtica equinácea de sus sucedáneos.

- **Gripe, resfriados, sistema inmunitario.** Como decimos, también aumenta la producción de interferón, un elemento importante de la respuesta del organismo a las infecciones virales, como los resfriados y la gripe. (1000 mg al dia de suplemento de equinácea, repartidos en 5 tomas diarias).
- **Bronquitis.** Para reducir la inflamación de los bronquios podemos utilizar algún suplemento de equinácea. (1000 mg al dia de suplemento de equinácea repartidos en 5 tomas diarias).
- **Garganta.** Las gárgaras con equinácea pueden aliviar el dolor de garganta y.problemas de la garganta (faringitis, anginas, etc.), reduciendo el pus, eliminan los microorganismos y aliviando la sensacion de ardor o picor. También acelerarán la curación de pequeñas úlceras en labios y boca. (1000 mg al dia de suplemento de equinácea repartidos en 5 tomas diarias).
- **Higiene bucal.** Es muy útil en caso de gingivitis y de llagas en la boca (con el líquido de la planta fresca: diluir unas gotas de tintura en agua y realizar enjuagues bucales).
- **La piel.** Es un refuerzo excelente ante algunas enfermedades cutáneas severas, como la psoriasis, eccemas o heridas. Cuando se aplica sobre la piel en forma de ungüento o loción, acelera la curación de forúnculos, abscesos, herpes labiales y otras infecciones menores.
- **Oncología.** Los pacientes que han de seguir tratamiento de quimioterapia usan la equinácea para restablecer el buen funcionamiento del sistema inmunitario.

- **Debilidad corporal.** Durante la recuperación de muchas enfermedades, después de haber sufrido alguna operación, para el tratamiento del Síndrome de fatiga Crónica, o la astenia primaveral el uso de la equinácea incrementa las defensas del organismo y aumenta la fortaleza corporal. (600 mg, repartidos en tres tomas diarias).
- **Herpes.** El uso de la equinácea fortalecerá las defensas y retrasará la aparición de los brotes de herpes labial, de herpes genital o de herpes zoster. Tomada en forma de suplementos junto con «sello de oro» (*Hydrastis canadensis*) ayudará a aumentar las defensas, curar las heridas y protegerlas de la infección. (800 mg diarios de equinácea repartidos en 4 tomas diarias y 500 mg de sello de oro, también repartidos en 4 tomas).
- **Infección vaginal.** Se aprovecha su efecto como «antibiótico natural». (800 mg diarios de equinácea repartidos en 4 tomas diarias y 500 mg de sello de oro también repartidos en 4 tomas).
- **Sistema urinario.** También a modo de antibiotico se puede utilizar para combatir infecciones del aparato urinario: cistitis, uretritis... (800 mg diarios de equinácea repartidos en 4 tomas diarias y 500 mg de sello de oro, también repartidos en 4 tomas).
- **Infecciones del oído.** Muy útil para aumentar las defensas del organismo, impidiendo o combatiendo la otitis (infusión de una cucharada de la planta seca por taza de agua; se tomarán un par de tazas al día).

En uso externo.
- **La piel.** Es útil tanto en caso de problemas de la piel como en caso del acné o eccemas.
- **Forúnculos, abscesos, costras.** Aplicaremos igualmente miel (recordemos que la miel contiene sus propios *antibióticos* naturales) con un poco de equinácea.

113 **Esquizandra o Wuweizi** (*Schizandra chinensis*)

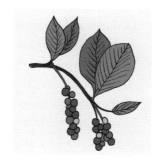

Los chinos conocen la planta wuweizi desde hace más de 4.500 años. En el célebre *Libro Amarillo del Emperador,* hace unos 2.000 años, fue descrita detalladamente como un tónico de gran valor. En el Tratado de Fitoterapia «Shen Nong Ben Cao» (Lan Mao, 1436) se dice que «prolonga los años de vida sin envejecer» e «incrementa la energía, suprime la tos, trata la fatiga y actúa como un tónico sexual en los varones».

No se conoce allí como «adaptógeno», pero la esquizandra es una de las más populares de China y el Tíbet. Se la conoce familiarmente como «wuweizi» (el fruto de los cinco sabores) y también se denomina «magnolia china».

La planta

La esquizandra es una planta enredadera que crece en regiones del este de Siberia, China, Corea, Japón y en algunas pocas zonas de Norteamérica. Produce pequeñas bayas rojas con las que se obtiene el extracto fitoterapéutico. Sus raíces, tallos y hojas tienen un fuerte aroma cítrico, por lo que en Rusia se la conoce como «pequeño limonero».

Se propaga por semilla (con dificultad) y por esqueje. Admite cualquier suelo, incluyendo calizos y ácidos (si es demasiado calizo hay que corregirlo), siempre fresco y bien drenado.

Principios activos. La esquizandra es rica en vitaminas C y E, alcaloides (magnolina, magnolamina y otros) y contiene unas sustancias que los investigadores denominan «esquizandrinas» y que actúan como tonificantes del hígado, los pulmones y los riñones. En 1951 se aisló el primer principio activo con propiedades adaptógenas. Su estructura molecular fue identificada en 1961-62 como un lignano con estructura de dibenzociclooctadieno (esquizandrina B). Durante los últimos 20 años se han aislado otras esquizandrinas (gomisinas, según las denominan en Japón): A (TJN-101), B (dibenzociclooctadieno), C (dimetil-difenil-bicarboxilato DDB), y entre otros componentes (deoxisquizandrina, sesquicareno, citral, betachamigreno, estigmasterol, etc.)

El fruto. A principios de la década de 1970 los científicos demostraron que los frutos podían disminuir los niveles séricos elevados de transaminasa glutámico-pirúvica y glutámico-oxalacética en pacientes con hepatitis viral crónica.

Propiedades y usos medicinales

La planta ayuda a incrementar la capacidad mental y también física, así como una mejor adaptabilidad a químicos alergénicos y otros factores de estrés ambiental.

La esquizandra estimula el sistema nervioso central pero, a diferencia de otras sustancias, como la cafeína, produce un estímulo mental sin crear ningún efecto excitante.

- **Sistema hepático.** Por esas fechas se demostró asimismo su utilidad en casos de fibrosis, degeneración grasa, atrofia y necrosis celular e infiltración de células inflamatorias. La esquizandra aumenta la irrigación sanguínea y el peso del hígado y disminuye su contenido de triglicéridos y lípidos. La administración de esquizandra normaliza las enzimas hepáticas en 72% de los casos, tras unos 25 días de tratamiento y sin efectos secundarios adversos. Hoy en día se emplea ampliamente para mejorar las funciones hepáticas y en pacientes que reciben quimioterapia contra enfermedades neoplásicas. No origina ningún efecto secundario.

  En casos de hepatopatías crónicas se ha podido comprobar que posee la propiedad de acelerar la regeneración y recuperación de las funciones hepáticas.

- **Bebida.** El jugo de la planta se utiliza en la Medicina Tradicional China (MTCh) para obtener vigor y fuerza en general, y también para mejorar la piel, para estimular las funciones mentales y los órganos sexuales y para equilibrar y fortalecer el sistema inmunitario.
- **Tonificante general.** En la medicina tradicional se ha utilizado, por sus propiedades tónicas, para el tratamiento de la neurastenia y de la fatiga. Sin embargo, la investigación moderna va algo más allá de estos posibles efectos tónicos.
- **Sistema nervioso, alergias, respiración.** Junto a sus propiedades antioxidantes, antibacterianas y antidepresivas, la esquizandra también equilibra el sistema inmunitario y normaliza la función del sistema nervioso, además ejerce asimismo una acción muy positiva en trastornos respiratorios, alergias e infecciones

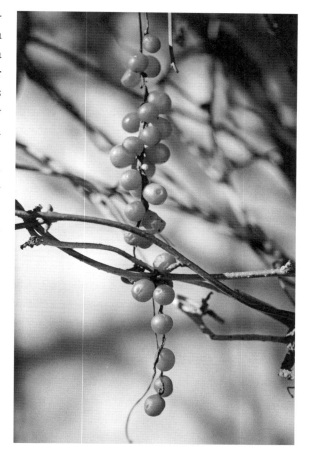

como la sinusitis, la rinitis alérgica, el asma, las alergias alimenticias, la fatiga crónica, el resfriado y la tos recurrente.
- **Reoxigenación sanguínea.** Como el potente antioxidante que es, la esquizandra protege las células de las toxinas y la contaminación, a veces combinada con otros antioxidantes, como las vitaminas C y E y el betacaroteno, con los que desarrolla un efecto sinérgico. Incrementa asimismo la reoxigenación de la sangre en caso de hipoxia y estimula la habilidad del organismo para mejorar el rendimiento físico y psíquico.
- **En medicina sistémica.** Se valoran dos grandes rasgos terapéuticos de la planta: su acción adaptógena y como agente protector, estabilizador y regenerador hepático.
- **Uso.** La dosis terapéutica es de 400-500 mg dos veces al día.
  Los niños con resfriados recurrentes, alergias, asma o problemas en los senos responden bien a la ingestión de uno a tres comprimidos diarios disueltos en zumo de fruta fresco. Aumenta la efectividad cuando se combina con una dieta sin lácteos, azúcar y comida rápida.

114 **Ginkgo** *(Ginkgo biloba)*

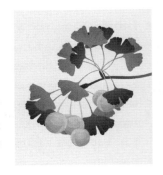

El ginkgo es un árbol que vive en la Tierra desde hace más de 250-270 millones de años, mucho antes de la aparición de los dinosaurios. Durante el período Jurásico se llegaron a contabilizar once especies distintas, pero hace 65 millones de años comenzó su declive. Se extinguieron en América hace siete millones de años y cuatro millones de años después, en Europa.

Un árbol en la época de los dinosaurios. El ginkgo moderno es un «fósil vivo» que hacia el final del Pleistoceno casi desapareció, a excepción de una pequeña zona de la China central en donde ha sobrevivido la especie moderna. De aquel grupo de árboles (ginkgoáceas) que prosperó en tiempos en que nuestros antepasados eran todavía insectos sólo queda una especie, el ginkgo biloba, considerado como un auténtico fósil viviente de aquellas épocas remotas. Hoy es el árbol más viejo del mundo. El ginkgo puede vivir más de 2.000 años y en estos momentos existen ejemplares datados con más de 1.000 años de antigüedad. Su nombre procede de la palabra china «yah-chio», o «pie de pato», por la forma de sus hojas.

En Occidente. El ginkgo biloba fue descubierto para los occidentales en 1690, en el jardín de los monasterios budistas japoneses; de allí se trajeron los primeros ejemplares que llegaron a Europa en 1717. En el siglo pasado se estudiaron ampliamente los fósiles encontrados en un admirable estado de conservación, con una asombrosa resistencia a todo tipo de parásitos.

Hiroshima. El ginkgo es un árbol muy resistente, al que no se le conoce ninguna enfermedad y que soporta muy bien la contaminación, el fuego, las bajas temperaturas, la falta de luz e incluso la radioactividad. El 6 de agosto de 1945 explotaba en Hiroshima la primera de las dos bombas atómicas lanzadas en Japón en la Segunda Guerra Mundial. Un ginkgo de los jardines de un templo budista, a 1 Km del lugar de la explosión, quedó destrozado. Pero en la primavera siguiente, el viejo ginkgo brotó de nuevo.

La planta

Árbol sagrado. Suele medir alrededor de 30-40 metros de altura, si bien en China (Dabao) existe un ejemplar con 60 metros de alto. Pueden verse ginkgos en muchas ciudades del mundo, desde Nueva York hasta Barcelona, amplias zonas del sur y del este de EE.UU., sur de Francia y en ciudades de Argentina y Uruguay. Es un árbol muy decorativo, con unas hermosas hojas planas de perfil en forma de abanico muy característico, que miden entre 5-15 cm y que en otoño, que es cuando se recolectan, cambian su color verde habitual por un llamativo tono amarillo.

Componentes. Contiene glucósidos flavonoides, lactonas de terpeno, ácido ginkgólico y una sustancia llamada bilobálido (acción protectora de las células del sistema nervioso). Contiene también ácido oleico, ascórbico, aspártico, palmítico, alfa-linoleico, esteárico, gadoleico, cítrico, ginkgólico, así como aminoácidos (arginina, metionina, cisteína, cistina, isoleucina, leucina, fenilalanina, licina, triptófano, apigenina), azúcares (rafinosa y sacarosa), flavonoides (quercetina, ginkgetol, camferol, siringetol), vitaminas y minerales (vitamina C, potasio, fósforo, calcio, hierro, cobre, magnesio, manganeso y sodio).

Las hojas. Son ricas en antioxidantes junto a múltiples compuestos que son muy activos. Se utilizan en infusión, generalmente unidas a otras plantas, como el té verde. Al recolectarlas se secan y conservan en saquitos herméticos. De las hojas se obtiene también tintura y extracto.

De las hojas del ginkgo se obtiene un extracto cuyos flavonoides aumentan la circulación sanguínea central y periférica, lo cual beneficia a las personas mayores y en edad senil, recuperando la capacidad de irrigar adecuadamente los tejidos cerebrales; ayuda a evitar la pérdida de memoria, cansancio, confusión, depresión y ansiedad.

Semillas. Conocidas por los chinos como pake-wo, son comestibles.

Propiedades y usos medicinales
*   **La planta de la memoria.** El ginkgo es un neuroprotector y el tratamiento natural más adecuado para tratar la pérdida de memoria y de concentración, así como para retrasar la demencia senil. Además tiene propiedades antiinflamatorias, mejora la circulación sanguínea, alivia determinados trastornos vasculares y reduce la fatiga y la ansiedad. Y todo ello sin efectos secundarios.
*   **Sinergia en fármacos y suplementos dietéticos.** Desde hace bastante tiempo se elabora el extracto seco concentrado de las hojas del ginkgo como suplemento nutricional para el buen funcionamiento del sistema circulatorio y de las funciones cerebrales. Su acción terapéutica está relacionada con la sinergia sus componentes, que actúan en el organismo de forma complementaria. Además, paulatinamente se le han ido descubriendo otras propiedades farmacológicas y se está utilizando como ingrediente de medicamentos, por ejemplo, para tratar enfermedades circulatorias y trastornos cerebrales.
*   **Antioxidante que tonifica la memoria.** En los análisis se ha comprobado que las hojas del ginkgo contienen originales glucósidos flavonoides y terpenos que no se encuentran en ninguna otra especie vegetal (ginkgólidos), y que son un potente antioxidante, es decir, un protector de las células frente a los

efectos perjudiciales de la oxidación provocada por los radicales libres. Recordemos que dicha oxidación es la causa subyacente del envejecimiento o degeneración en el organismo, incluyendo la pérdida de neuronas y la obstrucción de los vasos sanguíneos. Por eso contribuye a tratar con éxito el declive de las funciones mentales y la pérdida progresiva de memoria, es decir, lo que médicamente se denomina demencia senil a consecuencia del envejecimiento.

- **Benefactor de la sangre.** El ginkgo biloba incrementa el contenido de oxígeno en la sangre y la cantidad de oxígeno disponible para el cerebro mejorando la disponibilidad de glucosa en el cerebro. También evita la coagulación excesiva de la sangre. La mejora del flujo sanguíneo en la microcirculación del cerebro actúa de forma positiva sobre la sintomatología de enfermedades cerebrales de tipo circulatorio.

- **Alzhéimer.** Se considera que el gingko también ayuda a mejorar la transmisión de información en las células cerebrales. Algunos estudios han demostrado que puede ayudar a mejorar el tiempo de reacción en pruebas de memoria y otras habilidades o capacidades (en caso de sordera coclear, por ejemplo) en personas de edad avanzada. Se ha mostrado con estudios electroencefalográficos que al cabo de una hora de su ingesta estimula la actividad de las ondas cerebrales. En la actualidad se investiga cómo mejora la memoria en pacientes con la enfermedad de Alzhéimer, para ayudar a retrasar los síntomas en las primeras etapas de esta enfermedad o con demencia causada por múltiples pequeños infartos cerebrales.

  Los terapeutas suelen prescribir entre 60-240 mg diarios de extracto de hojas repartido en tres dosis a lo largo del día. En caso de utilizar el extracto seco, se emplearán unos 120 mg diarios, igualmente repartidos en tres tomas.

- **Circulación sanguínea.** Junto a sus efectos favorables para el cerebro, esta es la otra gran cualidad del gingko: mejora el riego sanguíneo. Por ejemplo, los ginkgólidos B que contiene ayudan a evitar la agregación de las plaquetas, células que intervienen en la coagulación de la sangre. Al impedir la agregación plaquetaria, se normaliza la viscosidad sanguínea y se evita la formación de trombos.

  La planta o su extracto se usan ampliamente en trastornos relacionados directa o indirectamente con el sistema circulatorio, desde arteriosclerosis e hipertensión hasta arritmias, mareos y pitidos en los oídos, mal de altura, vértigo, calambres en las pantorrillas, dolor en las piernas al hacer ejercicio (claudicación intermitente, un trastorno doloroso que se da en personas mayores), falta de concentración... En todos estos casos, normalmente se administran unos 120 mg de extracto de ginkgo al día, repartidos en tres tomas.

- **En otros trastornos.** Se estudian sus efectos para evitar la reducción de receptores de serotonina en las células nerviosas del cerebro, así como la forma de actuar en caso de diabetes. El ginkgo se puede encontrar en el mercado en múltiples preparados: comprimidos, bolsitas para infusión, tintura, gotas... hasta en cataplasmas.

115 **Ginseng** *(Panax ginseng)*

El ginseng es, junto con la equinácea, la planta adaptógena más conocida. En Oriente se utiliza desde hace más de 5.000 años, aunque
su uso en Occidente es relativamente reciente. En el siglo XVIII, un
herborista chino llamado Li Chung Yun desarrolló su propio sistema
rejuvenecedor, que consistía en beber diariamente una tisana o «té»
de ginseng, comer abundantes frutas y verduras, consumir sólo agua
mineral y mantener la mayor serenidad posible. Según registros del
gobierno chino, vivió 256 años. En todo caso, las propiedades del
ginseng se vienen empleando desde muy antiguo hasta el punto de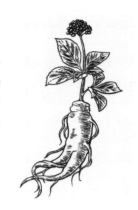
que se le han atribuido propiedades como de panacea universal. El nombre genérico de la
planta de ginseng es *Panax*, que deriva de la palabra griega *panakos* (*pan*, «todo», y *akos*, «curación»), es decir, la «panacea».

Los chinos lo empleaban como tónico físico y cerebral, para aumentar el vigor, como
fuente general de salud y para prolongar la vida. En los libros clásicos de la medicina china se
cuenta cómo el ginseng se empleó para la preparación de «las cinco vísceras». Es decir, para
armonizar energías, fortalecer el espíritu, quitar el miedo y eliminar sustancias tóxicas del
cuerpo, alegrar el alma, abrir el corazón y fortalecer el pensamiento.

La planta

Es una planta herbácea (Araliáceas), de 30-70 cm de altura, que crece en las laderas de las
montañas a una altitud moderada. Sus principios activos se encuentran en las raíces. La raíz,
que tiene de 10 a 30 cm, presenta un aspecto que recuerda mucho a la forma humana. Debido a esta forma antropomórfica en China recibió el nombre de Ji Chen, es decir, la «raíz del
hombre». Dichas raíces se lavan y secan al sol; luego se comen enteras (en dosis que oscilan
entre los 0,5 y los 3 g diarios) o molidas, para hacer comprimidos y polvos.

La variedad de ginseng «panax» se encuentra en China y Corea del Norte, aunque su cultivo se lleva a cabo en Corea del Sur y es la que más principios activos contiene. Sin embargo,
cada uno de los tipos de ginseng posee unas propiedades particulares que lo hacen útil en
ciertas circunstancias y para determinados propósitos.

El color. Existen varias formas de ginseng que corresponden a la misma especie, según el
lugar de procedencia, la forma de cultivarlo, la edad de la planta, etc. Las principales son
el ginseng blanco (la raíz del ginseng tras cosecharla); el ginseng marrón (la misma raíz una
vez seca); y el ginseng rojo (es la planta de ginseng que ha sito tostada al vapor y luego se ha
puesto a secar al sol; se considera que este último es más potente).

Otras variedades. Junto al ya comentado eleuterococo o ginseng siberiano (*Eleutherococus senticosus*), puede encontrarse ginseng americano (*Quinquefolium panax*) que es indicado para la fiebre y el agotamiento provocado por enfermedades crónicas. El pseudoginseng (*Notoginseng panax*) se emplea como analgésico y para detener las hemorragias internas y externas. También se añade a los tratamientos de trastornos coronarios y angina de pecho.

Composición. El ginseng es una raíz muy rica en contenido, con un gran número de sustancias activas, rica en vitaminas B1, B2, B12, nicotinamida, ácido fólico y ácido pantoténico. También contiene hierro, manganeso, mucílago y sustancias con actividad hormonal. Entre los principios activos de la complicada química del ginseng aparecen saponinas, trece de las cuales han sido identificadas. Varias de ellas producen en el organismo efectos parecidos a los de las hormonas. Contiene fitoestrógenos (estrona, beta sitosterol, estriol...), ácidos grasos esenciales (linoleico, linolénico, palmítico y oleico) y aminoácidos (prolina, alicina, arginina, lisina, serina, leucina...). Y también es rico en minerales: potasio, calcio, magnesio, hierro y fósforo. Sus virtudes esenciales se deben a los ginsenósidos: la cantidad de ginsenósidos que contienen los extractos de ginseng (no debe ser nunca inferior al 4%) varía según lo madura que sea la raíz, el lugar donde se haya cultivado o del sistema de secado.

Presentaciones. Hoy el ginseng se ofrece en los comercios en muy diversas presentaciones y formas: a granel, en polvo, líquido, en ampollitas bebibles, con o sin alcohol, en cápsulas, en extracto seco o acuoso, en caramelos, en bolsitas para infusión... y sobre todo: más o menos diluido. Conviene prestar atención a la picaresca en este sentido.

Propiedades y usos medicinales

El ginseng es sobre todo es un adaptógeno, es decir, entre sus efectos está el de potenciar la capacidad del organismo para resistir los efectos del estrés, la contaminación y otros factores oxidantes (como los radicales libres) que envejecen y perjudican la salud.

- **Glándulas suprarrenales.** El ginseng actúa sobre el hipotálamo y la glándula pituitaria, favoreciendo la secreción de glucocorticoides, unas hormonas que se sintetizan en las suprarrenales. Estas glándulas realizan un importante sobreesfuerzo cuando el organismo está estresado o agotado. En general el ginseng aumenta la vitalidad y despierta la energía interna, así como la concentración y capacidad intelectual.
- **Sistema nervioso.** Es un excelente tónico estimulante (no excitante) del sistema nervioso central, que aumenta y mejora las funciones y actividad cerebral.
- **Antienvejecimiento.** Da un excelente resultado en personas mayores y ancianos; mejora considerablemente las facultades mentales y ayuda a controlar la depresión, la tensión arterial y la glucosa en la sangre. Además, proporciona más energía y una menor pérdida de memoria.

- **Cansancio, fatiga, concentración.** El ginseng se emplea como estimulante y tónico contra el cansancio físico y mental. Es un producto adaptógeno, es decir, aumenta la resistencia frente a situaciones traumáticas o que producen un mayor nivel de estrés. Es efectivo en el tratamiento de alteraciones psíquicas de caracter funcional: neurosis, astenias, etc. Aumenta el rendimiento intelectual y ayuda en las convalecencias. Se ha demostrado su acción tonificante en el cerebro, en las áreas cortical y subcortical.
- **Metabolismo.** Es también altamente efectivo en caso de diabetes. En el metabolismo de la glucosa mejora la eficacia de la insulina (hormona deficiente en las personas diabéticas) y normaliza la tensión arterial.

Utilización. No es lo mismo tomar una infusión de ginseng de vez en cuando que usarlo sistemáticamente en un tratamiento. Hay que tener en cuenta que es una sustancia que interacciona con otros medicamentos; por eso conviene que un buen terapeuta realice un seguimiento médico. Para el ginseng valen los mismos consejos que para los adaptógenos en general: su uso demasiado continuado reduce su eficacia.

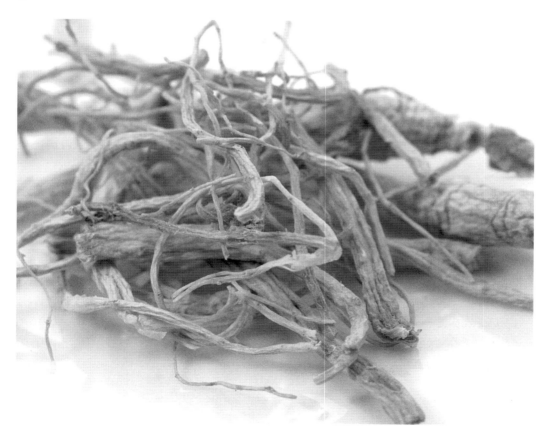

116 **Gotu kola** *(Centella asiatica o Hydrocotyle asiática)*

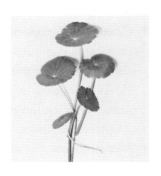

La Centella asiática o «Brahmi», como la conocen tradicionalmente en la India, es una planta medicinal muy utilizada en Oriente, tanto en medicina ayurvédica como en medicina tradicional china (MTCh). Se considera un tónico general que estimula la energía y el vigor y contribuye a la longevidad humana.

Es igualmente un magnífico tranquilizante, con efectos sedantes moderados que tradicionalmente se utiliza en caso de problemas relacionados con la mente y los trastornos nerviosos.

En la década de 1970, diversos investigadores europeos pudieron comprobar que el gotu kola mejora significativamente los síntomas de las hemorroides y venas varicosas.

La planta

El gotu kola (su nombre procede de una confusión con la nuez de cola) es una pequeña planta herbácea medicinal umbelífera, que crece en extensas áreas húmedas, tropicales y pantanosas de la India, Paquistán, Sri Lanka, Indonesia, Australia, Madagascar y Sudáfrica. También aparece en zonas de la Europa Oriental.

Tiene las hojas largas, verdes, con ápices redondeados y textura suave, con vasos marcados que brotan en peciolos de 20 cm. Las raíces son rizomatosas de crecimiento vertical y de color crema, cubiertas de pelos. Las flores son pequeñitas (menos de 3 mm), rosadas y rojas.

Recolección. El cultivo está a punto de cosechar en tres meses. Toda la planta, con raíces, se cosecha a mano.

Composición. Contiene saponinas triterpénicas (1-8%) y otras (centellósido, brahmósido). Contiene además abundantes taninos (20-25%), aceite esencial (0,1%), fitosteroles, mucílagos, resina, aminoácidos libres (alanina, serina, aminobutirato, aspartato, glutamato, lisina y treonina), flavonoides derivados de la quercetina y kempferol, un alcaloide (hidrocotilina), un principio amargo y ácidos grasos (ácidos linoleico, linolénico, oleico, palmítico y esteárico).

El asiaticósido fue aislado y purificado en 1940 y los primeros estudios clínicos sistemáticos se iniciaron en 1945. Existen bastantes preparados farmacéuticos de centella basados en derivados de las dos principales saponinas.

También contiene beta-sitosterol, canfor, kempferol, estigmasterol…

Del contenido nutricional destaca la presencia de calcio, hierro, magnesio, manganeso, fósforo, potasio, selenio, zinc y las vitaminas B1, B2, B3 y C.

Propiedades y usos medicinales

- **En heridas y para una buena circulación.** Se utilizan las hojas (tanto en extracto como molidas) y las raíces, a menudo de forma diferenciada, para curar heridas, quemaduras y úlceras de la piel, pero sobre todo en caso de endurecimiento de los tejidos de la piel (esclerodermia), varices e insuficiencia venosa crónica, en donde es uno de los recursos más eficaces.

- **Celulitis y varices.** Se utiliza como ingrediente de cremas, jabones y gel para combatir la celulitis, porque activa la pared venosa (favorece el retorno venoso) y fortalece la dermis. También en caso de varices y de insuficiencia venosa crónica.
La planta posee la capacidad de reducir el endurecimiento arterial en caso de aterosclerosis por acumulación de depósitos de grasa en el interior de las arterias.

- **Cicatrizante.** El gotu kola posee una larga historia como cicatrizante por su poder de activación de fibroblastos, las células de los tejidos que sintetizan y segregan el procolágeno. Esta importante acción cicatrizante se debe al asiaticósido que contiene. Por otra parte estimula la producción de colágeno, una proteína clave en la curación de heridas.

- **Uñas.** También se usa en caso de uñas frágiles o quebradizas y para estimular su crecimiento, así como para mejorar la circulación del tejido conectivo y algunas de sus complicaciones, como la esclerodernia.

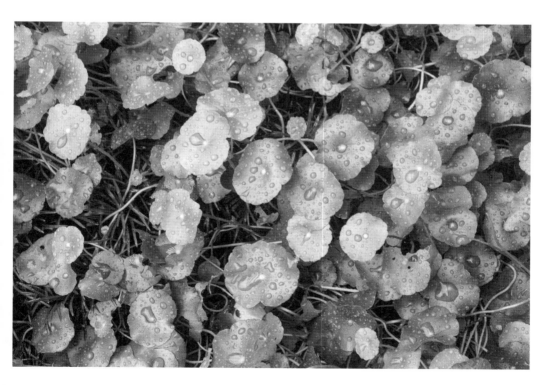

- **Un «nootrópico» para la memoria.** Los nootrópicos son sustancias inteligentes que elevan las funciones y las capacidades cognitivas del cerebro humano. Uno de los usos actuales más populares del gotu kola es como ayuda para fortalecer la memoria y sus funciones, así como para reducir ligeramente los estados leves de ansiedad.

Al igual que el ginkgo y otros adaptógenos, el gotu kola puede ayudar de forma similar a una mejor circulación en el cerebro, protegiéndolo de la oxidación y el envejecimiento.

Aumenta el nivel cerebral de ácido gama-amino butírico, lo que le confiere propiedades sedativas, hipnógenas y ansiolíticas, lo que explica su uso tradicional como ansiolítico.

Uso. En extracto para uso interno se usan normalmente de 10 a 30 gotas, tres veces al día. Como cicatrizante, de 1 a 2 g diarios, también por vía oral, en tres tomas.

Para la prevención de problemas circulatorios en pacientes con problemas venosos que han de realizar vuelos de media y larga distancia: 180 mg al dia en tres tomas, dos días antes del vuelo, el día del vuelo y el día después.

- **En ensalada.** La planta como tal puede comerse; en algunos países se toma en ensaladas.
- **Tisana diurética.** Se puede preparar en infusión, con una cucharadita de café por taza (200 ml). Es un suave diurético. No se recomienda beber más de tres tazas al día.
- **Bebida cardiosaludable.** Se usa el jugo de las hojas para la hipertensión arterial y también como tónico.
- **Cataplasmas.** En caso de llagas o úlceras se aplica una cataplasma hecha con las hojas.

···

117 **Maca** *(Lepidium peruvianum)*

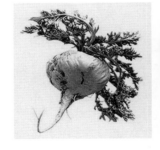

Hasta ahora hemos conocido plantas medicinales y sustancias adaptógenas, pero ¿es posible encontrar alimentos que, a su vez, sean adaptógenos? Un solo ejemplo habla por sí solo: la maca.

El cultivo de este tubérculo en los Andes del Perú se remonta a más de 4.000 años; fue allí una parte esencial en la alimentación y el comercio. Los herboristas chibcha, anteriores a los incas, ya la conocían. Y era uno de los alimentos de la nobleza del Imperio del Sol. Sin embargo pasó desapercibida en Occidente y la especie llegó casi a desaparecer. Hasta los estudios de la bióloga peruana Dra. Gloria Chacón de hace unos cincuenta años que, junto a los realizados posteriormente por botánicos y científicos estadounidenses, han confirmado sus espectaculares propiedades.

La maca ha sido incluida en la lista de la FAO (Organización mundial de la alimentación) como uno de los alimentos que ayudarán a combatir los problemas nutricionales de la comida industrial y los refrescos azucarados.

La planta

La maca es una raíz abultada (Brasicáceas), similar a una cabeza de ajo, o de rabanito grande, o de remolacha, de unos 4-5 cm de ancho y tonos multicolores: morada, crema, marrón, negra o hasta de dos colores. Este alimento se cultiva en la zona más elevada del planeta; entre 3.500-4.500 metros de altura. Las principales y casi únicas zonas de producción están en la meseta de Chinchaycoya de Junín y en Pasco, en zonas montañosas del Perú con gran resistencia a los cambios del clima.

Se cosecha, se seca y se muele a mano y después se come, bien el propio tubérculo, bien el extracto. Allí se utiliza asimismo para la elaboración de pasteles y galletas e incluso zumos y mermeladas.

La planta se reproduce por semillas. Cuando se deshidrata es de consistencia dura.

Composición. Como alimento es de alto valor nutricional y biológico; contiene proteínas (10-15%, más que ningún otro tubérculo), grasas, carbohidratos, fibra, calcio, celulosa, almidones, fósforo, yodo, hierro, junto a las vitaminas del grupo B y las vitaminas C y E.

Cuenta con la más alta concentración de calcio que cualquier otra planta de su género (aparece aún más concentrado que en la propia leche). También es abundante su contenido de fósforo, magnesio, potasio, yodo, manganeso y silicio entre otros minerales y oligoelementos. Es rica en aminoácidos y micronutrientes que, unidos, ayudan a la producción de linfocitos y al aumento de las defensas.

La maca contiene también taninos, ácidos grasos, esteroles (sitosterol, campesterol, ergosterol, brassicasterol, ergostadienol) y cuatro alcaloides (macaínas). El extracto alcaloide de la maca también ayuda a las hormonas de crecimiento.

Se considera que el extracto de los alcaloides de la maca puede activar las hormonas que regulan el metabolismo del calcio y del fósforo de la sangre, en donde la maca ejerce una acción estimulante y fortalecedora del sistema inmunitario.

Propiedades y usos medicinales

La maca posee efectos selectivos según las necesidades del organismo.

- **Alimento muy energético.** Permite desarrollar un mayor trabajo, tanto físico como mental. Se recomienda en caso de convalecencias, desgana, anemias y todo tipo de cansancio, incluidos la pérdida de memoria y la fatiga intelectual.

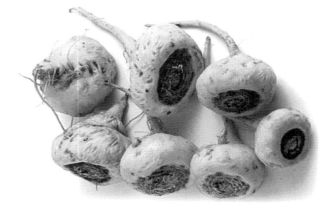

285

- **Relajante antiestrés.** Es capaz de reducir el estrés en un 40% mientras dura el estímulo hasta que finalmente logra eliminarlo.
- **Vigorizante sexual.** La planta favorece la potencia sexual masculina y femenina, aumenta la líbido, la lubricación vaginal y el volumen de esperma, favoreciendo eyaculaciones abundantes y satisfactorias. Sus efectos vigorizantes —superiores a los del ginseng— son beneficiosos para ambos sexos y proporciona una relación sexual más satisfactoria.
- **Suplemento dietético y obesidad.** Además de ser un poderoso alimento regenerador de energías su aporte calórico es bajo, por lo que resulta excelente en las dietas de reducción de peso. Prácticamente todas las dietas fiables para adelgazar tienen como base la reducción de calorías, con lo que se suele producir cierto decaimiento general, bajo estado de ánimo y apatía. El consumo de maca puede contrarrestarlo perfectamente.

  Y paradójicamente resulta también muy indicada si se necesita un aumento de la masa muscular y de peso, con 17 aminoácidos indispensables para la formación de tejidos. La maca, combinada con otros alimentos de alto valor nutritivo y unido al ejercicio logra un aumento de peso con desarrollo muscular y no de tejido adiposo.
- **Trastornos menstruales y menopausia.** Con maca como suplemento dietético se logra revertir el déficit de estrógenos, pero sus ingredientes no son fitoestrógenos ni hormonas, sino alcaloides naturales. Tanto en trastornos menstruales como en la perimenopausia, la maca es un remedio muy eficaz para el sistema endocrino y puede sustituir los fármacos convencionales HRT (terapia de restitución hormonal). En la menopausia es aún más satisfactoria en caso de irregularidades que la raíz de regaliz y la planta *Cimifuga racemosa* («Cohosh negro»). Además ayuda a evitar la menopausia temprana, los sofocos y la sequedad vaginal.
- **Tónico reconstituyente antienvejecimiento.** Benefactora de la gente mayor, y para toda persona que quiera disfrutar de longevidad y un mejor estado de salud. Tiene efectos antioxidantes. Y aumenta un 50% la producción de DHEA, hormona cuya carencia está relacionada con el proceso de envejecimiento.
- **Tónico cerebral.** La maca es rica en estrógenos que son indispensables para la formación de dendritas, conexiones entre neuronas que permiten la sinapsis, es decir, los procesos de pensamiento (percepción, asociación, memoria…). Además es muy útil en casos de nerviosismo y exceso de estrés. También promueve un equilibrio hormonal del organismo: sus complejos fitoquímicos estimulan las glándulas de secreción interna y proporcionan un adecuado suministro de hormonas. El consumo de maca permite mejorar la memoria y la concentración.

Otros usos. Es un alimento muy interesante para la formación de los huesos (en Perú se utiliza en caso de osteoporosis), dientes, esqueleto y en la coagulación sanguínea, así como en el funcionamiento del corazón, de los nervios y del sistema sanguíneo. La maca se utiliza con éxito para tratar el síndrome de fatiga crónica y el cansancio general; llama la atención su poder benéfico sobre las glándulas suprarrenales, aunque en este caso el proceso suele ser largo.

- **El cabello.** La maca contiene hierro asimilable (también contiene cobre) y zinc, que favorece la oxigenación de los tejidos y contribuye al desarrollo y vitalidad del cabello. Está indicada en caso de alopecia o de falta de vitalidad en el cuero cabelludo.

118 **Nim**
(Azadirachta indica)

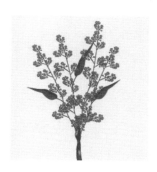

El árbol farmacia. Según la mitología hindú, el nim («neem», en inglés, azedaraque, cinamomo y otras decenas de nombres en español), se convirtió en un árbol sagrado bendecido con el don de curar todas las enfermedades. Un relato muy popular relata como el rey Indra bajó del cielo con una olla de oro llena de ambrosía (amrita), de la que derramó un poco sobre un árbol de nim, convirtiéndolo en un árbol de propiedades excepcionales. Las primeras indicaciones del uso del nim como medicamento se remontan a más de 4.500 años (cultura harappa) y mucho tiempo después aparece en la base del Ayurveda, la ciencia médica hindú basada en la naturaleza.

Muy valorado desde siempre por sus cualidades curativas, el nim estuvo cerca de convertirse en un programa de salud desde la cuna hasta la muerte y era parte de la rutina diaria en casi toda la India hasta nuestros días. Se dice que el árbol del nim es «la farmacia del pueblo» para los herboristas tradicionales de la India y del Sudeste asiático.

Hoy el nim sigue siendo una ayuda excelente para que el organismo pueda combatir todo tipo de enfermedades, incluso crónicas, a lo largo de los siglos. Ahora bien, conviene hacer muy buen uso de este regalo de la naturaleza, ya que se trata de una especie protegida e insuficiente para abastecer la demanda provocada por el creciente interés en sus propiedades. Las autoridades hindúes tienen plena conciencia del potencial a su alcance: el departamento indio de salud concedió en 24 horas el permiso sanitario a las empresas para la venta de cápsulas de nim para tratar la diabetes (1993).

La planta

Es un árbol tropical siempre verde, emparentado con la caoba, que puede llegar a los 15-20 metros de altura. Originario del Este de la India y de Birmania (Myanmar), se puede encontrar en gran parte del Sudeste asiático y también en África (Kenia, Tanzania). Recientemente se han realizado plantaciones en el Caribe y varios países centroamericanos. Sobrevive a temperaturas de hasta 50 ºC y puede llegar a vivir 200 años.

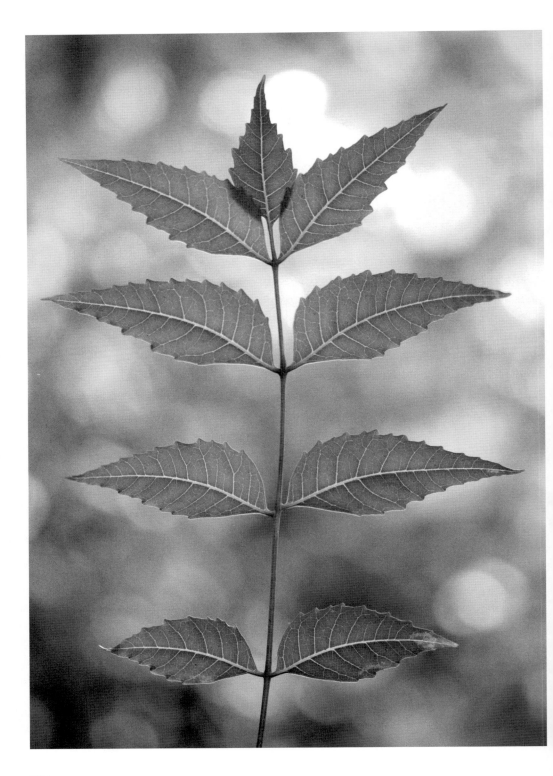

Sus pequeñas flores blancas poseen un aroma dulce parecido al jazmín. El árbol comienza a dar frutos, con una forma ovoide, a los 3-5 años de edad (unos 50 kg al año). En climas fríos puede cultivarse en macetas grandes, dándole el mismo cuidado y tratamiento que el ficus (ideal para interiores). Entre los pocos males que pueden atacarlo está el exceso de agua o de riego, o el exceso de fertilizante, que amarilleará las hojas (es aconsejable el cultivo ecológico).

Del árbol se aprovecha todo. Por ejemplo, las hojas frescas pueden guardarse o secarlas (del polvo resultante al molerlas se elaborarán extractos y tinturas en alcohol). Cuando cambian de color, del verde al amarillo, se recogen los frutos para extraer el aceite.

Preparación. La cáscara y su almendra que queda se lavan para eliminar la pulpa sobrante. La pulpa se puede comer y también se elabora una especie de jalea o mermelada añadiéndole azúcar y agua hervida. El siguiente paso es quitarle la cáscara, quebrándola con un palote de amasar entre dos trapos de algodón bien limpios. Finalmente guardamos las almendras en un recipiente en el frigorífico. Las cáscaras van al jardín como abono.

Aceite. Con esas almendras se extrae el aceite en una prensa hidráulica. También se pueden macerar en aceite de sésamo durante dos semanas. Esta mezcla de aceite se usa como loción.

En el mercado. De las almendras, las hojas, la resina o la corteza de nim cada vez se pueden encontrar más y más formas de presentación: extracto seco, hojas (para preparar un té o tisana), lociones, cremas, champú, pasta para cataplasmas, resinas, aceites (se aplica sólo y también se suele mezclar con aceite de sésamo).

Composición. Los árboles de nim tienen una gama realmente amplia y compleja de ingredientes activos, de los que no todos se han identificado. Algunos de los ingredientes conocidos más comunes y más analizados del nim son: nimbi (antiflamatorio, antifiebre, antiestamínico, antihongos); nimbidin (antibacterial, antiulceras, analgésico, antiarrítmico, antihongos); nimbidol (antituberculoso, antiprotozoario, antifiebre); genudin (vasodilatador, antimalaria, antihongo), nimbinato de sodio (diurético, espermicida, antiartrítico); quercetina (antiprotozoario), salannin y azadirachtin (repelente y antiinsectos).

Hojas, resina y corteza. La concentración mayor de ingredientes activos del nim se encuentra en la semilla (la almendra ya comentada) y el aceite; sin embargo también los hay en la hoja y en la corteza, en menor proporción. Las hojas, resina y corteza de nim son ricas en aminoácidos y fitoquímicos en general. La corteza contiene ninbosterol y el amargo principal margosina, un alcaloide. La almendra de la semilla de nim es rica en ácidos grasos, hasta un 50% del peso de la almendra.

El aceite de nim. Es un excelente humectante compuesto por ingredientes medicinales bien conocidos y reconocidos, aunque en cosmética su uso está limitado por su fuerte olor (entre azufrado y de ajo). El aceite de nim es muy amargo, contiene vitamina E y aminoácidos esenciales. En los análisis de componentes se han encontrado estos porcentajes (suelen variar según el tipo de semillas) en ácidos grasos: ácido oleico, 52,8%; ácido esteárico, 21,4%; ácido lineólico, 2,1%; otros ácidos grasos: 2,3%.

El extracto de nim contiene «nimbidines», cuya eficacia equivale a 800 unidades de penicilina o a 0,5 gramos de estreptomicina (sulfato).

Propiedades y usos medicinales

El nim es una de las plantas más antiguas, conocidas y usadas en el mundo, pero en Occidente las investigaciones científicas son muy recientes. Los compuestos encontrados en la semilla, corteza y hojas del árbol son antisépticos, antifebriles (el extracto es excelente), antiinflamatorios, antialérgicos, antivirales y fungicidas. Algunas de las aplicaciones más interesantes del nim:

- **Diabetes:** El extracto de hoja de nim, en dosis orales, redujo la necesidad de insulina entre un 30-50% para los pacientes con diabetes (Diabetes mellitus) tipo I.
- **Enfermedades del corazón.** Los extractos de nim tienen la capacidad de retardar la formación de coágulos en la sangre, combatir arritmias y taquicardia, reducir palpitaciones y la hipertensión. Suele tomarse en forma de tisana («té de nin») varias veces a la semana.
- **Trastornos del riñón.** Se usa en forma de tisana (con agua de cebada) o en cápsulas.
- **Sistema digestivo.** El nim es un gran protector del estómago y del sistema digestivo. En caso de acidez, indigestiones o gastritis se tomará en forma de tisana. Los extractos de nim son una protección eficaz en caso de úlceras pépticas y úlceras duodenales y a la vez aceleran la curación en caso de lesiones gástricas. Se recomienda seguir un régimen de treinta días; tomar una taza de nim entre las comidas.

  En extracto, el nim es una excelente ayuda para reducir las molestias y sanar las ulceras gástricas y duodenales.

  El tomar té de nim dos veces diarias por una semana, es el tratamiento tradicional para eliminar lombrices intestinales. Para los niños, aplicar en el ano crema de nim para alivio de la comezón.
- **Hemorroides.** Si las hemorroides ya están presentes, las cremas o los extractos de hojas y corteza de nim aplicados externamente en forma local ayudarán a desinflamar y a eliminar el picor y el sangrado. Durante las erupciones es conveniente tomar además tisana de nim dos veces diarias.
- **Alergias.** El nim es un antihistamínico natural que ayuda a inhibir las reacciones alérgicas, tanto si se aplica externamente o en forma de supositorio.

- **Dermatología.** El nim es altamente eficaz en el tratamiento del acné, eccemas, caspa y las verrugas.

  Las propiedades bacteriológicas del nim no sólo dejan la piel fresca, sino que eliminan rápidamente los parásitos. Una decocción de hojas de nim es tan segura y efectiva como cualquier tratamiento convencional para eliminar piojos y sarna. Por otra parte, ataca los hongos que causan el pie de atleta o la tiña, e igualmente la candidiasis, causante de infecciones vaginales.

  Los extractos de aceite y hoja de nim son un buen recurso para el tratamiento de los síntomas de la psoriasis.

- **Champú para el cabello.** El champú de nim ayuda a controlar la caspa y los picores en el cuero cabelludo; además deja el cabello suave y sano, brillante y fácil de peinar.

119 Regaliz
(Glycyrrhiza glabra)

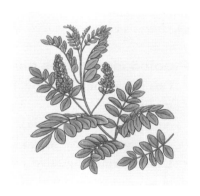

El regaliz procede del sur de Europa y zonas cercanas de Asia. El regaliz es una arbustiva (Papilionáceas) cuyo zumo se usa para elaborar golosinas y para colorear algunas cervezas. La palabra procede del griego, de «rhisa», que significa raíz, y «glyks» ó «glukus», que significa dulce. Pero sobre todo es una raíz muy rica en contenido medicinal, de carácter adaptógeno y, en especial, antiinflamatorio.

Se ha utilizado regaliz también en el Antiguo Egipto en forma de bebida para los rituales en honor a los espíritus de los faraones y para tratar gastritis y trastornos del sistema respiratorio.

En la medicina tradicional china (MTCh) se conocen las virtudes del *gan cao* (*gan tsao* o *mi tsao*), su regaliz desde hace milenios. Destaca entre sus aplicaciones de fitoterapia; la usaban en el tratamiento de la tos, la malaria, múltiples intoxicaciones y padecimientos del hígado. A su llegada a Norteamérica, los colonizadores observaron que los aborígenes bebían infusión de regaliz como remedio contra la tos y como laxante.

La planta

Se suele encontrar en prados, en las orillas de ríos y en zonas agrícolas; se cultiva desde la Edad Media, y las referencias a la planta son abundantes a lo largo de la Historia, desde Grecia hasta nuestros días.

Composición. Contiene aspargina, betaína, colina, cumarinas, flavonoides, glicirricina, gomas, isoflavonoides, saponinas y azúcares; se ha usado durante miles de años en el tratamiento de tos y resfriados, artritis, hepatitis, úlceras e infecciones.

El regaliz presenta un alto contenido en ácido glicirrícico (ácido glucorónico más ácido glicirretínico), que en su estructura es similar a los corticosteroides, de ahí sus efectos antiinflamatorios, antipiréticos y antirreumáticos.

Las raíces y rizomas contienen glicirricina, una beneficiosa saponina triterpénica cincuenta veces más dulce que el azúcar refinado industrial; flavonoides torno la liquirritina, sustancias resinosas, trazas de esteroides estrógenos, azúcares, vitaminas del grupo B (en forma de compuestos similares al ácido pantoténico y a la biotina) y una sustancia amarga.

El regaliz es un potente antioxidante rico en flavonoides, betacaroteno, taninos, saponinas, aminoácidos, asparagina, ácidos (salicílico, málico, botulínico, glicirrético), minerales (calcio, cromo, cobalto, fósforo, magnesio, potasio, silicio y sodio) y vitaminas, como la vitamina C.

Para los que les guste masticar la ramita, el peculiar sabor del regaliz es dulce con acentos agridulces y con evocaciones a otras plantas, como las mentas.

Propiedades y usos medicinales

- **Una raíz antiinflamatoria.** Hoy en día se utiliza abundantemente, entre otras cosas porque se sabe que el rizoma de regaliz contiene ácido glicirretínico, un extracto cuya estructura química es parecida a la de la cortisona, pero sin sus efectos secundarios. Es uno de los componentes que le dan su excelente poder antiinflamatorio, antiespasmódico y analgésico.
- **Expectorante, digestivo y antiulceroso.** La raíz de regaliz se usa como pectoral; es un buen expectorante en procesos catarrales bronquiales, asma, tos y resfriados. Pero además, el extracto de regaliz es un excelente recurso en casos de gastritis y úlcera gastroduodenal, porque logra equilibrar la secreción de mucosidad en el estómago y protege contra la acidez. Se usa en caso de dolores abdominales, estreñimiento, o en intoxicaciones causadas por el alcohol u otras sustancias.
- **Leche pectoral para los niños.** Como planta medicinal es excelente para los niños y se puede usar en caso de anginas, congestión bronquial, tos, por ejemplo en forma de leche pectoral, con un buen vaso de leche (o de licuado vegetal de arroz o de avena) al que se añaden no más de 2 g de extracto de regaliz. Primero se disuelve el extracto en una pequeña cantidad de leche caliente en un mortero o una tacita, y una vez desleído se echa en la taza mayor con la leche también caliente. Es además un buen expectorante, capaz de ablandar las secreciones bronquiales.

Otros usos. Es un medio para reducir el azúcar en la sangre (diabetes) y el colesterol nocivo. También posee cualidades fitoestrógenas y es además un desintoxicante de la estricnina.

- **Maceración.** Se prepara dejando reposar toda una noche de 30 a 40 g de raíz minuciosamente troceada en un litro de agua fría. A la mañana siguiente se cuela con un lienzo y se toman varias tacitas tibias durante el día.
- **Jugo.** El regaliz puede tomarse en forma de jugo (no más de 30-40 g al día).
- **Decocción.** Se hierve durante un minuto una o dos cucharadas de raíz desmenuzada de regaliz en un litro de agua. Se deja reposar 10 minutos antes de colar y se bebe una tacita, dos veces al día.
- **Jarabe.** Se prepara mezclando 10 g de extracto fluido de regaliz con 90 g de jarabe simple (dos partes de azúcar integral por una de agua). Se pueden elaborar jarabes más complejos añadiendo extractos de otras plantas (drosera, polígala, altea, ipecacuana, etc.) para potenciar su acción. Se toman dos cucharaditas varias veces al día.
- **Extractos.** Podemos encontrar regaliz en forma de tinturas, polvo seco, o extractos (blando, seco, fluido). Contra la úlcera gástrica y ardores de estómago se usa 1 g de extracto de regaliz al día bajo prescripción médica, ya que el uso prolongado puede producir efectos secundarios (hinchazones, mareos), que de todas formas desaparecen al suprimir el tratamiento.
- **Crema.** Es un buen protector de la piel y alivia las alergias: se prepara a base de extracto de semillas de soja, extracto de regaliz y un poco de cera de abeja.

Precaución. Un consumo excesivo de regaliz provoca el síndrome de exceso de mineralcorticoides, con retención de sodio y agua, hipertensión, tendencia a la miopatía y mioglobulinuria (orina de color óxido). No debe emplearse en personas con glaucoma, hipertensión, insuficiencia renal o mujeres embarazadas.

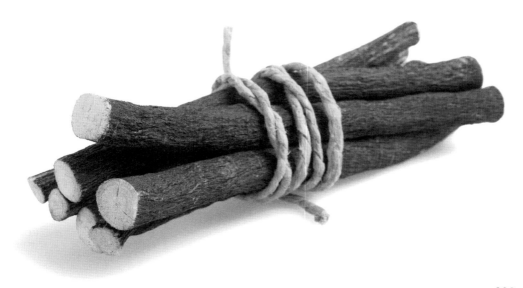

120 **Rhodiola** *(Rhodiola rosea)*

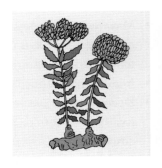

La rhodiola es una planta medicinal adaptógena de la flora siberiana que crece en amplias zonas frías del mundo, como en Groenlandia, Islandia, los Himalayas y los Alpes, a una altitud de entre 3.500 y 5.000 metros. Su eficacia es bien conocida desde hace siglos entre las comunidades locales donde crece, aunque no aparece en los milenarios tratados de las medicinas china o ayurvédica. A principios de este siglo los científicos occidentales tuvieron acceso a unos estudios secretos llevados a cabo por la antigua Unión Soviética sobre la planta y desde entonces su popularidad está creciendo en todo el mundo.

En Rusia se la conoce como «raíz de oro» y se ha utilizado durante siglos en la medicina tradicional para sobrellevar el frío clima de Siberia y como tónico en general. En Siberia hay un dicho que dice: «Los que beban habitualmente té de rodiola vivirán más de cien años». También puede encontrarse en una leyenda griega que demuestra que la planta ya era conocida en el siglo XIII a. de C. En «Jason y el vellocino de oro» la maga Medea entrega a Jasón una pócima mágica «elaborada a partir de una flor del Cáucaso nacida de la sangre de Prometeo» para vencer al dragón. Hoy en día en Groenlandia aparece reproducida en los sellos de correos.

Los investigadores rusos la clasificaron como un adaptógeno que actúa como tónico general, pero también como sustancia capaz de aumentar la resistencia ante una amplia variedad de situaciones estresantes de tipo físico o químico. Es, como decimos, una de las plantas medicinales que utilizan los deportistas y astronautas rusos para mejorar el ritmo cardíaco y el nivel de energías. Otra de las razones de su éxito es su efecto favorable sobre el apetito sexual, el tono y el estado de ánimo. En las aldeas de las montañas de Siberia se entrega un ramo de raíces de Rhodiola Rosea a las parejas antes de celebrarse el matrimonio, para mejorar la fertilidad y asegurar el nacimiento de niños sanos.

La planta

Es una planta perenne (Crasuláceas) que suele alcanzar una altura entre 45 y 70 cm, con numerosos tallos de hojas y rizomas suculentos. Las flores suelen ser rojas, rosadas o amarillentas, no guarda relación con la rosa común, pero posee una fragancia similar, y ha sido utilizada como sustituto del aceite de rosas, debido a sus grandes raíces.

Composición. Contiene fenilpropanoides (rosavin, colofonia, rosarin), derivados del feniletanol (salidrosida-rodiolosida, tirosol), flavonoides (rodiolin, rodionin, rodiosin), monoterpenos (rosaridin, rosiridol), triterpenos (beta-sitosterol, daucosterol) y ácidos fenólicos (ácidos gálico y clorogénico).

Un extracto de Rhodiola Rosea debe contener como mínimo un 2,5% de rosavin y 1% de salidrosida. La Rhodiola Rosea de origen ruso tiene hasta el doble de potencia que la Rhodiola de origen chino.

Propiedades y usos medicinales

- **Afrodisíaco.** La rhodiola aumenta la líbido femenina y acrecienta la función sexual en los hombres. Es una buena ayuda en caso de disfunción sexual, tanto masculina como femenina, o de trastornos de la menopausia.
- **Sistema inmunitario.** Estimula la producción en el organismo de células NK (un tipo de linfocitos, «natural killers»), que es su manera de contribuir al refuerzo del sistema inmunitario. También aumenta la resistencia del organismo a las toxinas que se van acumulando durante una infección. La rhodiola ayuda a proteger el sistema nervioso de la acción oxidante y envejecedora de los radicales libres.
- **Sistema cardiovascular.** También regula la presión arterial y armoniza los latidos del corazón, protegiéndolo durante la práctica deportiva o de ejercicio físico intenso. Fortalece igualmente los músculos y las glándulas suprarrenales. En resumen, combate la fatiga, aumenta la capacidad de concentración, la memoria y la productividad del trabajo. Reduce los estados de tensión derivados del estrés y reduce igualmente el nivel de cortisol.

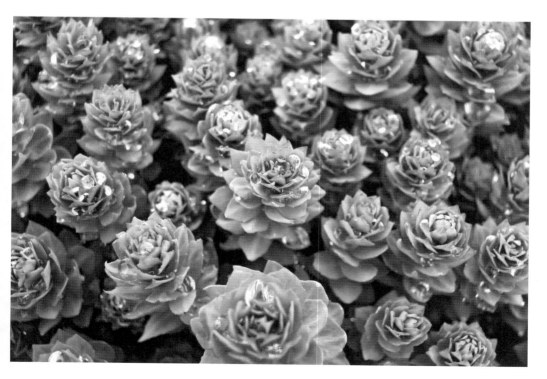

- **Hipoxia.** La planta restablece la falta de oxígeno que reciben los tejidos a través la sangre; este tipo de trastornos por falta de oxígeno son equivalentes al mal de altura de la alta montaña.

  La rhodiola es muy popular en la medicina tradicional del Este de Europa y entre las culturas de las zonas montañosas de Asia Central, con gran reputación por su poder estimulante del sistema nervioso y de la líbido, de reducción de la depresión, aumento del rendimiento en el trabajo, eliminación de la fatiga y prevención del mal de altura.

- **Psicoestimulante.** Es una planta cardioprotectora y psicoestimulante que favorece una actividad equilibrada del sistema nervioso central. La rhodiola posee un efecto positivo sobre el estado de ánimo y combate la depresión, por eso es tan útil en aquellas latitudes, ya que viven largos inviernos con carencias de luz natural.

- **Serotonina.** La planta contiene dos principios activos (salidrosina y rosavina) que estimulan el transporte de los precursores de serotonina y dopamina en los receptores opioideos, como las beta-endorfinas, que aumentan el aumento de su disponibilidad en el cerebro.

- **Deportes.** La rhodiola puede ayudar a mejorar el rendimiento deportivo de los atletas y su recuperación. La rodhiola tiene efectos anabolizantes, como la capacidad de aumentar el peso corporal mejorando la relación grasa-músculo, aumentando los niveles de los eritrocitos, de hemoglobina y de ácido glutámico.

  El ácido glutámico deriva de la glutamina, un aminoácido que se encuentra en el tejido muscular y participa en el metabolismo del músculo eliminando los residuos nitrogenados y actúa como sustrato para la síntesis de glucosa o de otros aminoácidos. El ácido glutámico sirve para preservar la masa muscular. La rodhiola aumenta el nivel de adenasín trifosfato (ATP) y de creatina fosfato, esenciales para el rendimiento muscular, ya que son las fuentes de energía primaria del músculo.

··

121 **Suma** *(Pfaffia paniculata)*

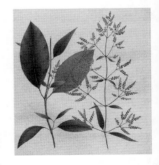

El ginseng del Brasil. Esta gran vaina presente en amplias zonas selváticas de bosque tropical en América Central y del Sur (Brasil, Ecuador, Panamá, Paraguay, Perú, Venezuela) favorece la salud de muchas comunidades de la Amazonia y amplias zonas de Latinoamérica, en donde es conocida a menudo como «el ginseng brasileño». Se trata de un adaptógeno, una sustancia ideal para que nuestro organismo pueda adaptarse mejor al estrés y combatir las enfermedades, en especial las enfermedades infecciosas, gracias al poder de reforzar y estimular las defensas que poseen las plantas adaptógenas.

Al igual que otras plantas tónicas, la suma ayuda a reforzar la reacción del cuerpo ante el estrés, a mejorar la resistencia contra las infecciones y mantiene el cuerpo funcionando en plena forma de forma muy parecida al ginseng. Investigadores japoneses compararon las dos plantas y vieron que tenían una estructura y un funcionamiento muy parecidos.

La planta

Posee un sistema de raíces largo e intrincado que contiene 19 aminoácidos, una gran concentración de electrolitos, otros minerales (sobre todo hierro) y otros nutrientes.

Composición. La raíz de suma (Amaranteáceas) contiene ácido pfaffico, fitosteroles y pfaffosidos (saponinas). También contiene germanio, alantoína y varias vitaminas, minerales y aminoácidos, así como diversos componentes de tipo hormonal: los culturistas y los atletas utilizan suma para mejorar el ejercicio y acelerar la recuperación en caso de lesión.

Propiedades y usos medicinales

Los atletas olímpicos rusos han usado diversos adaptógenos, como hemos explicado. Entre ellos también suma, con la idea de que podrá aumentar su resistencia y rendimiento deportivo de forma natural (sin esteroides). En EE.UU. la suma se está recomendando cada vez más como un fortalecedor general y muscular en particular, así como para el tratamiento del síndrome de fatiga crónica, trastornos de la menopausia, úlceras, ansiedad, problemas menstruales, algunos tipos de anemia, impotencia y, como hemos dicho, refuerzo del sistema inmunitario.

- **Rendimiento deportivo.** La suma aumenta el rendimiento deportivo y se la compara con un producto conocido entre el mundillo de la alta competición: la dianabol metandrostenolona, uno de los anabolizantes esteroides mas potentes que existen, pero sin sus efectos secundarios. Produce un incremento en la masa muscular de forma limpia, potenciando el desarrollo tanto de las fibras musculares lentas (oxidativas) como las fibras musculares rápidas (explosivas). Su acción se basa en el aumento que produce en la erotropoyesis (aumento en la producción de eritropoyetina o EPO, sustancia que regula la producción de hemoglobina y el transporte de oxigeno sanguíneo). También aparece como un potente regulador de la glucemia sanguínea. Todos estos efectos se dan, sobre todo, por su gran capacidad para maximizar la retención de nitrógeno, o sea, crear el entorno anabólico casi perfecto para la síntesis proteica. En dosis que van de 200 a 600 mg puede llegar a producir un incremento en la capacidad de trabajo del 56%, del 89% en cuanto al potencial de fuerza y un aumento de la masa magra de entre el 6-17%. Y todo eso sin tener que recurrir a los esteroides.

- **Afrodisíaco.** En la Amazonia se venía utilizando como tónico sexual de efecto rápido. Sus notables propiedades afrodisíacas hacen que su popularidad crezca con mayor rapidez, si bien no se conoce a fondo su forma de actuación en este terreno.

- **Antioxidantes y sistema endocrino.** En cambio es bien conocida su función equilibradora de las glándulas internas y el sistema endocrino. Se considera que la suma es un buen tónico rejuvenecedor, rico en antioxidantes antienvejecimiento; oxigena los tejidos y entre sus funciones regenerativas están la renovación celular y la desintoxicación de los tejidos.
- **El cabello.** Los extractos de suma, unidos a diversos aceites esenciales, como los de calabaza, contribuyen a mejorar la microcirculaión sanguínea a la misma raíz del cabello. Su actividad está centrada sobre las células endoteliales de la papila dérmica.
- **Prevención del cáncer.** En Brasil la suma se considera medicinalmente importante, porque han comprobado que contiene sustancias anticancerígenas (pfaffósidos), que pueden inhibir el crecimiento de células de melanoma en cultivos, y se han utilizado ya como tratamiento para distintos tipos de cáncer.
- **Planta tónica general.** Es una raíz tradicionalmente muy apreciada como tónico general, dada su capacidad de promover e incrementar la vitalidad. Mejora la resistencia ante el estrés, ayuda a combatir la ansiedad y el síndrome de fatiga crónica, estimula el sistema inmunitario, ayuda a resolver los síntomas de la menopausia, trastornos menstruales, las disfunciones sexuales masculina y femenina (ambas), algunas formas de anemia (anemia drepanocítica), casos de úlcera...

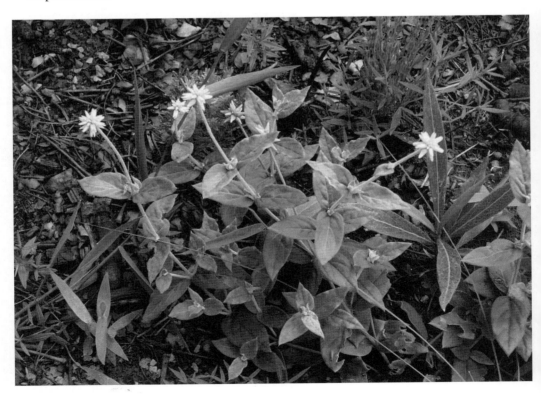

Otras plantas adaptógenas

Vamos a repasar brevemente algunas plantas menos conocidas en Occidente, procedentes de las tradiciones médicas de Asia (India, China y el Tíbet) y de la selva tropical (Amazonia, América Central y del Sur). Su uso es habitual como complemento que potencia los efectos de otras plantas medicinales o bien de sustancias adaptógenas y por otra parte, cada vez son más fáciles de encontrar, tanto a través de Internet como en tiendas especializadas de herbodietética.

La relación de plantas medicinales con posibilidades de ser incluidas en este grupo es realmente amplia, aunque muchas no se han estudiado a fondo todavía. Hemos seleccionado alguna, sin que se trate de una lista exhaustiva. Quedan aún muchas plantas beneficiosas por analizar. Así podemos encontrar, por ejemplo, la hidrastis del Canadá (*Hydrastis canadiensis*), la albahaca morada (*Ocinum sanctum*) y el tulsi, otra albahaca fundamental en la medicina ayurvédica.

También se están empezando a incluir como adaptógenas algunas otras plantas, como la angélica (*Angelica archangelica*), el agracejo (*Berberis vulgaris*), la bardana (*Arctium lappa*) y el hipérico (*Hypericum perforatum*).

Finalmente podemos encontrar plantas que están más o menos de moda, pero cuyo interés en relación con la salud es más limitado, como en el caso del guaraná (*Paullinia cupana*), una planta muy apreciada por los propios indios del Amazonas pero cuyo contenido y efectos excitantes son superiores a los del café, si bien la gran cantidad de cafeína que contiene viene acompañada de colina, teofilina, saponidos, xantinas y taninos en una proporción que lo convierten en una buena alternativa a los estimulantes clásicos.

De la India y del Tíbet

122. Boswellia *(Boswellia serrata)*

- **Contra la artrosis.** Es una de las plantas medicinales que ahora aparece destacada entre las terapias naturales. En la medicina ayurvédica han utilizado la boswellia (*Boswellia serrata*) durante miles de años y se ha redescubierto como tratamiento contra la artrosis y la artritis reumatoide, que provoca la destrucción del cartílago, la capa protectora que ayuda a amortiguar los huesos. No existe ningún remedio que cure los dos tipos de artritis, si bien suelen tratarse con fármacos antiinflamatorios no esteroideos. El problema es que todos estos fármacos pueden provocar efectos secundarios, sobre todo problemas gástricos como las úlceras. Asimismo, la mayoría de las personas se encuentran con que los efectos beneficiosos de estos fármacos son de corta duración y han de cambiar de medicamento con frecuencia.

- **Sin efectos secundarios.** Los remedios naturales como la boswellia pueden aliviar la artritis sin los efectos secundarios peligrosos de los antiinflamatorios no esteroides. La boswellia bloquea la síntesis de leucotrienos, unas sustancias corporales que pueden desencadenar la inflamación y propiciar la formación de radicales libres. También puede ser útil para el tratamiento de otras afecciones inflamatorias, como la psoriasis y la colitis ulcerosa.

Existen distintas fórmulas contra la artritis que combinan la boswellia con otras plantas antiinflamatorias utilizadas en ayurveda, como la cúrcuma y la ashwagandha.

- **Colesterol.** Asimismo, la boswellia ayuda a prevenir las enfermedades cardíacas. La boswellia puede disminuir el nivel de colesterol nocivo y de triglicéridos, dos factores de riesgo para las enfermedades cardíacas y las apoplejías.

123. Gugul *(Commiphora mukul)*

- **Resina para el corazón.** Es la resina gomosa del árbol de este nombre. En Occidente el gugul se presenta como una planta que puede prevenir las enfermedades cardíacas, porque disminuye el nivel excesivo de colesterol nocivo y triglicéridos en la sangre. Y en hipercolesterolemias y demás trastornos relacionados con la presencia del colesterol nocivo en sangre su éxito se considera atribuible a las gugulesteronas. En la India a menudo prescriben gugul añadido a otras fórmulas destinadas a reforzar y fortalecer distintas partes del organismo.

- **Adaptógeno antigrasas.** Los médicos de medicina tradicional de la India consideran el gugul como una planta de poderes mucho más amplios que puede reforzar el cuerpo de muchas maneras distintas, y temen que su reputación como limitador de grasas haya eclipsado sus otras virtudes. Por ejemplo, el gugul refuerza la función inmunitaria, como lo demuestra su capacidad para reforzar los leucocitos. Por su efecto antiinflamatorio y analgésico está indicado en caso de artritis reumatoide. En ensayos clínicos con pacientes afectados de artritis reumatoide se demostró su propiedad antiinflamatoria y analgésica, con una efectividad similar a la de la fenilbutazona y el ibuprofeno.

124. Kang Jang *(Andrographis paniculata)*

No hace mucho se ha centrado el interés en esta planta tibetana, que se empieza a encontrar en las tiendas de productos naturales. Durante más de una década se ha utilizado en los países nórdicos un remedio para el resfriado procedente de la andrographis para aliviar la severidad y los síntomas de un resfriado común.

- **Sistema cardiovascular.** La andrographis también puede ser eficaz para los pacientes de corazón que se recuperan de una angioplastia, un procedimiento quirúrgico habitual para limpiar los depósitos de plaquetas en las arterias que entregan la sangre al corazón, de modo que mejora el flujo sanguíneo. El principal problema de la angioplastia es que sus efectos son temporales, y las arterias suelen obstruirse de nuevo con plaquetas al cabo de unos meses de la intervención (reestenosis). Pues bien, en la Academia China de Medicina Preventiva descubrieron que suministrando andrographis a los enfermos después de una angioplastia se reducía de forma espectacular el riesgo de reestenosis inhibiendo la formación de nuevas placas.

* **Prevención del cáncer.** En ensayos in vitro, se ha comprobado que una sustancia extraída de la andrographis llamada andrografólido inhibe las células cancerígenas humanas en el pecho, el hígado y la próstata. A diferencia de los fármacos de la quimioterapia convencional, con los conocidos efectos secundarios nocivos, el andrografólido no es tóxico.

    En EE.UU. se está investigando su uso como tratamiento contra el cáncer de próstata, para el que pocos tratamientos son eficaces.

125. Melón amargo *(Momordica chirantia)*

* **Diabetes.** Más conocida como «melón amargo», en el ayurveda se ha utilizado esta planta para tratar la diabetes del tipo II o adulta, ya que puede normalizar el nivel excesivo de azúcar en la sangre. En la India se afirma que puede reforzar la producción o la actividad de la insulina, la hormona clave que interviene cuando se rompe el azúcar.

* **Oncología.** En los últimos años se ha incluido el melón amargo en la lista de alimentos anti cáncer, al igual que las coles y el brécol, el ajo o la cúrcuma y se estan valorando sus posibilidades como adaptógeno. Por ahora se ha demostrado que el melón amargo inhibe el crecimiento de los tumores cancerígenos en animales. Se puede encontrar en las tiendas de comestibles asiáticos y también se vende en extracto y en cápsulas.

126. Picorhiza *(Picorhiza kurroa)*

* **Hepática.** Esta planta es un gran tratamiento para los trastornos de hígado y también se receta como soporte para la función hepática. Protege el hígado inhibiendo procesos inflamatorios que podrían destruir las células hepáticas.

    Los investigadores han encontrado una sustancia llamada kutkina que ejerce un efecto protector sobre el hígado. En unos ensayos donde participaban enfermos con infecciones parasitarias, la kutkina hizo bajar el nivel de peróxidos lípidos perjudiciales (causado por los radicales libres) y aumentó el nivel de superóxido dismutasa, un antioxidante importante del hígado. Ello sugiere que la kutkina puede ayudar a que el hígado se cure por sí mismo.

127. Shatawari *(Asparagus racemosus)*

* **Revitalizante sexual femenino.** Se trata de un miembro de la familia de los espárragos («la reina del espárrago», proclaman sus defensores). Shatawari (o shatavari) significa literalmente «que tiene 100 esposos». Es un tónico popular célebre por reforzar la vitalidad sexual en la mujer. Esta planta la utilizan mujeres de todas las edades, desde la primera juventud hasta la menopausia, para normalizar las hormonas.

- **Diabetes.** También se receta como tratamiento para la diabetes, y se conoce bastante bien su virtud como reforzante. Se le atribuyen tantas propiedades que pronto los análisis y pruebas clínicas la confirmarán como sustancia adaptógena.

De la medicina tradicional china

128. Fo ti *(Polygonum multiflorum)*

- **Antienvejecimiento.** También conocida como *He shou wu*, esta planta es célebre porque la raíz es una gran rejuvenecedora. Según la tradición popular china, puede hacer recuperar una vitalidad juvenil y la fertilidad. Se usa en caso de envejecimiento prematuro y también en caso de flujo vaginal y disfunción eréctil. Es útil en caso de colesterol nocivo y para tonificar el sistema inmunitario.
- **Digestión y metabolismo.** El Fo ti también es un tratamiento habitual en china en caso de problemas gastrointestinales y la diabetes.

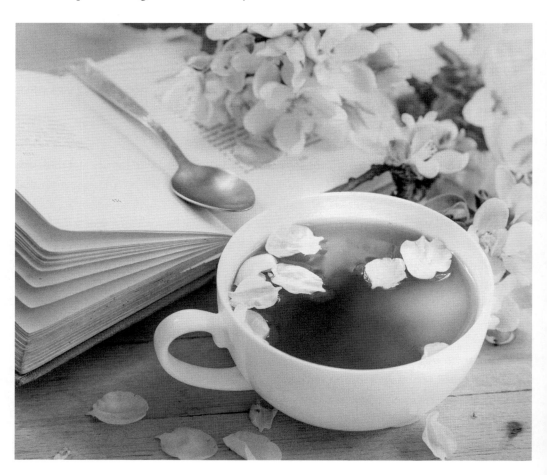

129. Poligonácea china (*Polygonum cuspidatum*)

Además de que es un alivio para los resfriados y la tos, esta planta medicinal china reduce la presión arterial mejorando la circulación sanguínea por el cuerpo. La poligonácea china también puede reducir el riesgo de coágulos sanguíneos, de manera que ayuda a prevenir ataques cardíacos y la apoplejía. Asimismo, los fitoterapeutas o herboristas chinos recetan poligonácea para el dolor de espalda. Aparece en fórmulas elaboradas para reforzar la salud cardiovascular y en formulaciones de medicina tradicional china para los resfriados.

130. Ma huang (*Ephedra sinica*)

Es el remedio chino tradicional para el asma, los resfriados y otras afecciones respiratorias. De hecho, los fármacos occidentales efedrina y pseudoefedrina, que suelen encontrarse en preparados para resfriados que se venden sin receta médica, son componentes procedentes del ma huang.

Se trata de una planta «picante/caliente» o yang. De hecho, acelera el metabolismo y en Occidente la utilizan en las fórmulas para perder peso. Si bien el ma huang se ha utilizado sin problemas en la China durante 4.000 años, se han registrado casos de adolescentes que lo tomaban para colocarse. Si se toma en abundancia, el ma huang puede tener un efecto de tipo anfetamínico, de modo que acelera el ritmo cardíaco y hace subir la presión sanguínea. Se hizo famoso su uso como dopante por el futbolista Maradona en un partido de fútbol. Esta planta no la deberían utilizar en ningún caso las personas con problemas cardíacos. Utiliza el ma huang con precaución y sólo en caso de necesidad.

Algunas plantas de la selva tropical

131. Abuta (*Cissampelos pareira*)

La abuta se ha utilizado tradicionalmente en la Amazonia para tratar los calambres menstruales, el síndrome premenstrual, el riesgo de aborto y las complicaciones del parto.

La abuta normaliza los niveles de hormona en la mujer y también alivia el dolor. Se puede encontrar abuta en fórmulas de plantas medicinales que se venden como tónicos femeninos o como tratamiento para los problemas menstruales.

132. Chuchuasi (*Maytenus macrocarpa*)

Esta planta posee propiedades antiinflamatorias naturales y es un remedio tradicional para la artritis reumatoide y la artrosis. Una gran empresa farmacéutica ya trabaja con la corteza para el desarrollo de un fármaco potente contra la artritis. El chuchuasi se agrega a fórmulas destinadas a reforzar el rendimiento deportivo, ya que reduce el dolor muscular tras un ejercicio físico intenso.

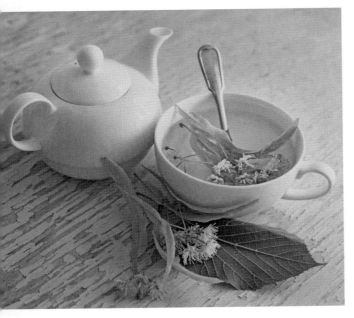

133. Hercampuri
(Gentianella alborosea)

Es un buen suplemento dietético adelgazante, conocido como «fatburner» (quemador natural de grasas). Esta planta selvática del Perú se comercializa como remedio para la obesidad y el colesterol alto. Acelera el metabolismo y ayuda a reducir grasas y peso de manera eficaz, además de controlar el apetito. Aparece en algunos productos para adelgazar y mantener saciado el estómago.

134. Jatoba *(Hymenaea courbaril)*

La corteza de este árbol constituye un tratamiento clásico para tratar la candidiasis (*Candida albicans*) o las infecciones por hongos, así como las infecciones respiratorias y del tracto genitourinario. También tiene fama de ser un vigorizante natural que aumenta la fuerza y la resistencia. La jatoba se vende como infusión o en fórmulas elaboradas para tratar candidiasis y para proteger la próstata.

135. Pau d'Arco *(Tabebuia impetiginosa, Tabebuia avellanadae)*

Es un árbol que crece en Brasil y cuya corteza posee propiedades curativas. Diferentes tribus de la Amazonia usan la corteza de este árbol para tratar la úlcera de estómago, la malaria y como regulador menstrual.

También conocido como lapacho, taheebo y, en guaraní, «tayi pita», esta planta se utiliza para tratar *Candida albicans* (candidiasis) o las infecciones fúngicas.

- **Oncología.** El lapachol es un componente de la corteza del pau d'arco, que contiene fitoquímicos anticancerígenos con los que se trabaja en oncología.

  La infusión de la corteza elimina el dolor en pacientes con cáncer y reduce o elimina los tumores. Esta indicación del lapacho como tratamiento específico antitumoral, especialmente en leucemias y en casos de cáncer de páncreas, esófago, faringe, pulmón, próstata y lengua es la virtud más interesante.

- **La corteza.** Su corteza interna es la parte más potente, aunque algunas empresas farmacéuticas recolectan y utilizan la corteza externa. También se utiliza como tratamiento para las infecciones parasitarias.

136. Uña de gato *(Uncaria tormentosa)*

Esta planta originaria de Centro y Sudamérica era casi desconocida y hoy se ha hecho famosa como fortalecedora del sistema inmunitario. La historia de la uña de gato muestra alguno de los fenómenos relacionados con la investigación de plantas medicinales. Siglo tras siglo, los herboristas del Perú y de otros países latinoamericanos han usado la uña de gato para tratar muy variados problemas de salud (desde la artritis al cáncer, pasando por los trastornos intestinales más comunes), hasta que en la década de 1970 algunos famosos anunciaron públicamente que esta planta les había curado el cáncer.

- **Oncología.** El Instituto Nacional del Cáncer de EE.UU. comenzó a hacer pruebas con fitoquímicos de uña de gato contra las células de leucemia. Los primeros resultados fueron muy esperanzadores, pero la investigación se detuvo por falta de financiación (recordemos que las plantas medicinales no se pueden patentar). La investigación siguió adelante en Europa y en Latinoamérica y en 1991 se descubrió que la uña de gato contenía un agente antiinflamatorio natural, lo cual confirmó su reputación como tratamiento contra la artritis. En 1993, en pruebas sobre el sistema inmunitario mostró su capacidad como adaptógeno.

  Hoy la indicación más famosa de la planta es su uso como antitumoral y en general como inhibidor de enfermedades degenerativas. La planta refuerza el sistema inmunitario y ayuda a que el organismo pueda combatir infecciones de todo tipo.

  También posee indicaciones con buenos resultados en trastornos del sistema respiratorio, cardiovascular y osteoarticular.

Capítulo 5

Hierbas
y especias aromáticas

Las plantas aromáticas y especias son el ingrediente que en casa nos ayuda a dar un poco más de alegría a una gran mayoría de recetas de cocina. Junto a la propia personalidad y sabor de cada una, ayudan a liberar un conjunto de sabores, lo cual, entre otras cosas, permite reducir la sal.

Prodemos encontrar una cultura propia de las especias en la mayoría de países, Un universo hoy en día de plena actualidad, ya que en algunos casos, como el de la cúrcuma, se les han descubierto enormes propiedades medicinales. Vamos a repasar el lado más saludable de las especias y de las hierbas aromáticas, que, como decimos, tanto nos ayudan. No todas las especias son adecuadas para todos; las muy picantes, como el chile, la mostaza, la pimienta, el pimentón o la guindilla pueden irritar o dilatar en exceso las paredes venosas, tal como hacen los embutidos, el pescado ahumado y otros alimentos poco aconsejables. Quienes padezcan, por ejemplo, de varices o trastornos en la circulación de las piernas conviene que eliminen casi por completo todos esos alimentos y especias picantes.

Recuerdo histórico

Desde hace miles de años las plantas aromáticas han formado parte de remotas culturas: China, India, Persia, Egipto o los países árabes. La reina de Saba llevó al rey Salomón oro, piedras preciosas… y especias.

Los historiadores encontraron hierbas aromáticas y especias en la Grecia clásica, recogidas en el libro de Dioscórides, un médico del siglo I que daría nombre al primer tratado occidental sobre plantas medicinales. Los griegos conocían el jengibre y la pimienta, o las que se cultivaban, como la mostaza, mejorana, cilantro, tomillo, anís o azafrán. También empleaban algunas plantas, como el tomillo, para perfumar espacios cerrados o húmedos.

Se sabe que en otros tiempos las especias eran un recurso valiosísimo y que una parte del esplendor de Venecia, su importantísimo comercio y sus mercaderes, se debe a ellas. ¿Por qué eran tan apreciadas? ¿Cuál era el motivo de tantos miles de kilómetros de viaje para regresar con «pimientas»? En aquella época no se conocían los actuales métodos de conservación frigorífica, y algunas especias ayudaban a disimular el sabor putrefacto de bastantes alimentos. La pimienta, por ejemplo, era un producto de primera necesidad para quienes podían permitirse el lujo de comer carne.

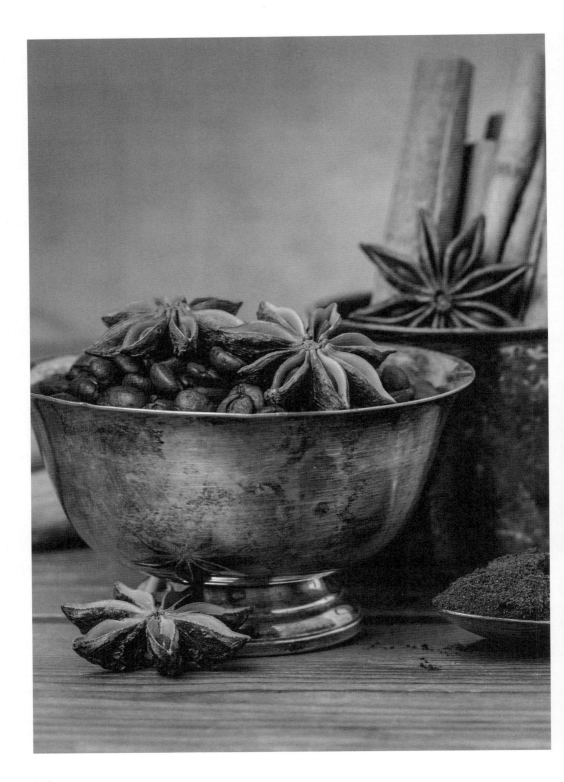

La Ruta de las Especias. Aunque el comercio con especias se inicia muchos siglos antes, durante la Edad Media el centro del continente asiático era atravesado por rutas comerciales, como la de la seda, que fueron muy importantes en esta época; alguna de sus ciudades ha quedado como muestra de la riqueza de aquellos intercambios. La ruta de las especias, que discurría en parte por los mismos caminos en tierras de Oriente y atesora una gran colección de relatos y leyendas, de tradiciones y aventuras a lo largo de los siglos.

Más aroma, más sabor y mejores digestiones

En las cocinas de todo el mundo las especias son un recurso constante. En Oriente pueden engrandecer un plato hasta convertirlo en un suculento manjar. El cardamomo (*Elettaria cardamomum*) abre el apetito y la cúrcuma (*Cúrcuma longa*), que estimula el hígado a la hora de digerir las grasas, son dos especias que aparecen habitualmente en los preparados de la cocina de la India junto a otras, como el cilantro o coriandro (*Coriandrum sativum*). Y qué seria de la cocina china sin la onmipresente salsa de soja, del picante jengibre, de la cebolla, del ajo o de las setas…

Un poco de cúrcuma en una comida ayudará a digerir mejor los alimentos, especialmente en aquellas personas con estómagos perezosos. Y para eliminar flatulencias, ahí estarán el cardamomo, el coriandro, el hinojo o el laurel, que además de ser carminativos son también plantas aperitivas (abren el apetito y estimulan la próxima digestión).

Factor de salud

Otras plantas aromáticas que podremos encontrar en otros apartados de este libro son directamente medicinales, como el ajo o la cebolla. El hinojo, por ejemplo, ayuda a rebajar el colesterol, favorece la eliminación de líquidos y estimula la producción de la leche en las madres lactantes. Añadir unas ramitas de hinojo a unas patatas asadas suele ser siempre una buena elección.

El cebollino (*Allium schoenoprasum*) aporta un toque más suave que la cebolla pero, como buen ajo que es, supone una auténtica medicina natural. Favorece la digestión, al estimular el hígado, la vesícula y el páncreas. Por sus propiedades antibióticas ayuda al buen estado del aparato respiratorio (gripe, bronquitis, faringitis, etc..), digestivo (putrefacciones intestinales, diarrea) o excretor (infecciones renales, cistitis, etc). Una ensalada de lechuga, tomate y una buena ración de cebollinos suele dar un plato bien combinado, sencillo y apetitoso.

Hablaremos a veces de especias aunque a veces se trate de plantas (o hierbas) aromáticas utilizadas con este fin. Incluyen los pistilos (azafrán), bayas (pimientas), hojas (laurel) hongos (trufa) capullos (alcaparras) o cortezas (canela). Y también las semillas o frutos secos (sésamo, almendra), flores secas (clavo de olor), raíces (jengibre), hortalizas secas (pimentón, ajo o cebolla en polvo), o mezclas (los currys).

Frescas o secas

Las hierbas aromáticas pueden ser tiernas (frescas) o secas. Hierbas aromáticas frescas son aquellas que han sido recolectadas recientementemente de nuestro jardín o que las podemos lograr en algunas tiendas recien cosechadas y protegidas. Algunas plantas aromáticas solo pueden utilizarse cuando están frescas, independientemente de que sus frutos o semillas se coman secos. Por ejemplo el cebollino, el perejil, el cilantro o el perifollo, que sólo se utilizan frescas. Las semillas del cilantro, sin embargo, se emplean secas en la industria de los embutidos.

Las plantas frescas poseen aromas más suaves y un sabor más delicado que las secas, pero sólo se pueden utilizar por poco tiempo, porque la mayoría caducan enseguida y tampoco están disponibles todo el año. Existe el recurso de congelarlas pero en algunas, como el perejil, el sabor cambia por completo.

En las plantas secas se da una concentración de principios activos, debido al propio secado en sí, que aumenta su sabor. El laurel es un buen ejemplo de planta aromatica seca. En cambio el romero, el tomillo, la salvia, la mejorana o la ajedrea pueden utilizarse frescas o secas. Conviene asegurarnos que las hierbas tiernas son de confianza y libres de contaminación. Las plantas aromáticas de los comercios deben tener el sello de garantía de que proceden de cultivos ecológicos, libres de pesticidas. De todas formas, una gran mayoría de plantas o hierbas aromáticas son fáciles de cultivar en cualquier rincón de la casa, balcón, terraza o en un jardín, si se dispone.

Condimento y aperitivo

En resumen, conocemos como condimento (del latin *condimentum*, *condire*, sazonar) o especia, (del latín *species*), determinados productos comestibles de origen vegetal que se usan para conservar, sazonar, realzar o dar más sabor a los alimentos. Se suelen considerar como especia las partes duras de ciertas plantas aromáticas (como las semillas o cortezas), aunque por similitud, muchas veces también se engloba a las fragantes hojas de algunas plantas.

Algunos expertos clasifican las hierbas y especias en dos grupos; las que modifican tanto el sabor como el aspecto de los alimentos (azafrán, canela, tomillo, romero…) y las que excitan el paladar (pimienta, pimentón, nuez moscada, guindillas). La enorme cantidad de platos que se pueden cocinar con unas y otras, solas o mezcladas, es lo que da personalidad propia a los fogones y cocinas del mundo.

A lo largo del libro encontraremos otras plantas medicinales que se utilizan igualmente como aperitivo, como condimento o como digestivo. Así encontramos el diente de león, endrino, genciana, amapola, fenogreco, ajo, cebolla, angélica, mejorana, menta, orégano, regaliz, romero, salvia, tomillo…

137 **Verónica**
(Veronica officinalis L.)

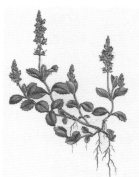

Inglés: *heath speedwell.* Francés: *véronique officinale,*
thé d'Europe. Alemán: *echter Ehrenpreis.* Castellano: *verónica.*
Catalán: *verónica, te del país.* Gallego: *carvallinha, verónica.*

La planta

La verónica es una planta perenne que crece silvestre en prados
secos y bosque, en zonas más bien húmedas y cálidas. Es de tallo
ramificado y hojas opuestas, ovales y dentadas de color verde claro. Florece entre mayo y
agosto (flores blancas o azuladas) y toda la planta está recubierta de un fino vello.

Floración y recolección. Durante la floración se recolectan las sumidades con fines medicinales, dejándolas secar a la sombra y aireadas, sin que las flores oscurezcan. Luego se guardan
en bolsas bien cerradas.

Propiedades y usos medicinales

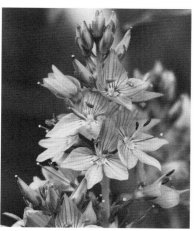

Se utiliza popularmente como tónico estimulante del
apetito, como estomacal en trastornos digestivos, para la
tos como expectorante, y en caso de afecciones renales
y reumáticas. Contiene taninos, jugos amargos, ácidos
orgánicos, vitamina C y aceite esencial.

En forma de zumo es una planta eficaz contra la gota
y en infusión va bien en caso de digestiones difíciles. Se
añade, a una taza de agua hirviendo, una cucharadita de
planta seca y desmenuzada. Dejar reposar 5 minutos.
Filtrar y tomar unas 2 o 3 tazas al día.

- **Tisana de verónica.** A una taza de agua hirviendo
  añadiremos una mezcla a base de 50 g de sumidades florales de verónica, 10 g de hojas de
  grosellero negro, 10 g de hierba amarga de matricaria. Dejar reposar 10 minutos. Filtrar y
  beber antes de las comidas.
- **Agua del Carmen.** El Agua del Carmen es un popular vino digestivo (un estomacal con
  alcohol) con propiedades antiespasmódicas, estimulantes, estomacales y muy digestivas,
  que introdujo una orden religiosa, los carmelitas, en el siglo XVII. Para su elaboración hay
  que dejar macerar, en un vino blanco fuerte, hojas y flores de melisa, canela, nuez moscada, cilantro, clavos, y cortezas de naranja y limón.

138 **Albahaca**
(Ocimum basilicum)

Inglés: *basil, sweet basil, garden basil*. Francés: *basilic, pistou, herbe aux sauces*. Alemán: *Basilic, Königskraut, Braunsilge*. Castellano: *albahaca*. Catalán: alfàbrega. Euskera: *albaraka, brazilla*. Gallego: *alfádega, basílico*.

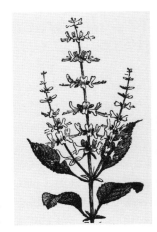

La planta
Originaria de la India, en donde era sagrada, llegó a Occidente a través de los egipcios, griegos y romanos, culturas del Mediterráneo en donde ya entonces era muy apreciada. La albahaca es una planta herbácea anual, cuyo tallo puede crecer hasta unos 50 cm si bien en Bétera (Valencia, hay plantas de albahaca que llegan a los 2 metros y más. Es de hojas anchas, muy verdes y olorosas; y de formas diferentes según la variedad (existen más de 40 especies, pero la más común es la albahaca dulce).

Floración y recolección. Al igual que otras plantas aromáticas, como el romero o la salvia, es muy apropiada para cultivar alrededor de plantas que puedan ser atacadas por los insectos; además de ser útil para preparar infusiones, en la cocina y en toda la casa tiene la virtud de ahuyentar mosquitos e insectos en general con el aroma que desprende. Sus flores aparecen al final de la primavera o con la llegada del verano. Son pequeñitas y agrupadas, de color blanco o lavanda. Se pueden utilizar perfectamente frescas, justo al recolectarlas, normalmente antes de que florezca; de ser así poseerán mucho más aroma y sabor.

La albahaca también se suele guardar seca (mejor en frasco de vidrio) durante meses o bien fresca, en el frigorífico, durante unos cuantos días. También se pueden conservar las hojas frescas en un tarro con una pizca de sal y cubiertas con aceite de oliva.

Propiedades y usos medicinales
La albahaca es una planta de alegría, una buena ayuda complementaria en el tratamiento de problemas nerviosos: insomnio, ansiedad, migrañas, mal humor; en estos casos se usará el aceite esencial.

- **Decocción.** También es eficaz en algunas afecciones de las vías respiratorias (tos, faringitis, bronquitis), de la boca (encías inflamadas, aftas) o de garganta (anginas). En estos otros casos se usará, dos o tres veces al día, una decocción tibia a modo de gargarismo o de enjuague bucal, que se prepara con seis cucharadas soperas por litro de planta fresca u ocho cucharadas soperas por litro de planta seca.

- **Para la lactancia, el mal aliento y la circulación.** La albahaca estimula la secreción de leche materna (decocción de 30 g de hojas secas en un litro de agua; dos tazas al día) y es un ingrediente de bastantes remedios naturales para prevenir la caída del cabello (podéis friccionar el cuero cabelludo con la misma infusión de hojas secas) o para combatir el mal aliento. Mejora la circulación sanguínea y ayuda a evitar las náuseas, vómitos, mareo y mal de altura.
- **Tisana digestiva.** Facilita la digestión por excelencia y es más que útil en caso de gastritis o de flato. Se prepara una tisana con unos 15-20 g de hojas en un litro de agua hirviendo y se deja en decocción durante breves minutos. Se deja reposar y se cuela. Tómese una tacita después de las comidas.
- **Tisana de albahaca.** Se añaden 20-30 hojas secas de albahaca (si hay flores, también) por cada litro de agua. Se deja la infusión 10 minutos antes de filtrar. Hay quien le añade miel, que la potencia, pero modifica bastante el sabor. Se toma después de haber comido.
  La infusión es útil en caso de insomnio y tos pertinaz, además de que limpiará el aliento y calma las inflamaciones de boca y garganta.

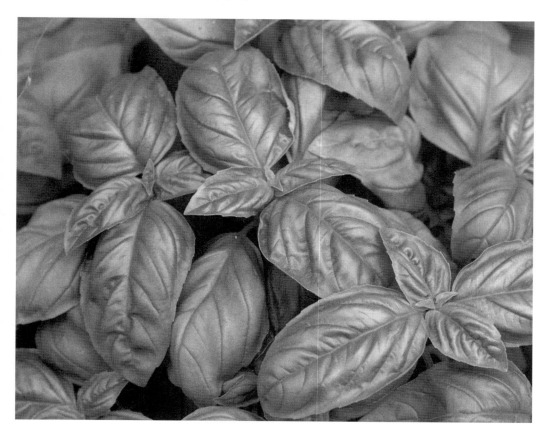

139 **Anís verde**
(Pimpinella anisum)

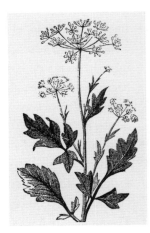

Inglés: *anise*. Francés: *anis vert*. Alemán: *Anis, kleiner Anis*.
Castellano: *anís verde, matalahúva*. Catalán: *anís verd,
matafaluga*. Euskera: *anís*. Gallego: *anise*.

La planta

El anís más popular entre nosotros es esta planta de Oriente Medio y el Mediterráneo oriental introducida por los árabes en la Edad Media y que hoy se cultiva en países de clima templado.

Es una planta herbácea anual que forma matas de hasta 1 m de altura, de hojas simples de 2-5 cm de largo ligeramente lobuladas y de flores blancas con cinco pétalos, que aparecen apretadas en densas umbelas. Todas las partes vegetales de la planta joven son comestibles. Los tallos tienen una textura parecida al apio y son mucho más suaves de sabor que las semillas.

Composición. Contiene un aceite esencial rico en una sustancia, el atenol, indicado en caso de hipertensión, así como en flavonoides antioxidantes y ácidos grasos, entre otros ingredientes interesantes. Dicho aceite se utiliza en el tratamiento de cólicos flatulentos.

El anís verde combina bien con muchas otras plantas, como por ejemplo: alcaravea, comino, hinojo, cilantro, eucalipto artemisa, angélica, manzanilla, hierba luisa, menta, malvavisco, ajedrea, poleo o tomillo.

Puede encontrarse en forma de aceite esencial, infusión, tintura, polvos, extractos seco y fluido, licor, etc. Y en la cocina aparece en un sinfín de platos y de recetas, especialmente de repostería: rosquillas, galletitas o, en verano, en las cocas de las verbenas.

Propiedades y usos medicinales

Al igual que el hinojo, la menta o el comino, el anís verde es muy eficaz en caso de hinchazón del vientre, flatulencias, náuseas y mal aliento.

En infusión es indicado para todo tipo de trastornos digestivos, además de que puede tomarse como planta aperitiva. De todas formas el licor de anís es muy común en la cocina, ya que con él se preparan numerosas recetas, sobre todo de repostería.

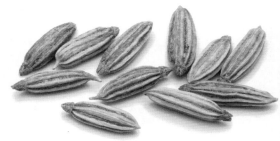

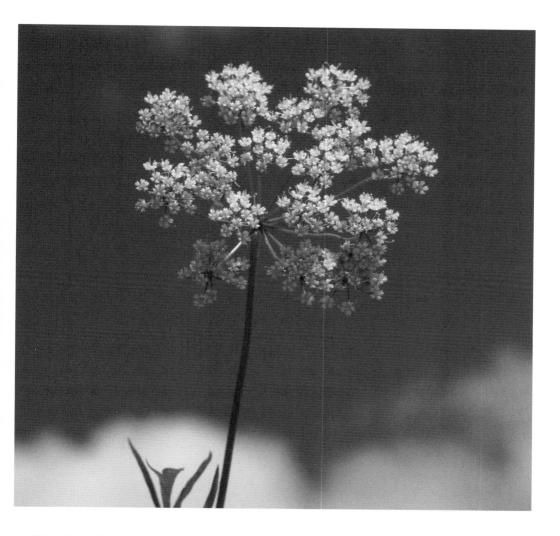

- **Digestivo.** En general reduce la formación de gases y favorece su expulsión. También elimina las náuseas y el mal aliento. Se recomienda igualmente en caso de inapetencia, digestiones difíciles, flatulencias, gases y espasmos intestinales. También se emplea mucho en infusión en caso de problemas digestivos de los bebés lactantes (no el aceite esencial, que no es aconsejable en niños menores de seis años).
- **Tisana de anís en infusión.** Echar, en ¼ de litro de agua hirviendo, ½ cucharadita de semillas de anís, ½ cucharadita de semillas de hinojo y ½ cucharadita de hojas de menta. Se sumerge en el agua hirviendo las semillas de anís y de hinojo y las dejamos a fuego lento durante unos segundos. A continuación añadiremos las hojas de menta, apagando el fuego y tapamos el recipiente, dejándolo en reposo durante unos diez minutos. Colar.
Elimina el mal aliento, por lo que también puede utilizarse para hacer enjuagues bucales.

140 **Cilantro** *(Coriandrum sativum)*

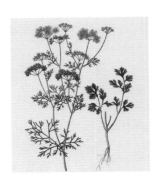

Inglés: *coriander.* Francés: *coriandre, persil arabe.*
Alemán: *Koriander.* Castellano: *cilantro, coriandro.*
Catalán: *coriandre, ciliandre, xalandrí.* Euskera: *martorri.*
Gallego: *coentro, xendro.*

La planta

El cilantro, coriandro o culantro es una hierba aromática anual de
la familia de las apiáceas (antes umbelíferas), de tallos rectos, hojas compuestas, flores blancas
y frutos aromáticos. Se considera que procede del Norte de África y su uso, desde tiempo
inmemorial, aparece ya en la Biblia, con un nombre que deriva del griego *korios* y significa
«chinche», en alusión al desagradable olor de sus frutos cuando son verdes. La planta llega a
alcanzar entre 40 y 70 cm de alto, crece bien en climas templados,

Floración y uso. Florece en verano y es de uso común en la cocina mediterránea, india, latinoamericana, china y del sureste asiático. Es toda comestible, pero normalmente se usan las
hojas frescas y las semillas secas. En algunos países se lo conoce como perejil chino o japonés.
La variedad de cilantro vietnamita (*Polygonum odoratum*) es la que se utiliza en el Lejano
Oriente.

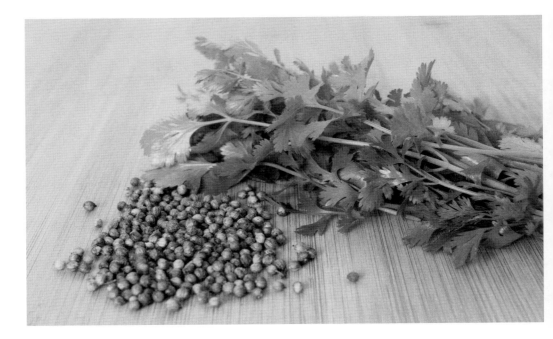

Propiedades y usos medicinales

El cilantro es un excelente ejemplo de planta que puede utilizarse indistintamente como hierba aromática (hojas frescas) y como especia (semillas secas) y se utiliza tanto en platos salados como dulces. Se utiliza ampliamente en la cocina hindú y latina (México, Venezuela, Colombia y Chile). Las hojas se usan frescas, enteras o picadas, de forma parecida al uso del perejil. Estas mismas hojas frescas se usan también en Portugal, Grecia, Chipre, China, India y en el sudeste asiático.

Aparte del uso culinario, se considera como un remedio casero de propiedades estimulantes y estomacales. Las hojas se pueden masticar para combatir el mal aliento y también en algunos países las machacan y aplican en las axilas para evitar la sudoración excesiva.

- **El fruto y la raíz.** Los frutos del cilantro se suelen usar secos y al molerlos o aplastarlos despiden un aroma cítrico inconfundible. Los frutos del cilantro secos aparecen en platos de la cocina etíope y árabe y también se añaden molidos para aromatizar el café en Oriente Medio. Las raíces huelen a cítricos y almizcle. Su sabor, más fuerte, realza los guisos, carnes y pescados.

- **En la cocina.** Además de ser uno de los ingredientes clásicos del curry y de los chutneys, el cilantro también se usa en la preparación de vinagretas y en repostería. Su acento a naranja combina muy bien con la menta, albahaca, ajo, perejil, limón. Y con todo tipo de comida salada. Para que no pierda su sabor lo mejor es echarlo cuando queda poco tiempo de cocción.

141 **Eneldo** *(Anethum graveolens)*

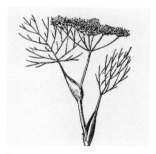

Inglés: *thyme, garden thyme*. Francés: *thym, farigoule*. Alemán: *Thymian, Garten-Thymian*. Castellano: *aneto, aneldo, eneldo*. Catalán: *anet*. Euskera: *esamillo, aneta*. Gallego: *endro, aneto*.

La planta

En la Grecia antigua «anethum» era el nombre que se le daba al hinojo y, al parecerse tanto, al eneldo se le dio el mismo nombre («graveolens» se refiere a su fuerte aroma). El eneldo procede de la península de Anatolia y de Oriente Medio, Persia y la India. En la actualidad se cultiva en amplias zonas de Europa, India, Pakistán y EE.UU., en terrenos ricos en humus, fértiles, ligeros y con un buen drenaje. Es una planta anual y herbácea, de la familia de las umbelíferas. Tiene el tallo erecto y ramificado en su parte superior, de donde nacen las flores, entre 15 y 20, pequeñas y de color amarillo. En buenas condiciones puede llegar a superar el metro de altura. Todas las partes de la planta de eneldo contienen aceite esencial.

Propiedades y usos medicinales

El eneldo es muy común en gastronomía y en preparados de herboristería frente a muchos trastornos. Como planta medicinal tiene cualidades antisépticas, digestivas, sedantes y contra las hemorroides.

Sus semillas se utilizan a menudo en tisanas para ayudar a la digestión. Recuérdese que el eneldo es dulce y amargo a la vez, además de muy aromático.

- **En la cocina.** Se usa en encurtidos y aderezos para pescado en la Europa Continental, no sólo por su sabor, sino también porque ayuda a su digestión. Si se quiere añadir a los guisos se hará al final de la cocción, porque de lo contrario perdería todo su aroma, sabor y propiedades.

Es preferible usar siempre el eneldo fresco. Sin embargo, con las flores secas se elabora vinagre de eneldo, que se emplea en las conservas de pepinillos. En las conservas de vinagre se suele utilizar (con sus flores frescas y los frutos) con laurel, enebrinas y pimienta.

Combina bien con las hierbas aromáticas frescas, pero su marcado sabor, de fuerte personalidad, hace que se utilice con cautela y en dosis moderadas.

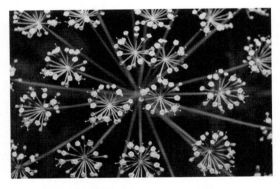

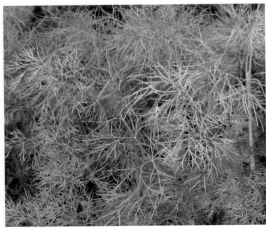

En Alemania y la Europa del Este se emplea en adobos y como conservante de la col fermentada. Y en la cocina de los países escandinavos es el ingrediente esencial para acompañar el salmón marinado. Se usa también como condimento en la conservación de los pepinos. Sus semillas se emplean principalmente para aromatizar el vinagre de pepinillos y se añaden igualmente al pan, pasteles, pescado y platos de arroz. Se trituran las semillas y se añaden a una salsa cremosa para acompañar un pastel de pescado o mezclar con cebollino y yogur para acompañar al salmón o bacalao fresco.

Las hojas troceadas también pueden usarse en el yogur y con las recetas de verduras.

142 **Estragón**
(Artemisia dracunculus)

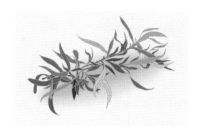

Inglés: *tarragon*. Francés: *estragon, herbeau dragon*.
Alemán: *Estragon*. Castellano: *estragón, dragoncillo*.
Catalán: *estragó*. Euskera: *suge-belarr*. Gallego: *estragao*.

La planta

Es una planta originaria de Asia Central y Siberia que ya era conocida por griegos y romanos y se utiliza en la cocina desde el siglo XVI.

Desde el punto de vista botánico está relacionado vagamente con el ajenjo. Puede crecer hasta un metro de alto y 30-40 cm de largo, con ramificaciones que en conjunto le dan forma de mata. Sus hojas, bien separadas y estrechas, tienen forma de lanza, con el borde entero.

Floración. Sus flores son de color blanco amarillento y no producen semillas, sino que se reproducen en la primavera a través de rizomas (el tallo bajo tierra produce nuevos brotes) de un palmo de largo más la parte enterrada. Si se quieren formar nuevas plantas se elegirán, en otoño o primavera, las de más de tres años.

Para formar nuevas plantas se utilizan aquellas que tengan tres años y conviene realizar esta operación en primavera, al final del período de heladas o bien en otoño.

Aunque se trata de una planta perenne, su ciclo de cultivo dura 3-4 años. Después produce menos hojas y no tan tiernas, pero es fácil de cultivar en cualquier huerto casero.

En los países del Mediterráneo crece silvestre y en los del Norte de Europa se cultiva. El estragón mexicano suele utilizarse para preparar platos como el mole.

Propiedades y usos medicinales

El estragón es otra planta excelente para todo tipo de trastornos digestivos (colitis, cólicos, indigestión, flatulencia, hinchazón, etc.); es un auxiliar en el tratamiento de las enfermedades del riñón y de las vías urinarias; es un remedio eficaz contra la artritis, la artrosis y el reumatismo; es un buen calmante, por lo que puede usarse para aliviar dolores de diversas partes del cuerpo; promueve la regularización del ciclo menstrual y sirve también para eliminar parásitos intestinales.

El vinagre de estragón en las ensaladas es una buena ayuda para las buenas digestiones.

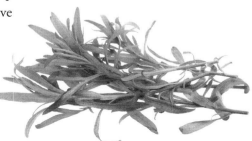

- **Bebida digestiva.** El estragón puede aliviar trastornos digestivos, pero también es útil para resolver las enfermedades del riñón y de las vías urinarias. Igualmente es indicado como complemento eficaz para tratar artritis, artrosis y reumatismos y como calmante. Además ayuda a eliminar parásitos intestinales. Tomar 3 tazas al día de una infusión hecha con tres cucharadas soperas por litro de planta fresca o dos de planta seca.

- **En la cocina.** Se aconseja usar la planta fresca, preferiblemente recién cortada, ya que seca pierde casi todo su aroma. El aroma ligeramente anisado del estragón aparece a menudo en las gastronomías del Norte y Este de Europa y en la cocina francesa es uno de los ingredientes de las mezclas de hierbas aromáticas, tanto para los platos «a las finas hierbas» como en el «bouquet garni» y en las hierbas de Provenza.

Igualmente aparece para aromatizar salsas (como la salsa bearnesa y la salsa tártara), mayonesas y, junto a las alcaparras, en vinagres aromatizados. Otros lo usan para aromatizar la mantequilla. El estragón combina bien con la mostaza.

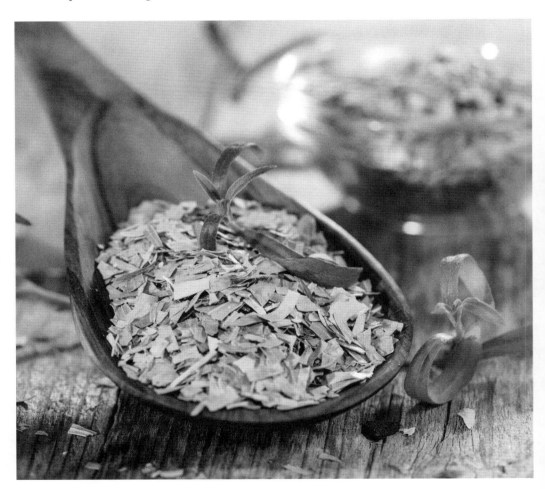

143 **Perejil** *(Petroselinum hortense, Petroselinum crispum)*

Inglés: *parsley*. Francés: *persil*. Alemán: *Petersilie, Gartenpetersilie*. Castellano: *perejil*. Catalán: *julivert*. Euskera: *perexil, perresil*. Gallego: *prixel*.

La planta

Es una planta apiácea y herbácea del género petroselinum que se distribuye ampliamente por todo el mundo (existen varias decenas de variedades) y se cultiva como condimento. Aparece en los huertos y jardines de Europa y buena parte de Asia, así como en cultivos y arcenes. Es bianual, pero puede cultivarse también como anual. Sus tallos, estriados, pueden llegar a 60 cm., con rosetas de unos 15 cm. Sus flores son de color verde amarillento.

Cultivo. Se cultiva desde hace más de 300 años y es, como se sabe, una de las plantas aromáticas más populares de la gastronomía mundial. Se cultiva sembrando las semillas, le gusta el clima soleado y puede plantarse en macetas y jardineras: es el mejor modo de tenerlo fresco siempre a mano para aderezar cualquier plato.

Hay que tener cuidado con el perejil silvestre, ya que por su aspecto podría confundirse con la cicuta, la conocida planta venenosa.

Contenido. Las hojas crudas de perejil son ricas en vitaminas A (420 mg por 100 g), B1, B2, C (130 mg por 100 g) y D, pero contiene también bastante ácido oxálico. Por eso, al igual que con todas las plantas, especias y alimentos, conviene tener presente una regla de oro: «nada es la panacea» o «nada en demasía». Contiene también apiína, el mismo glucósido que se encuentra en el apio.

Propiedades y usos medicinales

El perejil posee propiedades diuréticas; se recomienda en casos de retención urinaria, reumatismo y obesidad; ayuda en caso de menstruaciones escasas o dolorosas y también es estomacal y carminativo. Es además un buen reforzante, tonificante y depurador del organismo. Mantiene la juventud de las células gracias a su poder antioxidante anti radicales libres.

El perejil resulta eficaz contra la celulitis, los trastornos circulatorios y también combate la irritación de los ojos y la conjuntivitis; alivia la irritación de las vías urinarias y de la vagina. Favorece la salud y belleza de la piel. Estimula la secreción y fluidez láctea de la madre lactante.

Aumenta la producción de estrógenos y resulta especialmente útil en la menopausia, para incrementar el deseo sexual. Se vierten dos vasos de perejil en un litro de agua hirviendo durante 45 minutos. Apagar el fuego y dejar reposar una hora. Tomar un vaso antes de realizar el acto sexual.

- **Infusión de perejil.** Por un litro de agua hirviendo se usarán 30 g de hojas o bien 15 g de raíces troceadas. Se toma una taza antes de cada comida. Externamente, en cataplasmas de hojas frescas machacadas, hasta formar una pasta que se aplica sobre la zona afectada.

  Se indica en caso de retención de líquidos, orina escasa e insuficiencia renal, celulitis, menstruaciones irregulares, inapetencia, anemia y convalecencias. Debe evitarse durante el embarazo (los ingredientes apiol y miristicina provocan contracciones).

- **Jugo fresco de perejil.** Es ideal para mantener la juventud de las células. Puede prepararse un vaso de zumo hecho con ¼ de vaso de zumo de perejil fresco y ¾ de vaso de zumo de zanahoria, o bien un poco menos de ambas unido a media manzana pequeña.

- **Emplasto:** Para tratar problemas menstruales, la celulitis y desobstruir y ablandar los pechos que amamantan. Aplicar la planta machacada directamente sobre el vientre, en el primer caso, en la zona con celulitis o sobre los pechos. Dejar media hora. Aplicar una vez al día en los dos primeros casos, y varias veces al día hasta que los pechos estén aliviados.

- **Compresa:** Contra la irritación de los ojos y la conjuntivitis. Empapar las gasas en una mezcla hecha con 3 cucharadas de zumo fresco mezclada con ¼ de litro de agua hervida. Aplicar 2 o 3 veces al día.

- **Fricción:** Para embellecer la piel y el cabello. Dar fricciones con aceite de perejil, que se elabora macerando un manojo grande en un litro de aceite de oliva; poner en un frasco y dejar que repose una semana antes de usarlo.

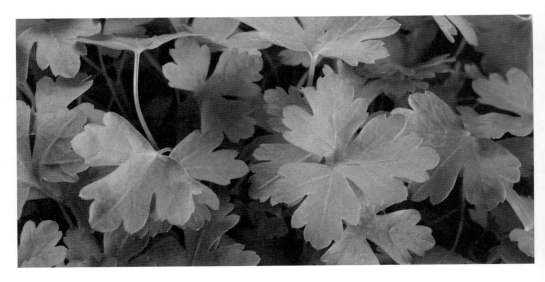

144 **Achiote** *(Bixa orellana)*

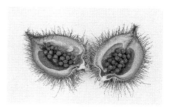

Inglés: *annato, arnotta.* Francés: *orellana, rocouyer.* Alemán: *Anattostrauch, Orteanbaum.* Castellano: *achote, orellana, bija, urucú, achiote.* Catalán, Euskera, Gallego: *achiote.*

La planta

Es un arbusto perenne, de 2-4 m hasta 6 m de altura, copa baja y extendida, que se cultiva en las regiones centrales de Mexico desde la época precolombina. Se cultiva también en la India y Ceilán y los mayores productores americanos son Perú y la República Dominicana, si bien su cultivo está ampliamente extendido en Latinoamérica.

La planta es de tallo marrón pardo y que enseguida ramifica a poca altura del terreno. Hojas simples, grandes, alternas, cordadas, de largos y delgados peciolos. Crece bien en lugares templados (20-35 °C), libres de heladas, lluviosos y no muy altos (100-500 m, aunque los hay a 1.500 m).

Florece en ramilletes aracimados con pelos glandulares; da flores hermafroditas, blanquecinas o rosadas. El fruto es una cápsula roja, de 2 a 6 cm de largo, con pelos gruesos espinosos, que al madurar se abre para que salgan las semillas; es entre verde oscuro y morado (según variedades), y al madurar toma tonos de color pardo rojizo oscuro. En cada valva hay semillas comprimidas y con tegumento recubierto de una sustancia viscosa de color rojo intenso.

La palabra «achiote» (del nahuatl «achiotl») en su versión latina corresponde al portugués (bixa) y al explorador español Francisco de Orellana (1490-1546).

Propiedades y usos medicinales

Es astringente, antiséptico, emoliente, antibacterial, antioxidante y expectorante. Y también cicatrizante, febrífugo, estomacal, diurético, desinflamatorio. La semilla molida se emplea en caso de sarampión, viruela, trastornos estomacales o enfermedades del riñón, y la pulpa se usa en quemaduras y ampollas.

Las hojas actúan contra un sinfín de trastornos, como irritación de garganta, afecciones respiratorias, dolores renales, inflamaciones de la piel y vaginales, fiebre, hipertensión, hemorroides, dolor de cabeza y conjuntivitis. También resultan muy eficaces en el control de inflamaciones producidas por hongos y bacterias. La raíz en decocción se aconseja contra el asma.

La pulpa de las semillas se usa en los países tropicales como un buen remedio para enfermedades de la piel, incluso tan severas como la lepra.

La infusión de los frutos y semillas es útil para el dolor de cabeza. Es igualmente un cicatrizante y se usa también como remedio para detener la prostatitis, tanto en infusión como en extracto seco.

Jaume Rosselló / Janice Armitt

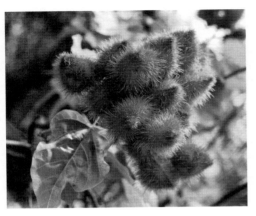

• **Colorante.** Del achiote se obtiene un colorante natural rojizo amarillento derivado de sus semillas (E-160), conocido como «annatto», y que se utiliza muy a menudo como colorante alimentario para dar tono a los quesos (Cheddar y otros), la margarina o la mantequilla. En América se añade también a los helados, los chocolates, el pan y un sinfín de productos.

• **En la cocina.** El achiote es un colorante y condimento que se usa para los arroces y muchas recetas tradicionales de la cocina del Caribe y Latinoamérica, así como en la gastronomía del sudeste asiático. De la rama se extrae una goma similar a la goma arábiga.

• **Infusión.** 1-2 g de semillas por taza.

....

145 **Alcaravea** *(Carum carvi)*

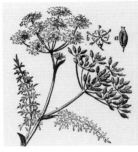

Inglés: *caraway*. Francés: *carvi, cumin des prés*. Alemán: *Kümel*. Castellano: *alcaravea, carvia*. Catalán: *càrvit, alcaravia, comí*. Euskera: *txarpoil*. Gallego: *alcaravia*.

La planta

Es una planta herbácea bianual, umbelífera, conocida también como «comino de prado». Se considera originaria de Asia menor, si bien su uso se generalizó pronto en muchos países europeos. De hecho Dioscórides creyó que su nombre derivaba de la región de Caria (en Turquía, entre el mar Egeo y la cordillera del monte Taurus). Se emplea desde tiempo inmemorial, pero su cultivo no comenzó en Europa hasta el medievo; hoy se cultiva en todos los países europeos.

La alcaravea llega a medir un poco menos de un metro, es de tallo anguloso y con surcos a lo largo; pueden llegar al medio metro de altura. La planta presenta varias ramificaciones de las que parten hojas que se han visto muy modificadas. Estas hojas, muy divididas, son superestrechas y con forma como de aguja (en algunas variedades tienen la forma plumosa de las hojas de zanahoria); su sabor está entre el perejil y el eneldo. La raíz, de color ocre y por dentro blanquinosa, tiene un sabor que recuerda al de las zanahorias.

Las semillas tienen un sabor picante y contienen alrededor de un 10% de aceite esencial (limoneno).

Propiedades y usos medicinales

La alcaravea es una planta carminativa como el anís y el hinojo, es decir que favorece la expulsión de los gases intestinales y ventosidades. Es un buen diurético, estimula el apetito y la digestión y limpia los intestinos. También es un buen remedio natural ante la fiebre.

En la cocina. La alcaravea desprende un fuerte aroma y su sabor es picante y ligeramente amargo. Cuando se combina con frutas y verduras, parece añadir un ligero toque de limón. Se trata de una especia muy frecuente en los platos tradicionales de la cocina centroeuropea y judía; se utiliza para condimentar panes, coles y sopas.

Las hojas frescas y las raíces de la alcaravea se suelen tomar en ensaladas, pero se utiliza toda la planta: las hojas, tallos, raíces centrales (pueden hervirse como una verdura y acompañarse con salsa blanca).

La raíz de la alcaravea posee un sabor parecido al de la zanahoria. Los tallos son tiernos y las hojas tienen un sabor aromático y agradable. Con los frutos se da sabor a la col, chucrut, quesos… Tanto los frutos como las semillas desprenden un gran perfume que recuerda al del anís y se utilizan para aromatizar todo tipo de recetas, galletas y pan.

En general es bueno tostar ligeramente las semillas antes de usarlas.

- **Té de alcaravea.** Se vierte ¼ de l de agua mineral hirviendo sobre una cucharada sopera semilla de alcaravea, y se deja entre 5-10 minutos en decocción y después otros tantos antes de colar. Puede endulzarse con miel, melaza o azúcar integral, al gusto.

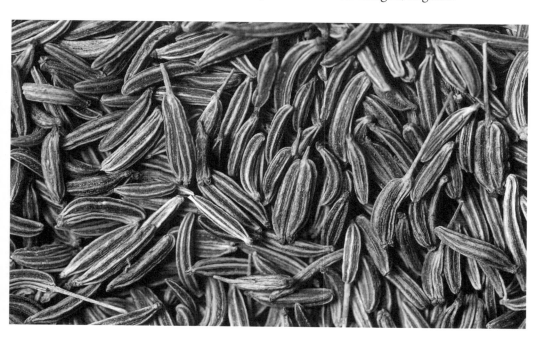

146 **Azafrán** *(Crocus sativus)*

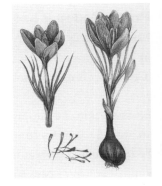

Inglés: *saffron*. Francés: *safran*. Alemán: *Saffran*.
Castellano: *azafrán*. Catalán: *safrà*. Euskera: *azaparan, zupa*.
Gallego: *açafrao*.

La planta

El azafrán es una planta herbácea perenne, de hojas lineales re-
forzadas por un nervio de color claro y con un bulbo escamoso
subterráneo que mide el tamaño de una avellana grande. Su varita
tallosa, muy corta, está rematada en una flor, la rosa del azafrán, abierta en forma de embudo,
de color violeta y dividida en seis lóbulos. Dentro del tubo de la flor el estilo se separa en tres
partes; cada una termina en una hebra o estigma anaranjado, que son las briznas del azafrán
que sobresalen por encima de la flor.

Se planta en terrenos sin agua, pobres, secos y mal dotados para el cultivo; se han llegado
a dinamitar suelos pedregosos para plantarlo. La planta crece, más o menos caprichosamente,
sin problemas con las temperaturas.

Se cultiva en zonas de Turquía y Oriente Medio desde hace muchos siglos, así como
en los países mediterráneos y algunos americanos. España es uno de los principales productores mundiales de azafrán (exporta el 90% de la producción), una de las especies más
caras del mundo. Es tan cara porque se tiene que recolectar a mano y porque se requieren
muchas flores en su producción (se necesitan unas 80.000 flores para producir medio kilo
de azafrán).

Floración y recolección. Florece durante el verano y se reproduce mediante multiplicación
de los bulbos hijos que nacen en la base del bulbo madre. Las partes útiles para recolectar son
los estigmas junto con una parte del estilo, hebras que se extraen de la flor cortada entera.

La cosecha suele darse entre septiembre y noviembre. Se recolecta a primeras horas de la
mañana para que el sol no marchite las flores, y enseguida se ponen a secar para que pierdan
en un tiempo muy corto (media hora) el agua que contienen, y así conservar todo el color y
aroma característicos. Por cada cinco partes de azafrán fresco se obtiene una de azafrán seco.

La humedad y la luz estropean mucho el azafrán, por lo que conviene conservarlo herméticamente en frascos de cristal y lugar seco.

Contenido. El azafrán contiene, entre otras sustancias, un pigmento amargo carotenoide
(crocina) junto a otros pigmentos y glucósidos (compuestos de azúcares), así como aceites
esenciales (safranal).

Propiedades y usos medicinales

Antiguamente se le atribuyeron innumerables virtudes y propiedades como estimulante y en aplicaciones para el corazón, enfermedades contagiosas, viruelas, tos, etc. Durante la Edad Media gozó de un gran auge y todavía hoy en día se emplea bastante en farmacia, especialmente para la obtención de preparados oftalmológicos (tinturas, extractos, colirios y aguas oculares).

En medicina popular se utiliza el azafrán como estimulante suave, aperitivo, estomacal y favorecedor de la digestión. Es también una planta sudorífica y adecuada en caso de fiebre.

Es asimismo una especia suavemente sedante y antiespasmódica, adecuada en caso de flujos vaginales y excesiva menstruación. Esta acción calmante es particularmente útil en caso de dolores debidos a la dentición infantil. En ambos casos suele utilizarse en infusión, con bastantes hebras de azafrán en proporción al agua, se deja enfriar y se frotan las encías en varias sesiones hasta mitigar el dolor.

No debe utilizarse en caso de embarazo ni a dosis elevadas, superiores a los 20 g.

- **Infusión de azafrán.** Es un suave aperitivo y digestivo, que puede prepararse utilizando unas briznas de azafrán en una taza de agua hirviendo. Tomar después de las comidas si se desea como digestivo, o antes de comer si se desean efectos aperitivos.
- **En la cocina.** El azafrán es muy valorado al ser una excelente especie culinaria para sopas (como la sopa bullabesa), salsas, ensaladas y en toda clase de paellas y risottos. Unas cuantas hebras (nunca se utilizará en exceso) bastarán para dar a los alimentos ese toque exquisito tan característico.

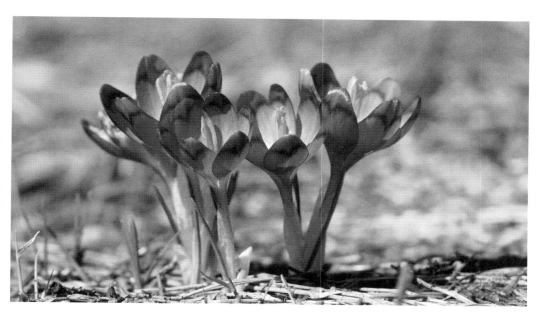

147 **Canela**
(Cinnamomum zeylanicum)

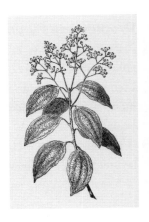

Inglés: *cinnamon*. Francés: *cannelle*. Alemán: *Ceylonzimt, echter Zimt*. Castellano: *canela*. Catalán: *canyella*. Euskera: *kanela*. Gallego: *canela*.

Se dice de la canela que es «la princesa de las especias», la especia del amor y una de las más utilizadas desde siempre. Aparece en los primeros escritos de medicina ayurvédica hindú, en la Biblia y en la cultura del Antiguo Egipto. La canela es originaria de Sri Lanka y de la India y habita en climas cálidos y templados, carentes de inviernos fríos. Está asociada a la selva tropical y se cultiva en Brasil, Birmania, India, Indonesia, Indias occidentales e islas del océano Pacífico. El mayor productor sigue siendo Sri Lanka (su canela es la mejor), seguido de las islas Seychelles.

La planta

La canela se obtiene de un árbol, el canelo, de hasta 20 m de altura (silvestre suele alcanzar unos 10-12 metros, pero los brotes se podan continuamente y queda bajo y denso). Es de corteza gruesa, papirácea y de color pálido y de hojas brillantes, coriáceas, alargadas y aromáticas. Florece de mayo a junio; las flores son hermafroditas, aparecen agrupadas y dan frutos de color morado. Otra planta de la misma familia es la canela casia (*Cinnamomum cassia*) o canela china, que es la más vendida en todo el mundo y que ya aparece registrada en un herbario escrito hace unos 4700 años.

Con canela, vino, azúcar y otras especias (jengibre, clavo y cardamomo), se elaboraba el «hipocrás», un vino caliente especiado, que era una bebida frecuente de la época medieval.

El comercio de la canela fue muy importante a partir del siglo XIII. Los venecianos controlaban su tráfico, comprándola en Egipto, a donde llegaba procedente de Asia. Marco Polo sabía que Ceilán (Sri Lanka) era el mayor productor de canela, pero no lo desveló para no perjudicar el monopolio de los venecianos.

La canela de buena calidad que llega a nuestros hogares es la segunda corteza del árbol que se enrolla a mano, prensando juntos sus bordes, lo que le da aspecto de pequeña caña. La operación se repite cada día hasta que la corteza está bien seca, momento en que se vuelve más oscura, suave y quebradiza. El elevado precio que alcanza se debe a la lentitud del proceso de fabricación. Una vez cortadas las ramas se levanta la corteza en trozos de hasta un metro de alto; se raspa toda la parte superior y se deja secar, lo que hace enrollar la fina corteza obtenida. Estos tubitos se meten unos dentro de otros en grupos de 10 y se cortan todos del mismo tamaño. Se usa en rama y molida.

Contenido. Hoy en día se sabe algo más del porqué era tan apreciada como especia, ya que contiene un aceite esencial rico en fenol que inhibe las bacterias responsables de la putrefacción de la carne.

Propiedades y usos medicinales

La canela es aromática, antiséptica, carminativa, digestiva, febrífuga y rubefaciente (en caso de enrojecimiento local de la piel). Calma el dolor de estómago, en especial las afecciones intestinales que provocan diarrea.

- **Sistema circulatorio.** Actúa como vasodilatador, estimulando la circulación. Genera calor en el cuerpo, energía que favorece a la circulación y desintoxicación.

  Es un sudorífico eficaz que, además compacta la superficie corporal e impide pérdidas innecesarias de agua. Y hace sudar abundantemente.

- **Buenas combinaciones.** La canela combina muy bien con otras plantas como: 1) Borraja, té de limón y verbena (febrífuga). 2) Jenjibre y ortiga (rubefaciente). 3) Manzanilla, anís, menta y hipérico (digestiva).

- **Afrodisíaco.** La canela también es un fuerte estimulante que activa los órganos y sentidos. Y activa también cierta fuerza interior, tanto afrodisíaca como relajante y que mueve a la concentración hacia la persona amada o deseada. La canela produce cordialidad y fuerza, sensación de intimidad y buena acogida, sobre todo recién molida. Es un elemento casi imprescindible en preparados más o menos eróticos de todo tipo.

- **En la cocina.** Se usa en rama y molida, sobre todo en postres (arroz con leche, natillas, apfelstrudel, etc.) y acompañando las frutas en los rellenos de una gran cantidad de recetas. Su aroma especial perfuma toda clase de pasteles, mousses y cremas. Una de sus virtudes culinarias es que sirve de puente entre los sabores agrio (ácido) y dulce.

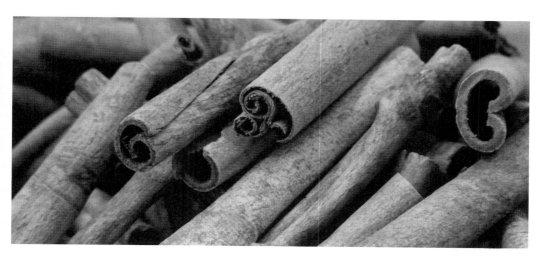

Con canela, bebidas calientes como el chocolate y el café (o algunos de sus sustitutos) quedan deliciosas. También se utiliza para aromatizar bebidas y algunos productos para la higiene y cuidado personal. Además es una planta bastante usada por los floristas.

Es mejor comprarla en rama, ya que resultará más aromática y además podemos molerla nosotros mismos. Conviene guardarla en botes cristal (a rosca o presión, pero que cierren herméticamente bien), para mantener sus propiedades.

Es mejor añadirla en el último momento a los platos que preparemos. Tanto el sabor de los platos como el de la especia saldrán mucho más beneficiados. Su marcado sabor posee tanto carácter y personalidad que podría estropear un plato si no se emplea con precaución.

- **Café de cereales a la canela.** Se prepara con una cucharadita de malta de cebada, o bien de poreparados solubles, tanto achicorias (taraxacum, diente de león…) como bebidas tipo «Yannoh» de Lima, o «Bambú», de Bioforce, un palito de canela, 2 cucharaditas de azúcar panela (opcional) y un trocito de corteza de naranja de cultivo ecológico.

  Se pone un cazo al fuego con medio vaso de agua (100 cc), la canela y la corteza de naranja. Cuando rompa a hervir lo retiramos, dejándolo en infusión durante 5 minutos. Lo colamos. Añadiremos el café de cereales elegido y el azúcar panela (o bien sirope de manzana). Se sirve inmediatamente.

148 Cardamomo
(Elettaria cardamomum)

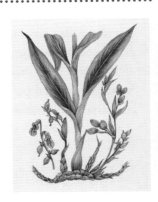

Inglés: *lesser cardamom, malabar cardamom*. Francés: *petite cardamome*. Alemán: *Kardamom*. Castellano: *cardamomo*. Catalán: *cardamom*. Euskera y Gallego: *cardamomo*.

La planta

El cardamomo procede de la India suroccidental, Camboya, Laos, Filipinas y las Islas Molucas. Hay datos de su uso en la India alrededor del año 700 y de su llegada a Europa, cinco siglos más tarde. Hoy en día China es el principal exportador de cardamomo.

Se trata de una planta vivaz de más de 4 metros de alto que forma fuertes rizomas carnosos (raíces de crecimiento en horizontal), de los que salen tallos con hojas y largas inflorescencias. Los tallos crecen exageradamente, casi dos metros y son los que protegen a la semilla, cubriéndola del sol directo. El fruto es una cápsula de tres paredes de tamaño variable, que se recolecta poco antes de que madure (en Asia lo cosechan en octubre y diciembre) para que las semillas se mantengan dentro.

El cardamomo es una planta agradecida de la familia de la zingiberáceas (relacionada con el jengibre), que no requiere mayores cuidados; vive en zonas nubosas de clima tropical y semi tropical y a los dos años de su cultivo empieza a dar frutos, similares a las uvas, que se cortan frescos y maduros para secarlos, con lo que se convertirán en el grano conocido en Latinoamérica como «pergamino» (allí la planta se conoce como «granado del paraíso»).

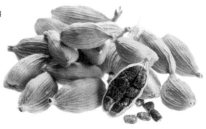

Contenido. Posee un 4% de aceites volátiles (terpineol, cineol y especialmente limoneno).

Propiedades y usos medicinales

Además de resultar un excelente y aromático condimento, es aperitiva (abre el apetito), estimula la digestión, favorece la salivación y, como carminativa, ayuda a combatir la dispepsia, flatulencias y gases. Se asegura que posee ciertos efectos afrodisíacos.

El cardamomo es ideal en caso de cólicos del bebé (usado en tisana con moderación) y de retortijones en general. También ayuda a combatir la halitosis y el mal aliento. Puede utilizarse en polvo, tintura, aceites o extractos líquidos, pero lo normal es tomarlo en forma de tisana.

- **Infusión de cardamomo.** Se vierte una taza de agua hirviendo sobre una cucharadita de semillas recién machacadas y se deja reposar quince minutos. Se tomarán tres tacitas al día. En caso de flatulencia o de inapetencia se tomará media hora antes de las comidas.
- **En la cocina.** Los árabes y asiáticos emplean los granos de cardamomo para condimentar arroz, salsas y limonadas. Es uno de los ingredientes típicos para la elaboración de curris, arroces, postres, pasteles (el pastel de manzana con cardamomo es delicioso), panes, bollos, galletas y como aroma para bebidas como el té.

  Otros consumidores de cardamomo son los países nórdicos (Finlandia, Noruega, Suecia), con el que preparan panes, bollos y galletas con especias (además de cardamomo suelen incluir clavo, jengibre, y canela).

  El aceite esencial se usa para masajes y terapias cuerpomente, para aromatizar velas, como ambientador y como desodorante.
- **Tés y bebidas.** Existe una limonada preparada con cardamomo, pelitos de azafrán y algún endulzante ligero; en medicina natural se recomienda cardamomo para fortalecer el proceso digestivo. Si de vez en cuando se requiere algo «fuerte» para levantar el ánimo y dejar a un lado el cansancio, el «chai» es la bebida típica de la India, que se prepara a base de té negro, jengibre rallado, cardamomo y leche. Lo ideal, de todas formas, es el descanso, o bien elegir té verde (natural, sin tuestes ni fermentaciones) ya que las xantinas de la teofilina del té negro se acercan a la nocividad del café.

149 **Clavo de olor**
(Eugenia caryophyllata, Caryophyllus aromaticus L.)

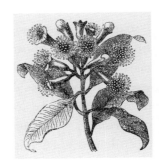

Inglés: *clove*. Francés: *girofle, clou de girofle*.
Alemán: *Gewürznelken, Nägelein*. Castellano: *clavo de olor, clavo de especias*. Catalán: *clau d'olor*. Euskera: *iltze*.
Gallego: *dente de allo*.

La planta

El clavo de olor es una especia –la flor no abierta y secada al sol– de un árbol tropical originario de las islas Molucas (Indonesia) que se ha extendido en lugares como Zanzíbar o Madagascar, Tanzania, Sri Lanka, Malasia, la isla de Granada y Brasil. Como especia posee todos los ingredientes míticos relacionados con viajes y aventuras a lugares remotos, pero hoy en día se cultiva en los valles, collados y laderas de todo el litoral mediterráneo, en tierras mineralmente ricas y húmedas. Indonesia produce la mayor cosecha de clavo.

El «clavero» o árbol del clavo de olor, grande (12-15 metros de alto), perenne y vagamente parecido al del laurel (al igual que sus hojas, largas y ovales), tarda unos veinte años en crecer y desarrollarse. Se caracteriza por sus flores regulares de cinco pétalos en forma de trébol y numerosos estambres. El fruto se sitúa bajo la flor y no en su seno, de forma que, cuando llega a su plena madurez, el cáliz lo corona.

Recolección. La flor cambia de los tonos verde a un color rojizo brillante que indica que ya se puede iniciar la cosecha. Cuando los recolectores regresan por la tarde proceden a «desrabar», operación que consiste en quitar los pedúnculos florales y dejar solamente los capullos que se ponen a secar en esteras al sol tropical durante tres días. Al secarse pierden dos tercios de su peso y adquieren el color oscuro. Cada año suele aprovecharse sólo una cosecha (cuyo resultado en volumen fluctúa enormemente), para que el árbol se recupere.

Su nombre procede del latín *clavus*, ya que el capullo seco sin abrir recuerda precisamente la forma de un clavo y deriva de la palabra francesa «clou».

Contenido. El compuesto responsable del aroma del clavo es el eugenol, que es el principal componente de su aceite esencial (oscila entre un 72-90%) y se ha comprobado que posee pronunciadas propiedades antisépticas. Sin embargo, en los últimos años se ha descubierto que es una bendición para la salud, porque posee una notable acción antioxidante que lo convierte en una especie salutífera importante: ayuda biológicamente a retrasar el envejecimiento celular y se utiliza también en oncología.

Propiedades y usos medicinales

El eugenol realiza una serie de acciones químicas relacionadas con la captura y eliminación de radicales libres, directamente relacionados con el deterioro celular y el proceso de envejecimiento, se compara su actividad antioxidante con la mostrada por los polifenoles presentes en los granos de uva, el mosto y el vino tinto.

El clavo de olor es aromático, antiséptico, digestivo, analgésico, antihelmíntico... Una especia muy adecuada no sólo para dar sabor, sino que combate flatulencias y estimula el aparato digestivo y el organismo en general, entre otras virtudes beneficiosas.

El clavo de olor es una especia aromática que ejerce un discreto efecto antivomitivo y se aconseja contra las náuseas, aunque teniendo en cuenta que conviene una consulta médica para determinar su origen.

Al aplicarse a la piel el eugenol puede reducir la sensibilidad y reaccionar a una estimulación dolorosa. Por lo tanto, en teoría, el uso con otros productos anestésicos o analgésicos como la crema de capsaicina y otras hierbas puede ser de utilidad en el tratamiento de la eyaculación precoz.

- **Diabetes.** El aceite de clavo de olor por vía oral puede reducir el nivel de azúcar en sangre (hiperglicemia), pero es necesario tomar precauciones. Se ha de hacer un seguimiento terapéutico, imprescindible en caso de diabetes o con personas que tomen fármacos o suplementos que afecten el azúcar en la sangre.

El aceite esencial es empleado en aromaterapia como medio complementario que ayuda a contrarrestar el insomnio, reducir el estrés y la ansiedad, aliviar el dolor, evitar la depresión y aumentar las defensas en general.

- **En la cocina.** El clavo posee un aroma fuerte, caliente y rico, al probarlo es picante, ácido, fuerte y amargo y deja una última sensación de frío en la boca. Se trata de una especia muy aromática, por lo que se debe usar con cuidado y no en demasiada cantidad. Al cocinarlo su efecto se suaviza.

Acompaña muy bien platos dulces y salados, es ideal en la elaboración de toda clase de postres (plátanos asados, tartas de manzana, pudines) e igualmente en galletas y pan especiado, así como en platos fuertes. El clavo de olor se usa ampliamente en la cocina de la India.

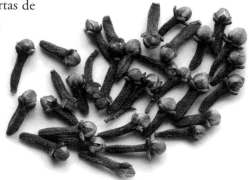

- **Infusión de clavo de olor.** Se ponen en infusión 15 g de clavo de olor machacado en 1 litro de agua hirviendo. Se cuela y se endulza generosamente con miel. Tomar varios vasos al día, antes de las comidas.

150 **Comino** *(Cuminum cyminum)*

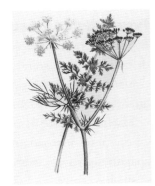

Inglés: *cumin*. Francés: *cumin officinal*. Alemán: *Kreuzkümmel*.
Castellano: *comino*. Catalán: *comí*. Euskera: *komino, uzta belarr*.
Gallego: *cominho, cuguminho*.

El comino procede del Turquestán, Siria y Egipto. En acadio, una
lengua semítica, le dieron el nombre de «kamani» que significa
planta de ratón, Posteriormente los griegos lo llamaron «kumi-
non», de allí su nombre. En la Biblia se menciona como cultivo
importante, usado en el aderezo de sopas y panes; en el Nuevo Testamento se utilizaba a
manera de diezmo. En el célebre «papiro de Ebers», el texto egipcio más antiguo de medicina
(1500 a.C), se cita como excelente aperitivo.

La planta

Es una planta anual, umbelífera, de entre 30-60 cm de altura y con hojas que se dividen en
segmentos delgados, con los pedúnculos florales unidos al tallo por el mismo punto.

El fruto, en donde se encuentran los principios activos, es alargado, un tanto achatado en
los extremos, de 5-7 mm de largo y 1,5 mm de espesor.

Es una planta muy mediterránea, agradecida en climas soleados, cálidos y arcillosos, que
no se hayan abonado recientemente con estiércol (más bien pobres en nitrógeno). Se siembra
en primavera, conviene regarla a menudo y esperar a que las semillas maduren bien antes de
cosecharlas.

Floración y recolección. Florece a finales de primavera y da unas flores blancas o rosadas.

Los frutos del comino se recogen a finales del verano, poco antes de que maduren y caigan
de las plantas, Se cortan las matas por la mañana temprano y se dejan secar en un lugar bien
ventilado, Seguidamente se separan las semillas y se guardan en un lugar seco, para evitar la
humedad.

En Oriente Medio el comino se cultiva como una planta de invierno y se recolecta a mano
en los meses de abril y mayo. Se recoge cuando las plantas están tiernas y los frutos no están
completamente maduros y comienzan a amarillear; se deja secar dos o tres días al sol y luego
se sacude para que caigan las semillas, que es lo que se vende en las tiendas.

Contenido. Su aceite esencial (aldehído cumínico o cuminal) posee poderes aperitivos y abre
el apetito, es tónico estomacal y facilita el tránsito intestinal (estimula el peristaltismo). La
planta, rica en otros aceites y terpenos, es de uso frecuente en farmacia.

Propiedades y usos medicinales

Es una planta aromática carminativa bien reconocida por sus cualidades digestivas (es buena en caso de flatulencias). El comino comparte algunas propiedades terapéuticas con otras plantas de la misma familia, como la alcaravea, el cilantro y el anís, y se diferencia de la mayoría de aromáticas por su sabor, bastante más intenso, con un toque ligeramente amargo.

* **Infusión de semillas de comino.** Es una buena tisana digestiva, para tomar después de las comidas. Ayudará a regular la función intestinal y contribuirá a eliminar el exceso de gases. Se prepara con 10-20 g de semillas recién molidas por cada litro de agua. Tomar unas 3 tazas al día.

* **En la cocina.** Tanto si se trata de semillas enteras como molidas, el comino es una especia de uso obligado en la cocina oriental y latinoamericana. Es un excelente aderezo para las ensaladas y da un característico toque de aroma y sabor a diferentes platos de legumbre, verdura, carne y pescado. En la cocina mediterránea se usa en el «garum» (un tipo de salsa fermentada de pescado de la que existe una excelente versión saludable y dietética, a base de aceitunas). Y más al Norte, en el centro de Europa, el comino se usa junto con el hinojo y bayas de enebro para aderezar la col fermentada en la preparación de la chucrut o saüerkraut. En España suele combinarse con azafrán y canela.

 En la cocina árabe aparece también en innumerables recetas; siempre termina por dar su acento picantito a panes y panecillos. Y en la cocina de la India es uno de los ingredientes esenciales para la elaboración del curry.

 Se guardará en frascos de cristal de color, bien hermético y en un lugar fresco.

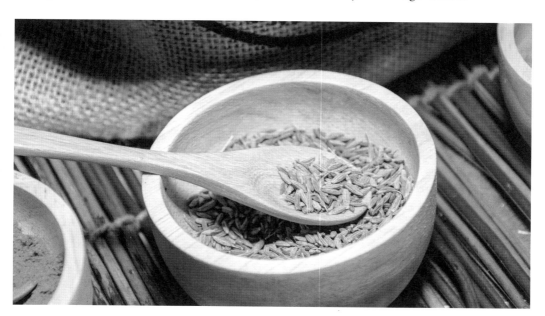

151 **Cúrcuma** *(Curcuma longa)*

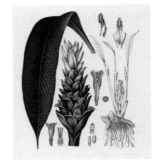

Inglés: *turmeric*. Francés: *cúrcuma, safran des Indes*. Alemán: *Gelbwurtzel, Kurkuma*. Castellano: *cúrcuma*. Catalán: *cúrcuma*. Euskera: *kurkuma*. Gallego: *cúrcuma*.

Es una especie común, pero nutricionalmente muy poderosa y especial. Se usa ampliamente como colorante natural para los alimentos y durante más de 4.000 años ha estado presente en la cultura de muchos países. En la Antigüedad la cúrcuma se empleaba para teñir telas, como perfume y para depilar, pero también como especia y como medicina. Todavía hoy la cúrcuma aparece en muchas recetas y rituales de salud y belleza de la India, Sri Lanka y otros países asiáticos.

La planta

La cúrcuma es originaria de la India, de donde llegó a Europa a través de China y Oriente Medio. Se cultiva desde hace más de 2.000 años y en la actualidad está presente en la agricultura de todos los países tropicales. Los principales exportadores son India, China, Sri Lanka, Filipinas. De la planta, que crece hasta alcanzar más o menos 1 metro de alto y es parecida al jengibre, se utiliza el rizoma. Del bulbo principal surge un haz de hojas y un eje que lleva una inflorescencia de 20 cm de largo.

Como planta tropical, necesita calor y húmedad para crecer. Su sabor es dulzón, con un toque amargo y picante. Se debe emplear en muy pequeñas cantidades, ya que de lo contrario amarga demasiado. A veces su sabor puede llegar a confundirse con el del jengibre. También es un sustituto del azafrán, debido a su color amarillo-anaranjado.

Propiedades y usos medicinales

- **Digestivo.** Del rizoma se extraen aceites esenciales con propiedades medicinales. La cúrcuma es un tónico estomacal con propiedades beneficiosas para los problemas hepáticos, biliares y digestivos (digestión lenta, falta de apetito, gases, exceso o falta de ácidos gástricos, etc.). La cúrcuma favorece también el buen funcionamiento del hígado, protegiéndolo de toxinas y ayuda a que la bilis sea más fluida. Y ayuda a reducir el porcentaje de glucosa en los diabéticos.

  En caso de inflamaciones bucales se pueden hacer enjuagues con cúrcuma en polvo, al igual que en caso de encías muy sensibles.

- **Antiséptica y antiinflamatoria.** Es muy recomendable para aliviar el dolor, gracias a su poder como antiséptico y antiinflamatorio natural, sin efectos secundarios nocivos. Las personas con artritis encuentran en esta especia un buen aliado, ya que calma el dolor y favorece la eliminación de toxinas. Además de reducir el colesterol nocivo, ayuda a evitar la formación de coágulos en la sangre, con lo que facilita la circulación y previene la arteriosclerosis.

- **Curcumina y oncología.** En los últimos años, los intestigadores han descubierto que la curcumina, uno de los componentes de esta especia de poderosos efectos antioxidantes, muestra una extraordinaria eficacia, en el tratamiento de algunas enfermedades severas (mal de Alzhéimer y en oncología, ante determinados tumores). La cúrcuma ayuda al organismo a producir sustancias anticancerosas (glutatión). También puede contribuir al control del crecimiento de tumores («la cúrcuma lleva a las células cancerosas al suicidio», según comprobaron por vez primera los médicos del Hospital Ste. Justine, en Montreal).

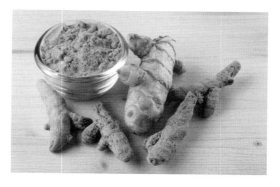

- **Gerontología.** Su poder antioxidante (es hasta 300 veces más potente que la vitamina E) la convierte, dentro de un plan integral, en una sustancia antienvejecimiento y favorable a la actividad cerebral durante la edad avanzada.

- **En la cocina.** La cúrcuma es otro de los ingredientes básicos del curry, si bien es el que probablemente posea más propiedades, beneficios o indicaciones medicinales. En la cocina se emplea habitualmente para hacer salsas y en platos de legumbres o de cereales.

Utilización. La cúrcuma se vende en raíz seca o en polvo; conviene guardarla en un tarro de cristal hermético y en un lugar fresco y seco. En los últimos años puede encontrarse también en forma de suplemento dietético. Si se toma en exceso convendrá proteger la piel del sol, ya que aumenta la sensibilidad de la piel hacia los rayos solares.

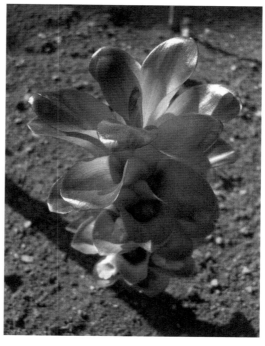

152 **Jengibre** *(Zingiber officinale)*

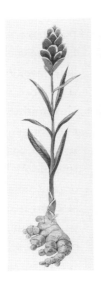

Inglés: *thyme, garden thyme.* Francés: *thym, farigoule.*
Alemán: *Thymian, Garten-Thymian.* Castellano: *gengibre, jengibre.*
Catalán: *gingebre.* Euskera: *jengibre.* Gallego: *gengivre.*

El jengibre llegó a considerarse como «medicina universal» desde la Antigüedad. Lo conocían las tropas de Alejandro Magno y era usado por los romanos. Los árabes lo utilizaban –y utilizan– abundantemente y en Occidente ha gozado como especia de éxitos y olvidos; llegó a Francia y Alemania durante el siglo IX, fue recuperado por Marco Polo en su viaje a Oriente y en la Inglaterra medieval era tan apreciado como la pimienta. Se utilizaba como confitura, como complemento para dar sabor o potenciar los de otros alimentos, e incluso como sustancia para elaborar panes y bebidas. Hoy en día, en los países asiáticos todavía aparece como uno de los componentes de casi la mitad de preparados de herboristería.

La planta

La raíz de esta planta herbácea, perenne y rizomatosa, originaria de las zonas tropicales del sureste asiático, es una de las especias por excelencia y se cultiva desde la India hasta Malasia y en la mayoría de regiones tropicales en todo el mundo. Es muy utilizada en la medicina ayurvédica y gastronomía tradicional de la India, en China, Japón, Indonesia e islas caribeñas. Posee una flor exótica y de color rojo púrpura con la que se elaboran arreglos florales, pero la parte que interesa aquí es la raíz (el rizoma), pelada y sin corcho. Al rizoma del jengibre, una raíz nudosa de 1-2 cm de diámetro, se le considera emparentado con la cúrcuma y como ingrediente del curry. Es la parte de la planta que se utiliza como especia y con propiedades medicinales.

El curry crece horizontal en el suelo y se ramifica en un solo plano. El tallo, rojizo, llega a medir más de 1 metro de alto y posee espigas florales, hojas lanceoladas y estrechas que pueden recordar a veces a las del maíz, pero algo más tiesas. Las flores son pequeñas, blancas (también hay variedades con flores amarillas y violetas) y en espiga cónica.

Recolección y conservación. La planta puede encontrarse en estado silvestre en muchas islas del Caribe, en donde crece espontáneamente, pero eso no ocurre en regiones cálidas cuando lo cultivan, debido a que es una planta que muere al menor indicio de frío. Para usar la raíz en fresco, o para guardarla, debe recogerse a los 5-6 meses de la plantación, lavándola y dejándola secar varios días. Así, a temperatura media, pueden almacenarse durante varios meses. Los principales países productores de jengibre son India y China; el de Jamaica es el de mejor calidad.

Propiedades y usos medicinales

El jengibre es rico en aminoácidos (arginina, asparagina, histidina, isoleucina, leucina, lisina, metionina, niacina, treonina, triptófano, tirosina, valina), aceites esenciales (citral, citronelal, limoneno, canfeno, beta- bisolobeno y hasta nueve más), resinas (gingerol y otras) y minerales (aluminio, boro, cromo, cobalto, manganeso, fósforo, silicio, zinc).

En medicina ayurvédica se usa como un antiinflamatorio y en casos de reumatismo. Y en China se considera «yang», o comida picante que equilibra la comida fría («ying») para crear armonía.,

- **Buenas digestiones.** Tradicionalmente el jengibre se ha utilizado para tratar las afecciones intestinales, especialmente en lo que se refiere a problemas digestivos. Al estimular el páncreas, aumenta la producción de encimas que favorecen la digestión. Y su poder antibacteriano es eficaz al prevenir numerosos problemas intestinales que se producen por alteraciones de la flora intestinal.

- **Náuseas.** Se ha comprobado que la ingestión de jengibre es uno de los mejores remedios para combatir las nauseas o ganas de vomitar (incluidos los del embarazo, la quimioterapia y postoperatorios). Se prepara en infusión de media cucharadita de raíz seca por taza de agua; se toman un par de tazas al día, durante un máximo de dos meses. También existen cápsulas para el mareo en los viajes en barco o en cualquier otro medio.

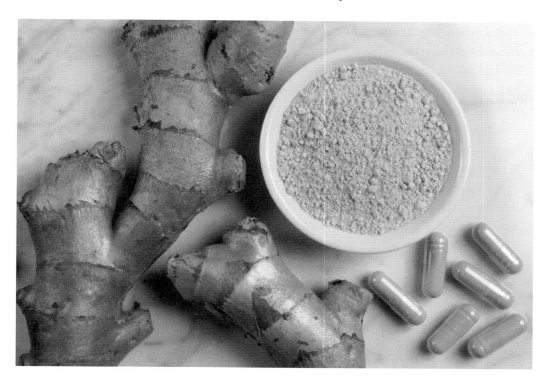

- **Para beber.** Puede tomarse también en infusión, o también fresco, mezclado con otras frutas y triturado con una licuadora. En este caso un par de centímetros de la raíz combinan muy bien con las manzanas o las peras. Añadir una rodajita de jengibre a vuestros zumos de frutas, como el de zanahoria con manzana (o con manzana y pera, o con remolacha) es una buena costumbre.

- **En infusión.** Se usará la mitad de una cucharadita de raíz seca rallada o con las bolsas de la raíz preparada que se pueden conseguir en farmacias o herbolarios. En este caso conviene tener cuidado con las medidas.

- **Úlceras y flora intestinal.** Para evitar la aparición de úlceras, se considera que el poder antibacteriano del jengibre es capaz de eliminar la bacteria *Helicobacter pylori*, cuyas secreciones de amoniaco con las que se protege de los jugos gástricos son las responsables de la aparición de úlceras y gastritis. Por otra parte es una planta capaz de neutralizar el exceso de ácido gástrico.

  Además esta capacidad antibacteriana (gingerol, etc.) favorece la buena salud de la flora intestinal y evita putrefacciones y diarreas, especialmente en los niños, y muchos casos de gastroenteritis.

- **Cardiocirculatorio.** El jengibre favorece la circulación sanguínea y ayuda a reducir el porcentaje de colesterol nocivo. Es una alternativa natural a los medicamentos convencionales para algunas enfermedades del corazón, sobre todo si se combina con el ajo y la cebolla. Tomar tres veces al día, repartido entre las comidas.

- **Infusión en caso de migrañas, fiebre, gripes y congestión nasal.** Favorece la regeneración de los tejidos afectados por congelación, pero también ayuda en caso de síndrome de fatiga crónica y de migrañas. Y resulta muy útil para aliviar la fiebre o la congestión nasal y reducir los síntomas de la gripe. En este caso puede tomarse en infusión de una cucharadita de la raíz seca por vaso de agua. Se añadirá el zumo de medio limón para potenciar su valor. Tomar un par de vasos al día.

- **Limón con jengibre,** bien calientes y con una buena una buena cucharada de miel ayudarán a expectorar el pecho cargado y harán bajar la fiebre. Además, el jengibre es un buen antiinflamatorio y analgésico en caso de dolor. Añadir jengibre a las comidas ayuda a reducir el dolor en caso de artritis y artrosis.

- **Mal aliento.** Contra la boca seca y el mal aliento se utiliza un pequeño pedazo de jengibre encurtido con vinagre (lo venden en tiendas orientales) y también para refrescar la boca después de las comidas.

- **Antioxidante.** El jengibre posee notables también efectos antioxidantes y se estudian sus aplicaciones para evitar el envejecimiento, tanto de alimentos como de personas. Y un buen afrodisíaco: estimula la líbido y se recomienda en caso de problemas de erección debidos a un exceso de relaciones sexuales.

Dosis. Las dosis máximas diarias son: La raíz, en polvo, 2 g (más de 6 g diarios puede producir trastornos); aceite esencial: 9 gotas, repartidas en 3 tomas; en extracto seco: 400 mg, repartidos en 3 tomas.

Una utilización excesiva de jengibre tiende a producir acidez y a interferir en la absorción de hierro. El aceite esencial de jengibre se utilizará bajo control médico y no debe aplicarse en personas que posean alergia respiratoria, fiebre alta, o durante la menopausia.

- **Tisana de canela y jengibre.** Se hierve durante 5 minutos en un litro de agua con una cucharada de canela en rama triturada con una cucharada de jengibre en polvo. Sacar del fuego y dejar reposar durante un cuarto de hora. Añadir 5 cucharadas de miel. Es un suave afrodisíaco. Tomar un vaso al día, repartido en dos tomas, después de desayunar y después de la cena. Puede tomarse durante un mes, descansar 15 días y repetir un mes más.

- **En extracto para la artritis.** El HMP-33 es un extracto de jengibre normalizado que se ha utilizado con éxito en Europa para tratar la artrosis y la artritis reumatoide. Alivia la inflamación y el dolor, incluido el que se debe a distensiones musculares y a lesiones.

- **En la cocina.** La raíz del jengibre se utiliza fresca, seca y confitada (en este último caso no resulta tan saludable). Su sabor es un tanto fuerte y picante, pero diluido en las preparaciones es muy agradable y aromático. El incomparable sabor del jengibre fresco muestra notas de madera, terrosas, alimonadas… Se recomienda probarlo (fresco o seco) en cantidades moderadas hasta lograr el toque exacto según los gustos de cada persona. Por ejemplo, rallado finamente sobre un arroz con verduras o añadiéndolo al agua de unas buenas hortalizas al vapor. Si no se quiere masticar, lo mejor es añadirlo en trozos que luego se puedan eliminar fácilmente.

153 **Hierba limón** (*Cymbopogon citratus*)

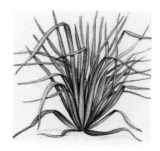

Inglés: *lemon grass, fever grass.* Francés: *chiendent citronelle.*
Alemán: *Zitronellgras.* Castellano: *caña de limón, limoncillo, caña santa, hierba limón, malojillo, citronela.* Catalán: *canya llimona, herba llimona.* Euskera: *citronella.* Gallego: *erva principe.*

La planta

También conocida como yerbalimón, pasto de limón, pasto citronella o zacate de limón, cañita de limón, limoncillo y citronela entre otros muchos nombres, corresponde a un pasto perenne y a un género de plantas de la familia de las Poaceas, con cerca de 55 especies. Es natural de la India, Sri Lanka y Malasia y crece bien en el Sudeste Asiático, pero se cultiva como planta medicinal en zonas tropicales y subtropicales de todo el mundo. Aparece en climas cálidos, semicálidos y templados, pero vive asociada a la selva tropical.

Se trata de una planta herbácea y gramínea, muy aromática y robusta, que se propaga por esquejes y mide entre 60-120 cm de altura. Las flores se reunen en espigas de 30-60 cm de largo formando racimos y se pueden doblar como las hojas. Hoy se cultiva también en las Islas Canarias.

Sus hojas son largas como listones y despide un muy agradable aroma si se estrujan. Las flores están agrupadas en espigas y se doblan como las hojas.

Contenido. Pocas especies de poáceas contienen en sus hojas aceites esenciales, al menos en tanta cantidad; las más importantes son precisamente las del género Cymbopogon. Del «lemon-grass», citronella o citronela se requieren grandes cantidades para la extracción del citral, su principal constituyente y un importante material para la perfumería, confitería,

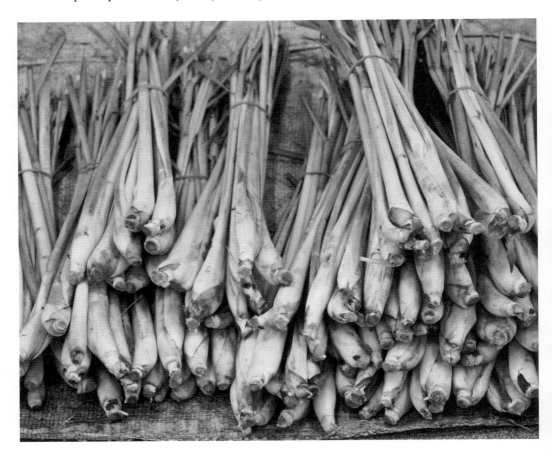

licores... incluso se usa en la síntesis de la vitamina A. Junto al citral aparecen sustancias no volátiles (flavonoides, ácido cafeico, fructosa y sacarosa) y volátiles (dos terpenos, geraniol y citronenol).

El agradable olor que poseen las diferentes especies de este género por su contenido en aceites esenciales ricos en compuestos terpénicos ha creado una demanda procedente de la industria alimentaria y farmacéutica en todo el mundo.

Citronela. De la planta se obtiene un aceite esencial muy conocido, llamado citronela, que se utiliza en la elaboración de cremas y pomadas como antiinflamatorio y antirreumático. Existe un extracto de aceite modificado, desarrollado por científicos cubanos y mexicanos, que elimina la bacteria *Helicobacter pylori*, principal causante de infecciones gastrointestinales en la población mundial, un hallazgo posteriormente confirmado por científicos japoneses.

Los principios químicos activos de la citronella (geraniol y citronelol) son antisépticos, de ahí su uso en desinfectantes caseros y jabones. Una demanda que llega a usos industriales (jabones, velas, repelente antimosquitos...).

Propiedades y usos medicinales

- **Bebida.** La hierba limón se usa tanto en la cocina como en medicina. En infusión se utiliza como tónico aromático y febrífugo. Es digestiva y carminativa; tradicionalmente en algunos países restregan sus hojas por los dientes para prevenir la caries dental.

  En infusión (o decocción breve) se usan 10-30 g por litro de agua. Se usa a menudo como té en numerosos países africanos.

  Tradicionalmente se ha venido utilizando en casos de dolor de estómago, y se le atribuyen igualmente propiedades para aliviar el vómito, la mala digestión y la diarrea, así como la tos, gripe, asma, dolor de cabeza, fiebre, infecciones ováricas, nervios y colesterol.

  Tiene la propiedad de actuar como antiespasmódico, diaforético (para controlar el sudor) y como tónico estimulante. Se usa en infusiones, sola o combinada con otras plantas, como ayuda para reducir la presión arterial y la fiebre.

  Tanto en Cuba como en Mexico es una planta muy presente en parques, «patios» y jardines.

- **En la cocina.** En la cocina se utiliza el tallo, fresco o seco, aunque seco pierde buena parte de su aroma. Su sabor recuerda al limón, de ahí el nombre. Es típica en la cocina tailandesa y se emplea en sopas, curries, ensaladas de frutas, dulces e infusiones. Le va muy bien a la leche de coco. El «sereh» (limoncillo seco molido) puede utilizarse en vez del limoncillo seco, una cucharada de sereh equivale a un tallo de limoncillo seco.

154 **Nuez moscada**
(Myristica fragans)

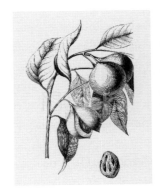

Inglés: *nutmeg*. Francés: *noix de mouscade, muscadier.*
Alemán: *Muskatbaum, gemeiner Muskatnussbaum.*
Castellano: *nuez moscada*. Catalán: *nou moscada.*
Euskera: *intxaur moskatua*. Gallego: *noz moscada.*

La planta

Se trata de una especia doméstica que procede de un árbol tropi-
cal de12-18 metros de altura y de hojas perennes siempre verdes, oriundo de las Islas de las
Especias (archipiélago de las islas Molucas, en Indonesia), en donde se produce hoy en día,
así como en Granada y las Antillas, India, Singapur, Sri Lanka, Java, Sumatra, Papua Nueva
Guinea, Colombia, Brasil.

El árbol crece bien en un clima marítimo tropical, sus hojas son muy aromáticas, y los
racimos de minúsculas flores unisexuales crecen en árboles distintos, según sean masculinas o
femeninas. El fruto es redondeado u oval, protegido por una delgada cubierta amarilla o rojiza y carnosa. Cuando madura, esta cubierta se abre y deja al descubierto otro estrato carnoso
de color escarlata, del que se obtiene la nuez moscada para sazonar las comidas. El fruto sólo
se da en los árboles femeninos.

En el interior de esta segunda capa o anillo, llamada macis, es donde se encuentra realmente la nuez moscada que contiene la semilla. El macis son los anillos que cubren la nuez
moscada, los cuales pasan de un color rojo intenso cuando son frescos a tonos anaranjados
cuando se secan. Un solo árbol puede producir entre 1000-2000 frutos cada año, durante
unos 70 años.

Propiedades y usos medicinales

* **Digestivo y multiusos.** Es una especia carminativa, es decir, que ayuda a la eliminación
de gases intestinales y flatulencias y tradicionalmente se la considera afrodisíaca; incluso en
algún país musulmán existe la costumbre de utilizarla como vigorizante sexual. En medicina ayurvédica se aconseja nuez moscada en caso de dolor de cabeza, fiebre o mal aliento.
En el pasado llegó a convertirse en costumbre llevar en el equipaje un poco de ralladura
para poder añadirla a la comida o al vino caliente. Su sabor, dulce y refinado, y el aroma
boscoso que emana, la convierten una especia todavía muy usada hoy en día en la cocina.
Suele acompañar los dulces, budines, cremas y tortas, pero también el puré de patatas y
las coles de Bruselas. Y es la especia por excelencia de la pasta italiana: tortellini, ravioli o
canelones.

- **Aceite esencial.** Con la destilación de la nuez moscada se obtienen aceites esenciales con los que se da sabor a jarabes y bebidas de cola o dulces. El aceite esencial se obtiene de la destilación de la nuez molida y se utiliza en farmacia (para el tratamiento externo de dolores reumáticos o como jarabe contra la tos), como aditivo saborizante para la industria alimentaria y en perfumería (dentífricos, colonias, cremas y jabones). Como en el caso del clavo de olor, el aceite esencial de nuez moscada se puede aplicar como tratamiento de urgencia para mitigar los dolores de muelas.

  La mantequilla de nuez moscada, con el mismo sabor y olor de la especia, se puede mezclar con otras grasas y aceites para usos industriales.

- **Psiquedelia.** La nuez moscada no produce, a pequeñas dosis, efectos perceptibles en el organismo. Pero a partir de 7 g se convierte en un alucinógeno con efectos secundarios desagradables que se prolonga casi dos días. El uso en estas cantidades es peligroso para el hígado y en grandes cantidades, (10 g. o más en una sola toma) es peligrosa (convulsiones y palpitaciones).

- **En la cocina.** La nuez moscada se puede encontrar en semillas enteras de color marrón oscuro o blancas (descoloradas) o también molidas. Es preferible comprar las semillas enteras, conservarlas en recipientes con tapa hermética y rallarla (existen pequeños ralladores para ello) cuando la vayamos a utilizar. Conviene guardar la nuez entera en un envase de cristal con su pequeño rallador y herméticamente cerrado. En todos los casos conviene elegir un lugar seco.

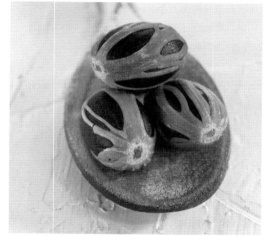

El macis también se emplea como especia, por tanto estamos ante un fruto tropical que alberga dos especies distintas; aunque la más conocida y vendida sea la nuez moscada, el macis, que suele venderse ya en polvo, es de sabor más fuerte y suele recomendarse para preparar platos salados.

La nuez moscada se puede utilizar entera o en polvo, sobre todo en salsas tipo bechamel, pero también en tartas y platos dulces y salados. Tanto la nuez como el macis tienen sabores similares, aunque la nuez tiene un sabor algo más dulce y fino. El macis da un color anaranjado similar al del azafrán que hace que su uso se dé en platos alegres y vistosos. En la cocina hindú se emplea en la condimentación de algunos currys y casi exclusivamente en dulces. Por su parte, las variedades japonesas de polvo de curry incluyen la nuez moscada como ingrediente.

155 **Pimienta blanca, negra y verde** *(Piper nigrum)*

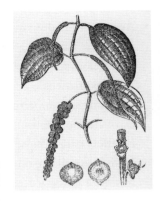

Inglés: *pepper*. Francés: *poivre, poivrier*. Alemán: *Pfeffer*.
Castellano: *pimienta*. Catalán: *pebre*. Euskera: *Piperrauts*.
Gallego: *pimienta*.

La pimienta es considerada como la reina de las especias; es una de las más utilizadas y está presente en las cocinas de casi todo el mundo. La historia de su uso se remonta a 2.500 años atrás, en donde ya aparece en textos sánscritos. Se le dio valor muy pronto, al igual que a la sal, y durante la época del Imperio Romano cobró aún más valor, con los árabes como suministradores de la gran demanda de pimienta de la época. Apicius, autor de uno de los primeros libros de cocina en Occidente, habla de la pimienta y de su utilización en los alimentos hervidos para realzar los sabores.

La planta

La pimenta es originaria de la India, principal país productor, y se cultiva también en Indonesia, Malasia y Brasil. Desde la Antigüedad se llegó a utilizar como moneda de cambio en los mercados antes de establecer la Ruta de las Especias.

Se trata de un árbol trepador que crece en zonas tropicales húmedas. Los granos de pimienta son las bayas del árbol y, como decimos, según sea el tratamiento que se le da al grano al cosecharlo, se obtiene una clase distinta de pimienta. Es decir, que la especia procede del mismo fruto desecado; la diferencia está en el tratamiento que se haga de las bayas.

Tipos de pimienta

- **Pimienta negra.** Con los frutos verdes secados al sol, la piel se arruga y se vuelve negra. De intenso sabor picante (es la más picante de todas), podemos utilizar los granos enteros en caldos y marinadas.
- **Pimienta blanca.** Son los frutos maduros puestos a remojo en agua, que una vez pelados, descubren los granos blancos interiores que son secados a continuación. Es de sabor más suave que la negra y se suele utilizar en encurtidos, en salsas, o en platos de pescado.
- **Pimienta verde.** Son los frutos recogidos antes de que maduren, macerada en salmuera o en vinagre y que se suele utilizar en platos de aves, carnes o pescados. Su sabor mantiene el punto picante, pero algo más suave y frutal.
- **Pimienta rosa.** La pimienta rosa en realidad no es una pimienta, aunque tiene un aroma, sabor y tamaño muy similares. Se trata de las bayas rosadas y blandas del árbol *Schinus*

terebinthifolius, que crece en Latinoamérica, en la Isla de Reunión, en Madagascar y en el Mediterráneo. Los frutos (bayas) son de color rosado y poseen un sabor resinoso, picante y, al mismo tiempo ligeramente dulce, sin embargo su valor culinario es principalmente visual. La pimienta verde es parecida a la rosa; aromática, pica un poco y también se puede masticar.

Propiedades y usos medicinales

- **Sistema circulatorio.** Posee cualidades vasoconstrictoreas, por eso es beneficiosa para las varices, útero, vejiga, trastornos hepáticos o hemorroides. Y posee un aceite esencial (ericolina) con propiedades antioxidantes y anticancerígenas (sus componentes fitoquímicos pueden interferir en el desarrollo de células cancerosas).
- **En la cocina.** Lo ideal es comprar la pimienta en grano y molerla uno mismo, porque así mantiene más el sabor y el aroma. Existe la posibilidad de comprarlas en un tarro de cristal que a la vez es molinillo, para que sea siempre recién molida y mantenga más el aroma y el sabor. Estos molinillos también existen sueltos; incluso los hay para preparar «gomasio» (moler las semillas de sésamo con sal marina), con lo que podemos llenar la cantidad que se necesite en cada momento.

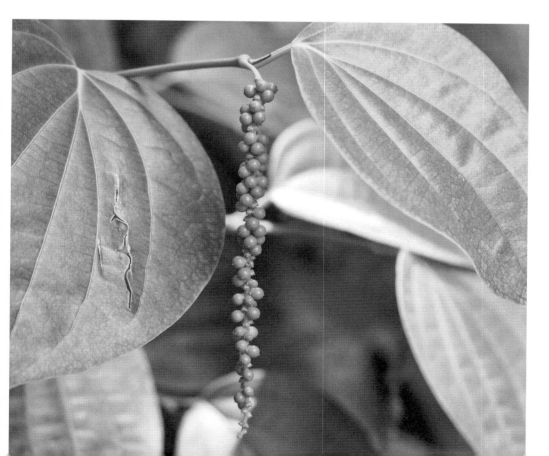

156 **Pimienta de Jamaica**
(Pimenta dioica)

Inglés: *allspice, Jamaica pepper*. Francés: *piment de la Jamaïque, toute épice, poivre de la Jamaïque*. Alemán: *Englisches Gewürz, Piment*. Castellano: *guayabita, pimienta inglesa, pimienta de Jamaica*. Catalán: *pebre de Jamaica*. Euskera: *pimienta gorda*. Gallego: *pimenta síria*.

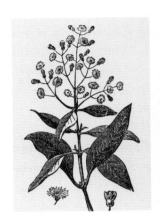

La planta

Es la especia que se obtiene del fruto (bayas) de un árbol perennifolio de 6-15 m. de altura, de tronco delgado con una corteza de color blanco grisáceo que se descama fácilmente. Se cultiva especialmente en Jamaica, pero crece igualmente en Mexico, Guatemala y Belice. Se la llama pimienta porque tiene la misma forma que las bayas de esta especia, aunque son de mayor tamaño, pero en realidad no es una pimienta ni pertenece a la misma familia de las pimientas. El árbol crece en forma de racimos que se recolectan cuando todavía están verdes. Se dejan secar al sol, momento en el que adquieren ese característico color castaño.

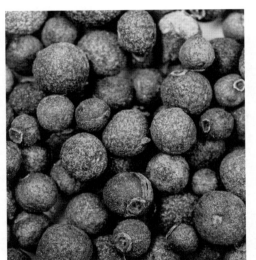

Contenido. Las bayas contienen aceite esencial (0,5%), resinas, ácidos tánico, málico y gálico, gomas y carbohidratos.

Propiedades y usos medicinales

Además de condimento, la pimienta de Jamaica se utiliza también como producto amargo para despertar el apetito, así como analgésico; actúa de forma parecida al clavo de olor en caso de dolor de muelas, por ejemplo.

• **En la cocina.** Su sabor es más bien dulce y prácticamente no pica. Por eso, gracias a ese agradable sabor, a menudo más parecido al de la canela que al de la pimienta, es muy fácil de incluir en infinidad de recetas. Lo mejor es molerla justo en el momento en que se va a condimentar para que exprese todos sus aromas y sabores.

157 **Guindilla** *(Capsicum annuum, Capsicum baccatum)*

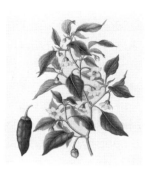

Inglés: *hot pepper, red pepper, spanish pepper.* Francés: *piment, poivre d'Espagne.* Alemán: *Paprika, Spanisher Pfeffer.* Castellano: *pimiento picante, ají, guindilla, chile.* Catalán: *bitxo, pebre coent.* Euskera: *piper-ozpina, ozpinetako piperra.* Gallego: *pimentâo.*

La familia botánica del pimiento, *Capsicum*, es un género que comprende muchas especies y variedades, emparentadas con el tomate y oriundas del continente Americano. Hoy día se encuentran en todo el mundo en un sinnúmero de formas, colores, y grados y tipos de picante. El fruto y sus variantes reciben nombres distintos en cada país, como ají (*Capsicum*

Capsaicina

La capsaicina es el ingrediente protagonista de todos estos alimentos tan picantes, tal vez porque su popularidad se incrementó como supuesto «alimento milagro» para adelgazar.

Podemos contar con ella, junto a otros alimentos favorables al control del peso (agua mineral, hortalizas y verduras (apio, rúcula, lechugas...), arroz integral, frutas (fresas, mango, papaya y piña, pomelo) y algunas especias.

El fruto de la mayoría de las especies de pimiento (*Capsicum*) contiene capsaicina y otros compuestos similares que pueden producir una fuerte sensación de picor o de quemores en la boca si no se digiere bien. Los científicos han aislado varias moléculas relacionadas, como una que tiene la propiedad de atravesar la pared celular de las neuronas receptoras del dolor e inhibir cualquier dolor gracias a la inervación que produce y sin afectar el funcionamiento de las otras neuronas.

Por eso se puede utilizar como un anestésico que no adormece ni entumece en afecciones con dolor crónico y en situaciones de dolor agudo (por ejemplo mediante inyecciones epidurales durante los partos difíciles).

La capsaicina, y otros compuestos similares, estimula los receptores de calor y dolor de la epidermis, provocando así una irrigación sanguínea más intensa. En respuesta a la irritación, el cerebro segrega endorfinas, un opiáceo natural que provoca una sensación de bienestar y satisfacción. La capsaicina tiene también efecto sialagógico, es decir, estimula la secreción de saliva, lo que facilita la digestión.

baccatum), chile o chili, pimiento, guindilla, morrón. En Italia el pimiento se conoce como peperoncino es decir, «pimientillo» e igualmente aparece en multitud de recetas y preparados de cocina. La historia de esta planta se remonta a la época precolombina, tanto en los Andes como en México y Centroamérica.

El Capsicum igualmente transformó la cocina de China, India e Indonesia. Tal fue su aclimatación que en muchos lugares de África y de la India se cree que los ajíes y el pimiento son originarios de esas regiones.

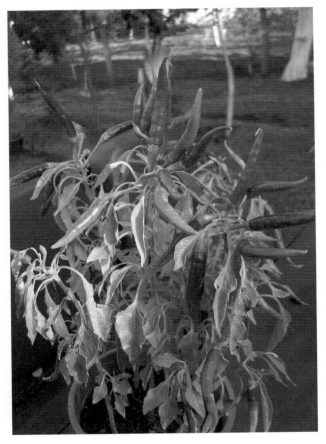

En México se originó la palabra «chile (del náhuatl *chïlli*). La palabra «ají», aunque pueda parecer una derivación de ajo, es una palabra del idioma taíno, que se hablaba en las Antillas Mayores, particularmente en Cuba, el nombre ají es más utilizado en las Antillas y en América del Sur. En Argentina se utilizan, según los casos, las palabras ají y morrón. En Uruguay, el términino ají se reserva para las variedades picantes y «morrón verde», rojo o amarillo a las suaves.

La planta

Es plurianual y de tallo leñoso, y forma un arbusto de 20-40 cm de alto. Las flores son blancas o verdosas y el fruto es una baya que varía de tamaño, de color y de forma (cónico o esférico) según cada variedad. El interior es hueco y se divide en dos o cuatro tiras verticales que albergan las semillas, de color amarillo pálido (la variedad *Capsicum pubescens* da flores violáceas y semillas negras), pero la mayor cantidad de semillas se aloja en la parte superior, junto al tallo.

Cuando madura, los colores del fruto oscilan en una gama amplia, del blanco y amarillo hasta el morado intenso, pasando por el naranja o el rojo. También a veces se recoge sin madurar y entonces se habla de pimiento verde.

Propiedades y usos medicinales

La guindilla es hipercolesterolemiante (reductor del colesterol), estimulante suprarrenal, aperitivo y digestivo, antirreumático y antidoloroso, además de rubefaciente (hace enrojecer la piel y provoca una intensa sensación de calor).

Las guindillas son un auténtico estimulante para el sistema digestivo, aunque en dosis elevadas puede laxar en exceso y convertirse en un purgante. Se suele recomendar en caso de gripes y resfriados (por vía interna y externa) por la notable reacción que provoca en el organismo. Igualmente existen abundantes fármacos para el tratamiento de reumatismos, lumbago o ciática que lo contienen.

En general los chiles de la variedad *Capsicum anuum* son los más utilizados (el pimiento se emplea además como base para colorante alimentario), tanto en casa como por la industria alimentaria; se corresponden con la fruta alargada y carnosa y son los menos picantes.

La calidad de esta especie se mide por el picor, el color y la cantidad de vitamina C que contiene. En España y Portugal se le llama «pimiento», que es la variedad más utilizada y suele ser menos picante y «guindilla», que es la variedad más picante.

El pimentón

La especie que conocemos como «pimentón» es el fruto del pimiento rojo (*Capsicum annuum*) y sus variedades, desecado y reducido a polvo. La historia del pimentón se remonta a Cristobal Colón, quien trajo a España, en 1493, esta planta y su exótico fruto del Nuevo Mundo. Su extensión fue rapidísima para la época: en 1542 ya se mencionaba su cultivo en Alemania.

El primer país que empleó el pimentón como condimento, bajo el nombre de «paprika», fue Hungría. En España se comercializa desde hace un siglo en la región murciana. Los principales zonas productoras son: Sudamérica, España (Extremadura, Murcia y La Rioja), Estados Unidos, Hungría (considerado por muchos expertos como el país que produce el pimentón o paprika de mejor calidad).

El pimentón de La Vera (Cáceres) se elabora desde finales del siglo XVI, moliendo pimientos secos en sus tres variedades: dulce, agridulce y picante. Su color es rojo intenso y su aroma excepcional. Sus variedades pueden ser: dulce, agridulce y picante. Su color puede variar del rojo-naranja al rojo-sangre.

La característica picante se debe a que contiene una sustancia llamada «capsaicina» (capsaicionoides en general) que está presente en proporciones variables (muy escasa en el caso del pimentón dulce, elevada en el caso del pimentón picante.

El pimentón es uno de los ingredientes de los linimentos, ya que al friccionarlo sobre la piel se produce una sensación de calor por aumento del flujo de sangre en la zona.

Capítulo 6

Vegetales como **alimento** y **medicina**

Asistimos a una auténtica revalorización de los vegetales como «alimento-medicamento» debido a los hallazgos que en estos últimos años se están dando en el campo de la «medicina integrativa» y una de sus expresiones culinarias, la «cocina anticáncer». Muchas de estas propuestas dietéticas son sobradamente conocidas en medicina natural o naturista. Pero también se están dando hallazgos muy interesantes sobre las propiedades en, por ejemplo, la familia de las coles, gracias a su riqueza en algunos fitoquímicos.

En este apartado se incluyen igualmente algunos alimentos del selecto grupo conocido como «superfoods».

158 **Ajo** *(Allium sativum)*

Inglés: *garlic, ramson*. Francés: *ail*. Alemán: *Knoblauch*. Castellano: *ajo*. Catalán: *all*. Euskera: *beratz, baratxuri*. Gallego: *alho*.

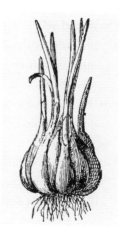

La planta

El ajo (*Allium sativum*) procede de Asia Central. Es una planta bulbosa de la familia de la cebolla (liliáceas), de hojas planas y estrechas de hasta 30 cm de largo y cuyas raíces pueden llegar hasta 50 cm. El bulbo es redondeado y de piel blanca, compuesto por numerosos gajos (cada cabeza de ajos puede tener entre 6 y 12 dientes envueltos en una cápsula rojiza y cada uno de ellos puede dar origen a una nueva planta). Cuando se corta emana el fuerte olor característico.

Recuerdo histórico. La escuela hipocrática empleó el ajo crudo contra el cólera y la lepra y se atribuye a Mahoma el haber recomendado grandes ingestiones de ajo en caso de picadura de víbora o escorpión. A lo largo del Renacimiento el ajo fue prácticamente la única defensa de los europeos contra la peste y el cólera. Desde entonces se convertiría en un condimento fijo de los pueblos mediterráneos y balcánicos.

Variedades. Existen muchas variedades de ajo; la más común es la blanca, pero sólo en España lo hay también rosa o morado, gigante, rocambola, y «aja». Crece bien en suelos arcillosos bien drenados, húmedos y ricos en materia orgánica.

Contenido. El ajo contiene vitaminas A, B1, B2, y C, y minerales (sodio, calcio, hierro, yodo, silicio y azufre). El componente activo fundamental del ajo es una sustancia sulfurada e inodora llamada aliína, que constituye un 0,4% del diente de ajo. Cuando rompemos la estructura molecular del ajo, la acción de un fermento presente en los propios ajos convierte la aliína en alicina y luego en disulfuro de alilo, sustancia que ya posee el característico olor.

La alicina es perecedera; si cortamos un ajo y lo exponemos un día a una temperatura media de 25 ºC, sólo quedará una milésima parte de la cantidad inicial; por eso sólo el ajo crudo recién cortado mantiene todas sus propiedades medicinales, si bien los preparados tipo perlas de aceite que contienen ajo puro procuran acercarse cada vez más al original fresco.

El aceite esencial (0,1-0,4%) contiene bisulfuro de alilo (60%), trisulfuro de alilo, tetrasulfuro de alilo y bisulfuro de alilpropilo. Los principios con propiedades antibióticas son la garlicina y la alisina.

Propiedades y usos medicinales

- **Antibiótico natural.** El ajo refuerza el sistema inmunitario y ayuda a prevenir las infecciones, o a superarlas con más rapidez. Se considera el más importante antibiótico natural y uno de los más potentes que existen.
- **Crudo.** Como decimos, lo ideal es utilizarlo crudo, para mantener todos sus principios activos. El ajo es antihelmíntico, hipoglucemiante, antiesclerótico, hipotensor, y un gran diurético.
- **Sistema circulatorio.** El ajo reduce y regula la presión arterial y es excelente en caso de hipertensión, gracias a la acción de uno de sus componentes, el metil-alil-trisulfida, que dilata las paredes de los vasos sanguíneos. Además inhibe la agregación plaquetaria, con lo que disminuye el riesgo de que se formen coágulos sanguíneos y ayuda a prevenir los ataques cardíacos.
- **Antioxidante.** Es depurativo y reduce el nivel de colesterol malo, regula el nivel de colesterol bueno y ayuda a tratar la impotencia. Por otra parte es un poderoso antioxidante que ayuda a mantener la juventud de los tejidos del organismo, previniendo su oxidación. Son muy apreciados los efectos antibacterianos, antiparasitarios, antifúngicos y antivíricos del ajo que, por otra parte, es uno de los mejores remedios para el resfriado y la gripe.
- **Sistema digestivo.** Gran antiséptico favorecedor de jugos gástricos, es de gran ayuda para el sistema digestivo como «limpiador» general y reforzante de las paredes del estómago. Su

acción antibacteriana en los intestinos ayuda a mejorar la digestión y en caso de problemas intestinales alivia la flatulencia. Es un buen estimulante de las funciones del hígado y del páncreas.

- **Desintoxicante.** En desintoxicación de drogas, actúa igualmente como tónico de las funciones endocrinas y nerviosas del organismo.

  También es eficaz para combatir las infecciones como el pie de atleta, la candidiasis sistémica y la vaginitis, y se sabe que también destruye algunos virus, como los que se asocian con herpes labial, herpes genital, viruela y diversos tipos de gripes y resfriados.

- **En maceración.** Para la tos, resfriados y gripe; para eliminar parásitos intestinales. Poner a macerar de 2 a 4 horas, los dientes de una cabeza de ajo, pasados por el prensa ajos, en medio vaso de miel de abeja (o mezclar con 200 g de azúcar integral). Contra la tos, resfriados y gripe tomar una cucharada sopera cada 2 horas; para eliminar los parásitos intestinales, tomar 2 cucharadas soperas poco antes del desayuno.

- **Fricción.** Para tratar la hipertensión o la impotencia; para eliminar parásitos intestinales. Hacer fricciones sobre el vientre (parasitosis) o la columna vertebral (hipertensión o impotencia) con una maceración hecha con 3 dientes de ajo pasados por el prensa ajos, y 4 cucharadas de aceite de oliva; dejar macerar dos horas.

- **Pomada.** Para tratar granos, verrugas, infecciones de la piel por hongos (micosis). Poner en la parte afectada una mezcla recién hecha de ajos crudos pasados por el prensa ajos y zumo de limón (en proporción de una cucharada de zumo por cada dos dientes de ajo). En verrugas o granos, poner la mezcla solamente sobre ellos, teniendo cuidado de no tocar la piel sana porque podría irritarse.

Ajos negros

Los ajos negros japoneses son un producto fermentado de fuerte aroma (similar al de la salsa de soja) y color negro.

Al principio parece que posee un sabor fuerte y marcado, pero no es así, sino que da al paladar un sabor suave y dulzón. Por su apariencia se puede pensar que se trata de ajos quemados y tampoco es así, sino que se trata del aspecto final que adquieren tras un especial proceso de fermentación de un mes a elevada temperatura.

Los ajos negros son un ingrediente que se utiliza en la medicina naturista japonesa por su gran aporte nutritivo y por sus propiedades para elevar el estado de ánimo. En los últimos años se ha descubierto que el ajo envejecido detiene el crecimiento de las células del cáncer de próstata.

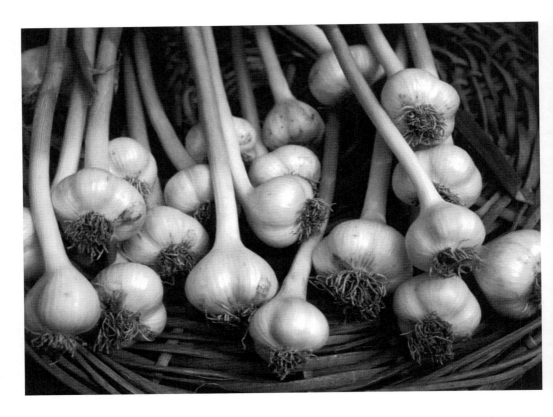

Hoy se puede encontrar el ajo en forma de jugo, extracto seco, tinturas, en jarabe, aceite esencial, nebulizado… Presentaciones todas ellas valiosas, pero incomparables con el poder en de los dientes frescos, mientras el organismo pueda asimilarlos.

• **En la cocina.** Es uno de los ingredientes fundamentales de la cocina mediterránea y su uso es bien sencillo. Por ejemplo, basta con frotar generosamente ajo crudo por una cara de dos rebanadas de pan integral ligeramente tostadas, aliñándolas con aceite de oliva virgen de primera presión y sal al gusto.

Para aliñar la ensalada, pasar por el prensador de ajos dos dientes de ajo por persona, y mezclarlos con cuatro cucharadas de aceite de oliva virgen y dos cucharadas de zumo de limón por persona. Dejar macerar durante 20 minutos y verter sobre la ensalada.

El ajo puede secarse y usarse en láminas o molido. Si añadimos el zumo de un solo diente de ajo a cualquier preparación de zumos de verduras evitaremos riesgos cardiovasculares, reduciremos el nivel de colesterol y ayudaremos a regular la tensión sanguínea.

No conviene tomar grandes cantidades de ajo regularmente, porque puede irritar el aparato digestivo. En este caso, los suplementos en forma de perlas de ajo pueden acompañar nuestro zumo preferido y así se evita el inconveniente del mal aliento que produce el ajo.

159 **Aguacate** *(Persea americana)*

Inglés: *avocado, alligator pear.* Francés: *avocat.*
Castellano: *aguacate, plda, cupanda, pathualt, guacachá.*
Catalán: *alvocat.* Gallego: *abacateiro.*

La planta

El aguacate es «la mantequilla natural» de veganos y vegetarianos
y un alimento de primer orden para todos. Este árbol, que cono-
cemos en Europa desde hace unos cuatrocientos años, es originario del Caribe, Guatemala,
México y otras zonas tropicales. Tiene entre 10 y 20 m de alto y una densa copa con hojas de
un color verde muy vivo, que al cabo de unos siete años da el popular fruto de forma ovalada.

Contenido. El aguacate es rico en vitaminas A, B1, B2, B3, C, D, E y K; minerales (potasio,
hierro, calcio, fósforo), así como ácidos grasos no insaturados y lecitina. La pulpa es rica
en componentes como los ácidos grasos, que forman el 80% del contenido graso de fruto.
También es rica en aminoácidos: los ácidos aspártico y glutámico acompañados de leucina,
valina, y lisina, además de cantidades considerables de ácido gamma-aminobutírico (GABA).

El aceite extraído de la pulpa se compone de glicéridos, de ácido oleico y un 100% de
compuestos insaponificables. El contenido en vitamina D del aceite es superior al de la mantequilla o de los huevos.

Propiedades y usos medicinales

Cada vez es más conocida la actividad antimicrobiana de las semillas de aguacate, y
existen informes sobre la actividad anticancerosa de los extractos de hojas y de tallos
frescos de aguacate, que en medicina integrativa ha sido incluido en el grupo de alimentos anticáncer.

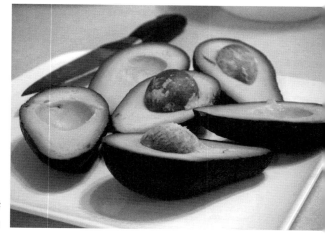

Remedios caseros. En caso de dolor de cabeza: poner hojas calientes de aguacate sobre
la frente. En caso de caspa y caída del cabello:
aplicarlo batido en forma de crema, esperar
media hora y lavar. En caso de problemas de retención de orina, se aprovecha la semilla tostada y molida en infusión.

- **Digestivo.** La cáscara del fruto, seca y molida, se usa también allí en infusión para el tratamiento de diversas diarreas infecciosas y en caso de indigestión.
- **En la cocina.** Conviene que el aguacate esté más presente en la cocina, porque contiene más proteínas que cualquier otra fruta y es excepcionalmente rico en colesterol «bueno» HDL. El cultivo del aguacate es cada vez más extendido, pero no todos los aguacates que llegan al mercado tienen la misma calidad; a menudo han sido recolectados demasiado verdes, sin maduración en el árbol, con lo que sus excelentes propiedades se pierden.

Uso externo. El aceite extraído de la semilla por compresión se usa en México desde hace siglos para el tratamiento del cabello reseco y para suavizar la piel.

160 **Alcachofa** *(Cynara scolymus)*

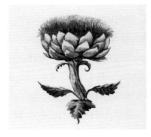

Inglés: *garden artichoke, globe artichoke*. Francés: *artichaut*.
Alemán: *Artischocke*. Castellano: *alcachofa, alcachofera*.
Catalán: *carxofa, carxofera*. Euskera: *orribura*. Gallego: *alcachofra*.

La planta

La alcachofera es una planta perenne y vivaz por su raíz, que es tuberosa y pivotante. En su primer año produce una roseta de hojas, grandes y divididas, con la cara inferior más blanquecina y con nervaduras muy marcadas. Al año siguiente, del centro de la roseta sale un largo tallo acanalado de 1,5 m más o menos. Los capítulos florales, que son los que producirán las alcachofas, son terminales y presentan grandes flores de tonos violeta, con cierto parecido a las flores de los cardos.

Composición. Como derivado cafeico, la cinarina es el principio activo más importante. Este componente de la alcachofa es un excelente aliado para disminuir el nivel elevado de lípidos en la sangre (como el colesterol y los triglicéridos altos), que pueden aumentar el riesgo de enfermedades cardíacas. Contiene también un principio amargo (cinaropicrina); flavonoides (los cianaratriósidos, por ejemplo, son responsables del ennegrecimiento de la alcachofa en contacto con el aire); enzimas (ascorbinasa, oxidasa...) y ácidos alcoholes.

Propiedades y usos medicinales

La alcachofa es un remedio excelente para tratar enfermedades del hígado y afecciones del riñón. Ayuda a prevenir trastornos circulatorios, de los vasos sanguíneos y del corazón. Combate la obesidad y también sirve para tratar enfermedades de la piel, en especial el herpes y el acné.

- **La planta entera.** Solemos comer la parte de la alcachofa más pobre en principios activos, y aunque hace su efecto, no es tan eficaz. Lo ideal es usar la planta entera como se indica.
- **Zumo fresco.** Para tratar las enfermedades del hígado, así como la obesidad, afecciones del riñón, trastornos circulatorios, de los vasos sanguíneos y del corazón; para curar enfermedades de la piel.

  Tomar en ayunas un cuarto de vaso de zumo fresco recién hecho en la licuadora o extractor, mezclado con tres cuartos de vaso de agua (puede endulzarse con sirope de áloe, ya que es muy amargo). Es la mejor manera de aprovechar sus virtudes.
- **Decocción.** Para los trastornos ya mencionados, tomar 3 tazas al día de decocción hecha con 3 cucharadas soperas por litro.
- **Compresa para tratar afecciones de la piel.** Empaparla en zumo fresco recién hecho. Aplicar dos o tres veces al día, dejando la compresa de media hora a una hora.
- **Baño.** Para aliviar cólicos hepáticos o renales, y como auxiliar en el tratamiento de las enfermedades del hígado, así como de la obesidad, afecciones del riñón, trastornos circulatorios, de los vasos sanguíneos y del corazón, y enfermedades de la piel.
- **En forma de suplemento.** Se tomarán 4 cápsulas de 500 mg al día.

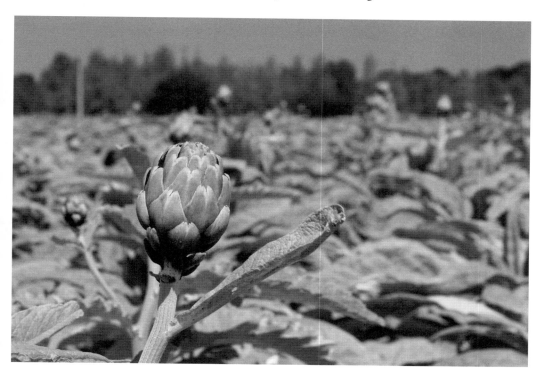

161 **Alfalfa**
(Medicago sativa)

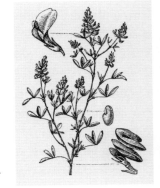

Inglés: *lucerne, purple medick*. Francés: *lucerne, herbe de lucerne*.
Alemán: *luzerne*. Castellano: *alfalfa, alfaz, mielga*.
Catalán: *userda, alfals, aufals*. Euskera: *parantze bedarr, prantzas belarr*. Gallego: *lucerna, melga, trevo caracol, alforfa*.

La alfalfa es uno de los alimentos más ricos en vitaminas y minerales que se conocen, aunque en el pasado se usaba sólo como forraje para el ganado.

Hoy en día podemos tomarla en forma de brotes germinados añadidos a la ensalada o por encima de una buena crema de verduras o cereales. Además se comercializa como extracto líquido y es provechosa durante los ayunos con zumos verdes, gracias a su riqueza en clorofila y nutrientes en general.

La planta

Sus raíces crecen entre la tierra hasta unos 70 cm, (pueden llegar a alcanzar más de 3 m de longitud). Es de raíces profundas, hojas trifoliadas, numerosas flores de colores violeta y azul violado y el fruto es una legumbre pilosa.

Composición. Además de ser muy rica en clorofila, contiene abundantes minerales (2-10%), calcio, magnesio, fósforo y potasio, además de todas las vitaminas conocidas. Los minerales se encuentran en la alfalfa de manera equilibrada, lo cual facilita su absorción. Esos minerales son alcalinos y producen un efecto neutralizante en el tracto intestinal.

La alfalfa contiene gran cantidad de aminas y aminoácidos (colina, biotina, betaína, adenina, arginina, cistina, tirosina, leucina, serina, alanina, fenilalanina, valina, triptófanometionina, treonina, isoleucina). Contiene también cumoestrol y genisteína, así como principios activos de gran interés, pero cuya concentración varía enormemente según la estación y el grado de crecimiento de la planta.

Propiedades y usos medicinales

- **Reconstituyente.** La alfalfa es provechosa para muchas personas que sufren de anemia, raquitismo, úlcera de estómago, gastritis y enfermedades del hígado. Es útil en caso de falta de apetito, gases intestinales, enfermedades de los riñones y de la vejiga, cálculos en la vesícula, reuma, artritis y agotamiento crónico. Es una buena opción en caso de necesitar un suplemento mineral.

- **Colesterol.** Al formar compuestos insolubles con el colesterol, éste es incapaz de atravesar la barrera intestinal; es otro de los motivos por los que esta humilde planta despierta tanto interés. También actúa como diurético y alivia las inflamaciones.
- **Antihemorrágico.** Previene la arteriosclerosis y está indicada en caso artritis y de epistaxis (hemorragia nasal frecuente).
  También es diurética, depurativa y laxante y aumenta las defensas naturales del organismo.
- **Clorofila.** La alfalfa, la hierba de trigo, de cebada y el alga espirulina, ricos en clorofila, ayudan a la curación de úlceras intestinales, gastritis, trastornos hepáticos, eccema, hemorroides, asma, hipertensión, estreñimiento, el olor corporal y el mal aliento, el sangrado de las encías, las infecciones, las quemaduras, el pie de atleta…
- **Zumo.** Debido a su elevado contenido en celulosa, las personas con ulceraciones o inflamaciones gastrointestinales deben consumirla en forma de zumo u horchata. A diferencia de las licuadoras, los nuevos extractores de zumos del mercado permiten obtener este zumo en casa con facilidad.
- **En la cocina.** Es un ingrediente adecuado para las ensaladas, y cocida en sopas y guisos estimula la evacuación intestinal. De las semillas de la alfalfa se obtienen unos germinados deliciosos, con los que se pueden elaborar bocadillos, panes, pasteles, sopas y platos combinados. Se puede germinar muy fácilmente en casa. Las cápsulas de alfalfa ayudan a evitar cierta irritación de la mucosa gástrica.

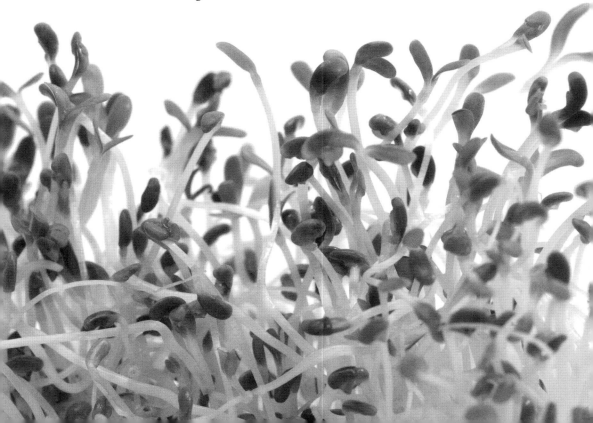

162 **Algarroba** *(Ceratonia siliqua)*

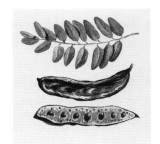

Inglés: *carob tree, sugar pods*. Francés: *caroubier, pain de St. Jean*.
Alemán: *Bockshornbaum*. Castellano: *algarrobo, algarrobera*.
Catalán: *garrofer, garrofera*. Euskera: *parantze bedarr, prantzas
belarr*. Gallego: *lucerna, melga, trevo caracol, alforfa*.

La planta

El algarrobo es un árbol originario de Palestina, extendido y asilvestrado en todo el Mediterráneo. España es el mayor productor mundial, seguido de Marruecos e Italia. Llega a los
10 m de altura, con tronco ancho y copa redondeada. Es de hojas persistentes y brillantes y
flores rojas, pequeñas y numerosas. De él nos interesan las semillas y el fruto (la pulpa del
mesocarpio de la vaina de algarroba). La vaina, aplanada mide unos 20 cm de longitud, contiene entre 10 y 16 semillas ovales, inicialmente de color verde para pasar a tonos marrones
oscuros cuando se va secando.

Recolección y uso. Tras la cosecha, entre setiembre y noviembre, y una vez bien lavadas y
secas las vainas, con la algarroba puede obtenerse una pasta conocida ya desde los tiempos
de los antiguos egipcios, citada en el Talmud y también en textos griegos, latinos y árabes.

Sustituto del cacao. El fruto del algarrobo, es decir, la harina o «cacao» de algarroba, es seis
veces más baja en contenido graso que el cacao (en forma de chocolate la diferencia es mayor:
3% de contenido graso frente al 40% del chocolate con cacao convencional).

Ventajas. Gracias a su dulzor natural, la algarroba no presenta los problemas del cacao, no
demasiado conocidos: el cacao se convierte en un pésimo alimento en el momento que se
mezcla con leche y con azúcar; las reacciones que se producen en la teobromina (un alcaloide
excitante) que contiene dan como resultado final el tipo de chocolate más popular, pero a la
vez el que es peor para la salud. Por eso, en caso de intolerancias al cacao o al chocolate, la
algarroba y el chocolate de algarroba tienen la gran ventaja de que no contienen ninguno de
los componentes perjudiciales del cacao.

La harina de algarroba tampoco requiere otros aditivos ni sal (el cacao contiene 700 mg
de sodio por 100 g; la algarroba sólo 100 mg). Es más rica en fibra que el cacao y contiene
pequeñas cantidades de pectina y lignina, favorecedoras de la digestión.

Composición. Contiene también las vitaminas A y D y tres importantes vitaminas del grupo
B. Es rica en calcio (seis veces más que el cacao), fósforo y potasio.

Existen dos tipos de algarroba: la blanca y la negra. Cada una de ellas tiene diferentes usos, a la blanca se le da un uso culinario y la negra es usada como alternativa al chocolate y en la industria farmacéutica.

La algarroba contiene un 50% de azúcar natural y un 10% de proteínas. Las semillas son ricas en fibra soluble y facilitan la digestión; el fruto también y beneficia la flora intestinal. No posee gluten, por lo que es un alimento apto para celíacos. Y es rica en antioxidantes (taninos).

Propiedades y usos medicinales

Hoy en día se usa en helados, repostería y como aderezo, o como agente gelificante, estabilizante o emulsionante (E-410). Su renacida fama arranca a finales de la década de 1970, cuando apareció en tiendas de productos naturales de California como alternativa más saludable al chocolate convencional.

- **Alimento energético.** También es favorable en caso de inflamaciones en las mucosas, ya que reduce la irritación, tanto en vías respiratorias como digestivas.
- **Chocolate de algarroba.** Una de las ventajas de la harina de algarroba es que para obtener chocolate con ella no es necesario seguir complicados procedimientos. No hay que calentarlo, enfriarlo al remover y calentarlo de nuevo para cubrir de chocolate una tarta –como en el caso del cacao–, sino que basta con echarlo sobre un cazo con agua caliente, remover bien y añadir un chorrito de aceite (o algo de mantequilla o margarina no hidrogenada) y un poco de sirope de cereales o de melaza, si se desea aún más dulce. La algarroba no tiene una apariencia tan lustrosa como la del cacao, debido a que carece del exceso de grasa del chocolate.
- **Café de cereales.** Con harina tostada de algarroba se puede preparar también un excelente malta o café de algarroba.

Cacao y teobromina

Hoy el cacao puro en polvo es considerado como un superalimento; sin embargo… En 1841, al investigar la base activa del cacao, el científico ruso Vvedenski descubrió en las semillas del cacao un nuevo alcaloide: la teobromina. Algo parecido a lo que había ocurrido antes con el café (cafeína) y con el té (teofilina, popularmente conocida como teína). Más tarde, el químico y premio nobel alemán Emil Fischer descubrió que la cafeína desprendida del café, la teofilina del té y la teobromina del cacao pertenecen a un mismo grupo de purinas, al que también pertenece el ácido úrico formado de ellas en el organismo humano. Junto a su naturaleza más o menos adictiva, en 1908 se halló un notable parecido en los efectos que producen en el corazón la cafeína, la teofilina y la teobromina del cacao.

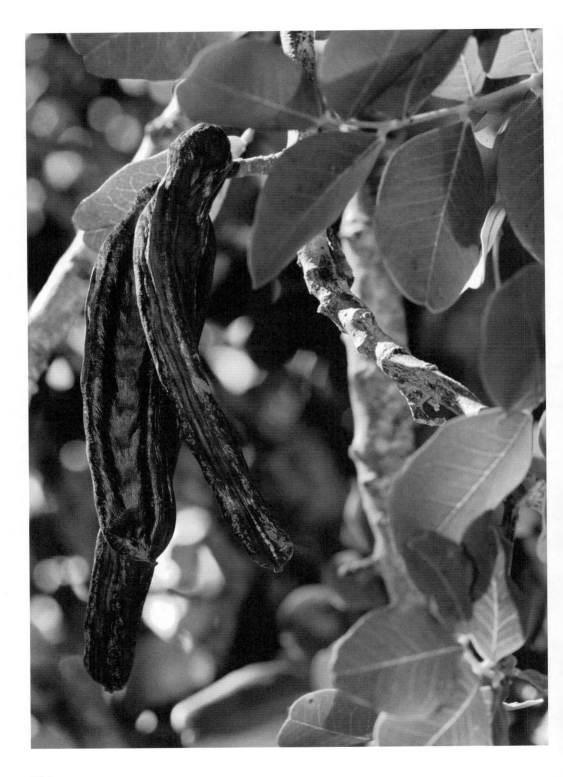

163 **Berro** *(Nasturtium officinale)*

Inglés: *watercress*. Francés: *cresson d'eau, cresson de fontaine*.
Alemán: *Brunnenkresse, Wasserkresse*. Castellano: *berro, mastuerzo de agua*. Catalán: *créixens, morritort d'aigua*. Euskera: *zarra, erreka belarr*. Gallego: *mastruco des ríos, agriâo, mestruzo*.

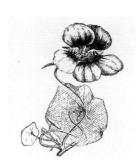

La planta

Esta sencilla planta perenne y vivaz, de la familia de las crucíferas crece espontáneamente a lo largo de acequias, arroyos, canales, fuentes y terrenos permanentemente encharcados. La planta tiene varios tallos de unos 30 cm de largo; es de flores blancas y tallos y hojas comestibles, con un sabor especial ligeramente amargo y picante, pero agradable, que recuerda el de la mostaza.

Contenido. Contiene cerca del 0,7% de un glucósido azufrado (gluconasturtosida), que las diastasas desdoblan en glucosa. Posee arginina, ácido aspártico, carotenos, biotina, folacina, ácido glutámico, glicina, histidina, isoleucina, lisina, metionina, ácido pantoténico, fenilalanina, serina, treonina, triptófano, tirosina y valina, lo que en conjunto le da un gran valor para proteger el sistema inmunitario. Por su yodo, azufre, fosfatos, oxalato de potasio, otras sales minerales y vitaminas, es tónico, refrescante, antiescorbútico, aperitivo, antivermífugo, estimulante y depurativo.

Cosecha y frescor. Es un alimento alcalinizante y bajo en calorías, que conviene consumir muy fresco. Si se observa que sus hojas están marchitas o amarillentas, hay que desecharlos. Tampoco deben comerse los que hayan florecido. Es muy recomendable escoger los berros de cultivo ecológico o los que crecen espontáneamente junto a aguas claras y limpias.

Propiedades y usos medicinales

Aunque prácticamente no se utiliza en fitoterapia como remedio, sí que se emplea en dietética cada vez más, sobre todo como complemento alimenticio.

El berro es diurético, purifica el estómago, riñones y vejiga. Y el hierro que contiene le otorga una potente acción sobre la regeneración de la hemoglobina. Sus aceites esenciales sulfurados explican sus propiedades antitusígenas y su acción sobre las secreciones de las mucosas del aparato respiratorio. Es un excelente depurativo, diurético, expectorante, hipoglucemiante y tónico estimulante estomacal.

- **Sistema inmunitario.** Además se sabe desde hace siglos que el berro posee muchas propiedades para tratar problemas respiratorios, digestivos, mejorar el sistema inmunitario, quitar manchas de la piel e incluso para tratar la tuberculosis entre otros grandes beneficios.

- **Vitaminas y minerales.** El berro es excepcionalmente rico en vitaminas y minerales, con un altísimo contenido en vitamina C.
- **Oncología.** El interés renovado por el berro se debe a que, al igual que ocurre con otras crucíferas, los investigadores le han encontrado unos destacados efectos anti cancerígenos. Los isotiocianatos que contiene pueden suprimir el crecimiento de tumores mediante el bloqueo de determinados enzimas. Al igual que ocurre con las coles, brécol, calabaza, nabos y mostaza.
- **Remedio casero para la piel.** El berro es un excelente remedio natural para tratar las manchas o imperfecciones de la piel, para lo cual se utiliza su jugo a modo de loción e internamente su riqueza en vitamina C hace de él un recurso que es especialmente valioso.
- **Depurativo y regenerador.** El berro es una fuente vegetal muy rica en azufre; también contiene en abundancia potasio, calcio, sodio, magnesio, fósforo y cloro. Es un potente «limpiador» intestinal. Su jugo no se debe tomar solo, sino mezclado con el de zanahoria o apio.
- **Zumo de berro.** Además de comerlo en ensaladas, el zumo de berro recién prensado se ha utilizado tanto internamente como externamente para el tratamiento de molestias en el pecho y los riñones; a modo de cataplasma se dice que sus hojas son un tratamiento efectivo para los tumores glandulares, hinchazones e irritaciones linfáticas crónicas, así como inflamaciones de la piel.

Si se mezcla con los jugos de zanahoria, espinacas y un poco de lechuga, contiene entonces los componentes necesarios para la regeneración normal de la sangre, especialmente para aumentar la transmisión de oxígeno en el caudal sanguíneo.

Un litro diario de esta combinación, tomado en el lapso de uno a seis meses, según el estado avanzado del tumor, ha ayudado a disolverlo. Para un rápido y mejor efecto se debe eliminar todo alimento que contenga azúcar, productos de fécula y almidón y, desde luego, las bebidas alcohólicas. Dicho de otro modo, se trata de un tratamiento global, en el que la alimentación tiene un papel importante.

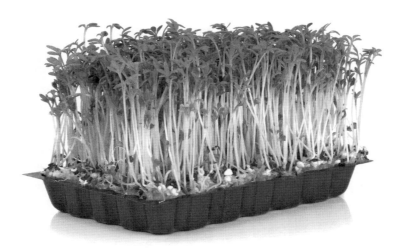

164 **Cebolla** *(Allium cepa)*

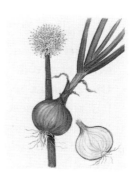

Inglés: *onion*. Francés: *oignon*. Alemán: *Zwiebel*.
Castellano: *cebolla*. Catalán: *ceba*. Euskera: *kipula*. Gallego: *cebola*.

La planta

Desde hace casi 3.000 años, en la India ya se consideraba la cebolla como diurético y gran remedio contra las afecciones cardíacas, oculares y las articulaciones.

Contenido. La cebolla es un gran agente antimicrobiano gracias a sus compuestos de azufre. Además contiene sulfuro arílico, un protector contra el cáncer. Y es rica en aminoácidos: ácido glutamínico, arginina, lisina, glicina, leucina. El aceite esencial contiene muchos componentes sulfurosos (disolfuro de atilpropilo, metilaliína y cicloaliína) y es rico en flavonoides (quercetina), indicada para el tratamiento de la debilidad capilar. Además la cebolla es rica en antioxidantes flavonoides, como los beta-carotenos.

Minerales y vitaminas. Entre los minerales destaca ante todo el azufre, así como: potasio, fósforo, calcio, magnesio, cromo, sodio. Y, en cantidades menores: hierro, manganeso, zinc, cobre y selenio. Vitaminas: B3, B6, B9 (ácido fólico), C y E.

Antiinflamatorio natural. Los agentes antiinflamatorios de las cebollas (la vitamina C y la quercetina, combinan bien con los isotiocianatos de la cebolla) son una gran ayuda en caso de dolor general, hinchazón, osteoartritis reumatoide, alergias derivadas del asma y trastornos respiratorios. Es de gran ayuda en caso de alergias, asma (alivia la congestión y las vías respiratorias) y resfriados.

Propiedades y usos medicinales

La cebolla es un remedio medicinal natural y un excelente complemento nutritivo, muy valioso en nuestra dieta. Ayuda a la eliminación de los compuestos azufrados por la respiración, por lo que se emplea para aliviar estados gripales. También presenta una leve acción diurética e incrementa ligeramente el ritmo cardiaco.

- **Digestivo.** No sólo estimula y favorece la digestión, sino que posee la doble virtud de equilibrar el organismo al actuar como laxante y como astringente, según se trate de estreñimiento o de diarrea. Inhibe la putrefacción intestinal y elimina los fermentos e impurezas. En caso de dispepsia o de trastornos nerviosos del estómago, se usarán dos cebollas cocidas en un litro de leche, y se tomará una cucharada al levantarse y otra antes de acostarse.

- **Diabetes.** La cebolla cruda es un importante alimento para la prevención de la diabetes en millones de personas. A su riqueza en glucoquinina, que activa la función del páncreas y reduce el nivel de azúcar en la sangre, además del efecto benéfico de la fibra que contiene.
- **Diurético.** La cebolla ayuda a eliminar los líquidos que se acumulan en los tejidos y facilita la actividad de los riñones. En general es muy adecuada en casos de retención de líquido por reumatismo, gota e insuficiencia renal. El caldo de cebolla es beneficioso para la próstata y los riñones.
- **Vahos.** Los vahos de cebolla con agua hirviendo son un remedio ideal en caso de congestión y fuerte resfriado que convenga cortar rápidamente.

  La cebolla es también un antibiótico natural casi tan potente como el ajo.
- **Jarabe de cebolla.** Se prepara una decocción de una hora de la misma cantidad de cebolla que de agua. Añadiremos a la preparación resultante 1/5 partes de miel y 1/5 de azúcar integral de caña. Remover hasta que tenga una buena consistencia y tomar tres tazas al día.
- **Contra la tos y las expectoraciones.** Cortada en rodajas con clavo o picada en un plato, la cebolla resulta muy efectiva, como hemos dicho, contra el resfriado; puede dejarse sobre la mesita de noche al ir a dormir hasta el día siguiente. Ello es debido a las sustancias antibióticas (sulfóxidos) y expectorantes que se desprenden.
- **En la cocina.** La cebolla se puede preparar de innumerables maneras, por ejemplo, asada al fuego de leña. O bien con miel, en caso de tos pronunciada y expectoración con abundante mucosidad. Una cebolla comida a la hora de acostarnos (hervida, o incluso ligeramente frita) hará su efecto a la mañana siguiente rompiendo el más fuerte resfriado.
- **Para aclarar la voz y la ronquera**, se mezcla con miel a partes iguales y se beben 3 cucharadas diarias del jugo de dicha mezcla.

  Inhalar unos momentos la sustancia olorosa de la cebolla calma los nervios hasta el punto de que cualquier persona inquieta se irá relajando y puede llegar incluso a conciliar el sueño: contra el insomnio conviene comer cebollas en abundancia. Sorbiendo el zumo por la nariz, purga la cabeza y ayuda al letargo. También hace desaparecer los desmayos y los calambres.
- **Vida sexual.** La cebolla se utiliza igualmente en casos de impotencia o debilidad sexual, así como la falta de voluptuosidad. La tisana con leche o agua de cebolla, previamente cocida bajo cenizas, es excelente en afecciones de la vejiga.

  La cebolla posee, dicho de forma muy resumida, amplias virtudes medicinales para el sistema digestivo, urinario, respiratorio, cardiocirculatorio y endocrino (posee un efecto antitiroideo gracias a los compuestos volátiles de su esencia). Además posee infinidad de aplicaciones externas.

165 **Chía** *(Salvia hispanica)*

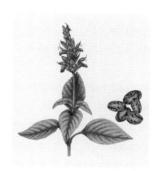

Esta planta ha llegado a Occidente con el mismo nombre original. Entre los mayas y aztecas, la chía era uno de los cuatro alimentos básicos junto al maíz, las judías y el amaranto. Más de 3.500 años después se redescubren sus virtudes nutritivas. Las semillas de chía se conocen también como planta medicinal y por su elevada riqueza en antioxidantes.

La planta

Crece cada año en verano y es originaria de las áreas montañosas del sudoeste de México, Guatemala y Nicaragua, en donde era un importante alimento-medicina, Estuvo a punto de desaparecer con la conquista de América, pero hoy vuelve con más fuerza que nunca gracias a su gran poder nutritivo y salutífero. A finales del siglo pasado (1991) el interés por la chía resurgió, al saberse que, además de ser una buena fuente de fibra dietética, es rica en proteína y antioxidantes.

Los mayas y aztecas usaban la chía como alimento, pero también en ungüentos cosméticos y preparados medicinales. Era fuente de energía para travesías prolongadas y alimento para los guerreros, combinada con maíz. La harina de chía tostada se utilizaba en la preparación de una popular bebida refrescante y nutritiva, costumbre que, con variantes, hoy persiste en Centroamérica y se denomina «chía fresca» (agua, limón y chía).

Composición. Esta planta es muy rica en minerales: calcio (entre 6 y 10 veces más que la leche de vaca), hierro, magnesio, potasio, fósforo, zinc y manganeso. Y es muy pobre en sodio. Y no posee gluten, o sea que puede ser consumida perfectamente los celíacos. Además contiene un 27% de fibra soluble (mucílagos), que ayuda a que no se dispare el índice de glucosa en sangre.

Fuente de ácidos grasos esenciales. Las cantidades necesarias de los importantes ácidos grasos Omega dependen del ciclo de vida de cada persona y de su estado de salud. Se estima que es necesaria, de promedio, una ingesta del 1% de la energía total de ácidos grasos Omega-3 y un 4% de la energía total para los Omega-6.

Pero el contenido de ácidos grasos Omega-3 en nuestra alimentación es muy bajo hoy en día, apenas llega al 0,5% de la energía total. Hoy conocemos cuatro grandes fuentes para obtener ácidos grasos Omega-3, dos son marinas: las algas y el aceite de pescado (a menudo con contenidos menos aconsejables, como los ácidos grasos saturados).

Por suerte disponemos de dos fuentes vegetales: el lino *(Linum usitatissimum)* y la chía; ambas poseen la mayor concentración de ácido graso a-linolénico conocida hasta la fecha. Las semillas de chía representan la fuente vegetal con más alta concentración de Omega 3: poseen un 33% de aceite (62% ácido linolénico y 20% linoleico).

Potente antioxidante. Las semillas de chía son muy ricas en flavonoides y contienen vitaminas del grupo B, con lo que se evitan las vitaminas antioxidantes artificiales, muy poco convenientes porque anulan determinados efectos protectores cardiovasculares. Junto a su excelente perfil en grasas, la chía contiene buena dosis de proteína (23%). Entre los aminoácidos esenciales destaca la lisina, limitante en los cereales.

Propiedades y usos medicinales

La chía en casa. Las semillas de chía pueden utilizarse como legumbre (con remojo previo, etc.), o como cualquier otra semilla. Se puede moler en un mortero, en un molinillo de café o cualquier procesadora eléctrica.

Con dos cucharadas soperas de chía molida se cubren las necesidades humanas diarias de Omega-3. Además puede añadirse a cualquier alimento o bebida, ya que no altera los sabores originales. Se puede incorporar en sopas, ensaladas, salsas, guisos, pan, barritas de cereales y repostería, junto al muesli del desayuno, en yogures y hasta en amasados.

La riqueza nutricional de la chía la convierte en un ingrediente ideal de otros alimentos: se puede añadir a una infinidad de preparaciones culinarias y bebidas.

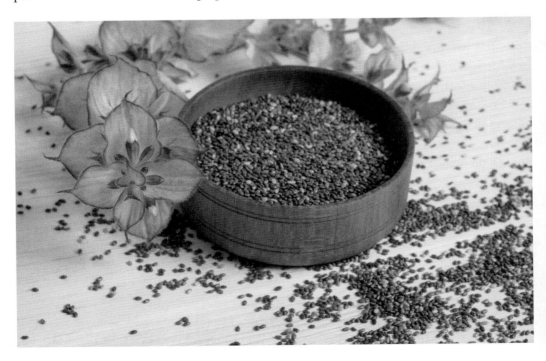

166 **Col** *(Brassica oleracea)*

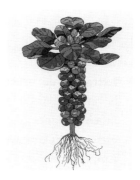

Inglés: *cabbage*. Francés: *chou*. Alemán: *Kohl*.
Castellano: *col, repollo, berza*. Catalán: *col*. Euskera: *aza,*
txakurraza, azantxu. Gallego: *couve*.

La col, cultivada desde hace al menos 6.000 años es una de las abuelas de nuestras verduras y omnipresente en la historia de la alimentación, aunque es cierto que las coles no despiertan mucho entusiasmo entre los comensales. Pero si se cosechan en el momento justo y se preparan adecuadamente no sólo no serán sosas, sino que se pueden convertir en una auténtica delicia. Y hoy sabemos de forma tajante que están entre los alimentos más adecuados para contrarrestar eficazmente el desarrollo del cáncer.

La planta

Las principales coles que se consumen son el repollo (*Brassica oleracea capitata*), el brócoli (*Brassica oleracea italica*), la coliflor (*Brassica oleracea botrytis*), la col de Bruselas (*Brassica oleracea gemmifera*), la berza (*Brassica oleracea acephala*), la col rizada y la col forrajera. Por otra parte la mostaza, el berro y el rábano también forman parte de las verduras crucíferas.

Brócoli y coliflor. El bróquil, brécol o bróculi se ha convertido en la verdura estrella de cualquier dieta saludable junto a la coliflor. Las coles de Bruselas son realmente una clase aparte por su riqueza en compuestos fitoquímicos anticancerosos y, si se evita cocerlas demasiado, pueden convertirse en un alimento ejemplar en una estrategia de prevención del cáncer.

Índoles y sulforafano. Todas las verduras crucíferas —y mucho más el bróquil— contienen componentes que hoy se sabe que ayudan a combatir el cáncer, como los indoles, barrenderos de radicales libres naturales que pueden desactivar sustancias con actividad cancerígena. Asimismo, los indoles debilitan estrógenos que pueden favorecer el crecimiento de tumores de pecho. Las verduras crucíferas contienen otro componente anticancerígeno de gran potencia, el sulforafano, un estimulante de la producción de enzimas.

Propiedades y usos medicinales

Muchas de las sustancias beneficiosas de las verduras crucíferas se han extraído del bróquil y se pueden encontrar en comprimidos o en cápsulas. Hay que tener en cuenta que ingerir un comprimido no será tan bueno como comer una bandeja de verduras frescas,. Las verduras contienen fibra y otras cosas favorables para la salud en un «todo» que no se puede trasladar al suplemento. De todas formas estos extractos de bróculi ofrecen algunas de las ventajas de las verduras enteras y pueden ser una alternativa para las personas que de otra forma no las comerían.

- **Extractos de brócoli.** ¿Por qué hay todavía tantos niños –y mayores– con aversión a la verdura? Al oír hablar de col, col rizada, coles de Bruselas, o del brócoli y la coliflor, muchos comensales «pierden el apetito» o huyen. Se cree que un 25% de personas son extremadamente sensibles a ciertos sabores, como en este caso.

  En Norteamérica, sólo el 10% de la población come las cinco raciones diarias de frutas y verduras recomendadas... y aquí nos acercamos peligrosamente a esa tendencia.

- **En la cocina.** Existen combinaciones de suplementos y bebidas de estas verduras, solas o con otras verduras y frutas que son excelentes para el paladar y garantizan una cantidad suficiente de estos valiosos componentes fitoquímicos.

- **Jugo fresco de col.** Es fácil de preparar en batidora, licuadora y en especial los actuales extractores. Se tomarán entre 50-200 cc diarios.

- **Cataplasmas (de la hoja fresca).** Se machacan las hojas y se aplicarán, normalmente envueltas en un paño de lino o algodón, en forma de cataplasma.

- **Tintura madre.** 40 gotas, tres veces al día.

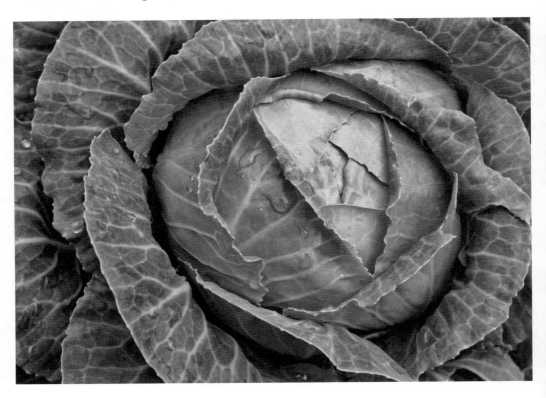

167 **Goji** *(Lycium barbarum)*

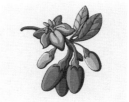

Inglés: *goji berries, goji*. Francés: *goji*. Alemán: *Goji*. Castellano: *cambrón, escambrón, goji,* Catalán: *goji*. Euskera: *goji*. Gallego: *goji*.

El fruto del goji es originario de los Himalayas y se utiliza en el Tíbet y en China desde hace miles de años para mejorar y mantener la salud y la longevidad. Hoy se sabe que es uno de los antioxidantes más potentes que se conocen.

La planta

Es un arbusto de seto de origen chino que alcanza los 5 metros de altura. Tiene las ramas espinosas y las hojas alargadas, enteras y algo gruesas. Las flores son de color rosado o violeta.

El goji crece en alturas superiores a 4.000 metros. Se cultiva en Mongolia, en el Tíbet y en China (Ningxia), en donde se ha convertido en un fenómeno desde principios de este siglo; desde 2005 la superficie cultivada aumenta cada año. En la Medicina Tradicional China se describe como un fruto muy rico en toda clase de nutrientes, tanto fresco como desecado. Y lo han venido utilizando hasta ahora en caso de fiebre, o como laxante, antiespasmódico, afrodisíaco, en disfunción eréctil, de vértigos o de mareos, para el dolor de espalda o como diurético, entre otros usos.

Composición. Contiene un 65% de carbohidratos, polisacáridos y monosacáridos (arabinosa, glucosa, galactosa, ramnosa, manosa, xilosa…). Contiene ácidos grasos esenciales (linoleico), 18 aminoácidos (8 esenciales), el 10% de fibra, así como vitaminas B1, B2 y C, carotenos (licopeno, luteína y zeaxantina); minerales (hierro, calcio, potasio, fósforo, magnesio, zinc) y oligoelementos (mercurio, manganeso).

La fruta. Las bayas de goji son frutas de un color rojo intenso, aproximadamente del tamaño de una pasa de uva y con un sabor que podría asemejarse a una mezcla de arándanos y cerezas. Se comercializan principalmente desecadas, pero en el mercado también se encuentran jugos, aceites, extractos, compotas, mermeladas o jaleas, barras de cereal, muesli, y una gran variedad de productos cosméticos.

Propiedades y usos medicinales

Se atribuyen al goji numerosas propiedades, pero todavía son pocas las que han sido comprobadas científicamente. Entre las más destacadas aparece su efecto anti envejecimiento; como protector de la piel; de la vista; prevención de enfermedades cardiovasculares; actividad hepatoprotectora y del sistema inmunitario.

Antioxidantes y Escala ORAC.

El Instituto Nacional del Envejecimiento de Estados Unidos (NIH); desarrolló un sistema, la escala ORAC (Oxygen Radical Absorbance Capacity) para valorar la capacidad de absorción de radicales de oxígeno. La escala ORAC sirve para medir la potencia total antioxidante de los alimentos y permite compararlos entre sí.

Valores ORAC por 100 g de algunos alimentos:

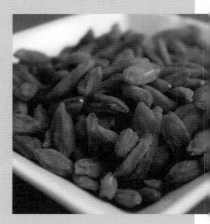

pimiento rojo 821
naranja 2103
manzana gala 2936
bróquil 3083
goji 3290
fresas 4302
ajo 5708
lentejas 7282
alcachofas 9416
arándanos 9621

Con todo, el mundo vegetal nos brinda un abanico de posibilidades similares con las mismas propiedades antioxidantes. Ello puede ser suficiente para romper cualquier mito creado en torno al goji y unos cuantos alimentos, pues aunque posee propiedades ciertamente beneficiosas, no hay mejor medicina que una dieta equilibrada y variada, que comprenda abundante cantidad de vegetales para beneficiarnos de todos los nutrientes naturales.

Y en todo caso, la escala ORAC sólo mide el potencial antioxidante en un tubo de ensayo mediante una pruebas de laboratorio y no tiene en cuenta las complejidades del cuerpo humano y las reacciones in vivo (hay muchos factores que intervienen en las reacciones del organismo, por lo que es imposible reproducirlas en medios artificiales como tubos de ensayo).

Alimentos antioxidantes en la dieta. Se sabe que muchos de los antioxidantes de los alimentos, en particular los de las frutas y verduras, necesitan de la presencia de otra sustancia para absorberse, que si no se proporciona a través de una dieta variada, estas sustancias quedan desaprovechadas o perdidas en el tracto gastrointestinal.

- **Polisacáridos.** Hace algo más de veinte años comenzaba el interés por el goji en EE.UU. En 2002 se descubren unos polisacáridos en las cerezas goji que actuarían como «moléculas maestras» en el organismo. Se dice que funcionan como «directores y transportadores» de la información que las células se transmiten entre sí. Se comportan como si «recordaran» a la célula su principal función, provocando sorprendentes curaciones o mejores de múltiples enfermedades (hepatitis, alergias, osteoporosis, artritis…). Las bayas de goji son ricas en estos importantes polisacáridos que ayudan a las defensas del organismo y a retrasar el envejecimiento. En todo caso se consideran importantes para el buen funcionamiento celular.

- **Antioxidante.** ¿Cuál es el verdadero poder antioxidante de las bayas de goji? Los carotenoides, las vitaminas, los polisacáridos y en general todos los fitoquímicos que contiene le confieren propiedades antioxidantes. Sin embargo, popularmente no se conoce si estos efectos son realmente excepcionales, o si son comunes en otras hortalizas, frutas o alimentos del reino vegetal (ver recuadro).

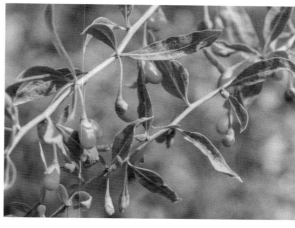

- **Sistema inmunitario.** El goji aporta vida, salud, juventud, energía… y fortalece asombrosamente las defensas. Sus defensores aseguran que «es el alimento antienvejecimiento más poderoso del mundo». Las bayas de goji son ricas en zinc y especialmente en selenio, lo cual debe tenerse en cuenta en caso de embarazo.

- **Adelgazar.** Comer como máximo unos 30 g al día. Vale la pena destacar que el goji aporta más vitamina C que las naranjas, más betacaroteno que las zanahorias y más hierro que la carne. Es un súper reconstituyente.

- **El poder de las «superfrutas».** El goji ha pasado a formar parte de ese selectísimo grupo de *superfoods* («superalimentos» como el mangostán, açaí, noni, aloe vera, granada…) que, sin ser tan básicos como el arroz, sí que en cambio pueden convertirse por méritos propios en una verdadera chispa vital.

- **En la cocina.** Las bayas de goji pueden consumirse como cualquier fruta desecada, en forma de pasas u orejones, directamente del envase o rehidratadas. Pueden añadirse a diferentes alimentos como yogur, cereales de desayuno, en ensaladas, en batidos de frutas o vegetales, barritas de cereales, helados o en preparaciones de pastelería. La porción que se recomienda es de 20 g-30 g al día.

168 **Grosellero negro**
(Ribes nigrum)

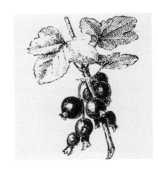

Inglés: *black currant.* Francés: *cassis, grosseillier noir.*
Alemán: *scharze Johannisbeere, Ahlbeeren, Gichtbeeren.*
Castellano: *grosellero negro, casis.* Catalán: *riber, ribes.*
Euskera: *andere mahats beltz.* Gallego: *groselheira negra.*

La planta

Este arbusto de apenas metro y medio de altura comenzó a ser cultivado en la Francia del Renacimiento. Los galos, que, por esa época, descubrían el buen vivir en torno a la mesa, comenzaron a utilizar el «cassis» para aromatizar un licor y más tarde se usó su zumo para hacer tartas, gelatinas y postres dulces. No confundir el grosellero negro con el rojo, con otras propiedades.

Composición. El grosellero alberga gran cantidad de antioxidantes polifenoles, concentrados en la tintura de la baya. De minerales (como los 1,54 mg de hierro, más del 10% de la CDR) y de vitaminas: por ejemplo 181 mg de vitamina C, más que la papaya, kiwi, naranja o fresa y casi el triple de la cantidad diaria recomendada CDR).

Propiedades y usos medicinales

- **Antiinflamatorio natural.** Y también anti reumático, sin los efectos secundarios de la cortisona. También es eficaz contra el dolor de garganta, la fiebre y los problemas leves de próstata.
- **Fatiga y defensas.** Por su alto contenido en vitamina C, es un remedio contra la fatiga, decaimiento, bajada de defensas, convalecencias, astenias por cambio de estación, resfriados o gripes.

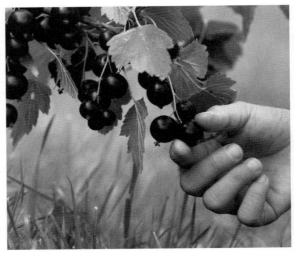

- **Zumo.** El zumo de grosellero negro es un diurético apto para dietas de control de peso, gota, eliminación de los cálculos biliares o renales y en procesos inflamatorios en general.
- **Anti estrés.** Tonifica las glándulas suprarrenales por lo que es ideal, en

extracto, para la gente muy estresada que empeora cuando se relaja (fines de semana y vacaciones).

- **Cardiovascular.** Importante protección de los capilares sanguíneos. Por eso es un remedio tradicional contra la flebitis, prevención de infartos vasculares o cardíacos a la par que mejora el tono venoso.

  Los taninos ayudan a controlar la diarrea, y también se usa para aliviar problemas de piel como los eccemas, dermatitis o picaduras leves de insectos.

- **Anti envejecimiento.** Cada vez se conocen mejor sus beneficios en tratamientos anti envejecimiento. Se considera que posee claros efectos preventivos en el desarrollo y alcance del cáncer. Puede utilizarse en forma de tinturas, capsulas o zumos.

Precaución. No debe tomar grosellero negro en caso de gastritis, úlcera o trastorno estomacal importante (puede irritar aún más la mucosa). Evitar en caso de cardiopatías severas, hipertensión o problemas de riñón e hígado graves, y tampoco para conseguir un efecto diurético.

169 **Lechuga** *(Lactuca sativa)*

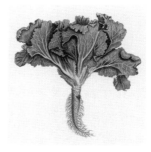

Inglés: *lettuce, strong-scented lettuce*. Francés: *laitue vireuse, laitue sauvage*. Alemán: *Gift-Lattich, Leberdistel, Stinksalat, Wilder Lattich*. Castellano: *lechuga silvestre, serralón*. Catalán: *lletuga borda, enciam, enciam boscà*. Euskera: *uraza, letxuga*. Gallego: *alface brava serralho*.

La planta

La lechuga se cultiva con fines alimentarios. Sus variedades (romana, Batavia, francesa, beluga, etc.) nos permiten disfrutarla a lo largo de todo el año. Posee propiedades calmantes que la hacen sumamente útil en el tratamiento de afecciones nerviosas (ansiedad, depresión, palpitaciones, angustia, nerviosismo, histeria, insomnio). Es un buen depurador del organismo y ayuda a prevenir el cáncer.

Composición. Contiene lactonas sesquiterpénicas (lactucerina, lactucopiricina), alcaloides (platyfilina), minerales (7-10%) y ácidos orgánicos (ácidos málico, cítrico, oxálico y clorogénico).

Propiedades y usos medicinales

- **Las hojas. Bebida:** Para tratar afecciones nerviosas, depurar el organismo y ayudar a prevenir el cáncer. Beber cada día en ayunas ½ vaso de zumo recién hecho. Si la persona sufre de insomnio o está muy nerviosa, tomarlo también un cuarto de hora antes de ir a la cama.

- **En la cocina.** Comerla. Para tratar afecciones nerviosas, depurar el organismo y ayudar a prevenir el cáncer. Comer cada día, si es posible, lechuga en ensaladas. Hay casos en los que se recomienda comerla asada, cuando por necesidades del tratamiento (en casos de depresión, crisis nerviosas, espasmos) se requiere comer 2 o 3, lo cual sería muy difícil si está cruda.

- **Emplastos:** Para aliviar tos, asma, bronquitis, ansiedad, insomnio. Antes de ir a dormir, aplicar las hojas ligeramente asadas en el pecho y la espalda (afecciones respiratorias) o sobre el vientre (afecciones nerviosas) directamente sobre la piel, cubriendo con un paño grueso de algodón y vistiéndose con camiseta y pijama. Dejar toda la noche.

- **Baño:** Es un magnífico relajante, especialmente indicado en casos de estrés, insomnio, histeria, crisis nerviosas; un baño diario hasta notar mejoría. Por la noche, dar a los niños un baño con hojas de lechuga para relajarlos es una buena costumbre, sobre todo si han tenido un día particularmente excitante y están inquietos e irritables.

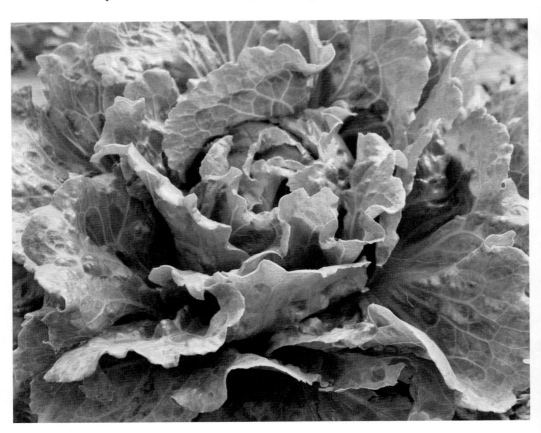

170 **Limón** *(Citrus limon)*

Inglés: *lemon*. Francés: *citron*. Alemán: *Zitrone*.
Castellano: *limón*. Catalán: *llimona*. Euskera: *limoiaritz*.
Gallego: *limâo, limoneiro*.

El limón, junto con el ajo y la cebolla, es una de las pequeñas maravillas que la Naturaleza nos ofrece para vivir mejor. Como alimento y medicina alberga un potencial de prevención y curación que pocos alimentos pueden ofrecer.

La planta

Contenido. El limón es rico en flavonoides (quercetina, rutina, hesperidina). La pulpa del limón es rica en ácido cítrico. Es igualmente rico en aceites esenciales (d-limoneno, alfa y beta pineno, canfeno, terpineno), así como alcanfor de limón (2%).

Propiedades y usos medicinales

A lo largo de los siglos, en muchas zonas frías de Europa, los cítricos eran un pequeño lujo para acceder a la vitamina C, allí escasa, y para conseguirla dependían de unas pocas frutas muy escasas, como el escaramujo. El elevado contenido en vitamina C del limón es una de sus grandes cualidades medicinales, junto a su gran poder antiséptico, astringente y depurativo.

- **Flebología.** Su riqueza en bioflavonoides (que ejercen un efecto vitamínico P), son útiles en caso de fragilidad vascular, prevención de hemorragias y alteraciones vasculares, diabéticas o hipertensivas.
- **Vitamina C.** Hoy se sabe que podemos hacer acopio de la valiosa vitamina C de forma natural a través de muchas otras frutas, desde las granadas al goji, si se recolectan y las comemos en su punto de madurez. Pero hay que tener en cuenta que el limón se usa terapéuticamente desde hace 4.000 años y hoy lo emplean también en la industria farmacéutica para elaborar infinidad de medicamentos y productos.
- **Depurativo y fortalecedor de las defensas.** El limón es un activador del sistema inmunitario y de diversas acciones endocrinas; se ha comprobado que ejerce una función benéfica en el tratamiento de artritis y dolores articulares. También ayuda a digerir mejor los alimentos, a la vez que ayuda a depurar el cuerpo en general.
- **Algunos usos del limón.** El limón ayuda a combatir la fiebre. Según los trofoterapeutas, tomando a lo largo del día el jugo de 10-12 limones crudos se evita toda posibilidad de infección y se rebaja todo tipo de fiebre, por alta que esté.

- **Desinfectante.** El limón está indicado contra en caso de sarampión, erisipela o difteria. Evita la difteria porque desinfecta la sangre y la garganta de una manera tan radical y segura como no puede hacerlo ningún microbicida de la medicina alópata convencional.
- **Digestivo.** En combinación con ensaladas es muy recomendable para matar toda clase de parásitos intestinales y también para cortar las diarreas. Además, el efecto astringente del limón cura las dilataciones del estómago si se toma bien ensalivado.

El ácido que se fabrica en el estómago por malas digestiones se puede destruir por otro

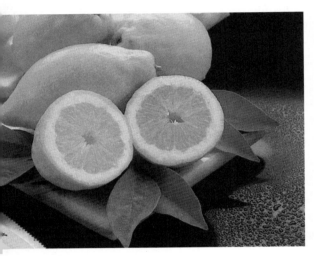

ácido natural, y éste es el limón. Debido precisamente a que es ácido, el limón cura y evita toda acidez del estómago o del hígado, la hiperclorhidria y la bilis. Neutraliza la bilis en el estómago y corrige el exceso de bilis en el hígado.

• **Sistema respiratorio.** El jugo de limón es un remedio excelente para combatir anginas de pecho, como suelen comprobar los trofoterapeutas con sus pacientes. Además el limón es una auténtica bendición contra la gripe, sobre todo para prevenirla. «Tómese el jugo en grandes dosis. Trate de sudar copiosamente, procure tomar más limón y la gripe no será nada».

También es muy útil en caso de bronquitis. Aplicaremos compresas de jugo de limón al pecho. En caso de pulmonía o bronconeumonía, el jugo de limón en cantidad suficiente es la mejor medicina: va directamente a los glóbulos de la sangre y corrige el mal desde dentro. El limón cura todo tipo de resfriado.

- **Antiinflamatorio.** Es asimismo un buen desinflamante. El limón cura y evita las inflamaciones de la piel y de la sangre.
- **Anti envejecimiento.** El jugo de limón, en cantidad variable según cada persona y cada caso, evita y combate la vejez prematura (rejuvenece las células de la sangre y de los tejidos, ayuda a evitar la arteriosclerosis).
- **Limón para todo tipo de trastornos.** Por ejemplo, dolores de cabeza y diversas formas de nerviosismo y desequilibrios del sistema nervioso. El limón corta toda acidez en el estómago o en la boca. Y cura las llagas de la garganta y de la boca.

Es el cicatrizante por excelencia; por ejemplo para corregir las grietas de los labios o de los pechos. Pero también es el cicatrizante ideal para toda clase de heridas: es capaz de desinfectar de forma más saludable que el alcohol, mientras ayuda a la vez a cicatrizar de forma instantánea. ¡Todos podemos comprobarlo!

El limón combate los granos y manchas de la cara. Además, si se emulsiona con un poco de aceite de almendras, es la mejor pomada para aplicarse en la cara y el cuello. También es un gran destructor de las erupciones de la piel.

- **Obesidad.** El limón quita con rapidez todo estado de hinchazón, de apariencia fofa o de morbidez. Evita y ayuda a eliminar las adiposidades.
- **En zumos.** Además de ser un saludable refrescante en forma de zumos, el limón es muy eficaz en caso de hemorragias, de alteraciones vasculares diabéticas o de hipertensión. Es un increíble antiséptico y un excelente expectorante que se puede emplear en forma de gárgaras para aliviar faringitis o irritaciones de la garganta. El zumo de limón es indicado para curar la acidez estomacal, detener vómitos y controlar la congestión de los intestinos.
- **Con jugo de cebolla.** Si se mezcla con jugo de cebolla, calma la tos, el dolor pectoral y afecciones del aparato respiratorio. El zumo de limón posee además propiedades cosméticas, ya que además de disminuir la concentración de grasa en la piel, la suaviza y abrillanta. Además, el jugo de limón reduce la inflamación y, con la única excepción del esmalte dental (conviene beberlo con una pajita, para proteger la dentadura), sólo ataca el mal.

Algunos usos externos del limón

- **Anginas:** gárgaras con un vaso de agua tibia a la que se habrá agregado el zumo de un limón.
- **Aftas y estomatitis:** baños bucales prolongados con zumo de limón y miel diluidos en agua.
- **Sabañones:** para evitarlos y para cuidarlos: fricciones con zumo de limón.
- **Manos rugosas:** prepárese una mezcla que contenga, en partes iguales, zumo de limón, glicerina y agua de colonia, y frótense las manos con esta preparación.
- **Crema para manos:** en un recipiente se prepara una mezcla de jugo de limón y azúcar a partes iguales. Frotar con ella las manos, déjala actuar unos minutos y enjuágalas con agua tibia. Es ideal para suavizar como desodorante de las manos.
- **Picadura de insecto:** menguará el dolor frotando con una rodaja de limón.
- **Herida infectada:** bañar la llaga con zumo de limón, puro o diluido.
- **Resfriado de cabeza, sinusitis:** varias veces al día, se introducirán unas gotas de zumo de limón en cada orificio nasal.
- **Hemorragias nasales benignas:** introdúzcase en el orificio nasal un poco de algodón empapado con unas gotas de limón.
- **Pecas:** utilícese como loción zumo de limón ligeramente salado.
- **Verrugas:** pónganse en maceración, durante ocho días, las cortezas de dos limones en vinagre fuerte; seguidamente, se humedecen las verrugas dos veces al día.
- **Heridas:** el limón es un desinfectante mucho más eficaz y saludable que el yodo y el alcohol.

- **Para los dolores de garganta,** hacer unos gargarismos con un vaso de agua tibia con un poco de zumo de limón.
- **Para las aftas,** hacer un baño de boca con zumo de limón y miel diluidos en agua.
- **Compresas para pies cansados:** después de una larga caminata o de permanecer varias horas parada, los pies suelen inflamarse y causan mucho dolor. Podemos aplicar compresas de jugo de limón tibio durante 30 minutos. Preferiblemente por la noche, antes de ir a dormir, dejando que se seque el jugo de limón sobre los pies, y no enjuagarlos hasta el día siguiente.

El limoneno cono anticancerígeno. Según diversos estudios, el contenido en limoneno del limón ayuda a prevenir el cáncer de mama. Se sabe que el limoneno posee importantes efectos anticancerígenos: incrementa los niveles de enzimas hepáticos activos en la desintoxicación de carcinógenos gracias a la GST (glutation S-transferasa). Esta acción beneficiosa se promueve por parte del limoneno en el hígado y los intestinos, atenuando el efecto dañino de los carcinógenos. Estudios en mamíferos muestran que el limoneno en la dieta reduce el crecimiento tumoral.

171 **Moringa** *(Moringa oleífera)*

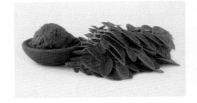

Hoy en día, esta planta se conoce en Occidente con el mismo nombre original.

La moringa procede de las faldas del Himalaya, en donde la tierra es semiárida y donde florece incluso durante grandes sequías. En antiguos escritos sánscritos hindúes ya era conocida como una planta medicinal desde hace unos 2.400 años. Se sabe que en el antiguo Egipto y en el imperio romano ya se conocían las virtudes nutritivas de la moringa y que comían sus hojas. Y que purificaban con moringa el agua para beber.

La planta cayó en el olvido, pero los remedios caseros con moringa han pasado de generación en generación en muchas zonas de Sudamérica. Y hoy en día es uno de los descubrimientos más recientes de la ciencia actual, tanto en nutrición y farmacia como en las empresas dedicadas a la obtención de nuevos combustibles.

La planta

La moringa crece rápidamente hasta alcanzar entre 3 y 5 metros en un año y es resistente a la sequía. El cultivo de moringa es más que aconsejable en las extensas zonas desérticas o semidesérticas del trópico africano, donde existen graves problemas de hambre, desnutrición y subalimentación.

Su cultivo. Y en cuanto a las extraordinarias posibilidades que ofrece su cultivo, baste decir que en una hectárea de caña de azúcar se suelen producir 630 litros/año de alcohol a partir de la melaza. De la misma área sembrada con moringa se pueden producir 8.400 litros/año. Y de la planta se extrae prácticamente todo.

Propiedades y usos medicinales

Se dice que un ser humano podría sobrevivir comiendo simplemente las hojas, flores y semillas de este árbol, ya que posee de sobra todos los nutrientes que el organismo necesita para sobrevivir confortablemente. Desde 2008 se sabe que la moringa posee cuatro veces más betacaroteno que las zanahorias y que también es beneficiosa para la prevención del cáncer.

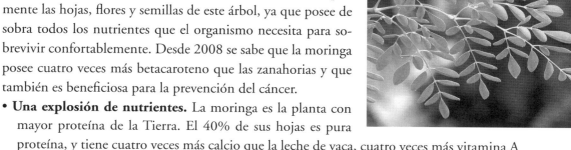

- **Una explosión de nutrientes.** La moringa es la planta con mayor proteína de la Tierra. El 40% de sus hojas es pura proteína, y tiene cuatro veces más calcio que la leche de vaca, cuatro veces más vitamina A que la zanahoria, siete veces más vitamina C que las naranjas, cuatro veces más hierro que las espinacas, tres veces más potasio que los plátanos... Y tres veces más proteínas que la carne animal y la soja, tres veces más magnesio que las lechugas...

- **Antioxidantes.** Y 46 antioxidantes que, como se sabe, ayudan a combatir el envejecimiento de los tejidos, así como 36 sustancias antiinflamatorias.

- **Aminoácidos.** El organismo necesita diariamente para sobrevivir 20 aminoácidos. De ésos, 9 son esenciales y el cuerpo no los produce: se tienen que obtener de los alimentos que consumimos. Pues bien, la moringa contiene, de los 20 aminoácidos, 18. Y por supuesto, de ésos 18, los 9 esenciales. Todo eso en un alimento totalmente natural.

- **La semilla.** La semilla de moringa contiene un 40% de aceite, que es de alta calidad, poco viscoso y dulce, con un 73% de ácido oleico, similar al aceite de oliva. De la moringa se aprovecha prácticamente todo, pero donde realmente adquiere una importancia decisiva es en la alimentación.

- **En la cocina.** La moringa ofrece una amplia variedad de productos alimenticios, ya que todas las partes de la planta, incluida la raíz, son comestibles y muy nutritivas.
  Las vainas verdes se consumen cocidas y saben de modo similar a las judías verdes o las habichuelas; las vainas maduras se hierven en agua con un poco de sal, se abren y se extraen las semillas ya listas para tomar, con un sabor parecido al de los garbanzos, aunque también se pueden consumir tostadas. Las hojas tiernas se pueden cocer añadiéndolas a los caldos, sopas y potajes. El sabor, cruda o cocida es ligeramente picante, entre el berro y el rábano.

- **Biodiesel.** La moringa es una de las especies vegetales con mayor contenido de aceite (35-38%) y de ella se obtiene ya en algunos países un biodiesel de gran calidad.

172 **Zanahoria** *(Daucus carota)*

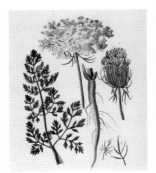

Inglés: *wild carrot, carrot*. Francés: *carotte*. Alemán: *gemeine Mohrrübe*. Castellano: *zanahoria, azanahoria*. Catalán: *pastanaga, bufanaga, safarnoria*. Euskera: *pastana, zanhori, pastanada*. Gallego: *cenoura, cenoira*.

La planta

Se cosecha durante todo el año si es de cultivo (la variedad silvestre de la zanahoria es bianual). Su agradable sabor y amplias propiedades salutíferas, conocidas desde antiguo, se han visto confirmadas y ampliadas en la actualidad con el descubrimiento de los antioxidantes, que la zanahoria contiene en gran cantidad (carotenos).

Contenido. La zanahoria fresca y cruda aporta 41 kcal por 100 g. de parte comestible y contiene abundantes minerales y ollgoelementos: aluminio, arsénico, azufre, calcio, cloro, cobalto, cobre, fósforo, hierro, magnesio, manganeso, níquel, potasio, yodo, cinc. Abundantes vitaminas: A, B1, B2, B3, B5, B6, B8 (H), Be (ácido fólico), C, E, K, carotenoides activos (provitaminas A). Y también: ácido málico, ácido silícico, inositol, diversos fitoesteroles y una esencia (carotina).

Propiedades y usos medicinales

*   **Reforzante.** Es conveniente utilizar la zanahoria cuando se quiera reforzar la resistencia del organismo en periodos críticos y como prevención de enfermedades Infecciosas y degenerativas, así como del envejecimiento.

    Está indicada de modo general en las astenias (estados de fatiga). También en caso de constituciones deficientes y en ciertos estados carenciales con sus consecuencias: retraso en el crecimiento, mala dentición, etc.

    Ya dentro de afectaciones particulares, es conveniente su uso en los casos siguientes:
*   **Sistema sanguíneo y cardiocirculatorio.** Anemias (sobre todo) y ateroesclerosis.
*   **Sistema respiratorio.** Afecciones bronco-pulmonares crónicas en general (tuberculosis, bronquitis, asma, etc.).
*   **Sistema genito-urinario.** Sobre todo frente a las colibacilosis (por su frecuente relación con las afecciones intestinales sobre las que la zanahoria es activa).

    La zanahoria es un alimento alcalinizante muy nutritivo y remineralizante, de agradable sabor y extraordinariamente popular. Entre sus propiedades generales encontramos:
*   **Sistema inmunitario.** Aumenta la resistencia general del organismo, reforzando las defensas naturales y favoreciendo la eliminación de los desechos producidos por la contracción

muscular; tiene el poder de estimular la formación de glóbulos sanguíneos, de donde derivan sus propiedades antianémicas. Y contiene, asimismo, un factor de crecimiento.

- **Sistema digestivo.** Favorece las funciones digestivas, regulándolas o restableciéndolas (es cicatrizante gástrico e intestinal, antipútrido, antidiarreico y a la vez puede ser laxante, aunque parezca paradójico); es indicada en infecciones intestinales; diarreas (sobre todo del niño, aunque también del adulto), estreñimiento; parásitos intestinales (tenia en particular); trastornos hepático-biliares.

  Contiene sustancias hipoglicemiantes que la hacen recomendable a los diabéticos.

- **Puré contra el estreñimiento.** Se prepara con 1 kg. de zanahorias hervidas durante dos horas en un litro de agua y utilizando luego el pasapurés.

- **Diarreas infantiles.** Puré de zanahoria: raspar medio kilo de zanahorias y cortarlas en rodajas. Ponerlas a hervir en un litro de agua hasta que estén bien cocidas y pasarlas por el pasapurés. Verter agua hervida hasta que vuelva a haber un litro y añadir media cucharadita de sal marina (para recuperar los electrolitos perdidos en la diarrea). Conservarlo fresco y tomarlo las veinticuatro horas durante dos o tres días. Puede tomarse con el biberón o a cucharadas si está más espeso. Se volverá progresivamente a la leche en el plazo de cinco a seis días, disminuyendo la cantidad de zanahorias utilizadas (de 500 g a 100 g por litro de agua).

- **Para los lactantes** con el intestino delicado, añadir a la leche puré de zanahorias preparado a razón de 200 g por litro. La proporción, hasta los tres meses, es de una parte de puré por otra de leche y de una de puré por dos de leche después de esa edad. A los lactantes que padecen diarrea puede dárseles zumo de zanahoria cruda en vez de puré. Se añadirá agua al zumo de zanahoria tal como se hace con la leche y no se retornará a la alimentación láctea hasta que los trastornos intestinales hayan desaparecido (generalmente a los dos o tres días).

- **Acción anti edad.** Posee numerosas propiedades rejuvenecedoras tisular y cutánea (en uso externo es cicatrizante).

- **Vitamina A.** Por su gran riqueza vitamínica (es muy rica en vitamina A) aumenta de forma notable la visión crepuscular y nocturna.

  Es asimismo depurativa; fluidificante biliar; pectoral; diurética; vermífuga; y favorece la lactancia.

- **Zumo de zanahorias crudas.** de 50 a 500 g por día. Un vaso diario en ayunas es un buen promedio; puede prepararse en la licuadora o extractor junto con una manzana, para darle un sabor más apreciado. Si se trata de un lactante, añadir agua al zumo (como se hace con la leche). Este zumo también puede combinarse con manzanas, peras, remolacha, un poco de apio, etc. Puro o con leche es un excelente expectorante (afecciones pulmonares, asma, afonías).

Uso externo

- **Decocción de zanahorias** o aplicación de zanahorias ralladas, o loción o decocción de hojas frescas: sobre abscesos, úlceras en las piernas, quemaduras, forúnculos, impétigo.
- **Lociones** de zumo de zanahoria: para los cuidados del rostro y cuello, al igual que el pepino, lechuga, tomate, fresa). Da frescura y ayuda a combatir las arrugas.
  En uso externo es útil en caso de dermatosis en general (eccemas, impétigo, etc.), así como úlceras, pruritos, quemaduras, forúnculos, arrugas, etc.
- **Cruda.** Para preservar las sustancias vitales (minerales, oligoelementos, vitaminas, etc.) y conservar sus propiedades, es recomendable consumir la zanahoria cruda siempre que sea posible.

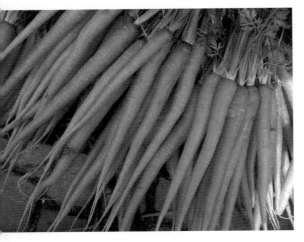

- **En la cocina.** Puede incluirse en la ensalada, a trozos o rallada (consumiéndola sin dejar pasar mucho tiempo), y puede sazonarse con aceite, limón o vinagre de manzana, e incluso hierbas aromáticas. Para que no se pierdan los principios activos contenidos en su piel es preferible no pelar las zanahorias, sino rasparlas superficialmente con el cuchillo bajo un chorro de agua fría (o bien limpiarlas con un cepillito de cerdas duras).
- **Remineralizante y diurética.** Las zanahorias no pueden faltar en sopas y potajes de verduras (junto al apio, cebolla, puerro, nabo, romero, tomillo, etc.) que son tonificantes, remineralizantes, desintoxicantes y con propiedades diuréticas y circulatorias (son recomendables a personas obesas o que no deseen engordar). Aunque para conservar todavía mejor sus propiedades basta con que se pongan un poco tiernas, cociéndolas suave y lentamente sin ebullición.
- **Aceite de semillas.** Las semillas de zanahoria son aromáticas y de ellas se obtiene un aceite esencial.
- **Pigmentación.** Puede darse el caso de que personas que consumen elevadas cantidades de zanahoria presenten una piel fuertemente pigmentada. Ello es debido al pigmento natural de la zanahoria (el caroteno) que, sobre todo tras la exposición al sol, provoca tal tonalidad cutánea. Lo que hay que hacer entonces es abandonar esa ingesta exagerada, con lo que la piel volverá a su color natural.
- **Sin química de síntesis** (pesticidas, fertilizantes antinaturales...). Siempre que sea posible, pero de forma muy especial en el caso de las hortalizas de raíz, elegiremos las que sean de cultivo ecológico.

173 **Tamarindo**
(Tamarindus indica)

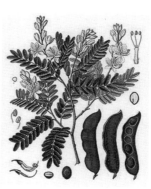

Inglés: *tamarind*. Francés: *tamarin, tamarinier des Indes*.
Alemán: *Tamarinden*. Castellano: *tamatindo, palxuchuc*.
Catalán: *tamarinde*. Euskera: *tamarindo*. Gallego: *tamarinheiro*.

La planta

El tamarindo es un árbol tropical de crecimiento lento y larga
vida que, en condiciones favorables, puede alcanzar los 30 m
de altura. El origen del árbol está en África, pero fue adaptado con gran éxito en la India, en
donde se cultiva hoy en día por doquier, al igual que en muchos países de Latinoamérica.

Las hojas, siempre verdes, de entre 8-15 cm, y las flores, de color amarillo con tonalidades
naranja, forman pequeños racimos. Los frutos son vainas de color canela que contienen entre
5-8 semillas cada uno, llenas de una pulpa rojiza más o menos ácida y dulce, bastante fuerte,
y que se usa como condimento en algunos curries hindúes.

Propiedades y usos medicinales

La pulpa, hojas y la corteza tienen diversas aplicaciones médicinales. Por ejemplo, en Filipinas, las
hojas son tradicionalmente usadas en forma de tisana para reducir la fiebre causada por malaria.

- **Antiséptico.** La pulpa de tamarindo es un buen antiséptico y refrescante. Es útil en infusión en caso de fiebre y se utiliza en casos de convalecencia para mantener la función intestinal. También es útil en caso de trastornos biliares. Externamente se utilizan para lavar
ojos ulcerados y para hacer gargarismos. Se estudian sus efectos para combatir la arteriosclerosis por exceso de colesterol nocivo derivados de una alimentación poco equilibrada.

- **Más que un laxante.** El nombre procede del árabe «tamar hindi» («dátil hindú»); precisamente la pulpa de la fruta formaba parte del «tamar», un remedio laxante-purgante a
base de pulpa de tamarindo en polvo, semillas de sen en polvo, chocolate, azúcar candi
y aromas de limón o de vainilla. Una pastilla de 6 g tomada por la noche producía una
evacuación a la mañana siguiente.

- **Astringente.** Sin embargo, y paradójicamente, el
tamarindo puede ser también astringente y de
hecho miles de personas lo toman con buenos
resultados en caso de diarrea. En general, a
las propiedades medicinales del tamarindo, es
utilizado como medicamento ayurvédico para
algunos problemas de digestión o estomacales.

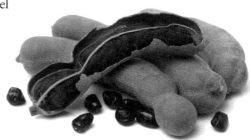

- **En la cocina.** El tamarindo forma parte de la dieta básica en el sur de la India, en donde se prepara «sambhar» (sopa de verduras con especias), arroz «pulihora» (es decir, «ácido») y otros platos. La pulpa de la fruta se utiliza como condimento en la cocina asiática tanto como en la de Latinoamérica, de ahí una popular canción del siglo pasado; también es un importante ingrediente de las salsas.
- **Agua de tamarindo.** Ingredientes: 450 g de tamarindo (sin vaina y con las semillas), 4 tazas (1 litro) de agua, 350 g tazas de azúcar integral o sirope de manzana. En una cacerola grande se mezclan el agua y el tamarindo; se estruja manualmente hasta dejar las semillas lo más limpias posible. Ponemos a fuego alto y cuando hierva lo retiraremos, colando la mezcla. Se añaden el azúcar integral o sirope, mezclar y servir bien frío.

174 **Piña** *(Ananas comosus)*

Inglés: *ananas, pineapple*. Francés: *ananas*. Alemán: *Ananas, Kiefernzapfen, Pinienzapfen, Tannenzapfen, Zapfen*.
Castellano: *piña tropical, ananás, piña brava*. Catalán: *pinya*.
Euskera: *anana*. Gallego: *piña, piñeiro*.

La planta
La piña no es exactamente un fruto, sino una cabezuela que se forma alrededor del pedúnculo de esta planta tropical que hoy se cultiva en todas partes y podemos encontrar a lo largo del año.

Contenido. Gracias a su principio activo más importante, una enzima llamada bromelina, la piña posee notables propiedades antiinflamatorias, trombolíticas y tónicas digestivas. Contiene abundantes fitoquímicos saludables que la convierten en una fruta que no debe faltar en nuestra dieta. Es muy rica en vitamina A (ideal para las membranas mucosas y cuidar la piel), vitamina C y vitaminas del grupo B. Y contiene minerales como el manganeso, potasio, cobre, magnesio, hierro y es muy rica en bromelina. Contiene también alrededor de un 11% de carbohidratos y es muy pobre en grasas, rica en fibra y una buena fuente de folatos.

Propiedades y usos medicinales
- **Fibra y vitaminas.** La piña es muy rica en fibra soluble e insoluble, sin grasas saturadas y con muy pocas calorías. Su riqueza en manganeso hace de la piña un alimento muy recomendable durante la etapa del crecimiento, que fortalece los huesos. Además es un remedio muy eficaz para calmar los calambres.

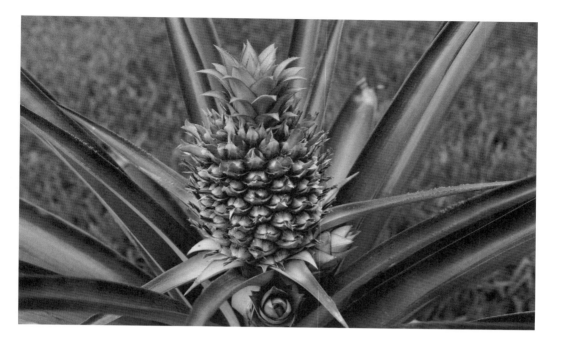

Su contenido en vitamina C la convierte un buen antioxidante para combatir los radicales libres y que ayuda a la síntesis de colágeno. También puede ayudarnos en caso de estreñimiento, abrir el apetito y para reducir (si está bien madura) los ácidos gástricos excesivos.

- **Bromelina.** Esta enzima de la piña es un digestivo excelente que mejora la digestión de las proteínas (ayuda a descomponerlas) y mejora la asimilación de los aminoácidos que las componen. La capacidad de la bromelina de la piña para descomponer la carne es tan grande que los trabajadores de las plantaciones o de fábricas de enlatado de piñas tienen que protegerse con ropa adecuada para que no les afecte a la piel.

- **Antiinflamatorio.** Cuando se ingiere con el estómago vacío, entran en acción sus propiedades medicinales como agente antiinflamatorio. En los últimos años se conocen mejor sus propiedades antiinflamatorias, antitrombóticas, antiedematosas (evitan la retención de líquidos) y fibrinolíticas (deshacen los coágulos). La bromelina ayuda a reducir edemas y, en transfusiones, para reducir la capacidad de aglutinación de los glóbulos rojos en presencia de un anticuerpo incompleto.

- **Enzimas.** Las enzimas actúan como catalizadores, es decir, tienen el poder de generar una actividad en el organismo sin sufrir cambios o ser destruidas durante ese proceso. De tal forma que una buena asimilación de los alimentos no depende sólo de la dieta, sino también de las enzimas disponibles, tanto si las genera el propio cuerpo como las ingeridas.

Es una fruta muy diurética que por otra parte ayuda a reforzar el sistema inmunitario y a la creación de glóbulos rojos y blancos.

- **Piña y cosmética.** La cáscara de la piña nos puede ayudar a eliminar las verrugas si la aplicamos durante toda la noche sobre la verruga. Ser constantes hasta que desaparezcan. Un emplasto de piña puede ayudarnos a reblandecer los callos.

  Y una mascarilla con piña nos ayudará a cuidar nuestra piel y retardar la aparición de las temidas arrugas.
- **Alergias:** alivia los síntomas al inhibir la liberación de los mediadores de la inflamación responsables del ataque alérgico.
- **Artritis y artrosis:** reduce la inflamación provocada por la artritis reumatoide.
- **Inflamaciones en general.** Ayuda a eliminar líquidos y evita el edema. También disminuye los lípidos en sangre y la celulitis.
- **Problemas digestivos:** se recomienda en digestiones lentas, flatulencia y gases intestinales. Compensa la pérdida de ácido clorhídrico que se produce con los años. Además mejora la asimilación de nutrientes.
- **Arteriosclerosis:** mejora la circulación y actúa como antioxidante protegiendo la pared de los vasos sanguíneos.
- **Bromelina como suplemento.** La dosis terapéutica de bromelina es de 500 mg tres veces al día. Después se pueden tomar 500 mg diarios como mantenimiento entre 3 y 6 meses.
- **En casa.** Es importante consumirla (al natural o en zumo recién hecho) siempre fresca y no los almíbares de lata o con zumos a base de concentrados.

Precauciones. Es un producto natural muy recomendable, pero puede aumentar el riesgo de hemorragia si se combina con fármacos como la aspirina o anticoagulantes.

175 **Papaya**
(Carica papaya)

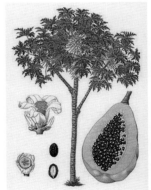

Inglés: *papaw, melón tree.* Francés: *papayer commun.*
Alemán: *Melonenbaum.* Castellano: *papaya, papayo, lechosa, fruta bomb*a. Catalán: *papaia.* Euskera: *papaia, papaiondo.*
Gallego: *mameiro.*

La planta

Contenido. ¿Qué es la papaína? La papaína es un enzima proteolítico, es decir, con capacidad de digerir las proteínas de los alimentos y neutralizar los ácidos gástricos, favoreciendo la digestión y evitando la formación de gases.

Es similar a la pepsina que se encuentra en el jugo gástrico, o la tripsina presente en el jugo pancreático. Estimula los jugos pancreáticos, favorece la digestión de comidas pesadas, genera un efecto adelgazante quemando grasas, y es un desintoxicante natural.

Propiedades y usos medicinales

La fruta tropical de la papaya estimula el apetito y contribuye a la digestión. Es muy útil en caso de acidez de estómago, indigestiones e inflamación intestinal.

- **Contenido.** Desde el punto de vista nutricional contiene calcio, hierro, magnesio, manganeso, fósforo, potasio, selenio, zinc y vitaminas: B1, B2, B3, B y C. Es rica en agua, carbohidratos simples y beta carotenos que benefician la piel, el cabello, la vista y las uñas. Contiene también licopeno, metilsalicilato, ácidos málico y mirístico y papaína, entre otros componentes.
- **Para los celíacos.** Se ha demostrado que la papaína, enzima de la papaya que digiere las proteínas, puede digerir el gluten del trigo y convertirlo en inofensivo para una notable mayoría de pacientes que padecen la enfermedad celíaca. En este caso se recomienda una ingesta de 500 a 1000 mg de un suplemento de papaína en las comidas.
- **Digestiones.** Este recurso es igualmente interesante para favorecer y disfrutar de una buena digestión, sobre todo en caso del síndrome del intestino irritable, con señales de dolor abdominal, dispepsia (flatulencias, náuseas) y una combinación de ansiedad o depresión. Las complicaciones pueden alargarse en forma de colitis y de neurosis intestinal.

  Se recomienda para casos de diarrea, gastroenteritis, colitis, colitis ulcerosa o colon irritable ya que si hay una producción excesiva de jugos gástricos el efecto protector y suavizante de la papaína los neutraliza.
- **Antiinflamatorio.** La papaína tiene propiedades antiinflamatorias y es de gran utilidad tanto en el tratamiento de eccemas, psoriasis y bronquitis, como en el control de hematomas y edemas producidas por lesiones. Es un vermífugo capaz de expulsar lombrices y parásitos intestinales, incluida la tenia.
- **Cosmética.** En la industria cosmética se aprovecha como desmanchador y cicatrizante, y es uno de los componentes usados en la fabricación de productos enzimáticos para la limpieza de los lentes de contacto.

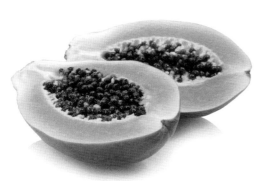

- **En casa.** La papaína solo está presente en la fruta poco madura (al elegirla, la pulpa ha de ceder sólo un poco). La podemos encontrar también en forma de pulpa o batidos, que procuraremos tomar siempre recién hechos o en casa. En herbodietéticas se pueden encontrar suplementos de papaína en polvo, cápsulas o pastillas.

176 **Quinoa** *(Chenopodium quinoa)*

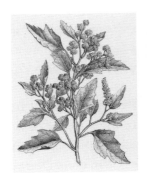

Inglés: *quinoa*. Francés: *quinoa*. Alemán: *Reismelde, Quinoa*.
Castellano: *quinua, quinoa, canigua, hupa*. Catalán: *quinoa*.
Euskera: *kinoa*. Gallego: *quinoa*.

«Quinoa» significa «cereal madre» en idioma quechua.

La planta

Pertenece a la familia de las espinacas y la remolacha (*Chenopodium*), así que la quinoa no es botánicamente un cereal. Junto con el trigo sarraceno (alforfón) y el amaranto, forma unl grupo de semi cereales y cereales antiguos, como el trigo espelta, el kamut de Egipto y el teff de Etiopía.

Variedades. Comercialmente las más apreciadas son las variedades blancas y de grano grande pero hay muchísimas variedades según la forma (cónica, más aplanada, esférica, lenticular, etc.), el color (diferentes tonos de blanco, marrón, amarillo, morado, negro, púrpura, etc.), y el tamaño (desde 1,2 mm a 2,8 mm). La denominada «quinoa real» es una de las que tiene últimamente más éxito debido a su gran tamaño, color uniforme y delicado sabor.

Contenido. La quinoa real es un alimento de gran interés nutricional porque contiene proteínas de alto valor biológico en cantidad muy elevada. Contiene todos los aminoácidos esenciales, incluida la lisina, esencial para la formación de colágeno y del calcio. El germen de la quinoa equivale al 30% del peso total (en la mayoría de cereales equivale al 1%). Y como no contiene gluten… la pueden tomar los bebés incluso antes de los 5-7 meses; es ideal para las primeras papillas.

Del pasado al futuro. Se la considera la planta del futuro por su riqueza en nutrientes y porque crece en climas extremos. En la década de 1990 la quinoa fue clasificada por la NASA como un «cultivo emergente con excelentes propiedades nutritivas para las misiones espaciales tripuladas de larga duración» debido a su alto contenido en proteínas y a su composición única en aminoácidos. El contenido proteico de la quinoa es de entre un 10-14%, pero hay que entender que se refiere a ella en crudo. Tras la cocción, el contenido proteico se reduce a un 4,40% (4,40 g/100g de quinoa cocinada).

Propiedades y usos medicinales

- **Sin gluten.** Está indicada por tanto a los celíacos y en caso de alergias intestinales. Es un alimento antiinflamatorio, mucho más rico en minerales (calcio, magnesio, fósforo, hierro, potasio) y vitamina E que el resto de cereales habituales de nuestra cultura occidental.

La quinoa aporta también otras vitaminas: C, B1, B2, B3, ácido fólico y minerales como el magnesio, calcio, hierro y potasio.

Su peculiar sabor gana mucho aderezándola y es fácil encontrar cada vez más recetas que contienen quinoa.

- **IG y diabetes.** La quinoa es un alimento muy a tener en cuenta para los diabéticos. Su índice glucémico (IG) es bajo, lo cual ayuda a regular la glucemia (medida de concentración de glucosa libre en la sangre).

- **Proteína para vegetarianos.** Es muy recomendable para también para personas vegetarianas, ya que aporta mucha proteína de gran calidad y disponibilidad. Y para todas las personas que quieran ampliar su alimentación, no engordar y estar más sanas. Contiene menos almidón y más proteína que la mayoría de cereales.

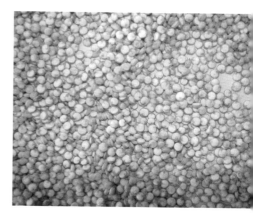

- **Nutrición saludable y digestiva.** Para deportistas y personas convalecientes que necesitan nutrirse pero con alimentos fácilmente digeribles. Para el colesterol, ya que aporta fibra y proteínas vegetales. Y en caso de obesidad, ya que alimenta, sacia y no engorda.

- **Emplastos.** A nivel externo se ha venido aplicando, molida, en forma de emplastos (con otras hierbas) para esguinces y otros problemas o lesiones musculares.

- **Acción antiinflamatoria.** Suprime la liberación de citoquinas inflamatorias. Los científicos nos dicen que este hecho se debe a la presencia de unos fitoquímicos llamados saponinas, que son considerados como «antinutrientes», pero en un estudio de 2014 se ha comprobado que no sólo disminuyen la producción de mediadores inflamatorios, sino que también inhiben la liberación de citoquinas inflamatorias, incluyendo la interleucina-6 (IL-6). Parece pues que estas saponinas de la quinoa no sólo no son nocivas, sino que podrán ser empleadas como componentes de alimentos funcionales para la prevención y el tratamiento de la inflamación.

- **En la cocina.** La quinoa se cocina muy rápido, entre 12-15 minutos. Tres medidas de agua y una de quinoa. Se suele preparar con verduras y podemos manipularla en general como el arroz, así como tomarla en recetas dulces o saladas.

Se puede añadir a sopas como si fuera pasta; hacer harina y elaborar panes, pastas o dulces; consumirla en forma de copos, para desayunar; o incluso, hacer palomitas.

Es recomendable dejar los cereales / pseudo cereales integrales (todas las semillas en general) a remojo durante toda la noche, para evitar así sus antinutrientes. En cambio, la quinoa es un caso especial, gracias a dichas saponinas.

177 **Soja**
(Glycine max)

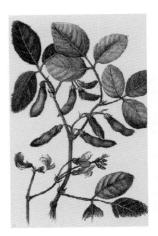

Inglés: *soy, soya*. Francés: *soja*. Alemán: *Soja*. Castellano: *soja*. *(Esta planta ha llegado a Occidente prácticamente con el mismo nombre original).*

Incorporar la soja a nuestra alimentación es una buena elección, porque nos aporta gran cantidad de nutrientes muy saludables, a condición de que se ingiera bien cocinada o preparada para su asimilación.

Propiedades y usos medicinales

Es un excelente reforzante general en caso de astenia y como tratamiento dietético en caso de hipercolesterolemia.

- **Lecitina de soja e isoflavonas.** Las isoflavonas son un conjunto de compuestos contenidos en algunos alimentos vegetales, siendo la soja el más rico en isoflavonas. Las isoflavonas de soja ayudan a combatir los síntomas de la menopausia como: ansiedad, insomnio, sofocos, sudoración excesiva, etc.
- **Menopausia.** Como planta medicinal, los expertos nos hablan de su acción estrogénica sobre el centro termorregulador hipotalámico. Es conocida su capacidad para el alivio de sofocos en la menopausia; mejora la sintomatología climatérica (insomnio, nerviosismo). De 20 a 115 mg al día, ingerir con comida. Según intensidad de los síntomas, se puede aumentar la dosis. Se recomienda 2-3 meses de tratamiento. Si sólo se ha conseguido una mejoría puede continuarse otros 2 meses.
- **Amiga del corazón.** La lecitina de soja es ideal para el tratamiento de las enfermedades cardiovasculares o si el nivel de colesterol nocivo es alto o desequilibrado. A partir de 25 g de lecitina de soja ya se nota mejoría. La lecitina de soja es un complejo de fosfolípidos obtenidos a partir de las semillas de soja. Podemos encontrarla en forma de granulado (también en comprimidos). La lecitina de soja es el nombre común para un determinado tipo de fosfolípidos, aunque técnicamente la lecitina es la fosfatidilcolina. Es ideal para el tratamiento de las enfermedades cardiovasculares y nivel de colesterol alto o con un coeficiente HDL/LDL desequilibrado. También disminuye el nivel plasmático alto de homocisteína, relacionada con enfermedades cardiovasculares.
- **El hígado.** La lecitina de soja es muy eficaz si hay exceso de triglicéridos y/o problemas de metabolización de grasa, infiltración grasa del hígado o exposición hepática a sustancias nocivas.

- **La memoria.** Por otra parte, la fosfatidilserina (uno de los nutrientes en que es rica la lecitina de soja) mejora, en cierta medida, la memoria y la capacidad cognitiva.

  En pruebas realizadas a estudiantes la ingesta de 25 g de fosfatidilcolina demostró una mejora en la memoria explícita 90 minutos después de la toma, con un mayor impacto en los estudiantes más rezagados.

  Recordemos que la leche materna contiene una concentración 100 veces superior de colina a la de la propia sangre de la madre (esto nos habla del papel fundamental de esta molécula en el desarrollo del cerebro del niño).

- **Para personas mayores.** El nivel de acetilcolina puede ser deficiente en ciertas afecciones neurológicas y en la vejez.

- **En casa.** La soja es muy versátil y con ella se pueden preparar infinidad de platos, recetas y derivados, tanto dulces como salados (salchichas, hamburguesas y patés vegetales, salsas, yogures, galletas…). Cuando se dice que casi carece de sabor, vale la pena verlo como una gran ventaja, porque al no tener ningún sabor, puede contenerlos todos.

  Podemos encontrar la soja en forma de leche o licuado vegetal; de salsa (tamari); en fermentación (miso, excelente para sopas y caldos); cuajada o queso vegetal (tofu); fermentado crujiente (tempeh); en forma de brotes germinados y hasta en aceite (sin refinar).

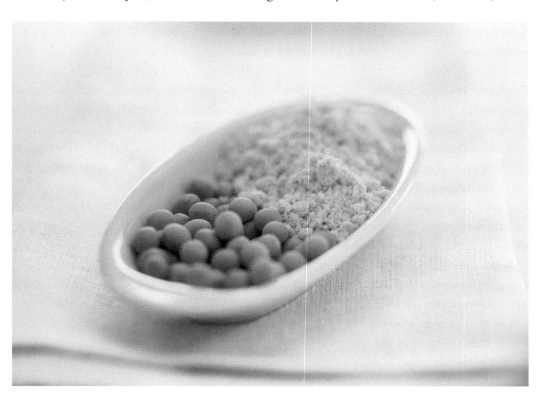

178 **Estevia** *(Stevia rebaudiana)*

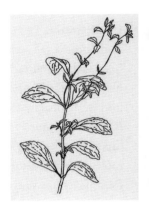

Esta planta ha llegado a Occidente prácticamente con el mismo nombre original.

La estevia forma parta de los endulzantes saludables cada vez más conocidos. Tiene detrás una historia fascinante hasta llegar a su amplio consumo en los países desarrollados, en la que no faltan episodios de novela negra (sobre su fraudulenta prohibición en EE.UU. hace unos años). La estevia es una planta originaria de Paraguay, donde crece de forma silvestre. Los indios guaraníes la conocían con el nombre de kaa-he-he (hierba dulce) y utilizaban sus hojas para endulzar, pero también supieron aprovechar sus propiedades medicinales: cardiotónicas, hipotensoras, contra la acidez estomacal y para bajar el ácido úrico desde tiempo inmemorial.

Solían tomarla en infusión, junto con la yerba mate (*Ilex paraguanensis*) y como hemostático y bactericida las aplicaban directamente sobre las heridas.

Contenido. La hoja de estevia contiene una serie de compuestos glucósidos (esteviósido, 5-10%; rebaudiósido A, 2-4%; rebaudiósido C, 1-2% y dulcósido A, 0,5-1%) y posee un poder endulzante 300 veces más potente que el azúcar.

Esteviósidos. En 1921, la Unión Internacional de Química bautizó la sustancia edulcorante principal de la stevia como esteviósido. Diez años después, dos químicos franceses descubrían que el esteviósido tenía un poder edulcorante 300 veces mayor que el azúcar de caña, y que, además, no era asimilado por el organismo, y, por tanto no engordaba. En 1942, en Inglaterra se propone el esteviósido como un buen sustitutivo del azúcar. Tres años después aparecen los primeros preparados para diabéticos en Argentina.

En 1952, investigadores estadounidenses confirmaron que el esteviósido era la sustancia natural más dulce que se había encontrado hasta el momento. Un año después se descubrió que el esteviósido influye de forma positiva en la glucemia.

A principios de la década de 1990, un poderoso organismo estadounidense, la Food and Drug Administration (FDA) decidió prohibir el consumo de estevia sin argumentos válidos que lo justificasen. Poco tiempo después, las personas que tomaron aquella sorprendente decisión marcharon a una empresa (*Monsanto*) que fabricaba edulcorantes como el aspartamo, con la marca «Nutra sweet».

Hoy podemos adquirir estevia sin problemas en toda Europa y la mayoría de países desarrollados.

Propiedades y usos medicinales

- **Diabetes.** Además de su extraordinario dulzor, lo más interesante de estos glucósidos es que no son metabolizados por nuestro organismo y, por lo tanto, no afectan ni al nivel de glucosa en sangre ni, por supuesto, a la secreción de insulina. Esto la hace ideal para las personas que deseen tomar un azúcar alternativo que no sea químico ni calórico, especialmente los diabéticos y aquellos que sigan una dieta baja en hidratos de carbono.

- **Sin contraindicaciones.** La estevia no tiene contraindicaciones, lo cual fue realmente una mala noticia para la multinacional Monsanto, que recibía pingües ingresos derivados del aspartamo o aspartame, un endulzante peligroso con decenas de contraindicaciones e incomprensiblemente aprobado por las autoridades sanitarias norteamericanas paralelamente a la prohibición de la planta estevia.

- **En casa: en infusión.** Es una buena idea tener alguna plantita de estevia en casa. Algunos diabéticos, con una sola hojita tomada en ayunas y sin dejar la medicación logran llegar a niveles normales.

  La infusión es más laboriosa, se toma en un momento, pero se precisan unos 20 minutos para hacerla. La infusión es ideal para el invierno, cuando la planta detiene su metabolismo y no vegeta. Se prepara como cualquier infusión de menta, manzanilla... Con una cucharadita es suficiente, que se corresponde a un gramo de estevia seca.

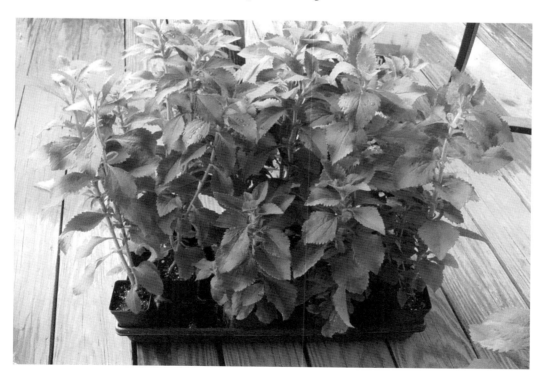

- **Circulación, digestión, obesidad...** Con una sola planta podemos mejorar el nivel de azúcar en sangre, mejorar la hipertensión, la circulación de la sangre, problemas digestivos como el estreñimiento, o evitar la retención de líquidos. Y ayuda a perder peso, sin hacer un régimen especial. Seguramente con otro diurético como diente de león o cola de caballo también sería posible, pero existe el aliciente de que la estevia, además de solucionar el problema del azúcar, también soluciona el problema del riñón.
- **Antioxidante y antiséptico bucal.** Como antiséptico bucal es un anticaries muy potente. La estevia es, además, un antioxidante siete veces más potente que, por ejemplo, el té verde.
- **Fruta más dulce.** En un estudio universitario rociaron unos manzanos con una infusión de estevia y al cabo de un mes sus manzanas estaban amarillas y eran mucho más dulces. Además, cuando las cortabas no se oxidaban tanto. La estevia aportó antioxidantes a la planta. Esto no es nuevo en Japón, donde un 20% de la producción de frutas y hortalizas está tratada con estevia para aportar un sabor más dulce y más antioxidantes a los alimentos, que luego se venden muy bien porque son más sabrosos.
- **Para las articulaciones, los riñones...** y el rendimiento intelectual. Para los diabéticos, para los hipertensos, para las personas con problemas en los riñones y para tratar la mala circulación o los problemas en las articulaciones, aunque también es un regulador intestinal (no un laxante). Un laboratorio como La Roche ha patentado un producto de la estevia por sus propiedades cognitivas, para que los niños tengan un mayor rendimiento intelectual y los mayores no lo pierdan.
- **Unas hojitas.** Tomar unas hojitas de estevia es en definitiva positivo y recomendable para todo el mundo. Lo recomendable es tomar 4 hojitas al día.

179 **Yacón**
(Smallanthus sonchifolius)

Esta planta ha llegado a Occidente con el mismo nombre original.

Hasta hace muy poco, el yacón era una de tantas plantas perdidas en la rica foresta andina del Perú, en donde su cultivo está fuerte ligado a las tradiciones y condiciones orográficas de las montañas. El hallazgo de sus virtudes ha propiciado su presencia en las tiendas dietéticas de los países desarrollados. La planta fue domesticada en los Andes, en las regiones húmedas de Perú y Bolivia, hace algo más de 3000 años.

La planta

Se trata de un tubérculo que alimenta, ayuda a adelgazar, contiene antioxidantes, favorece el colesterol bueno y su riqueza en inulina ayuda a eliminar el exceso de colesterol nocivo. Y que es también excelente para los diabéticos, porque ayuda a reducir el nivel de glucosa en sangre.

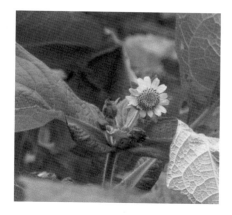

Una planta de ricas raíces. El yacón posee entre 4 y 20 raíces carnosas de hasta un palmo de longitud y 10 cm de diámetro, así como delgadas raíces fibrosas. La planta suele medir 1,5-3 m de altura. Sus hojas tienen forma acorazonada, con nervaduras en la base, y las flores son pequeñas y de color amarillo.

El yacón puede cultivarse con relativa facilidad en cualquier jardín (16-24 °C) y se adapta bien a climas como los de la sierra del Perú, en donde el clima es templado y la temporada de crecimiento larga.

Dulzor dietético. Las raíces del yacón son muy ricas en inulina y fructo-oligosacáridos (FOS) que, al no poder ser hidrolizados por el organismo humano, atraviesan el tracto digestivo sin ser metabolizados. Lo cual da un aporte de calorías inferior a las de la sacarosa, así que es excelente en las dietas hipocalóricas y en caso de diabetes.

Propiedades y usos medicinales

- **Más que un anti diabético.** El yacón ayuda a corregir el exceso de colesterol nocivo y los riesgos de arteriosclerosis, de osteoporosis (favorece una mayor biodisponibilidad del calcio), o de cáncer de colon. Y también en caso de un simple estreñimiento, gracias a sus virtudes digestivas.

  Los FOS y la inulina se consideran alimentos «funcionales»: en este caso, la fermentación por la microflora del colon conlleva una mejor actividad de sus funciones de éste, como el aumento fecal. También posee efectos fisiológicos que estimulan el crecimiento de bífido-bacterias en el colon, lo que permite calificarlo de prebiótico. Y es además una excelente ayuda que contribuye de forma decisiva a eliminar, o a reducir sustancialmente, el nocivo azúcar blanco industrial sin tener que recurrir a productos artificiosos como el aspartamo.

- **Sirope de yacón, endulzante natural.** Tradicionalmente el yacón era apreciado por su textura crujiente y sabor dulce, pero ahora además tenemos a nuestro alcance ¡un poderoso edulcorante natural! Es rico en FOS y bajo en calorías, lo cual también favorece la regeneración de la microflora intestinal y la formación de bifidobacterias. Como se sabe, éstas permiten regular a otras bacterias que se encargan de la putrefacción de los residuos en el intestino grueso: por eso la concentración de toxinas será menor y, en consecuencia, disminuirá el riesgo de que se produzca un cáncer al colon.

- **En la cocina** se puede añadir a las tartas y todo tipo de postres, se puede hacer turrón y platos dulces, como la rica ensalada andina con yacón, elaborar mermeladas y siropes de yacón… incluso una tisana.
- **Dietas de adelgazamiento.** El yacón es un alimento que permite perder peso de forma natural. Es rico en fibra, ayuda a depurar el organismo eliminando residuos y toxinas, y contiene pocas calorías. Sus antioxidantes ayudan a mejorar el metabolismo celular y lipídico. Para adelgazar su consumo irá acompañado de frutas y verduras y otros alimentos bajos en calorías.

180 **Té verde** *(Camelia sinensis)*

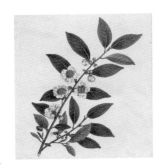

Inglés: *tea*. Francés: *thé*. Alemán: *Tee*. Castellano: *té*. Catalán: *te*. Euskera: *te-landare*. Gallego: *te*.

El té verde es la segunda sustancia más bebida del mundo después del agua. Para la salud, es un auténtico torrente de antioxidantes (un 3% de polifenoles), que ayudan a retrasar el envejecimiento y a fortalecer el equilibrio energético y las defensas del organismo.

Hoy en día el té se cultiva en casi todas las regiones tropicales y subtropicales y lo podemos encontrar en un sinfín de variedades. El té verde es una bebida rica en contenido: sus hojas contienen minerales: selenio, calcio, cromo, magnesio, manganeso, hierro, zinc… y vitaminas: A, B2, B9, C y E.

Propiedades y usos medicinales

Favorece la eliminación del colesterol LDL (el malo) y en cambio puede aumentar el HDL (el colesterol bueno). También ayuda a combatir los triglicéridos y las enfermedades cardiovasculares (efecto coágulos).

El té verde alivia las migrañas, ayuda a prevenir la hipertensión, es suavemente diurético y astringente. Es útil en caso de diabetes (regula el nivel de insulina), alivia casos de asma, previene la caries y ayuda a combatir la halitosis. Y esto es sólo un resumen de sus virtudes, ya que constantemente se le están descubriendo nuevas propiedades beneficiosas.

- **¿Es excitante?** El té verde se puede tomar prácticamente siempre, pero es mejor si se bebe antes del mediodía, porque contiene entre un 2-3% de teofilina (un alcaloide equivalente a la cafeína del café), aunque en mucha menor cantidad que la del té negro (fermentado). Las hojas del té verde simplemente se cuecen al vapor y luego se secan.

- **Polifenoles.** Los polifenoles (catequinas), una sustancia química presente en la planta del té y responsables de su sabor amargo, son un poderoso elemento antioxidante, al que se le reconoce un papel notable en la prevención del cáncer y enfermedades cardio-vasculares.

- **Del buen humor a la prevención del Parkinson.** Recientes estudios revelan además que los polifenoles contribuyen al buen humor y protegen contra la enfermedad de par-kinson y otros trastornos. También se sabe que los polifenoles de la planta de té verde pueden potenciar la presencia de en el cerebro de dopamina, sustancia clave para desa-rrollar estados de humor positivos.

- **Diabéticos.** Otros estudios muestran como los polifenoles ayudan también a mantener constante el suministro de glucosa al organismo, con lo que ayudan a regular la insulina de forma natural.

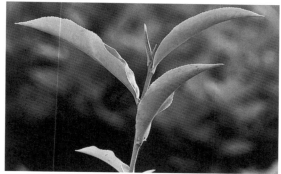

- **Taninos.** En cuanto a los taninos (galotanino), otro de los componen-tes presentes en la planta de té ver-de, también se ha demostrado que ayudan al equilibrio natural del sis-tema nervioso. Y pueden ayudar a la reducción de las secuelas cerebrales, producto de una embolia, si bien no se utiliza todavía formalmente como tratamiento médico.

- **Matcha, el té verde japonés.** El matcha es una de las variedades de té verde más beneficiosas para la salud. Por su sabor y su atractivo visual se ha convertido en un ingrediente más para cocinar, sobre todo en repos-tería. Por ejemplo, unos riquísimos

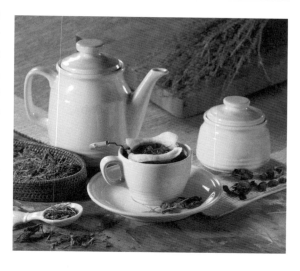

pasteles tipo bizcocho hechos con té matcha. Los beneficios para la salud de este té son superiores a los de cualquier otra clase de té verde, ya que al beberlo se ingiere el resulta-do de triturar la hoja entera hasta convertirla en un fino polvo y sin que pierda ninguna de sus propiedades. Un vaso de té matcha equivale a casi diez vasos de cualquier otra variedad de té verde.

181 **Ulmaria**
(Filipendula ulmaria)

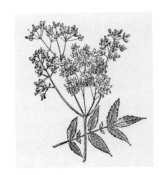

Inglés: *meadow-sweet, queen of the meadows*. Francés: *reine des prés, ulmaire, spirée*. Alemán: *Wiesenkönigin, Spierstaude, Mädesüss-*. Castellano: *ulmaria, altarreina, reina de los prados*. Catalán: *ulmaria, reina dels prats*. Euskera: *nasailora, pasailora*. Gallego: *erva ulmeira, rainha dos prados, erva das abelhas*.

La planta

Encontraremos ulmaria en prados húmedos, a lo largo de cursos de agua y alturas de hasta 1.500 metros. El tallo de la planta mide de 80 a 150 cm. de altura. El rizoma rastrero, con sus gruesos nudos, persiste durante el invierno y en primavera produce duros tallos erectos que se ramifican en la parte superior. Las hojas son grandes, divididas en segmentos muy desiguales, los mayores algo parecidos a las hojas del olmo, de donde le viene el nombre de ulmaria; todos ellos tienen bordes dentados y blancos en la cara inferior.

Las flores son pequeñas, blanco-cremosas, dispuestas en ramilletes en la yema terminal y desprenden un olor aromático muy agradable. Y el fruto tiene de 5 a 9 frutitos prolongados que se desprenden fácilmente en otoño y pueden servir para alimentar a las aves en invierno. Se distribuye a lo largo de la parte norte de la Península Ibérica.

Composición. Las flores frescas contienen aldehído salicílico y salicilato de metilo, que proviene de la hidrólisis del glucósido monotropitina y es reemplazado en la planta desecada por ácido salicílico libre y salicilatos alcalinos. Posee además vainillina, heliotropina y el glucósido gaulterina (en el rizoma, junto con la enzima gaulterasa y salicilato de metilo). Además, toda la planta tiene glucósidos flavónicos.

Propiedades y usos medicinales

Tiene propiedades antiinflamatorias, analgésicas y febrífugas debido a su contenido en salicilatos. Posee efectos tónicos cardiacos y gástricos; es calmante de dolores neurálgicos, antirreumática y euforizante.

- **Diurética y depurativa.** La ulmaria o reina de los prados se considera una planta depurativa excelente, con propiedades diuréticas. Se emplea como coadyuvante en el tratamiento de la obesidad, celulitis, eccema, acné y dermatitis. Está indicada en caso de retención de líquidos, reumatismos y cálculos urinarios.
  Sus propiedades diuréticas ayudan a eliminar el exceso de líquidos del organismo. Se hace una infusión de 4 g de flores y hojas secas, dos veces al día. No llegar a la ebullición.

Como diurético se emplea la infusión de 40·50 g de hojas en un litro de agua hirviendo; se deja enfriar hasta que esté tibia y se filtra. Endulzar al gusto. Se toman tres o cuatro tazas al día, separadas de las comidas.

- **Dos bebidas contra la gota y el reumatismo articular agudo.** Se emplea un cocimiento de 15 g de hojas y flores secas en medio litro de agua, que se filtra y bebe durante el día, o bien la infusión de 30 g de flores y hojas en medio litro de agua hirviendo. Se deja reposar y se toman 3 o 4 tazas al día. Actúa aumentando la cantidad de orina y disminuyendo o haciendo desaparecer los sedimentos de uratos. Es una gran eliminadora de ácido úrico.
- **Tintura o jarabe.** Además de administrarse en infusión puede tomarse en forma de tintura o de jarabe. Éste se prepara con 250 g de flores para dos litros de agua. Cuando la temperatura del agua es de 90 ºC, se vierte sobre la planta y se deja reposar durante doce horas en un recipiente cubierto. Se cuela exprimiendo y se mezcla con el doble de azúcar.
- **Sistema digestivo.** La reina de los prados es una de las mejores plantas digestivas, especialmente para las personas nerviosas o con problemas de estómago delicado. Actúa como

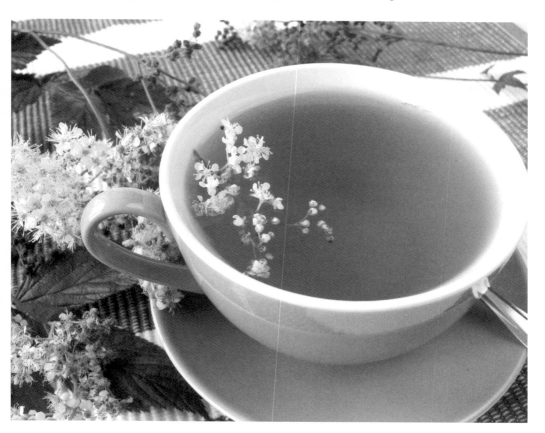

antiácido natural y tónico estomacal, previene la aparición de úlceras estomacales y mejora la indigestión.

Los salicilatos de la ulmaria no tienen los mismos efectos que los contenidos en la aspirina (que sí pueden causar úlcera gástrica en dosis altas). La ulmaria contiene, taninos, además de salicilatos. Los taninos forman una capa protectora en el estómago y los salicilatos calman el dolor, reducen la inflamación de la gastritis, y previenen la úlcera péptica. No debe usarse en caso de úlcera de estómago.

- **Infusión para los nervios en el estómago.** Sus aceites esenciales tienen propiedades sedantes para calmar los nervios y la sensación de nudo en el estómago. Se utilizan las sumidades florales; preparar una infusión de 2 cucharaditas de flores de ulmaria por taza de agua, tres veces al día después de las comidas. No llegar al punto de ebullición para no perder el ácido salicílico. Se puede combinar con cardamomo para la indigestión.
- **Carminativo.** La gaulterina (salicilato de metilo) tiene propiedades carminativas que ayudan a tratar la flatulencia, ventosidades o gases. Infusión de 2 cucharaditas de flores y hojas de ulmaria con 1 unos granos de comino o anís por taza de agua después de las comidas).
- **Dolor menstrual.** Para calmar el dolor menstrual se utilizan las flores en infusión con 2 cucharaditas de flores, dos veces al día. No llegar a la ebullición para no destruir el ácido salicílico presente en las flores.
- **Infecciones urinarias:** se emplea en el tratamiento de la cistitis, pielonefritis e infecciones urinarias por sus propiedades antibióticas. Su extracto es efectivo contra Proteus vulgaris, patógeno causante de algunas infecciones de orina recurrentes y difíciles de erradicar. Preparar una infusión de 3 g de flores o sumidades florales tres veces al día. No llegar a la ebullición.

Uso externo. Se aplicarán hojas frescas sobre cortaduras, quemaduras y ulceraciones. Pueden hacerse compresas calientes con la infusión de 50 a 60 g de hojas y flores en un litro de agua hirviendo. Se aplican en dolores reumáticos o sobre llagas o úlceras. La ulmaria es también muy utilizada cuando hay que tratar contusiones y dolores musculares, como el síndrome del tune! carpiano.

- **Dolor muscular y dolor articular:** posee efecto antiinflamatorio y analgésico contra el dolor articular, muscular y reumático (cataplasma o compresas de flores aplicadas de forma local sobre la zona).
- **Vulneraria:** por su contenido en mucílagos, salicicatos y vitamina C, la ulmaria suaviza los tejidos, calma el dolor y ayuda a la cicatrización de heridas. (cataplasma de hojas y flores sobre golpes, contusiones o heridas).
- **Compresas antiinflamatorias:** decocción de 30 g de flores en 1 litro de agua. No llegar a ebullición porque se destruye el ácido salicílico.

182 **Sésamo** *(Sesamum indicum)*

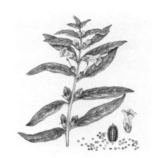

Inglés: *sesame, benne, gingelly.* Francés: *sésame, jugéoline.*
Alemán: *Sesam.* Castellano: *sésamo, ajonjolí.* Catalán: *sèsam.*
Euskera: *sesamo.* Gallego: *gergelim.*

En el famoso libro «Las mil y una moches», Sherezade contaba historias encadenadas y sin fin, entre las cuales la de «Ali Baba y los cuarenta ladrones», en donde el protagonista emplea la frase mágica de «ábrete sésamo» para lograr el tesoro escondido, ese era el concepto de esta pequeña semilla, todo un tesoro, tanto para la belleza como en la gastronomía. El sésamo es un excelente nutriente en todos los sentidos y en muchos lugares africanos el recurso imprescindible en caso de carencias proteicas. Los esclavos africanos lo llevaron consigo al Nuevo Mundo, ya que para ellos era un alimento básico que les servía como condimento tanto como espesante. Hoy en día se emplea en abundancia, tanto en Oriente Medio como en Norteamérica y numerosos países: es fácil encontrarlo en amplias zonas del Europa y del Sudeste asiático.

La planta

Es una planta herbácea originaria de África tropical (algunos autores lo sitúan en Oriente Medio y otros en la India y otras zonas de Asia). Se trata de una planta anual de 1-1,50 m de altura, de la que se emplean las semillas como condimento; de esas mismas semillas se obtiene un aceite que se usa para decorar pan y pasteles.

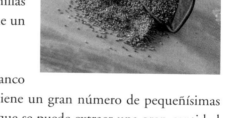

Flores y fruto. Las flores del sésamo son de color blanco rojizo o amarillo y su fruto es una cápsula que contiene un gran número de pequeñísimas semillas color paja, con cierto sabor a nuez y de las que se puede extraer una gran cantidad de aceite comestible.

Semillas. Las semillas oscilan de un gris casi blanco o color paja, o bien anaranjado, marrón o negro. Son las semillas oleaginosas más utilizadas en la cocina y repostería internacional, particularmente en Oriente.

Cultivo. El aceite de sésamo era conocido desde milenios en ciudades de las orillas de los ríos Tigris y Éufrates. Es probablemente la semilla oleaginosa más antigua conocida por el ser humano.

Propiedades y usos medicinales

- **Muy nutritivo.** El sésamo es un excelente modelo de alimento saludable; contiene un 20% de proteínas, un gran porcentaje de vitamina B y un 55% de aceite que contribuye a mantener la piel lozana y brillante. También es más que interesante su contenido en calcio.
- **Calcio.** Su riqueza en calcio es excelente para el crecimiento de los huesos y dientes y también se recomienda sésamo en periodos de debilidad o anemia por su contenido en hierro; 100 g de semillas de sésamo integral contienen 1500 mg de calcio de fácil asimilación, superando a la leche entera que contiene sólo 120 de muy baja asimilación. Por eso es tan aconsejable durante el embarazo o la menopausia, o en caso osteoporosis o de rigidez en las articulaciones.

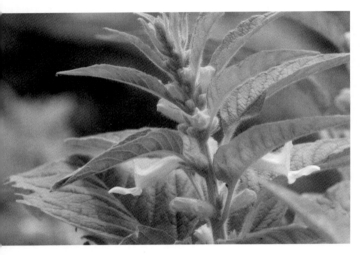

Esta humilde semilla es rica en fósforo, magnesio, cobre y cromo, de tal forma que puede considerarse como un alimento excelente, vigorizante y mineralizante. En conjunto las semillas de sésamo son un magnífico antioxidante natural que también nos ofrecen vitaminas (vitamina E y del grupo B) y ácidos grasos que mantienen fluida la sangre.

- **Lecitina y zinc.** Su aporte en lecitina (una grasa fosforada que nutre las células cerebrales y nervios ópticos) supera en cantidad al de la soja y ayuda a reducir (junto a los ácidos grasos) el nivel de colesterol nocivo para el organismo. El sésamo es además rico en zinc, con lo que colabora a mantener la salud de la próstata y a prevenir la infertilidad masculina.
- **Infusión de sésamo.** 2-4 hojas por taza de agua, en infusión, decocción o maceración.
  En la medicina china es utilizado para lubricar el corazón, el hígado, los riñones, el páncreas y los pulmones.
- **Ginecología.** Se utiliza la decocción de semillas para estimular la producción de leche y regular la menstruación en general.
- **Sistema digestivo.** El poder demulcente de sus mucílagos hace que se recomiende en diversos trastornos del sistema digestivo, en especial la diarrea.
- **En uso externo,** el aceite de sésamo es interesante en irritaciones y otras afecciones de la piel.

Bibliografía

Balch, Phyllis A., Balch, Dr. James F. *Recetas nutritivas que curan*. Ed. Océano.

Bruneton, J. *Fitoterapia*. Ed. Acribia.

Cebrián, Jordi. *Diccionario de plantas medicinales*. Ed. Integral RBA.

Dr. Berdonces, Josep Lluís. *Gran enciclopedia de las plantas medicinales*. Ed. Tikal.

Dr. Pros, Miquel, *Hipérico, el antidepresivo del siglo XXI*. Ed. Océano.

Dres. Arteche, A., Vanaclocha, B., Salazar, J. Ignacio. *Fitoterapia. Vademécum de prescripción*. Ed. Masson.

Dres. Murray, M. y Pizzorno, J. (eds.). *Textbook of Natural Medicine, vols I-II*. Ed. Churchill Livingstone.

Dres. Murray, M. y Pizzorno, J. *Enciclopedia de Medicina Natural*. Ed. Tutor.

Fernández Pola, J. *Plantas medicinales, recetario básico*. Ed. Omega.

Ferrán, José. *Los remedios de la abuela*. Ed. Manantial de la Salud.

Font Quer, P. *Plantas medicinales. El Dioscórides renovado*. Ed. Labor.

Foster, Steven. *101 medicinal herbs*. Ed. Interweave Press.

Garland, Sarah. *Gran libro de las hierbas y especias*. Ed. Blume.

Harrod Buhner, Stephen. *Antibióticos herbales*. Gaia Ediciones.

Möhring, Wolfang. *El libro práctico de las tisanas*. Ed. Robin Book.

Obregón, V.L. *Maca, planta medicinal y nutritiva del Perú*. Ed. Instituto de Fitoterapia Americano.

Pahlow, Mannfried. *Recetario práctico de plantas medicinales*. Ed. Everest.

Paige Walker, Lynne. *Secretos de la farmacia natural*. Ed. Prentice Hall.

Peris, J. B., Stübing, G., Vanaclocha, B. *Fitoterapia aplicada*. Colegio Oficial de Farmacéuticos de Valencia.

Schiller, R. *La farmacia natural de Santa Hildegarda*. Ed.Tikal.

Stuart, Malcolm. *Enciclopedia de hierbas y herboristería*. Ed. Omega

Theis, Barbara y Peter. *Plantas medicinales en casa*. Ed. Integral.

Thomson, W. *Guía práctica ilustrada de las plantas medicinales*. Ed. Blume.

Treben, Maria. *Aliviar y curar*. Ed. Tikal.

Vogel, Alfred. *El pequeño doctor*. Ed. Ars Medica.

Agradecemos la información facilitada por Iona Purtí, Blanca Herp y Manel Toral Ferrer. Gracias a los médicos Dr. Josep Lluís Berdonces (médico fitoterapeuta), Dr. Frederic Vinyes (médico naturista) y Dr. Ramon Rosselló (médico acupuntor). Gracias al Dr. H.C. Alfred Vogel por su ejemplo personal y legado de conocimientos sobre las plantas medicinales y la salud.

Índice general

409